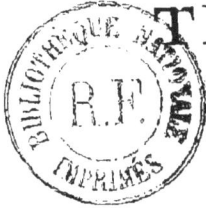

TRAITÉ

DES

MALADIES DU NEZ

TRAITÉ

DES

MALADIES DU NEZ

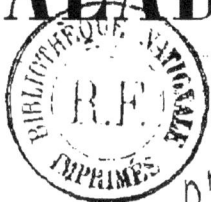

PAR

Le docteur A. MÉNIER

EX-INTERNE DES HÔPITAUX DE PARIS
ANCIEN CHEF ADJ[t] DE CLINIQUE CHIRURGICALE A L'HÔTEL-DIEU
ANCIEN ASSISTANT DE LA CLINIQUE OTO-RHINO-LARYNGOLOGIQUE DE LA FACULTÉ
LAURÉAT DE L'ÉCOLE DE MÉDECINE

INTRODUCTION de M. le professeur S. DUPLAY

PRÉFACE de M. le docteur A. CASTEX

AVEC 178 FIGURES

PARIS

A. MALOINE, ÉDITEUR

25-27, RUE DE L'ÉCOLE-DE-MÉDECINE, 25-27

1906

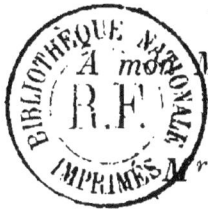

À mon Maître,

M^r le Professeur *SIMON DUPLAY.*

Devant la haute valeur du clinicien, la modestie du savant, le tact, la bienveillance, la délicatesse de l'homme,

Je m'incline respectueusement.

A.-H. MÉNIER.

a

INTRODUCTION

DE M. LE PROFESSEUR S. DUPLAY

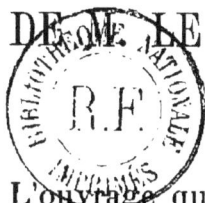

L'ouvrage que je présente ici au public médical me paraît appelé à rendre de réels services aux élèves et aux praticiens. Les premiers y trouveront un exposé très complet de l'état actuel de nos connaissances sur les maladies du nez et des fosses nasales, dont l'étude est à peine ébauchée dans les traités classiques de chirurgie; les seconds pourront y puiser de précieuses indications pour le diagnostic et le traitement de ces mêmes maladies.

Le livre du docteur Ménier, en effet, tout en étant un livre de pathologie, accorde une part importante à la *clinique*. On sent, en le lisant, que l'auteur n'est pas simplement un spécialiste, mais qu'il possède une forte éducation médico-chirurgicale et qu'il a appliqué ses connaissances générales à l'étude des maladies du nez et des fosses nasales. Il serait à souhaiter qu'il en fût toujours ainsi pour toutes les spécialités.

Le traité des maladies du nez est divisé en trois parties. La première est consacrée à l'exposé des différents moyens d'exploration des fosses nasales. La deuxième a pour objet la thérapeutique générale des maladies du nez avec la technique de l'application des diverses médications, y compris l'électrolyse et la galvano-caustie. Cette partie se termine par une étude de l'anesthésie générale et locale dans les interventions sur l'appareil de l'olfaction. La troisième partie traite de la séméiologie et de la thérapeutique spéciales des maladies du nez et des fosses nasales. Cette partie, la plus importante et naturellement la plus étendue, se subdivise elle-même en nombreux chapitres, dont la simple énumération serait sans aucun intérêt. D'autre part, il ne me serait pas possible, sous peine de donner à cette préface une extension considérable, d'analyser chacun de ces chapitres. Je veux cependant en signaler quelques-uns qui m'ont paru mériter, à divers égards, l'attention toute particulière du lecteur ; tels sont ceux qui sont consacrés à l'étude de la syphilis et de la tuberculose nasales et dans lesquels on trouvera une description absolument complète des nombreuses manifestations syphilitiques et tuberculeuses que l'on peut observer du côté de l'appareil olfactif.

Les néoplasmes des fosses nasales ont été aussi, de la part de mon élève, l'objet d'une étude consciencieuse et telle qu'on n'en trouverait nulle part ailleurs qui puisse lui être comparée. Ce chapitre des néoplasmes des fosses nasales constitue une véritable monographie représentant rigoureusement l'état actuel de nos connaissances sur ce sujet.

Le docteur Ménier a cru devoir adopter la classification du docteur Pierre Delbet; mais il m'a semblé que cette classification ne s'appliquait pas très heureusement aux tumeurs des fosses nasales, d'où résulte un peu de confusion dans les divisions et subdivisions qu'il a établies. Cependant, cette légère critique n'est pas très importante et, en tout cas, elle n'a rien à voir avec l'étude de chaque variété de tumeurs qui ne laisse rien à désirer.

Je dois enfin une mention toute particulière aux cinq derniers chapitres de l'ouvrage du docteur Ménier qui traitent de sujets encore très peu connus et qui sont presque complètement passés sous silence dans les traités classiques ; je veux parler des diverses affections nerveuses d'origine nasale. M. Ménier a résumé les notions éparses de tous côtés sur les *névropathies*, les *troubles de l'olfaction, l'insuffisance nasale, le vertige nasal, l'hypochondrie nasale*, et a présenté un exposé de l'état présent de la science sur cette partie si intéressante de la pathologie de l'organe de l'olfaction.

D'après ce rapide coup d'œil sur le livre du docteur Ménier, on peut juger de son importance et de sa haute valeur. Extrêmement bien documenté, écrit dans un style clair et concis, orné de nombreuses figures dont plusieurs sont originales, ce livre, bien supérieur à ceux qui l'ont précédé, sera lu avec intérêt et profit par les élèves et les praticiens.

Professeur S. DUPLAY.

Paris, le 10 février 1906.

PRÉFACE DE M. LE Dr A. CASTEX

Mon collègue et ancien assistant, A. Ménier, m'a fait l'honneur de me demander quelques lignes de préface pour le livre qu'il vient d'écrire sur les maladies du nez.

Me rappelant l'entrain que l'auteur apportait au travail, je n'ai pas été surpris qu'il ait mené l'œuvre entreprise à si bonne fin. Si, pouvant choisir entre les trois parties de notre spécialité, il a jeté son choix sur la Rhinologie, c'est qu'il a été attiré, je pense, par les progrès nombreux, rapides et utiles qu'a réalisés cette branche de notre art.

Il n'y a pas longtemps encore, quand la laryngologie et l'otologie étaient assez bien dotées déjà, la rhinologie n'avait que quelques rares instruments et presque pas de technique.

C'est en toute justice que l'auteur attribue au professeur Simon Duplay le mérite d'avoir le premier, en France, inauguré les recherches rhinoscopiques en inventant son spéculum resté classique. Que de découvertes depuis, dans les fosses nasales d'abord et plus tard dans l'arrière-nez, dans les sinus et jusque dans les parties avoisinantes de la cavité crânienne !

Puisque le rôle m'incombe de signaler au lecteur les parties de l'ouvrage plus particulièrement dignes d'intérêt, j'appelle son attention sur l'ensemble des moyens techniques pour l'examen et le traitement des maladies du nez. Il y trouvera l'utilisation des courants électriques urbains et de beaucoup d'appareils récemment inventés.

Le chapitre « *Difformités du nez* » est particulièrement bien étudié au point de vue chirurgical. Les rhinoplasties totales ou partielles y sont complètement exposées avec des figures nombreuses et très explicatives.

Ce nouveau traité réserve un chapitre à *l'Ulcère simple perforant de la cloison*, car la lésion s'observe fréquemment et relève d'une pathogénie toute particulière.

On y trouvera, sous le titre « *Dermatoses vestibulaires* », des pages instructives sur le sycosis, le furoncle, l'impétigo, l'eczéma et les diverses acnés, avec cette abondante variété de formules si justement appréciée des praticiens.

L'auteur a largement utilisé la photographie pour commenter son texte. Il reproduit les pièces les plus catactéristiques du musée de l'hôpital Saint-Louis pour la syphilis du nez. Le lupus est représenté par d'excellents clichés communiqués par notre collègue Leredde.

Aux dernières pages, une étude très poussée des *Troubles de l'olfaction* où les intéressantes recherches de Toulouse et Vaschide tiennent une place importante. Et, pour finir, un chapitre sur *l'Hypochondrie nasale*, que MM. Duplay et Joal ont, les premiers, bien étudiée.

Très moderne et très complet : ainsi se présente le livre de notre collègue.

Si le lecteur supposait que j'en ai parlé avec trop de bienveillance, il verra vite par lui-même que je n'ai pas outrepassé la vérité.

André Castex.

Paris, 6 janvier 1906.

AVANT-PROPOS

En raison de l'impopularité qui, pendant longtemps, a frappé la Rhinologie, il n'y a pas lieu de s'étonner que son évolution ait été lente et tardive.

C'est, en réalité, depuis quelques années seulement qu'une réaction légitime s'est produite en sa faveur, et c'est sous l'impulsion des patients efforts de maîtres autorisés qu'elle a pu prendre enfin dans le cadre des études médicales la place qu'elle aurait toujours dû occuper.

C'est qu'en effet, loin d'être une quantité négligeable, le nez mérite toute l'attention du clinicien, et qu'il est aussi utile en pathologie respiratoire d'explorer les fosses nasales que d'ausculter le poumon. Cette vérité scientifique se révèle avec toute l'évidence d'un axiome depuis que les progrès de la Physiologie et de la Rhinologie ont montré l'importance des fonctions et des lésions de cet organe.

Physiologiquement, le nez se comporte à la fois comme organe respiratoire et comme organe sensoriel.

Organe respiratoire, c'est lui qui est chargé de filtrer, de purifier, d'hydrater et de réchauffer l'air destiné à l'hématose. C'est encore lui qui le dépouille des germes microbiens et des poussières qu'il charrie, assurant ainsi *mécaniquement* et *bactériologiquement* l'asepsie de l'alvéole pulmonaire. Enfin, on ne saurait contester l'existence d'un rapport physiologique entre la pituitaire et la musculature des bronches depuis que François Franck a démontré expérimentalement que l'irritation de cette muqueuse provoque un spasme protecteur de cette musculature (réflexe naso-bronchique de respiration).

Organe sensoriel, il semble avoir été placé par une nature prévoyante à l'entrée des voies aériennes comme une sentinelle vigilante chargée de veiller à la pureté de l'air destiné au poumon. C'est lui seul, en effet, qui préside à la fonction *olfactive*, fonction qui constitue chez l'individu un sens de contrôle et de conservation, et qui, de ce fait, est le point de départ d'un grand nombre de déterminations instinctives ou réfléchies.

On conçoit aisément qu'une perturbation survenant dans l'accomplissement de telles fonctions soit l'origine d'accidents sérieux susceptibles de compromettre la santé et même la vie du sujet.

Pathologiquement, et c'est là une déduction naturelle de l'importance de son rôle physiologique, le nez mérite également toute l'attention du clinicien. Il importe, en effet, que l'on sache bien que ses lésions peuvent être mortelles au même titre que celles du cœur et du poumon. On en meurt, non seulement parce qu'elles suspendent des fonctions indispensables à l'organisme, mais aussi et surtout parce qu'elles peuvent se propager aux organes du voisinage : bon nombre de pyosinusites, d'otorrhées et de suppurations méningo-encéphaliques sont la conséquence d'une rhinopathie, et c'est un fait bien connu aujourd'hui que les affections broncho-pulmonaires les plus redoutables ne sont souvent qu'un épiphénomène d'un coryza mal soigné.

Ces quelques considérations sont une démonstration suffisamment concluante de l'intérêt qui se rattache à l'étude de la rhinologie, intérêt que justifie d'ailleurs l'appoint précieux qu'elle apporte parfois au diagnostic du clinicien.

Ainsi, pour ne prendre qu'un exemple entre mille, considérons l'*épistaxis*.

Quelle révélation n'est-elle pas souvent pour le médecin ?

On ne saurait nier, en effet, la valeur séméiologique de ce symptôme dans certaines maladies microbiennes. Dans la *fièvre typhoïde*, n'est-elle pas avec la céphalée et la courbature un des meilleurs signes prodromiques de l'infection éberthienne ?

De même, dans la phase congestive de la *tuberculose pulmonaire*, ne constitue-t-elle pas quelquefois un équivalent de l'hémoptysie qu'elle peut suppléer, et dont elle présente alors toute la valeur symptomatique ?

Dans l'*impaludisme*, c'est un fait bien connu que l'hémorrhagie nasale peut apparaître comme l'unique manifestation de certaines formes larvées qui, sans elle, resteraient totalement méconnues.

C'est encore par une épistaxis que se traduit l'altération vasculaire, qui caractérise les *intoxications chroniques* (alcoolisme, saturnisme, etc.), et c'est aussi ce symptôme qui, parfois, met sur la voie du diagnostic dans les formes latentes des *cardiopathies*, des *hépatites* et du *brightisme*.

Dernièrement, je fus mandé auprès d'un enfant de 8 ans pour une épistaxis excessivement abondante que les efforts du médecin n'avaient pu conjurer. Ayant appris par les commémoratifs que le jeune malade présentait plusieurs fois par an de semblables hémorrhagies, lesquelles survenaient inopinément et en pleine santé, en l'absence de toute lésion nasale, je songeai au purpura infantile.

Quelques jours après, l'apparition de pétéchies et d'ecchymoses sur les téguments, et notamment sur les membres inférieurs, confirma pleinement mon diagnostic.

Certes, direz-vous, le speculum nasi n'ouvre sur la pathologie de notre individu qu'une bien petite lucarne ; mais il faut se garder pour cela d'en faire fi. Il est toujours bon de multiplier les points de vue, et il est des lucarnes d'où l'œil découvre parfois des spectacles fort instructifs.

Cette vérité, les médecins d'aujourd'hui semblent d'ailleurs l'avoir comprise, et le jour n'est plus loin où tout praticien, respectueux de son titre, saura explorer les cavités du nez.

Depuis quelques années seulement, une ère nouvelle s'est ouverte tendant à vulgariser la rhinoscopie. Les travaux concernant cette branche de la médecine se sont multipliés rapidement et, parmi les principaux ouvrages consacrés à son étude, nous citerons surtout ceux de Moure, de Lermoyez, de Garel et de Castex, en France, et ceux de Morell-Mackenzie, de Lennox Browne, de Moldenhauer, de Zuckerkandl, de Creswell Baber, etc., à l'étranger.

En raison des progrès toujours croissants de la Rhinologie, et parce qu'elle a cessé d'être une science en instance constante de formation, j'ai pensé que l'heure était venue de lui consacrer de plus longs et de plus complets développements: c'est pour répondre à ce besoin que j'ai conçu l'idée de ce travail.

A l'exemple des auteurs classiques, j'ai cru devoir scinder artificiellement cet ouvrage en *trois parties*, sacrifiant ainsi l'harmonie de l'ensemble à la précision et à la clarté qui constituent les qualités fondamentales d'un traité didactique.

La première partie est entièrement consacrée à un exposé très minutieux de la *Méthode rhinoscopique*.

L'élève qui débute dans la Rhinologie, alors même qu'il prend pour guide l'ouvrage le plus élémentaire, se heurte à des difficultés sans nombre imputables pour beaucoup à l'ignorance d'une technique dont les principes ne sont enseignés nulle part.

C'est le sentiment de ces difficultés accumulées sur son chemin et le désir de lui venir en aide qui m'ont dicté cette partie de mon travail.

Dans cet exposé, je me suis inspiré des remarquables travaux de mon maître, le docteur Lermoyez, dont les descriptions techniques resteront pour l'élève un enseignement précieux où se révèlent à la fois toutes les qualités d'un observateur émérite et d'un clinicien consommé.

La *deuxième partie* a pour objet la *Thérapeutique générale*. C'est une étude scrupuleuse des divers modes de traitement usités en Rhinologie.

Les procédés les plus modernes y sont décrits avec une grande profusion de détails, car c'est d'une tech-

nique impeccable que dépend en grande partie le succès de la thérapeutique.

Le chapitre des *Anesthésies* y a été longuement traité.

J'ai insisté notamment sur les particularités qu'im-
posent à leur application les conditions spéciales de
l'emploi des anesthésiques dans la région nasale. Avec
le plus grand soin, j'ai énuméré leurs indications et
contre-indications, persuadé que la connaissance de
telles notions présente un intérêt capital pour le rhi-
nologue appelé chaque jour à pratiquer l'anesthésie
sous toutes ses formes.

La *troisième partie*, de beaucoup la plus importante,
comporte l'étude de la *Séméiologie nasale* et de la
Thérapeutique spéciale.

Rompant avec les traditions classiques, j'ai abordé
non seulement la description des affections intra-nasales,
mais aussi celle des lésions de l'extérieur du nez, parce
que celles-ci intéressent au même titre le spécialiste qui,
souvent sur elles, est appelé à se prononcer.

C'est pour cette raison que j'ai consacré un chapitre
spécial aux *Dermatoses vestibulaires* et que je me suis
étendu longuement sur le *Lupus* du nez et sur les *Cancroïdes* de cette région.

Les lésions de la muqueuse ont été également l'objet
d'une description très attentive. Je me suis appesanti
notamment sur les diverses rhinopathies qui sont à
l'ordre du jour. L'intéressante question des *Rhinites
vaso-motrices*, les différentes modalités de la *Syphilis*
et de la *Tuberculose nasales* ont été traitées avec tout
le soin que comporte l'importance d'un tel sujet.

Dans un exposé très documenté j'ai tracé l'histoire
clinique des *Néoplasmes* pour lesquels j'ai adopté une
classification nouvelle entièrement basée sur les travaux de mon maître, le docteur Pierre Delbet.

Enfin j'ai terminé par une étude très approfondie des
Névropathies d'origine nasale, question toute d'actualité
dont les progrès de la Physiologie et de la Clinique ont
révélé la haute valeur nosologique.

Au cours de ce travail, je me suis inspiré du consen-
sus des auteurs classiques, butinant chez l'étranger
comme à Paris, aux leçons de mes Maîtres dans les

hôpitaux et les cliniques, dans les principaux ouvrages et périodiques de Rhinologie, tout en ajoutant à ces nombreux emprunts les idées personnelles que m'a suggérées une pratique de longues années.

Trop longtemps la Rhinologie et la Chirurgie sont restées étrangères l'une à l'autre. Elles avaient tout intérêt à se rapprocher. Les faire marcher presque de front, les associer, c'était réaliser un progrès que la science attendait impatiemment. Aussi est-ce vers ce but que mes efforts se sont portés. Si ce traité présente un caractère qui lui soit propre et qui le distingue de tous ceux du même ordre, il l'emprunte à cette constante association qui a été ma pensée dominante.

Par l'enseignement pratique qu'il renferme, ce livre sera, je l'espère, un auxiliaire précieux pour l'élève désireux de s'initier aux secrets de la Rhinologie.

Il servira puissamment au praticien qui, éloigné des bancs de l'école et de la consultation hospitalière, veut cependant s'instruire sur la nature d'accidents pour lesquels il est consulté chaque jour.

Enfin, il sera apprécié du spécialiste qui, entraîné dans le tourbillon de la vie active, désire raviver le souvenir de connaissances péniblement acquises et en partie oubliées.

C'est donc dans un but éminemment *pratique* que cet ouvrage a été conçu. Aussi est-ce au public médical que je le dédie avec le ferme espoir qu'il lui inspirera le culte d'une science dont l'importance nosologique augmente à mesure qu'elle est mieux connue.

En terminant, je suis heureux d'exprimer ma profonde gratitude aux Maîtres qui m'ont initié à la Rhinologie et, en particulier, aux docteurs Lermoyez et A. Castex.

Que mes excellents Maîtres en Chirurgie, MM. le professeur Duplay, C. Nélaton, Richelot, Lejars, Ménard (de Berck), Pierre Delbet, Just Lucas-Championnière, Marion et Cazin, reçoivent l'hommage de ma vive reconnaissance pour les conseils éclairés qu'ils n'ont cessé de me prodiguer avec la plus grande bienveillance pendant mon Internat dans les hôpitaux et mon Clinicat à l'Hôtel-Dieu.

Je prie M. Maloine d'agréer mes très sincères remerciements pour les soins qu'il a apportés à l'exécution matérielle de ce traité et pour ses larges libéralités, qui m'ont permis d'intercaler dans le texte de nombreuses figures.

Docteur A. MÉNIER.

Le 10 *janvier* 1906.

MALADIES DU NEZ

PREMIÈRE PARTIE

RHINOSCOPIE

C'est à mon maître, le professeur Duplay, que revient l'honneur d'avoir eu, le premier en France (1), l'heureuse idée de soumettre les cavités nasales à une exploration méthodique. Avant lui, on se bornait à un examen superficiel qui consistait à relever simplement le lobule du nez et à regarder à la lumière du jour le vestibule nasal. Il eut donc le mérite de comprendre toute l'insuffisance d'un pareil mode d'examen et d'y remédier par la conception et l'application d'une véritable *technique endoscopique* basée à la fois sur un éclairage plus perfectionné et sur une instrumentation spéciale à laquelle il attacha son nom.

Je suis profondément surpris que les traités de rhinologie n'aient pas cru devoir consacrer une mention au promoteur de la méthode qui devait ouvrir la voie à cette branche de la pathologie.

(1) S. DUPLAY, Communication à la Société de Chirurgie (*Bulletin de la Société de Chirurgie*, 1868, 2° série, t. IX).

1

Puissé-je réparer cet oubli en rendant, au début de
ce travail, un juste hommage à celui que nous devons
considérer comme le *père de la rhinoscopie* en France
puisqu'il la créa de toutes pièces en lui donnant son
nom et en l'érigeant en méthode.

CHAPITRE PREMIER

TECHNIQUE RHINOSCOPIQUE

L'exploration des fosses nasales ne peut être réalisée qu'avec le concours de deux éléments indispensables qui doivent être considérés comme la base de la technique rhinoscopique, à savoir :

1° Une *source lumineuse* d'une intensité suffisante pour l'éclairage des cavités nasales ;

2° Une *instrumentation spéciale* destinée à faciliter l'examen endoscopique et à servir, au besoin, de moyen de contrôle aux données fournies par la vue.

SOURCES LUMINEUSES

Elles sont nombreuses. Lorsqu'il s'agit de procéder à un examen des narines ou du vestibule des fosses nasales, on peut, à la rigueur, se contenter de la lumière naturelle qui a, sur l'éclairage artificiel, l'avantage de conserver aux tissus leur coloration normale ; malheureusement, dans la majorité des cas, elle ne peut être utilisée, étant insuffisante pour l'illumination des cavités à explorer. D'autre part, ses variations dans sa durée et son intensité en font un élément inconstant sur lequel on ne doit pas compter. Dans la pratique, il est donc préférable d'avoir recours à la lumière artificielle dont on peut disposer à toute heure de la journée et dont la puissance peut être réglée au gré du médecin.

En ville, chez le malade, pour une exploration sommaire, une simple lampe à huile ou à pétrole constitue une source de lumière suffisante ; mais, pour le médecin qui est appelé à faire dans son cabinet des examens minutieux et répétés, à appliquer des pansements et même à pratiquer des interventions intra-nasales, il est indispensable qu'il ait à sa disposition un foyer d'éclairage d'une intensité plus grande. Il l'obtiendra soit avec la flamme du gaz munie d'un réflecteur (fig. 1) ou mieux d'un bec Bunsen et d'un manchon de gaze incandescente imprégnée d'oxydes métalliques, conformément au modèle du bec Auer dont l'éclat rappelle celui de la lumière oxhydrique de Drummond, soit avec l'appareil de Morell-Mackenzie qui n'est autre qu'une lampe à gaz à mouvement articulé et pourvue d'un manchon en métal muni latéralement d'une lentille planconvexe destinée à augmenter le pouvoir éclairant du foyer lumineux.

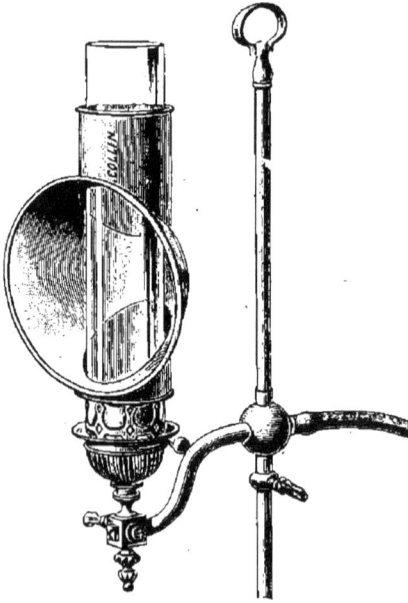

FIG. 1. — Lampe à gaz avec réflecteur.

Avec ces sources de lumière, il est préférable de se servir de *l'éclairage réfléchi* qui, mieux que l'éclairage direct, permet l'exploration d'une cavité étroite comme celles des fosses nasales. On le réalise avec le miroir concave de *Stœrk* ou de *Schrötter*, dont le centre est percé d'un orifice circulaire destiné à livrer passage au faisceau lumineux qui doit impressionner l'œil de l'observateur placé derrière. Ce miroir est maintenu sur le milieu du front par une courroie élastique qui enserre la tête ou par un ressort en acier incurvé suivant un plan vertical et à point d'appui fronto-occipital. Une articulation à noix le fixant à son support permet de donner au miroir l'inclinaison nécessaire pour l'examen endoscopique (fig. 2).

Pour procéder à la rhinoscopie, le médecin fait asseoir le malade en face de lui, en disposant la source lumineuse à la droite ou à la gauche du patient, suivant les cas. Muni de son miroir frontal, il l'oriente par des inclinaisons successives, de façon à projeter le faisceau réfléchi dans la cavité nasale qu'il veut explo-

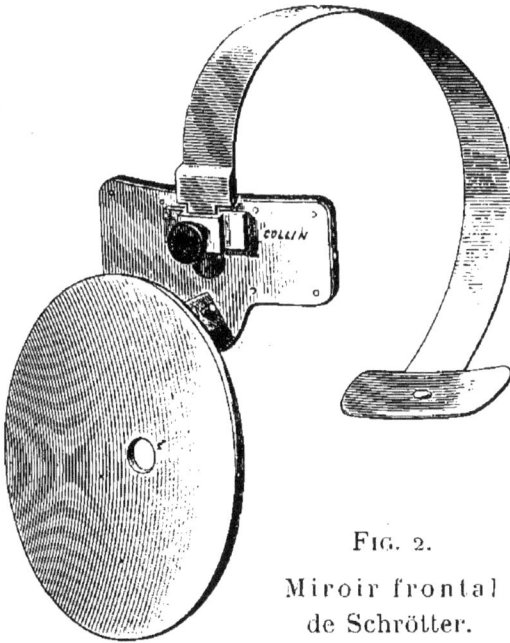

FIG. 2.

Miroir frontal
de Schrötter.

rer, tout en ayant soin de placer son orifice central dans l'axe des rayons visuels de l'un des deux yeux, de l'œil droit en général. Au cours de l'examen, l'autre œil doit rester ouvert, afin de rendre possible la vision binoculaire qui donne la sensation du relief, et qui permet à l'observateur de suivre les mouvements de la tête du malade et de le mettre en rapport avec ce qui l'entoure (1).

(1) M. Lermoyez, *Thérapeutique des maladies des fosses nasales*, t. I.

Cette exploration, d'apparence si simple, ne peut être pratiquée chez les débutants qu'après une série de tâtonnements, qu'un peu d'habitude permet d'éviter. Il faut reconnaître cependant que tous ces modes d'éclairage, en dépit même des nombreux perfectionnements qu'on y a apportés, ne peuvent rivaliser à beaucoup près avec ceux que fournit *l'électricité*. Son maniement si facile, d'une part, l'absence de chaleur dégagée, d'autre part, et, surtout, l'intensité de son éclat permettant d'illuminer les moindres replis des anfractuosités nasales, en font, sans conteste, la meilleure source de lumière dont nous puissions disposer.

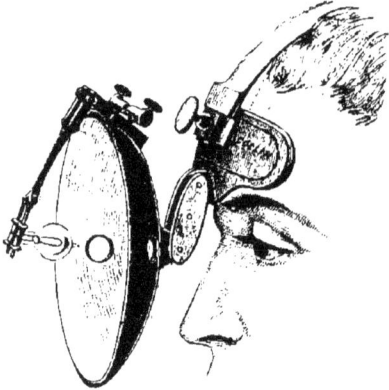

Fig. 3. — Miroir frontal de Clar.

Ici, encore, il est préférable de recourir à l'éclairage

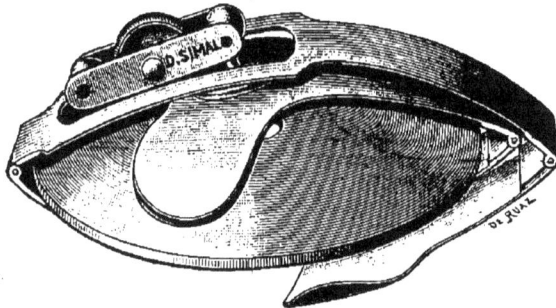

Fig. 4. — Miroir frontal avec ressort pliant.

réfléchi qui est parfaitement réalisé par le *photophore frontal de Clar* (fig. 3).

C'est un miroir concave à court foyer, qu'un ressort métallique, analogue à celui du modèle de Schrötter, maintient appliqué sur le front. Un levier à charnière à action verticale, et mesurant à peu près la longueur du miroir, porte à son extrémité axiale une lampe à incandescence de 6 à 10 volts, dont on peut régler l'intensité à l'aide d'un rhéostat placé sur le trajet du circuit.

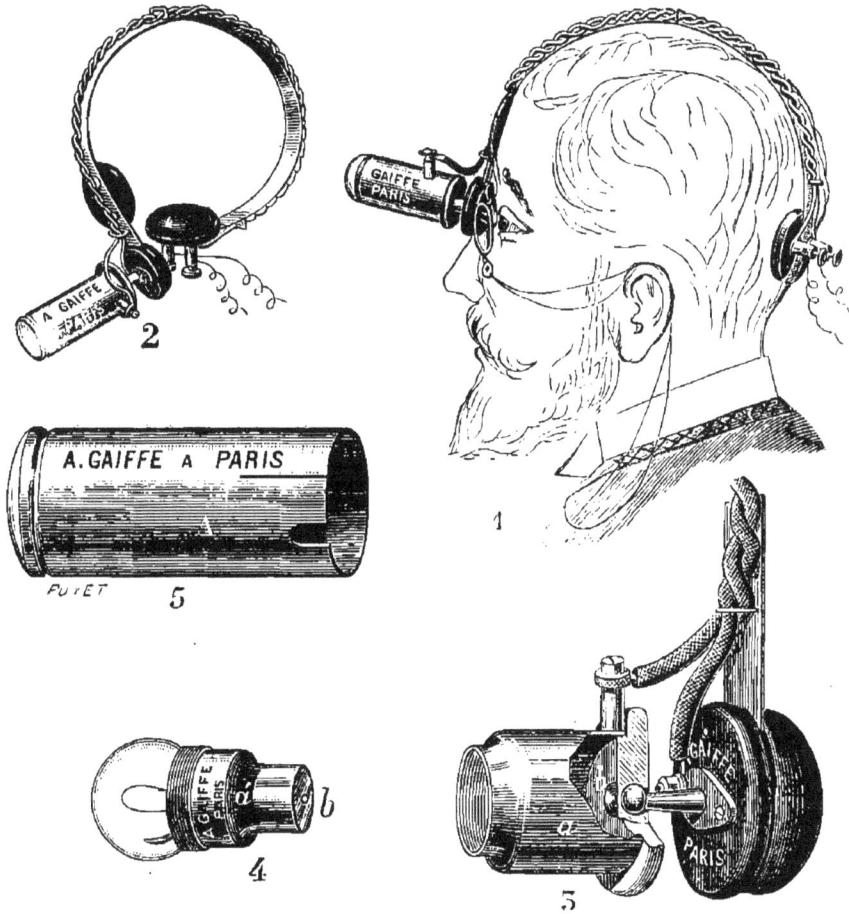

Fig. 5. — Photophore d'Hélot mis en place (fig. 1). L'appareil est démonté en ses trois pièces constituantes (fig. 3, 4, 5).

En faisant varier la distance de la lampe du centre du miroir, on modifie la longueur du foyer et l'intensité du faisceau lumineux réfléchi.

Dans le miroir de Clar, le rayon incident et le rayon

réfléchi se confondent presque avec l'axe optique et, en supprimant ce qu'il convient d'appeler *l'angle nuisible*, on voit qu'il est la réalisation parfaite des conditions exigées pour l'exploration d'une cavité étroite (1).

Enfin, deux orifices disposés suivant l'axe transversal du miroir et correspondant à l'écartement des deux yeux, permettent la vision binoculaire.

On a imaginé d'autres photophores construits sur des modèles différents et reposant sur le principe de l'éclairage direct; mais celui-ci est bien inférieur à l'éclairage réfléchi, parce que, contrairement à ce dernier, il ne permet pas aux rayons visuels de se confondre avec les rayons du foyer lumineux ; il en résulte la formation d'un angle nuisible qui rend moins aisé l'examen d'une cavité étroite et profonde comme celle des fosses nasales.

Le *photophore d'Hélot* (fig. 5), en réduisant au minimum cet angle nuisible, constitue le meilleur appareil du genre ; toutefois, je ne vous en conseille pas l'usage en rhinologie, et, si je le nomme, c'est pour le condamner et non pour en recommander l'emploi.

SOURCES D'ÉLECTRICITÉ

Pour obtenir l'éclairage nécessaire à l'endoscopie nasale, nous pouvons disposer de trois sources d'électricité galvanique :

1° Les *piles ;*
2° Les *accumulateurs ;*
3° Le *courant urbain.*

1° PILES

Pour le praticien qui habite loin d'un centre générateur d'électricité, l'usage des piles est indispensable, bien qu'elles présentent de grands inconvénients qui en rendent le maniement assez délicat.

(1) LERMOYEZ, *loco citato.*

Outre l'encombrement qu'elles occasionnent et les difficultés de leur transport ne permettant pas les examens au domicile du malade, leur polarisation inévitable, après un usage un peu prolongé, nuit à la constance du courant et oblige à en suspendre momentanément l'emploi.

Cependant elles présentent des avantages réels qui résident dans la facilité de leur installation et de leur entretien, et qui en font une source d'éclairage à la portée de tous.

Sur les indications de mon excellent ami, le Dr Geiger, dont la compétence en matière d'électricité est très appréciée, j'ai pu réaliser autrefois dans mon cabinet, avec les piles, une installation électrique des plus simples et peu coûteuse, me permettant de faire des examens endoscopiques dans des conditions absolument parfaites.

J'avais recours à un système de *piles Leclanché*, d'un *grand modèle* et *à grande surface*, dans lesquelles le vase poreux était remplacé par un sac rempli d'un mélange dépolarisant composé de charbon de cornue et de bioxyde de manganèse ; au bâton de zinc, on avait substitué un zinc circulaire qui plongeait entièrement dans le liquide excitateur formé d'une solution concentrée de chlorhydrate d'ammoniac.

Pour une lampe de 8 volts, nécessaire pour l'éclairage endo-nasal, je me servais de 8 éléments groupés *en tension* ; la force électro-motrice de chaque élément étant de 1 V. 46, l'intensité du courant fourni par la batterie était donc amplement suffisante pour porter la lampe à une vive incandescence pendant un temps assez long pour une endoscopie minutieuse.

En cas de polarisation des piles à la suite d'examens *prolongés répétés*, un repos de quelques minutes suffit pour permettre aux éléments de fonctionner à nouveau, et cela aussi souvent que les circonstances l'exigent.

Ce système d'éléments est donc appelé à rendre de grands services pour l'éclairage *intermittent*, tel qu'on l'emploie pour l'endoscopie nasale, et, si on en fait un usage modéré, il peut être utilisé pendant de longs mois sans qu'il soit nécessaire de procéder à la recharge.

1.

Les 8 éléments Leclanché peuvent être remplacés par 6 grandes piles au *bichromate de potasse* qui ont sur ceux-là l'avantage, peu appréciable d'ailleurs dans le cas qui nous occupe, de se polariser plus lentement ; par contre, elles ont l'inconvénient d'être plus coûteuses et de nécessiter plus d'entretien.

Sur l'un des fils conducteurs des piles est intercalé un interrupteur placé à la portée de la main, et destiné à établir ou à rompre le circuit, suivant les besoins.

2º ACCUMULATEURS

Les accumulateurs sont des piles secondaires qui emmagasinent, en moyenne, 10 à 12 ampère-heures par kilogramme du poids total des plaques qui le constituent sous une tension de 2 volts ; autrement dit, un accumulateur dont les plaques positives et négatives pèsent ensemble 2 kilogrammes peut fournir en dépense utile un courant de 2 ampères pendant 10 à 12 heures avec une force électro-motrice de 2 volts (fig. 6).

Un accumulateur est donc un appareil capable de retenir une certaine quantité d'électricité qu'il peut restituer ensuite en se comportant comme un générateur. Si donc on le relie à une source de courant, il emmagasinera une quantité d'électricité d'autant plus grande que son poids sera plus élevé. C'est par un travail chimique assez complexe que ce phénomène se produit ; le phénomène chimique inverse fournit à son tour de l'électricité en déterminant la décharge de l'élément.

Pour alimenter une lampe de 10 volts, il faut faire usage d'une batterie de 5 éléments couplés *en tension*.

Pour l'éclairage, des accumulateurs légers sont suffisants, puisque l'intensité électrique nécessaire au fonctionnement d'une lampe est inférieure, en général, à un ampère.

Toutefois, afin de ne pas être dans l'obligation de les recharger fréquemment, il vaut mieux leur donner du poids, car c'est du volume des éléments que dépend non l'intensité mais la durée de la lumière. Aussi, je vous conseille la batterie de 5 éléments de 11 kilogrammes, reliés en tension, dont le débit égale

12 ampère-heures et la force électro-motrice 10 volts.

Les accumulateurs réalisent théoriquement l'élément parfait parce qu'ils ont une grande force électro-motrice et une faible résistance R. En effet, d'après la loi d'Ohm, nous savons que l'intensité I du courant est propor-

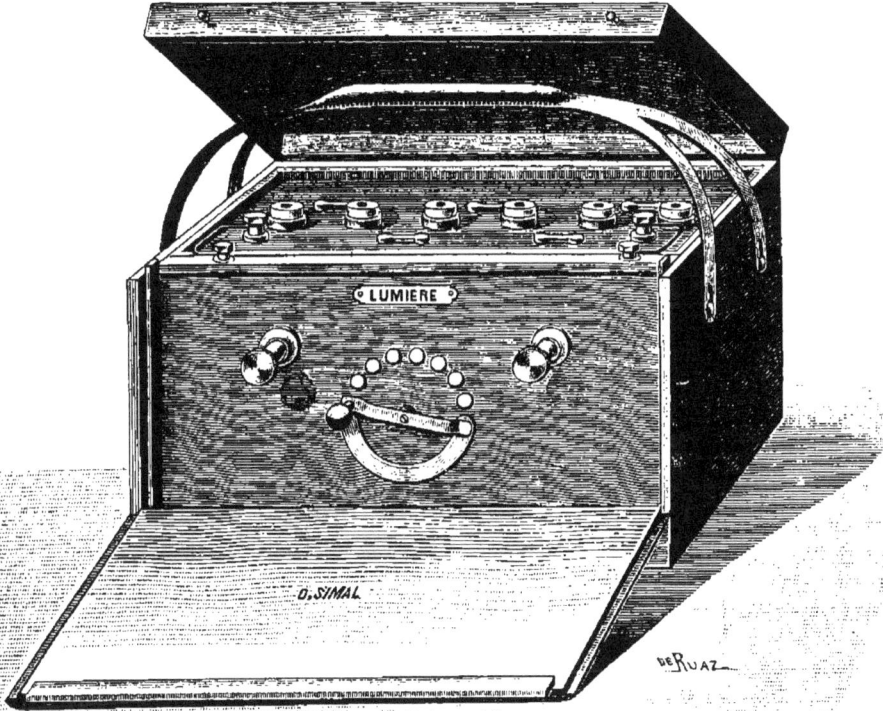

FIG. 6. — Batterie de 6 accumulateurs, 12 volts, 45 ampère-heures avec rhéostat pour une installation fixe.

tionnelle à sa tension E et en raison inverse de la résistance R + r (*résistance extérieure*), c'est-à-dire que $I = \dfrac{E}{R + r}$.

— C'est sur cette loi que repose le principe des *rhéostats* dont sont munis les accumulateurs. Ces appareils sont formés d'une spirale de fil métallique peu conducteur, destinée à augmenter la résistance extérieure et, par conséquent, à diminuer l'intensité du courant ; un curseur permettant d'introduire dans le circuit un plus ou moins grand nombre de spires fait varier à volonté le degré de la résistance et, par suite, règle l'intensité du courant.

Si nous ajoutons à la grande force électro-motrice de l'appareil l'absence de polarisation et la facilité de son transport au domicile du malade, nous voyons qu'il présente sur les piles de grands avantages et qu'il doit leur être préféré toutes les fois qu'on peut recourir à son emploi. Cependant les difficultés de son entretien, d'une part, et, d'autre part, la nécessité de le recharger tous les mois environ sont des inconvénients qui doivent être pris en sérieuse considération par le médecin habitant la campagne loin d'un centre générateur d'électricité.

Charge des accumulateurs. — *a*) CHARGE PAR LES PILES. — A défaut d'une station centrale d'électricité ou du courant d'un secteur, on peut utiliser les piles pour la charge des accumulateurs.

On fera usage de piles au bichromate de potasse *grand modèle* ou mieux d'éléments à l'*eau régale* (modèle du Dr Geiger).

Ce système d'éléments a sur les autres modèles le précieux avantage de fournir un courant d'une grande constance et d'une haute intensité. A ce point de vue, il se rapproche de la pile de Bunsen sans toutefois en avoir les inconvénients, à savoir : absence presque totale de dégagement de vapeurs nitreuses dont la présence détruit les contacts de l'élément et incommode au point de nécessiter l'emploi de ce dernier à l'air libre et infériorité notable du prix de revient.

La pile du Dr Geiger est composée d'un récipient en verre et d'un vase poreux d'un calibre moindre.

L'électrode négative est représentée par deux épaisses lames de zinc amalgamé reposant sur une toile en cuivre qui tapisse le fond de l'élément.

Une lame de charbon constitue l'électrode positive. Elle est fixée au centre d'une plaque de celluloïd munie d'un manchon de même substance et destinée à s'adapter sur la partie supérieure du récipient qu'elle recouvre entièrement à la manière d'un couvercle.

La solution excitatrice, composée de sel ammoniac (100 grammes), d'acide chlorhydrique (150 centimètres cubes) et d'eau en quantité suffisante pour un litre, est versée dans le récipient en verre qui doit être presque entièrement rempli.

Le vase poreux contient le mélange dépolarisant qui est constitué par de l'eau régale résultant d'un mélange à parties égales d'acide azotique et d'acide chlorhydrique.

On recouvre ensuite l'élément qui devient le siège d'une effervescence vive due à l'action chimique et qui est prêt à être utilisé.

Pour la charge de cinq accumulateurs à lumière de 12 ampère-heures, trois piles de 18 centimètres de hauteur

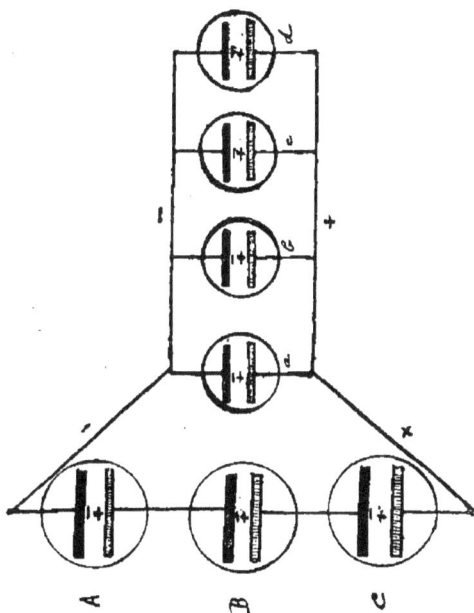

FIG. 7. — Disposition des éléments pour la charge des accumulateurs A,B,C, piles à grande surface réunies en tension.

a, b, c, d, accumulateurs associés en quantité.

sur 12 centimètres de largeur sont suffisantes, l'intensité du courant dépassant 5 ampères au début.

Les éléments seront reliés *en tension* en associant les pôles de nom contraire et les accumulateurs *en quantité*, c'est-à-dire que les pôles de même nom seront réunis entre eux.

On rattachera les bornes noires au zinc de l'une des piles et les bornes rouges au charbon de l'autre élément (fig. 7).

Un ampèremètre intercalé dans le circuit renseignera

sur l'intensité du courant de charge qui devra être arrêté dès que l'appareil marquera un *demi-ampère* quelque soit le degré de la charge des accumulateurs.

Dans ces conditions, on procédera, s'il y a lieu, à la recharge des piles.

La durée de la charge n'excède pas 16 heures, en moyenne, pour une batterie de 5 accumulateurs de 12 ampère-heures.

b) CHARGE SUR UN CIRCUIT D'ÉCLAIRAGE A COURANT

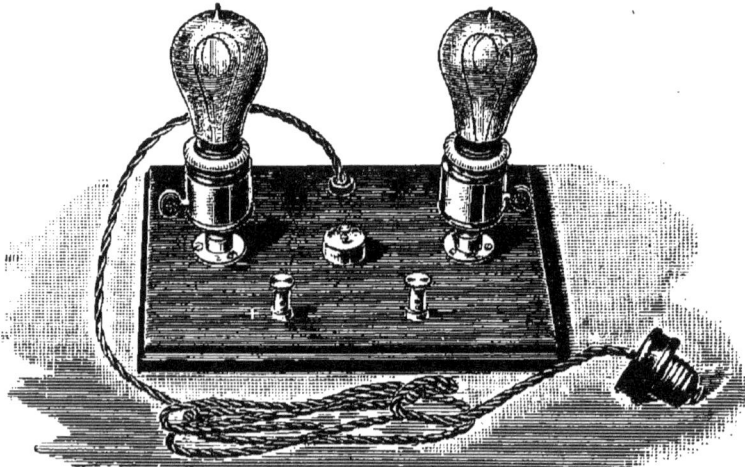

FIG. 8. — Dispositif pour la charge des accumulateurs sur circuit à courant continu comportant un tableau pourvu de deux lampes à incandescence en dérivation, avec interrupteur, coupe-circuit, deux bornes d'entrée et deux bornes de sortie.

CONTINU. — Sur le circuit d'éclairage, vous retirez une des lampes de son support et vous la remplacez par un bouchon-prise de courant duquel part un fil souple à deux conducteurs. L'un de ces conducteurs est relié à l'une des bornes de l'accumulateur et l'autre traverse une lampe à incandescence servant de résistance et qui peut être de 10, 16 ou 32 bougies selon l'intensité du courant que l'on veut faire passer dans l'accumulateur. Pour déterminer le sens du courant, on prend une feuille de papier-pôle légèrement humectée et on la met en contact avec les extrémités des fils destinés à l'accumu-

lateur en laissant entre celles-ci un intervalle d'un centimètre environ ; celui des deux fils qui produira sur le
papier une tache d'un rouge intense et qui correspond
au pôle négatif sera fixé à la borne noire de l'accumulateur, l'autre conducteur sera relié à la borne rouge.

Pour la charge des accumulateurs de 8 *à* 10 *ampère-*

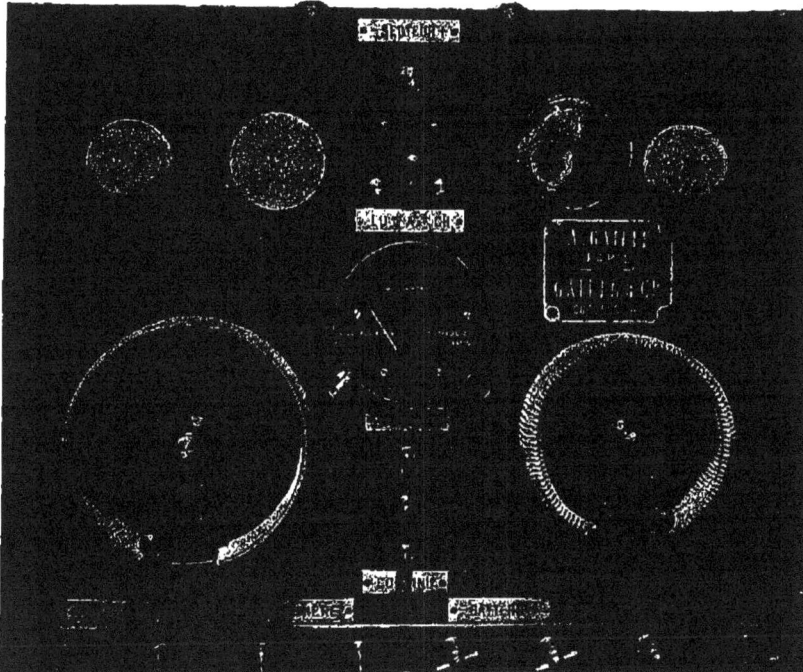

Fig. 9. — Tableau de Gaiffe permettant d'allumer toutes lampes
de 0 à 12 volts jusqu'à 1 ampère et demi, de faire toutes
les applications médicales du courant continu et de procéder à la charge des accumulateurs.

heures sur secteur urbain, on peut faire usage d'un
dispositif de charge analogue à celui que représente
la figure ci-contre. Il comporte un tableau sur lequel
sont montées deux lampes à incandescence en dérivation, avec interrupteur, coupe-circuit, deux bornes d'entrée et deux bornes de sortie (fig. 8).

Je vous recommande également le *dispositif de Gaiffe*
qui me paraît très ingénieux et qui est appelé à rendre

de grands services dans notre spécialité. Il consiste en un panneau mural portant :

Un *réducteur de potentiel* et *deux lampes rhéostat* abaissant le voltage du secteur et permettant d'allumer toutes lampes de o à 12 volts jusqu'à un ampère et demi et de faire toutes les applications médicales du courant continu de o à 4o volts jusqu'à 200 milliampères ;

Un *milliampèremètre apériodique* gradué en 25 milliampères ;

Un *dispositif de charge pour accumulateurs* utilisant également les lampes-rhéostat comme résistance ;

Un petit *voltmètre* indépendant en 8 volts nécessaire pour la manipulation des accumulateurs ;

Un *rhéostat de cautère* ;

Une *batterie de 3 accumulateurs* de 3 kilogrammes qui pourra elle-même être munie de rhéostats de cautère et de lumière si on prévoit la possibilité d'examens ou d'opérations au dehors (fig. 9).

c) CHARGE SUR UN CIRCUIT D'ÉCLAIRAGE A COURANT ALTERNATIF. — Il est nécessaire de redresser le courant. Il existe des *redresseurs électrolytiques* et des *redresseurs mécaniques* ; ces derniers sont constitués par un moteur synchrone actionnant une petite dynamo à courant continu. Pour la construction de ce moteur, il est indispensable d'indiquer au fabricant la tension et le nombre de périodes par seconde du courant débité par la station centrale.

Limite de charge. — Les accumulateurs ne doivent jamais être chargés à un régime dépassant 1A5 par kilogramme de plaques ; la fin de la charge se constate lorsque les éléments bullent ou bouillonnent et, plus exactement, à l'aide du voltmètre, lorsque la force électro-motrice atteint 2 V. 4 à 2 V. 5 par élément.

Pour constater la limite de charge, on se sert généralement d'un petit voltmètre apériodique, de o à 3 volts, gradué en dixièmes de volt.

Pendant le passage du courant, on met les pôles du voltmètre en contact avec les électrodes correspondantes de chaque accumulateur : la charge est terminée quand l'appareil marque 2 V. 5 par élément.

Les accumulateurs ne doivent jamais être déchargés

complètement. Ils seront rechargés dès que leur force électro-motrice descendra à 1 V. 8 pendant l'emploi. Qu'on utilise ou non un accumulateur, il est bon de le remettre en charge toutes les six semaines environ, quitte à arrêter la charge dès que le voltmètre en marque la limite.

3° COURANT URBAIN

Le courant d'un secteur électrique est la meilleure source d'éclairage.

Ce dernier a généralement une tension de 110 volts, bien supérieure à celle qui est nécessaire pour alimenter nos appareils.

Deux cas peuvent alors se présenter : le secteur fournit du courant *alternatif* ou du courant *continu*.

Mais avant d'aller plus loin, qu'entend-t-on par courant continu et par courant alternatif, ces deux formes primordiales du courant électrique ?

Vous savez que les cours d'eau ne coulent pas tous de la même manière ; dans certaines rivières, l'onde progresse dans le même sens avec la même régularité et la même allure ; dans d'autres, au contraire, et notamment au voisinage de leur embouchure, le courant présente un mouvement oscillatoire de va-et-vient, dans un sens, puis dans l'autre. Eh bien, il en est de même pour le courant électrique. On dit qu'il est *continu* lorsqu'il circule *dans le même sens* comme l'onde qui avance sans jamais rétrograder ; il est dit *alternatif* lorsqu'il se propage *dans deux directions opposées* ; c'est « le mouvement du pendule qui oscille, le va-et-vient des plateaux d'une balance qui cherche à retrouver son équilibre ; c'est encore le flux et le reflux de l'eau à l'embouchure d'une rivière (1) ».

Le courant alternatif se trouve donc dans les conditions singulières d'un cours d'eau qui avance et recule et, dans le langage technique, nous dirons qu'il se comporte comme « un courant qui n'aurait ni pôle ni

(1) LERMOYEZ, *Presse médicale*, janvier 1904.

sens, puisque chaque alternance d'aller est immédiatement compensée par une alternance de retour (1) ».

Aussi, ce dernier est-il inférieur au courant continu,
en ce sens qu'il ne peut, comme celui-ci, répondre à tous
nos besoins. S'il peut être utilisé pour l'éclairage et la
galvanocaustie, grâce à la rapidité des alternances, il
ne saurait convenir à l'électrolyse, à la galvanisation et
à la charge des accumulateurs qui exigent un courant
se propageant dans le même sens.

Cependant, il a ce précieux avantage de pouvoir
transporter l'énergie électrique à une très grande distance et de se prêter aisément, comme nous allons le
voir, aux transformations par induction.

Examinons donc successivement les deux hypothèses
dans lesquelles la station urbaine fournit du courant
alternatif et du courant continu.

a) **Courant alternatif.** — Si vous disposez d'un courant alternatif de 110 volts, par exemple, et que vous
vouliez l'utiliser *directement*, vous le relierez à un
transformateur universel, comme celui de Gaiffe, qui
permet d'en abaisser le voltage en le réglant à volonté
et qui a l'avantage d'isoler le médecin et le malade de la
canalisation générale (fig. 10).

Le transformateur n'est autre chose qu'un appareil
d'induction dans le primaire duquel on fait circuler un
courant alternatif, pendant qu'on recueille dans le
secondaire un courant induit de même forme que la
force électromotrice du courant générateur. Les volts
du secondaire sont aux volts du primaire dans le rapport du nombre des tours de fils. Tel est le principe de
l'appareil de Gaiffe qui se compose d'un circuit magnétique fermé, calculé de telle sorte qu'il suffit d'un seul
rang de fil secondaire pour obtenir l'effet voulu. Les
secondaires S^1, S^2 sont roulés extérieurement, et la partie supérieure dénudée permet, à l'aide de deux manettes B, *b*, de ne prendre que le nombre de spires
actives dont on a besoin. La manette B correspond au
circuit de cautère et ne peut aller au-delà du gros fil ;

(1) Lermoyez, *Presse médicale*, janvier 1904.

la manette *b* règle le circuit de lumière, mais elle peut parcourir tout le cadre de l'appareil.

Les bornes 1 et 2 sont reliées aux fils du secteur. Le courant traverse alors un coupe-circuit à plomb fusible, destiné à préserver l'appareil en cas de court-circuit, et un interrupteur qu'il suffit de fermer pour établir le courant.

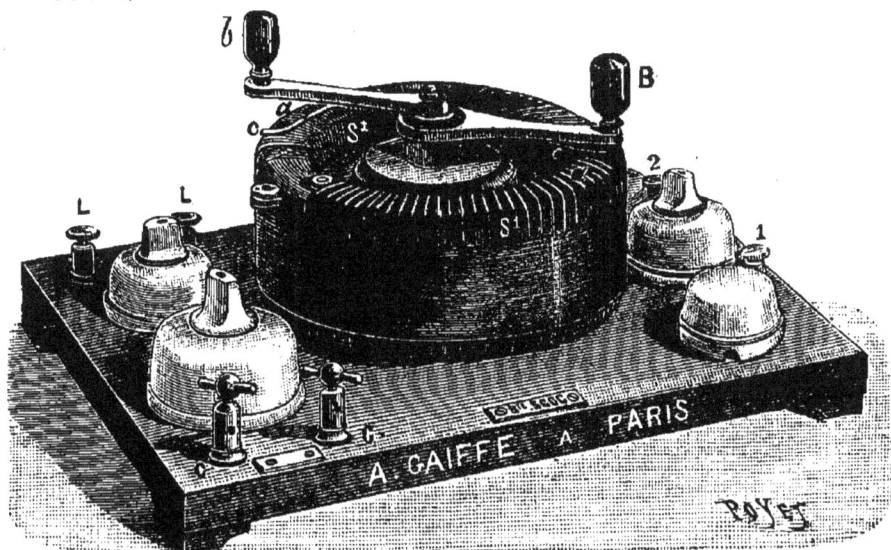

FIG. 10. — Transformateur universel de Gaiffe permettant d'utiliser directement le courant alternatif pour la lumière et le cautère.

Les courants de cautère et de lumière sont gradués à l'aide des manettes B, *b*, comme nous l'avons déjà indiqué.

Le courant alternatif peut être employé *indirectement* et transformé en courant continu au moyen d'un redresseur électro-chimique ou mécanique comme, par exemple, celui de Heller, qui se compose d'un moteur à courants alternatifs d'une force d'environ 1/3 de cheval-vapeur, avec induit en court-circuit, accouplé directement à une petite dynamo à courant continu, dont la puissance répond à toutes les exigences de l'électrothérapie.

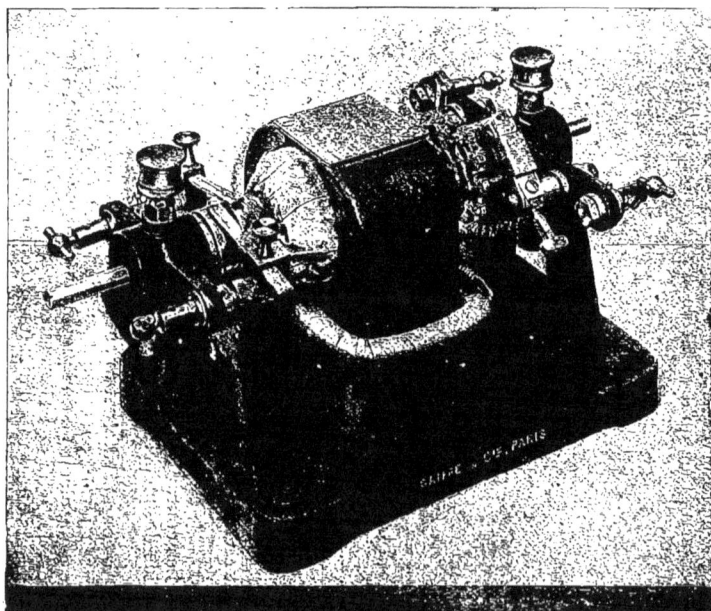

FIG. 11. — Moteur-transformateur permettant de transformer le courant continu en alternatif

Ce transformateur permet donc d'employer les courants alternatifs pour la galvanisation, l'électrolyse et la charge des accumulateurs qui exigent un courant continu.

Pour le choix du transformateur comme pour celui des électro-moteurs, il est indispensable de connaître la *tension* et le nombre des *périodes* du courant débité par la station centrale.

b) **Courant continu**. — Deux cas peuvent se présenter :

1er CAS. — Le courant continu du secteur est utilisé *directement* pour l'éclairage endoscopique, le cautère et pour tous les usages médicaux au moyen du dispositif de Gaiffe dont nous avons déjà parlé à propos de la charge des accumulateurs (fig. 9).

2e CAS. — Le courant continu est *transformé* en courant alternatif et alors le praticien se comporte comme s'il disposait d'un courant alternatif.

Pour cette installation, un *moteur-transformateur* (fig. 11) est nécessaire. Celui-ci est muni de deux bagues reliées chacune à deux lames du collecteur, calées à 180° l'une de l'autre. Avec cette adjonction, le moteur prend le nom de *commutatrice*, parce qu'il permet de commuter le courant continu du secteur en alternatif, et de le recueillir avec deux balais disposés à frottement sur les bagues. Le courant alternatif ainsi produit est envoyé, comme dans le cas précédent, dans le transformateur universel de Gaiffe qui ne fonctionne que sur cette forme de courant et dont nous connaissons les avantages.

CHAPITRE II

INSTRUMENTATION

Une fois en possession d'une source de lumière suffisante, le praticien doit disposer d'une instrumentation spéciale qui constitue le second élément indispensable à la technique rhinoscopique.

Sans doute, en relevant le lobule et en écartant l'aile du nez, il peut arriver sans le secours des instruments à faire le diagnostic d'une lésion vestibulaire, mais leur usage devient nécessaire s'il veut poursuivre plus loin ses investigations rendues plus difficiles par la profondeur et l'étroitesse des fosses nasales.

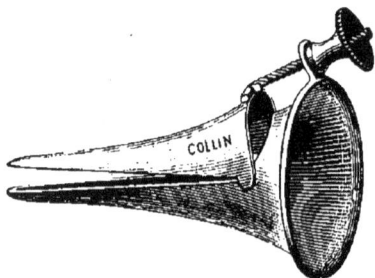

FIG. 12. — Spéculum bivalve de Duplay.

L'emploi du *speculum nasal* devient alors indispensable ; en écartant les parois du nez et en maintenant la narine fortement béante, il ouvre à l'œil de l'observateur un champ d'exploration plus large.

Le modèle du professeur *Duplay* (fig. 12) est, sans contredit, l'instrument de choix pour la rhinoscopie antérieure. C'est un spéculum bivalve qui, fermé, rappelle la forme d'un cône aplati transversalement. Son pavillon est muni d'une vis latérale dont le jeu a pour effet d'écarter ou de rapprocher à volonté les deux valves. Il doit être introduit fermé dans la narine dans laquelle on le pousse doucement et parallèlement au plancher des fosses nasales. Une fois l'instrument mis en place, on tourne lentement la vis pour écarter ses deux valves en ayant soin de le maintenir solidement. — Le faisceau lumineux, projeté dans le champ du spéculum à l'aide du miroir frontal, permet de voir successivement les différentes parties des fosses nasales.

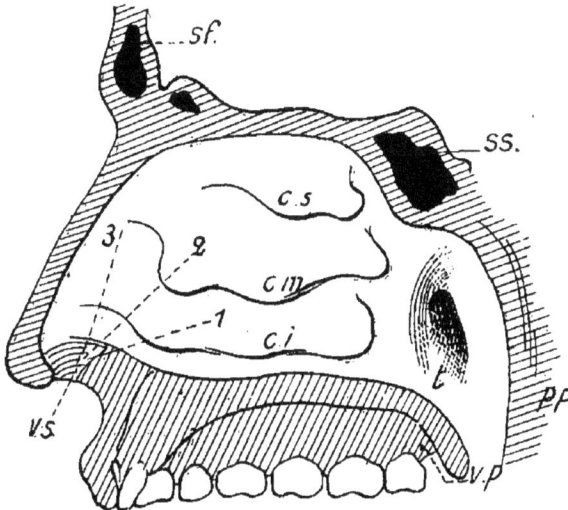

FIG. 13. — Image rhinoscopique.

vs vestibule nasal. — 1. 2. 3. Les 3 positions successives du spéculum. — *ci* cornet inférieur. — *cm* cornet moyen. — *cs* cornet supérieur. — *t* orifice tubaire. — *vp* voile palatin. — *pp* paroi postérieure du pharynx. — *ss* sinus sphénoïdal. – *sf* sinus frontal.

L'extrémité antérieure arrondie, lisse et rosée du cornet inférieur apparaît la première, surplombant une rigole antéro-postérieure qui correspond au méat inférieur. En dedans, c'est le cartilage de la cloison que tapisse une muqueuse d'aspect uniforme ; un espace vide, dont la largeur varie suivant les sujets, le sépare de la saillie du cornet.

En renversant en arrière la tête du malade, on aperçoit le sillon du méat moyen et, au-dessus de lui, la tête et le bord inférieur du cornet correspondant allongé de haut en bas ; la muqueuse de cette région est plus pâle

et plus étroitement moulée sur le squelette dont elle
épouse fidèlement les contours.

L'extrémité antérieure du cornet moyen est renflée
et porte le nom d'*opercule* ; son bord interne délimite
avec le septum osseux un espace très étroit qui correspond à la fente olfactive.

Le cornet supérieur est généralement invisible et son
apparition est souvent un indice de rhinite atrophique.

Chez certains sujets atteints de cette affection, la vue
peut plonger dans toute l'étendue des fosses nasales et
inspecter les cornets dans toute leur longueur ; elle
peut même atteindre la paroi postérieure du naso-
pharynx ; sur les côtés, elle reconnaîtra les bour-
relets tubaires et les orifices salpingiens et, inférieurement, la saillie du dos du voile du palais qui
s'élève en dôme au-dessus du plancher de la fosse
nasale lorsque le malade émet à haute voix la
voyelle I ou lorsqu'il opère un mouvement de déglutition.

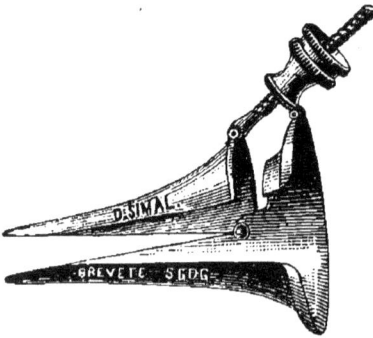

Fig. 14. — Spéculum de Vacher
à ouverture latérale.

La cocaïnisation de la muqueuse avec la solution
au 1/100ᵉ, ou mieux encore son adrénalinisation avec la
solution au 1/2000ᵉ en provoquant la rétraction des
cornets élargissent le champ d'exploration et facilitent
singulièrement l'examen rhinoscopique. Ces précautions sont surtout nécessaires dans certaines rhinites
hypertrophiques et vaso-motrices quand il y a turgescence du tissu érectile de la pituitaire ; elles deviennent
alors un adjuvant précieux pour l'endoscopie nasale.

Le *spéculum de Moure* et celui de *Vacher* (fig. 14)
ne sont qu'une modification du modèle de Duplay ;
ils s'en distinguent par la présence au niveau du pavillon
d'une fente latérale permettant de les dégager des instruments introduits dans le nez par leur ouverture.

Le *spéculum fenêtré de Fraenkel*, grâce à l'ouverture ménagée dans ses valves, met à découvert les lésions siégeant dans le vestibule ou dans son voisinage immédiat.

Chiari a imaginé un modèle reposant sur un principe différent et presque exclusivement employé dans les cliniques viennoises (fig. 15). C'est un instrument formé de deux valves en gouttière, à écartement parallèle, et indépendantes. Celles-ci sont fixées à angle droit à l'extrémité de deux longues branches articulées qui permettent de les rapprocher ou de les éloigner à volonté.

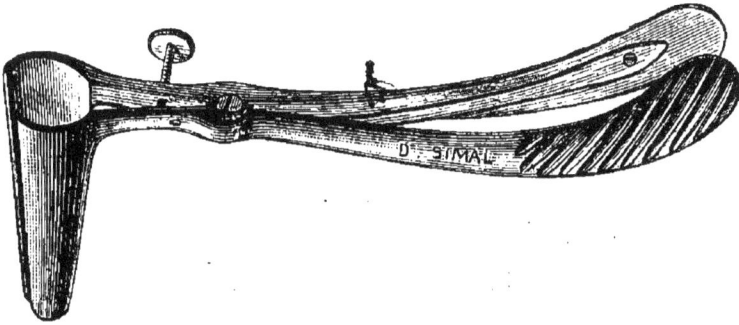

Fig. 15. — Spéculum de Chiari.

Le *spéculum tubulaire de Zaufal* est un long tube noirci à l'intérieur et dont une extrémité est évasée en entonnoir. Il ne doit servir que dans les cas où l'on veut procéder à un examen des parties profondes des fosses nasales. Comme son introduction est assez pénible, il est utile de pratiquer au préalable l'anesthésie de la pituitaire à l'aide d'une pulvérisation de solution de cocaïne au 1/20e. La rétraction de la muqueuse qui suit cette manœuvre jointe à l'insensibilisation produite rend plus facile la pénétration de l'instrument dans les cavités à examiner.

En raison des graves inconvénients qu'il présente résidant surtout dans les difficultés de son emploi et dans la trop grande exiguïté de sa lumière qui offre à l'œil de l'observateur un champ d'exploration très restreint, on ne peut y recourir qu'exceptionnellement dans la pratique.

Chez le nouveau-né, la rhinoscopie antérieure étant irréalisable avec le spéculum ordinaire à cause de l'étroitesse des narines, on la pratiquera avec le *speculum auri de Toynbee*.

L'exploration de la muqueuse avec le stylet doit être le complément de la rhinoscopie. En permettant de faire en quelque sorte un toucher intra-nasal, elle fournit à la vue de l'observateur un excellent moyen de contrôle. Elle renseigne sur la consistance et l'épaisseur de la

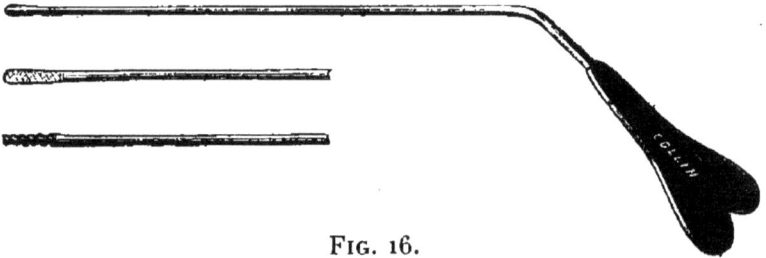

FIG. 16.

1. Stylet explorateur de Croswell-Baber.
2. Stylet porte-caustique.
3. Stylet porte-coton.

pituitaire, sur le point d'implantation des néoplasmes, sur la présence et la direction des trajets fistuleux, sur l'existence et la mobilité des séquestres et sur les zones hyperesthésiques qui sont le point de départ d'accidents réflexes. Le stylet de *Croswell-Baber* est le plus usité. Il est formé d'une tige métallique à extrémité boutonnée mesurant 10 centimètres de longueur et coudée à angle obtus au voisinage de son autre extrémité. Celle-ci porte deux ailettes permettant de l'avoir mieux en main (fig. 16).

Avant de procéder à l'exploration intra-nasale avec le stylet, il est indiqué de faire, au préalable, une pulvérisation d'une solution de cocaïne au 1/100ᵉ afin de produire une anesthésie légère de la muqueuse dont l'extrême sensibilité peut être la source de douleur et de phénomènes réflexes susceptibles d'entraver l'examen.

CHAPITRE III

RHINOSCOPIE POSTÉRIEURE

Lorsqu'on veut pratiquer l'examen des arrière-cavités nasales, des choanes et des extrémités postérieures des cornets qui, par leur situation profonde, restent normalement inaccessibles à la vue par la méthode précédente, il est nécessaire de recourir à un autre mode d'endoscopie qui est la *rhinoscopie postérieure.*

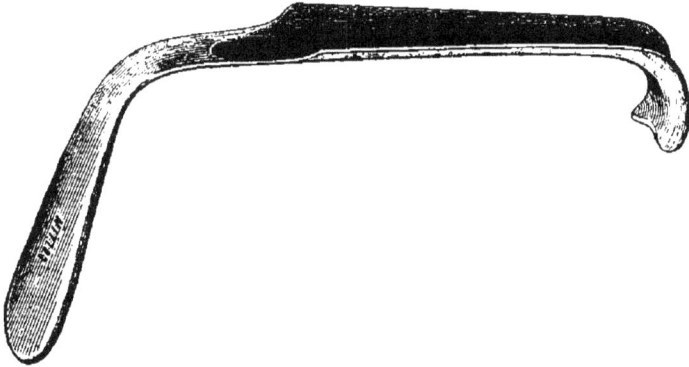

.Fig. 17. — Abaisse-langue de Collin.

Outre le système d'éclairage que nous connaissons déjà, son exécution exige le concours de deux instruments :

1º Un *abaisse-langue* ;

2º Un *petit miroir ovalaire* rappelant le miroir laryngien.

L'abaisse-langue remplira les conditions suivantes : il doit être en métal ; sa spatule mesurant 8 centimètres de longueur sur 28 millimètres de largeur sera incurvée presque à angle droit sur le manche et à 2 centimètres de ce dernier pour permettre de mieux maintenir l'instrument. Le modèle de Collin, qui réunit toutes ces exigences, mérite la préférence (fig. 17).

Le miroir aura un calibre inférieur à celui du laryngoscope ; il présentera un contour ovalaire qui facilite sa mise en place derrière l'isthme du gosier, et son inclinaison sur la tige qui le supporte n'excédera pas 140°.

Technique. — Pour être pratiquée, la rhinoscopie postérieure exige une légèreté de main et une habileté que confère seule l'expérience ; les difficultés de sa technique tiennent moins à la profondeur des cavités à explorer qu'à l'hypersensibilité de la muqueuse d'une région où le moindre frôlement réveille des contractions réflexes susceptibles d'entraver l'examen.

Un mode d'exploration aussi délicat ne peut donc être réalisé qu'avec le secours de certaines règles que nous allons énumérer.

Avant de commencer, vous rassurerez le patient en lui persuadant que vous vous proposez de faire un simple examen.

Pendant que sa tête est maintenue droite et un peu inclinée en avant par un appui spécial, vous l'engagez à tenir la bouche largement ouverte et à respirer naturellement par le nez, afin que le voile du palais en tombant inerte démasque le cavum ; projetant alors un faisceau lumineux à l'aide du photophore frontal dans l'arrière-gorge qui doit être bien éclairée, vous déprimez fortement la base de la langue avec l'abaisse-langue tenu solidement de la main gauche, en ayant soin de l'attirer un peu en avant pour agrandir le diamètre antéro-postérieur du pharynx ; de la main droite, vous saisissez délicatement le miroir par son manche comme une plume à écrire et vous l'introduisez avec précaution dans l'arrière-gorge après avoir chauffé légèrement sa surface réfléchissante sur la flamme de l'alcool afin que la vapeur d'eau exhalée pendant l'expiration ne puisse la ternir.

Avec le miroir dirigé en haut, contournez avec pré-

cautions le bord libre du voile en passant entre la
luette et le pilier antérieur droit et en vous gardant bien
d'en frôler les bords pour ne pas provoquer la contraction réflexe qui entraverait l'examen. Pour la même
raison, ne heurtez pas la paroi postérieure du pharynx.

Par les inclinaisons successives que vous imprimerez
au miroir, vous découvrirez successivement tous les
détails de l'image rhinoscopique, à savoir : sur la ligne
médiane et de haut en bas, la voûte du pharynx et la

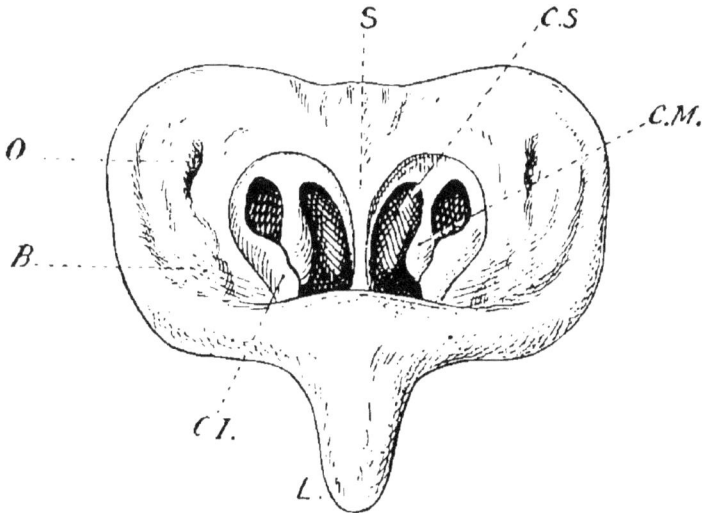

Fig. 18. — Image rhinoscopique obtenue par la rhinoscopie
postérieure.

S septum. — CI cornet inférieur. — CM cornet moyen. — CS cornet supérieur. — O orifice tubaire. — B bourrelet tubaire. — L luette.

saillie mamelonnée et plus ou moins marquée de l'amygdale pharyngée, les orifices symétriques des choanes
séparés par le bord postérieur jaunâtre et tranchant
du septum, les extrémités postérieures des trois cornets
superposés et surtout celle du cornet moyen qui apparaît tout entière, les méats qui les séparent et la face
supérieure du voile du palais dont la voussure gris rosé
masque la partie inférieure du troisième cornet et le méat
correspondant (fig. 18). Cette dernière image n'apparaît
que si on redresse suffisamment le miroir en abaissant

2.

fortement le manche. Une légère inclinaison du miroir, à droite ou à gauche, permet d'apercevoir les parois latérales du cavum. Nous y découvrons l'ouverture infundibuliforme de la trompe ; en arrière d'elle apparaît un gros repli muqueux rouge et lisse se portant obliquement en bas, c'est le bourrelet postérieur de la trompe ou pli salpingo-pharyngien ; plus profondément et en dehors de la saillie tubaire se dessine la fossette de Rosenmüller dans laquelle s'égare si souvent la sonde au cours du cathétérisme de la trompe d'Eustache (fig. 18).

Obstacles à la rhinoscopie postérieure. — Ils sont nombreux. Les uns sont de nature *psychique*, les autres sont *pathologiques* ; d'autres enfin sont d'ordre *mécanique* (1).

Parmi les premiers, l'appréhension qu'éprouvent quelques malades pour l'examen auquel on veut les soumettre est, sans contredit, le plus sérieux. La vue des instruments, de la lumière et de tout l'attirail nécessaire pour cette inspection leur inspire une vague frayeur que la diplomatie la plus patiente ne peut vaincre qu'au prix des plus grandes difficultés. Chez l'adulte, avec de la persuasion et un peu d'habileté, on arrive généralement à rendre possible l'examen ; mais chez les sujets en bas-âge que de tentatives restées infructueuses ! Chez les enfants au-dessous de huit ans, il est inutile d'essayer ; leur indocilité d'une part, et d'autre part la terreur irréfléchie qui s'empare d'eux en présence du médecin et à la vue des instruments doit faire abandonner chez eux ce mode d'exploration.

Les obstacles d'ordre *pathologique* peuvent être dus soit à une hypertrophie énorme des amygdales s'opposant à l'introduction du miroir, soit à une adhérence cicatricielle du voile du palais à la paroi pharyngienne, soit encore à une mobilité excessive de la langue accompagnée de spasmes nauséeux comme c'est le cas chez les alcooliques, les fumeurs et certains neuro-arthritiques atteints de pharyngite chronique.

Moins nombreux sont les obstacles *mécaniques* con-

_____

(1) LERMOYEZ, t. II,

sistant en une longueur exagérée de la luette, en une atrésie du pharynx, principalement dans son diamètre antéro-postérieur, ou encore en une saillie anormale du corps de l'atlas qui masque en partie la voûte du cavum.

Nous avons vu que les contractions réflexes du voile

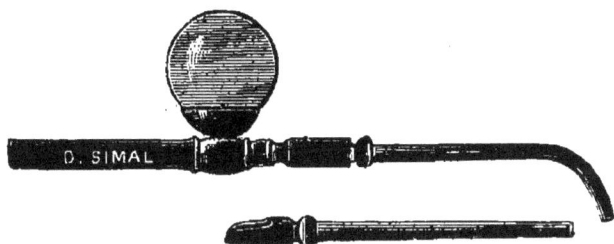

FIG. 19. — Lance-poudre de Leffert avec double canule.

du palais et du pharynx sont un obstacle qui, à tout instant, fait échec à l'examen rhinoscopique.

La cocaïne, en permettant, grâce à son pouvoir anesthésique, de diminuer ou d'abolir cette réflectivité, nous est ici d'un secours précieux. On se sert généralement de la solution au 1/10e ou mieux encore d'un mélange

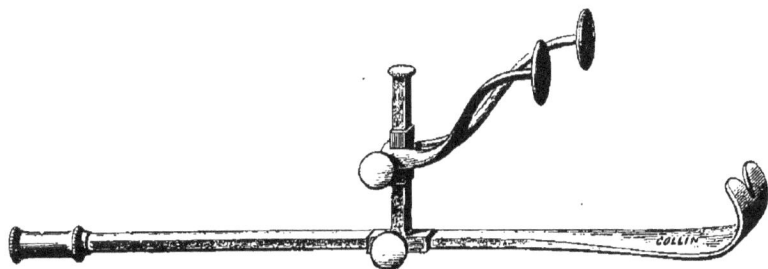

FIG. 20. — Releveur du voile du palais de Moritz Schmidt.

à parties égales de chlorhydrate de cocaïne et de sucre de lait finement pulvérisés. Avec le lance-poudre de Leffert(fig. 19) ou de Rauchfüss, on insuffle brusquement une pincée du mélange dans toute l'étendue de l'arrière-gorge. Au bout de quelques minutes, on fait une seconde insufflation, mais cette fois dans le cavum à l'aide de l'embout recourbé de l'instrument ; on doit viser principalement la face supérieure du voile du palais après avoir contourné délicatement son bord libre avec le bec du pulvérisateur dirigé en haut et en avant.

Lorsque l'obstacle apporté par le voile à la rhinoscopie postérieure ne peut être vaincu par la cocaïnisation, il faut recourir à l'application du *releveur* qui, en réclinant le rideau palatin, met l'observateur à l'abri de ses contractions incessantes et, de ce fait même, des difficultés de l'examen.

Aux crochets palatins de Voltolini ou de Czermak qui nécessitent le secours d'un aide, on préfère aujourd'hui

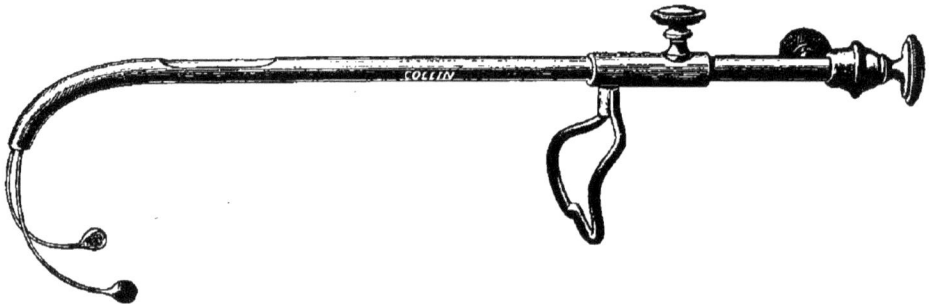

FIG. 21. — Releveur du voile de Mahu.

le *releveur de Moritz Schmidt*. Celui-ci est formé d'un crochet palatin sur la tige duquel glisse à frottement doux un curseur surmonté d'une autre tige verticale munie de deux bras légèrement incurvés et portant chacun à leur extrémité une plaque métallique destinée à prendre un point d'appui sur les fosses canines (fig. 20).

On applique le releveur de la façon suivante :

Après avoir anesthésié la région pharyngienne et le rhino-pharynx conformément aux instructions que nous avons tracées plus haut, l'instrument, tenu de la main droite, est introduit dans la cavité buccale en ayant soin d'abaisser la langue avec le dos de la tige. Arrivé au fond du pharynx, on prie le malade de respirer largement par le nez et, au moment où le voile s'abaisse, on passe franchement le crochet derrière lui de façon à le charger tout entier sur la ligne médiane. Tirant alors l'instrument en avant vers l'arcade dentaire, on refoule en même temps la glissière en sens contraire jusqu'à ce que les deux plaques du releveur viennent appuyer sur les fosses canines. Ceci fait, on fixe l'appareil en serrant la vis du curseur.

Le voile ainsi relevé laisse voir un vaste orifice béant découvrant le pharynx nasal qui peut être exploré dans toute son étendue avec un miroir de grand calibre. Dans ces conditions, les interventions sur le cavum ou sur la partie postérieure des fosses nasales peuvent être faites sous le contrôle de la vue et, par conséquent, avec une sûreté et une précision qu'il est difficile d'obtenir avec les procédés habituels.

L'application du releveur du voile n'est pas douloureuse lorsque l'anesthésie cocaïnique est convenablement faite ; pour être bien tolérée, elle ne doit pas se prolonger *au delà de deux minutes* ; le malade respirera naturellement, il s'abstiendra de parler et surtout de faire un mouvement de déglutition.

Chez les enfants, chéz les alcooliques et chez certains arthritiques nerveux à pharynx irritable, le releveur n'est pas supporté à cause de la violence des réflexes que sa présence détermine. Je conseille dans ce cas de recourir à l'application du *crochet palatin de Vollolini*, sous l'anesthésie générale, le sujet ayant la tête renversée fortement en arrière comme dans la position de Rose.

CHAPITRE IV

TOUCHER NASO-PHARYNGIEN

Le toucher rétro-nasal est le complément de la rhinoscopie postérieure. Il constitue le seul mode d'exploration du cavum chez l'enfant et chez certains sujets aux réflexes indomptables ne pouvant être soumis à l'examen rhinoscopique. On le pratique avec l'index de la main droite après un savonnage soigneux de l'extrémité digitale et son immersion dans une solution antiseptique de sublimé ou de résorcine, afin d'éviter les accidents de l'adénoïdite et de l'otite qui pourraient résulter d'un toucher septique. Pendant l'examen, le sujet doit être assis, ses poignets seront solidement maintenus par un aide. Le médecin, debout en arrière et à la droite du malade dispose son bras gauche autour de la tête du patient qu'il applique fortement contre son thorax. Au moment où l'enfant ouvre la bouche, l'index gauche déprime profondément les parties molles de la joue entre les arcades dentaires pour les empêcher de se resserrer sur le doigt explorateur ; celui-ci, recourbé en crochet est porté vivement, mais non brutalement, derrière le voile du palais qu'il contourne. La pulpe de l'index tournée en haut et promenée dans toutes les directions explore les différentes parties du cavum. En avant, il perçoit les contours des orifices choanaux que sépare une crête mince, presque tranchante constituée par le bord postérieur du septum, les extrémités pharyngiennes des trois cornets, et surtout celle du cornet inférieur ; sur les côtés, ce sont les saillies pyramidales à bords mousses et à consistance cartilagineuse des pavillons tubaires si souvent confondues avec une queue de cornet, et immédiatement en arrière, c'est le bourrelet salpingo-pharyngien, à direction verticale, derrière lequel est la dépression de Rosenmüller.

En haut et en arrière, le doigt se heurte à la paroi postéro-supérieure, à la voûte du pharynx qui corres- pond à l'apophyse basilaire et à l'arc antérieur de l'atlas dont le tubercule fait parfois une saillie assez accusée pour faire croire à une exostose.

Chez l'adulte, la voûte du cavum présente une sur- face lisse ou plutôt légèrement granuleuse ; chez l'en- fant, elle est mamelonnée, tomenteuse et parsemée de bosselures molles et friables qui correspondent à l'amygdale pharyngée hypertrophiée. Comme il arrive assez souvent que le doigt explorateur est retiré du pharynx maculé de sang, je vous engage, avant de procéder au toucher rétro-nasal, de prévenir l'entou- rage de ce léger incident, afin qu'on ne mette pas sur le compte d'une manœuvre brutale ce qui est le résultat d'une simple exploration.

DEUXIÈME PARTIE

THÉRAPEUTIQUE GÉNÉRALE

A l'exemple de Garel, nous étudierons successivement dans ce chapitre les diverses méthodes thérapeutiques que le médecin ne doit pas ignorer dans le traitement des affections nasales.

· Il ne suffit pas, en effet, de connaître la nature des soins que réclame une maladie déterminée, il importe autant d'en savoir le mode d'administration; il y a, en un mot, une *technique thérapeutique* à observer qui est la condition essentielle de l'efficacité du traitement.

Nous consacrerons donc ce chapitre à l'étude des différents procédés thérapeutiques applicables à toute une catégorie d'affections, quitte à revenir ultérieurement sur les traitements qui ont une indication plus restreinte.

On peut introduire dans les fosses nasales dans un but curatif :

1º Des *liquides* ;
2º Des *poudres* ;
3º Des *pommades* ;
4º Des *caustiques*.

I. — LIQUIDES

Dans le traitement des affections du nez, les liquides doivent être employés *tièdes*, à une température de 35

3

à 4o° environ, après stérilisation par l'ébullition. On ne
doit jamais faire usage d'eau pure, car celle-ci est mal
supportée par la muqueuse nasale ; elle doit contenir
en dissolution une substance *alcaline* ou un principe
antiseptique en faible proportion.

Les liquides peuvent être employés sous forme de
bains extérieurs ou intérieurs.

Bain nasal extérieur. — Il est usité dans les lésions
et notamment dans les dermatoses du lobule du nez,
des narines et du vestibule.

Le patient plonge dans le liquide médicamenteux la
région malade pendant 5 ou 10 minutes en ayant soin
de respirer par la bouche. S'il s'agit d'une affection
vestibulaire située à une certaine profondeur, il fera
une aspiration modérée pour déterminer une ascension
légère de la solution dans les fosses nasales.

Bain nasal intérieur. — Il a plus souvent ses indi-

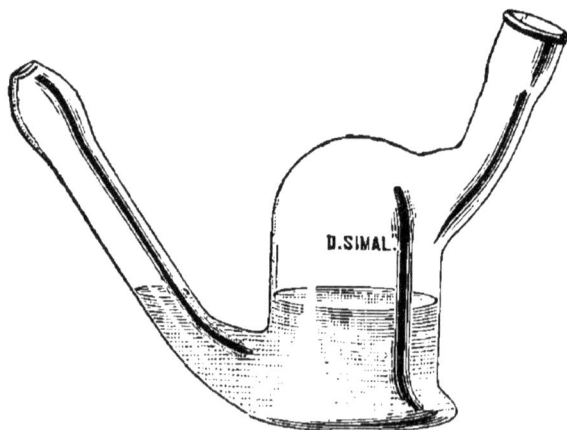

FIG. 22. — Vase de Frænkel.

cations principalement chez le jeune enfant où il constitue le seul mode de nettoyage des fosses nasales.

Le liquide est versé goutte à goutte dans l'une des
narines à l'aide d'une cuiller à café ou d'un récipient
analogue au *vase de Frænkel* représenté par la figure
ci-dessus (fig. 22), pendant que la tête est fortement
renversée en arrière. Gentil a imaginé une petite cuiller

spéciale en forme d'entonnoir qui, chez le nouveau-né, facilite singulièrement l'introduction des liquides dans les cavités nasales.

Pendant toute la durée du bain, le sujet doit respirer naturellement par la bouche qui est maintenue légèrement ouverte afin que le liquide retenu dans le cavum par la contraction du voile palatin ne puisse s'écouler dans l'arrière-gorge et être dégluti. Pour l'expulser des fosses nasales, il suffit de porter vivement la tête en avant. Le bain, pour être efficace, doit être renouvelé plusieurs fois de suite.

Irrigations naso-pharyngiennes. — Lorsqu'on veut faire un lavage complet des fosses nasales et du cavum pour en chasser les mucosités et les croûtes qui les encombrent, le bain intra-nasal devient insuffisant ; il est alors indiqué de recourir aux irrigations naso-pharyngiennes. Elles peuvent être pratiquées à la rigueur avec une simple poire élastique ou avec une seringue à hydrocèle munie d'une petite canule en caoutchouc mou afin de ne pas blesser la muqueuse ; toutefois, il est préférable de faire usage soit d'un simple *bock à injection* pourvu d'un long tube en caoutchouc muni à son extrémité d'une olive en verre ou de la *canule coudée de Moure*, soit d'un *siphon de Weber* ou encore de la *seringue anglaise* qui permettent de réaliser un lavage abondant.

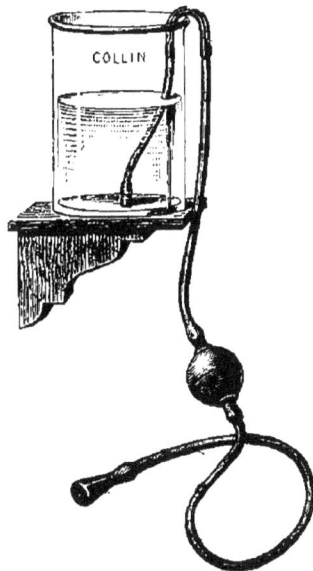

FIG. 23.
Siphon de Weber.

Le *siphon de Weber* (fig. 23) est formé d'un tube en caoutchouc d'un diamètre de 8 millimètres environ et d'une longueur de 80 centimètres. A l'une de ses extrémités, il porte un embout olivaire en buffle ou en verre d'un volume suffisant pour obstruer *hermétiquement* la narine ; à l'autre bout est adapté un ajutage métallique qui le maintient par son propre poids au fond du récipient. Non loin de cette extrémité est une rainure en U en caoutchouc durci ou en métal destinée à supporter le tube et à l'empêcher de se couder brusquement au niveau des bords du vase sur lesquels il repose. Enfin,

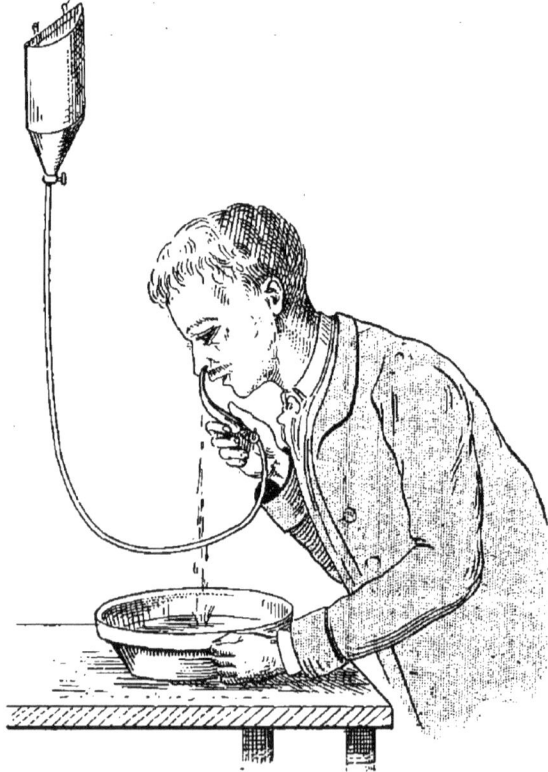

FIG. 24. — Technique de la douche nasale (d'après Moure).

sur un point de son trajet, à portée de la main, le siphon présente une poire destinée à l'amorcer.

TECHNIQUE DE LA DOUCHE DE WEBER. — Le récipient qui contient la solution à injecter est suspendu à 40 ou 50 centimètres au-dessus de la tête du malade ; celle-ci doit être maintenue légèrement penchée au-dessus d'une cuvette destinée à recueillir le liquide de l'injection (fig. 24).

Le siphon est amorcé à l'aide de la poire, et l'olive tenue de la main droite est introduite à fond dans l'une des narines d'abord verticalement, puis horizontalement, c'est-à-dire *parallèlement au plancher des fosses nasales*.

Le sujet ayant porté la tête en avant desserre le tube et laisse le courant du liquide s'établir naturellement dans les fosses nasales ; celui-ci ne tarde pas à s'écouler avec lenteur par la narine du côté opposé. Pendant toute la durée de la douche, le patient respirera tranquillement la bouche ouverte. Il s'abstiendra de parler et *surtout de faire un mouvement de déglutition*, lequel, en favorisant la pénétration du liquide dans la trompe et dans la caisse, risquerait d'engendrer les accidents de l'otite aiguë. Que l'irrigation nasale soit faite à l'aide du bock à injection ou avec le siphon de Weber, elle doit être pratiquée suivant certaines règles dont le malade ne peut se départir sans danger pour lui. Aussi sa technique sera-t-elle *enseignée* et *non formulée* par le médecin. La voici en résumé :

1° Le liquide de l'injection doit être employé bouilli et tiède à une température d'environ 35° ;

2° Il ne doit jamais être composé d'eau pure : il renfermera en dissolution, soit une substance alcaline, telle que le bicarbonate de soude, le chlorate de soude, le chlorure de sodium ou le borax, à la dose d'une cuillerée à dessert pour un litre d'eau, soit une substance antiseptique en faible proportion, comme l'acide borique, le naphtol, la résorcine, le formol, le phénosalyl, le sublimé, etc. ;

3° Le lavage sera abondant, depuis la dose d'un litre jusqu'à celle de trois litres ;

4° La pression du liquide sera faible et le récipient qui contient la solution ne devra pas être placé à plus de o m. 60 au-dessus de la tête du malade ; un excès de pression pourrait forcer les orifices tubaires et faire pénétrer le liquide dans la caisse du tympan ;

5° Le jet sera dirigé horizontalement vers le pharynx et non vers la base du crâne ; une injection verticale est une cause de céphalée et une menace pour les sinus ;

6° Au cours de l'irrigation naso-pharyngienne, la tête

sera inclinée légèrement en avant et la bouche modérément ouverte afin que le voile du palais par sa contraction s'oppose à la chute du liquide dans le larynx ;

7° Le malade évitera de parler et surtout de faire un
mouvement de déglutition pour les raisons que nous
avons exposées plus haut ;

8° L'irrigation terminée, il s'abstiendra de se moucher pour ne pas projeter dans la trompe le liquide
resté dans le cavum ;

9° La douche nasale peut être répétée tous les
jours et même deux fois par jour ; toutefois, il sera
prudent de ne pas la pratiquer trop longtemps, car son
usage prolongé peut être une cause de rhinite hypertrophique, d'hyposmie et même d'anosmie complète.

Contre-indications de l'irrigation naso-pharyngienne. — La douche nasale doit être formellement
proscrite dans tous les cas où la muqueuse naso-pharyngienne est le siège d'un *processus inflammatoire aigu*
(coryza, adénoïdite, pharyngite) ou de *lésions hypertrophiques* s'opposant à l'écoulement du liquide.

La non-observation de ces notions élémentaires peut
être suivie des accidents de l'otite aiguë avec toutes ses
conséquences.

Rappelez-vous donc que la douche de Weber est une
arme à deux tranchants dont on ne doit user qu'à bon
escient.

Les accidents otiques observés parfois à la suite de
l'emploi du siphon de Weber l'ont fait abandonner par
un bon nombre de médecins Ceux-ci lui préfèrent la
seringue qui présente sur lui l'avantage d'un maniement plus facile et qui n'expose pas à la pénétration du
liquide dans les trompes.

La *seringue anglaise* ou *enema* (fig. 25) est l'appareil
de choix. C'est un tube en caoutchouc dont une extrémité est munie d'un ajutage métallique destiné à la
faire plonger dans le liquide. L'autre extrémité porte
une olive en verre ou en caoutchouc durci.

Le tube porte en son milieu un renflement piriforme
qui sert à aspirer le liquide et à le refouler par intermittences dans les fosses nasales.

L'irrigation doit être pratiquée successivement dans chaque fosse nasale ; mieux que le siphon de Weber, l'enema permet de faire varier à volonté la pression du jet du liquide au cours de l'injection et, de ce fait, il opère plus facilement par une véritable *chasse d'eau* le déblayage des croûtes qui adhè

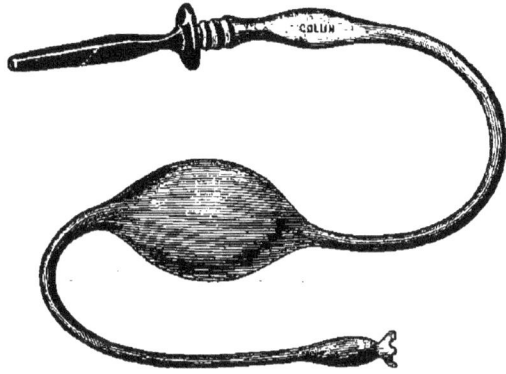

FIG. 25. — Injecteur élastique dit enema.

rent à la muqueuse nasale sans danger pour l'oreille.

Douche rétro-nasale. — Elle a pour but de nettoyer les régions que ne peut atteindre la douche ordinaire, telles que la partie postéro-supérieure des fosses nasales et la région du sinus sphénoïdal. On pratique l'irriga-

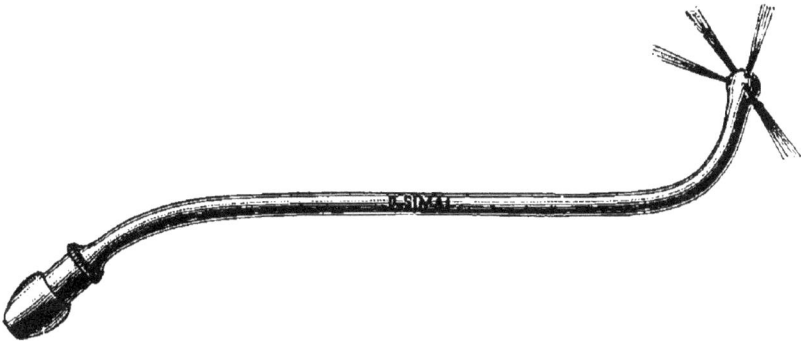

FIG. 26. — Canule rétro-nasale de Moure.

tion rétro-nasale avec la *canule de Moure* (fig. 26) ou avec celle de *Vacher* (fig. 27). Cette canule affecte la forme d'un S et présente une courbure à angle droit au voisinage de son extrémité pharyngienne ; celle-ci est percée de plusieurs orifices, ou s'évase en une fente transversale ayant pour but d'étaler le jet du liquide à sa sortie ; l'autre extrémité est munie d'un embout auquel s'adapte le caoutchouc du récipient ou l'injecteur enema.

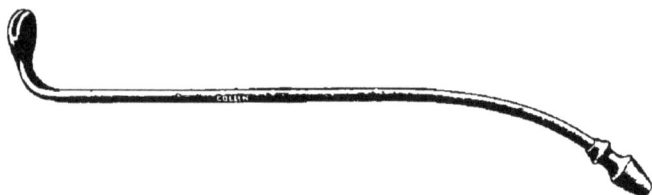

FIG. 27. — Canule rétro-nasale de Vacher.

Après quelques tâtonnements qu'un peu d'habitude permet d'éviter, le malade place le bec de la canule

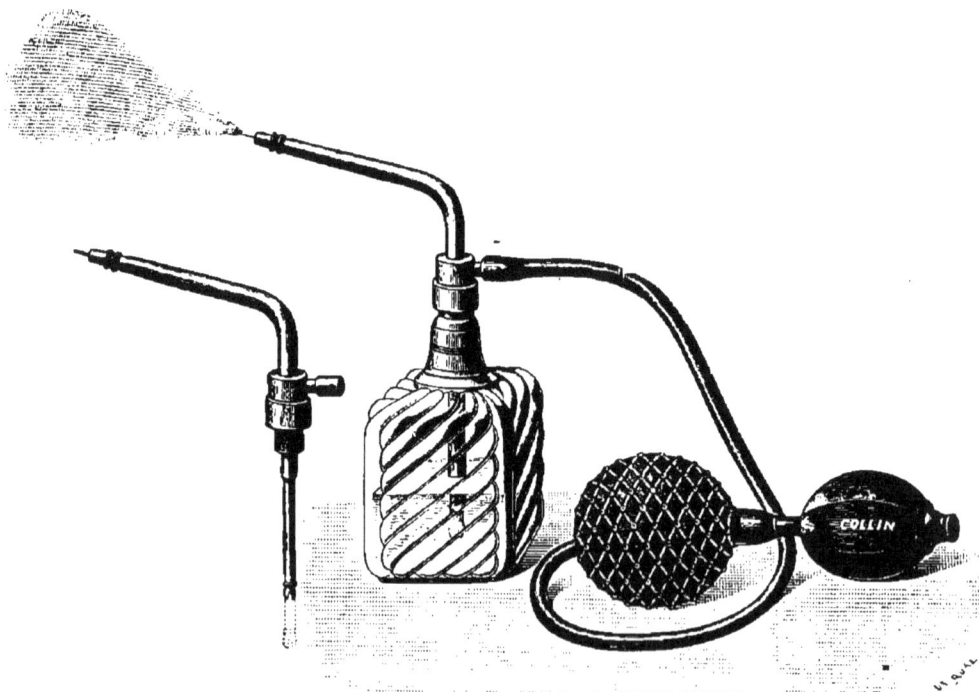

FIG. 28. — Pulvérisateur de Richardson.

dans le rhino-pharynx en contournant doucement le voile du palais ; puis, maintenant l'instrument immobile, il incline la tête en avant pourpermettre au liquide projeté dans le pharynx de s'écouler par les narines.

La douche rétro-nasale constitue une excellente méthode de lavage du cavum ; malheureusement, la tech-

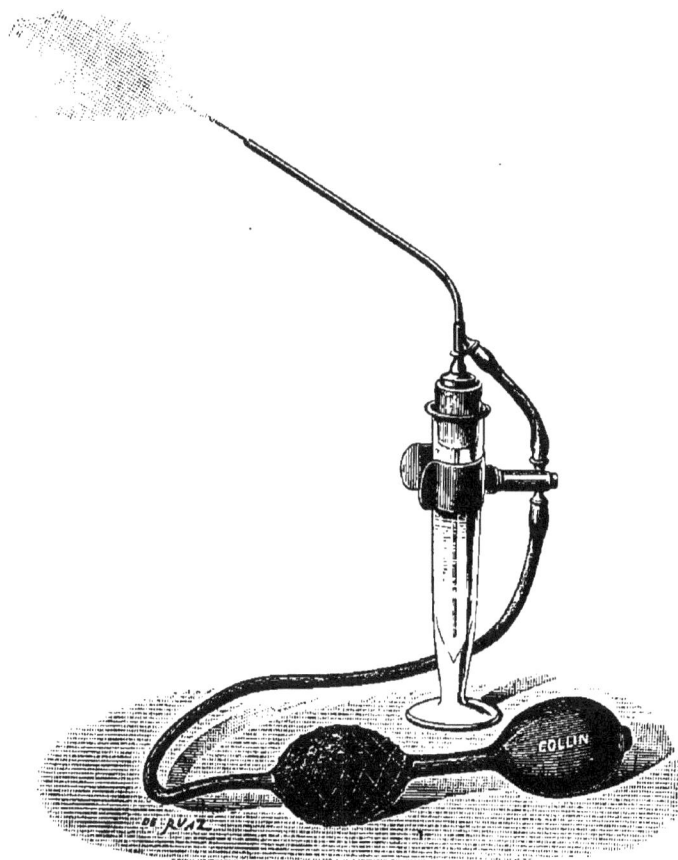

FIG. 29. — Pulvérisateur de Reuter.

nique en est assez délicate et quelquefois même irréalisable chez les sujets à pharynx hyperesthésique, comme c'est le cas chez les éthyliques et chez les arthritiques nerveux. Le malade devra introduire la canule en s'aidant d'un miroir ; l'irrigation sera faite à jeun et administrée pendant un temps très court et à une *pression faible* ; d'ailleurs, elle exige les mêmes précautions

3.

et présente les mêmes contre-indications que la douche
de Weber.

Pulvérisations. — Les liquides peuvent être projetés
dans les fosses nasales sous la forme de pulvérisations

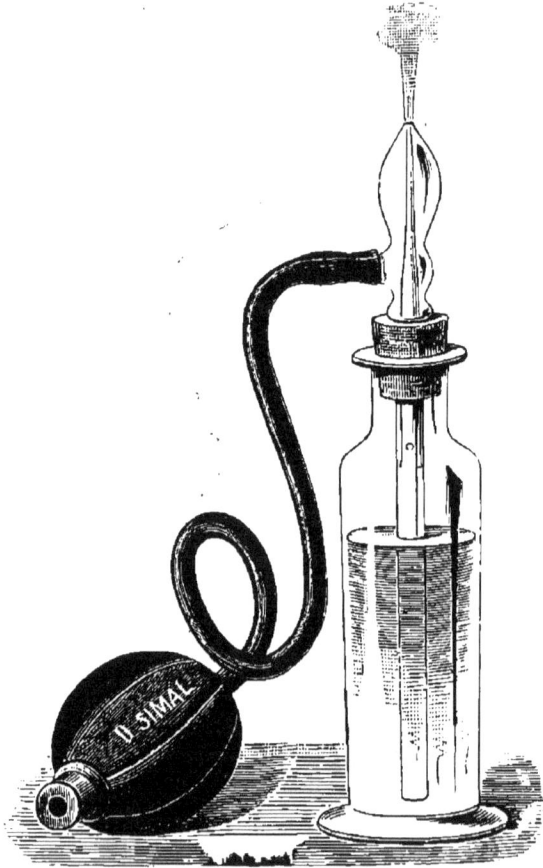

FIG. 3o. — Pulvérisateur à vaseline liquide de Ruault.

qui ont l'avantage de porter sur tous les points de la
muqueuse les parcelles médicamenteuses qu'ils contiennent en dissolution ou en suspension.

La pulvérisation constitue un excellent mode de traitement d'une application facile et d'une innocuité absolue.

Pour les substances aqueuses, on peut se servir du

pulvérisateur de Richardson (fig. 28) muni d'un tube coudé permettant de diriger le jet vaporisé dans toute

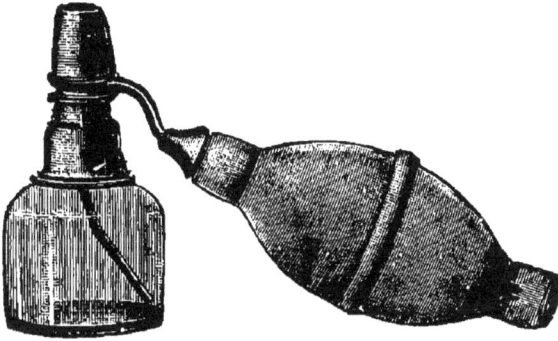

Fig. 31. — Glymol atomiser.

l'étendue des cavités nasales, mais il est préférable de faire usage de l'*appareil de Moure* ou de *Reuter* (fig. 29).

Pour les solutions hui-
leuses ou à base de vaseline
liquide, il faut recourir à
des appareils spéciaux, tels
que le *pulvérisateur à vaseline de Ruault* ou le *glymol
atomiser* dont nous repro-
duisons les dessins (fig. 30).
Ces solutions seront em-
ployées tièdes, à la température de 40° environ. Par
des inclinaisons successives
du bec de l'instrument, on
dirigera le jet pulvérisé sur
tous les points de la mu-
queuse malade.

Vapeurs. — Les topiques
liquides peuvent être portés
sur la pituitaire à l'état de
vapeurs. Le moyen le plus
simple consiste à verser dans

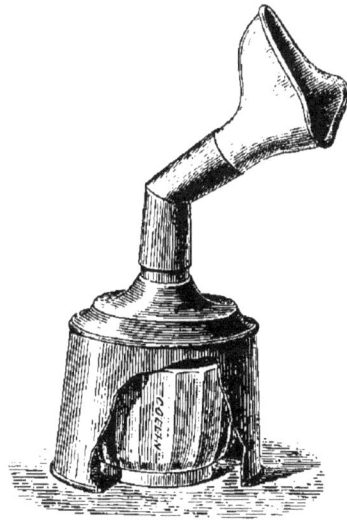

Fig. 32. — Inhaleur de Moura.

un bol d'eau très chaude la solution médicamenteuse à utiliser. Les fumigations seront faites avec des appareils spéciaux dont les plus connus sont *l'inhaleur de Moura* ou de *Nicolay* fi(g. 32). A défaut de ceux-ci, on peut faire usage d'un entonnoir en métal ou en carton qu'on improvise soi-même et dont on recouvre le récipient renfermant le liquide médicamenteux. On dirige la petite extrémité de l'entonnoir vers les narines et on inhale doucement les vapeurs qui s'en dégagent.

Si la fumigation doit se prolonger, il est bon de placer le récipient au-dessus de la flamme légèrement baissée d'une lampe à alcool qui maintient le liquide à une température constante.

Badigeonnages. — Ce mode d'emploi des solutions médicamenteuses est très efficace ; mais comme il exige le contrôle de la vue et le secours du spéculum, il n'est malheureusement pas à la portée des malades. C'est au médecin seul qu'incombe le soin de porter dans les fosses nasales à l'aide de tampons d'ouate montés les liquides médicamenteux dont il veut faire usage.

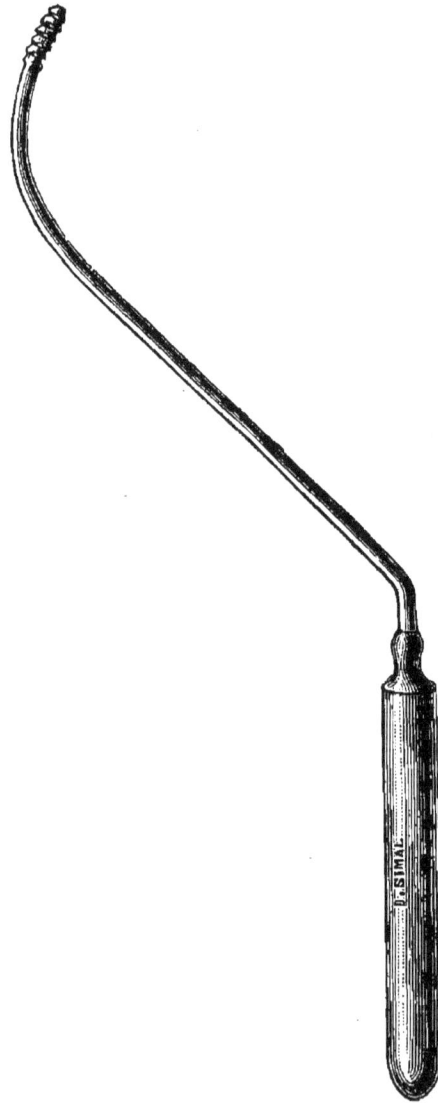

FIG. 33. — Porte-coton pour les badigeonnages du rhino-pharynx.

La tige porte-coton doit présenter la coudure à angle obtus de tous les instruments destinés aux pansements des cavités du nez. Son extrémité est taillée en pas de vis pour permettre d'y enrouler plus facilement le flocon d'ouate et de mieux assurer son adhérence à l'instrument.

Pour le badigeonnage du rhino-pharynx, on fait usage d'un stylet à double courbure; sa forme en S permet de contourner le bord libre du voile du palais et d'atteindre la voûte du cavum (fig. 33).

Le badigeonnage du pharynx nasal se fait sans miroir, à l'aveugle. Pendant que le malade respire tranquillement par le nez et qu'on déprime sa langue, on porte vivement derrière le voile du palais à l'aide du stylet recourbé le tampon imbibé de la solution médicamenteuse et on badigeonne rapidement les parois du cavum.

II. — POUDRES

Les topiques pulvérulents sont également d'un usage très répandu dans la thérapeutique nasale, en vertu de leur diffusion facile, de leur efficacité et de la possibilité pour le malade d'y recourir lui-même sans danger.

On peut les employer sous forme de *prises* ou *d'insufflations ;* toutefois, celles-ci sont préférables parce qu'elles déposent la substance médicamenteuse sur toute la surface de la muqueuse.

Lorsque le malade ne dispose d'aucun instrument, il peut faire usage de *l'auto-insufflateur* qui n'est autre chose qu'un simple tube en caoutchouc de la grosseur d'un crayon et d'une longueur de 3o centimètres. L'une des extrémités taillée en biseau et chargée de poudre est placée à l'entrée de l'une des fosses nasales, tandis que l'autre est introduite dans la bouche. Le malade, en soufflant lui-même dans le tube, projette les parcelles pulvérulentes sur toute la muqueuse et empêche leur pénétration dans le larynx qu'on ne peut pas toujours éviter avec les autres appareils.

Habituellement, on a recours à des instruments spéciaux dont les plus connus sont le *lance-poudre de Leffert* et ceux de *Rauchfüss* et de *Kabierske* (fig. 34).

Suivant qu'on veut faire l'insufflation dans les fosses nasales ou dans le rhino-pharynx, on adapte à ces appareils une canule droite ou recourbée.

Au moment de l'insufflation le malade doit prononcer la voyelle I pour intercepter par la contraction du voile du palais la communication entre le nez et le larynx et

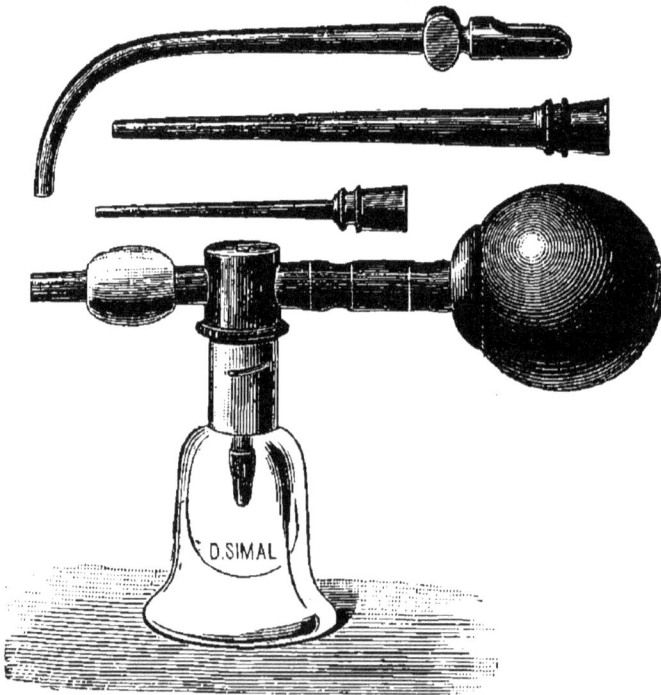

Fig. 34. — Lance-poudre de Kabierske avec canules droites et courbe.

éviter l'irruption de la poudre dans les voies respiratoires.

Les substances actives employées doivent être solubles de préférence, additionnées de sucre de lait et passées au tamis.

III. — POMMADES

Elles constituent un véhicule très usité principalement chez les jeunes enfants parce qu'elles réalisent un pansement simple et facile. Elles sont généralement à base de *vaseline* ou de vaseline et de *lanoline* auxquelles on incorpore la substance médicamenteuse.

Après en avoir introduit de la grosseur d'un pois dans la narine, on renverse la tête en arrière et on renifle fortement en fermant avec le doigt la narine opposée.

Lorsqu'on se trouve en présence d'un nouveau-né, il suffit de le maintenir couché sur le dos pour que la pommade, en fondant, se répande dans les fosses nasales jusque dans le naso-pharynx.

IV. — CAUSTIQUES

Dans la pratique rhinologique, les cautérisations jouent un rôle prépondérant ; il ne se passe guère de jour qu'on ne soit obligé d'y recourir, soit pour réduire des cornets hypertrophiés, soit encore pour détruire une néoformation de la muqueuse ou arrêter les progrès d'une ulcération rebelle. Elles constituent une méthode thérapeutique précieuse, très efficace et d'une innocuité absolue, mais dont les avantages devaient conduire fatalement aux abus.

Pour pratiquer une cautérisation, on peut recourir aux caustiques *chimiques* ou aux caustiques *thermiques*.

1° CAUSTIQUES CHIMIQUES

Nous rejetons l'emploi des caustiques liquides qui, par leur diffusibilité, produisent des eschares difficiles à limiter ; les *caustiques solides* doivent donc être seuls employés.

Les plus usités sont :
L'*acide chromique* ;
L'*acide trichloracétique* ;
Le *nitrate d'argent*.

L'*acide chromique* est le caustique auquel nous donnons la préférence, parce qu'il est le plus énergique, et qu'il produit une eschare sèche s'infectant difficilement.

Voici, pour son mode d'emploi, la meilleure technique à adopter :

Après avoir chargé l'extrémité du stylet nasal de plusieurs cristaux d'acide chromique, on la porte au-dessus de la flamme d'une lampe à alcool, à une certaine distance d'elle ; sous l'action de la chaleur, les cristaux perdent leur eau de cristallisation et fondent en une goutte d'un liquide brun foncé qui se solidifie rapidement dès qu'on l'éloigne de la flamme. Il faut avoir soin de ne pas chauffer à l'excès, car l'acide chromique se transformerait en *oxyde de chrome* vert inactif. La perle caustique est promenée légèrement et lentement sur les points de la muqueuse qu'on se propose de détruire ; il se forme alors une eschare jaunâtre et sèche qui s'élimine au bout de 8 à 10 jours environ.

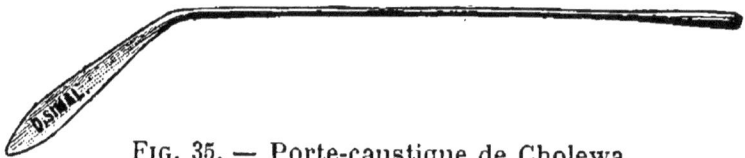

FIG. 35. — Porte-caustique de Cholewa.

Pour éviter la douleur assez vive déterminée par la cautérisation, il est d'usage de procéder à une cocaïnisation préalable de la pituitaire.

Après chaque séance, on procède à une irrigation des fosses nasales avec une solution alcaline tiède ou avec de l'eau oxygénée afin d'enrayer l'action du caustique.

L'acide chromique doit être manié très prudemment, à cause de sa toxicité qui se traduit par des nausées et des vomissements ; aussi son emploi est-il proscrit chez l'enfant en bas-âge.

L'*acide trichloracétique*, recommandé par von Stein, puis par Erhmann, se présente sous l'aspect de cristaux blanchâtres, très déliquescents, ne se solidifiant pas par le refroidissement comme l'acide chromique.

Les cristaux, placés dans le chas du *porte-caustique de Cholewa* (fig. 35), sont portés au-dessus d'une flamme ; sous l'influence de la chaleur ils se liquéfient en formant une goutte qu'on promène sur la muqueuse.

L'acide trichloracétique produit une eschare d'un blanc de neige moins profonde que celle de l'acide chromique ; c'est donc un caustique moins énergique ; mais, en raison de sa non toxicité, il peut être employé sans danger chez l'enfant.

Nitrate d'argent. — Sa cautérisation superficielle en fait un caustique de second ordre qui ne doit être employé que contre des lésions de surface, contre certaines ulcérations de la muqueuse, par exemple. — De même que pour l'acide chromique, on se sert généralement du procédé de la perle.

ÉLECTROLYSE

Nous avons étudié l'électricité comme source de lumière, nous allons la voir se comporter ici, à l'égard de nos tissus, comme un agent destructeur, en déterminant dans leur épaisseur des actions chimiques capables de les mortifier. Cet ensemble de phénomènes constitue *l'action électrolytique* ou plus simplement *l'électrolyse.*

Au point d'implantation des électrodes, dans leur voisinage immédiat, au moment du passage du courant, il se produit une action chimique spéciale pour chacun d'eux, amenant la production d'une eschare *grise, sèche, adhérente,* due à la mise en liberté de l'acide au pôle + d'une eschare *rouge, molle,* plus étendue, *non adhérente,* et due à la présence de l'alcali au pôle —. Cette action chimique est accompagnée d'un dégagement de gaz rappelant la décomposition de l'eau dans le voltamètre : de l'oxygène se dégage à l'électrode positive et de l'hydrogène à l'électrode négative.

Comme pour la lumière, la source électrolytique peut être fournie par des *piles,* des *accumulateurs* ou le *courant urbain.*

Lorsque vous faites choix des *piles,* rappelez-vous ce principe que vous allez opposer au courant une résistance extérieure très grande, puisque celle du corps humain s'élève à plusieurs milliers d'ohms ; vous disposerez donc d'un courant d'une tension très élevée, ou, si vous préférez, d'une grande force électromotrice E ;

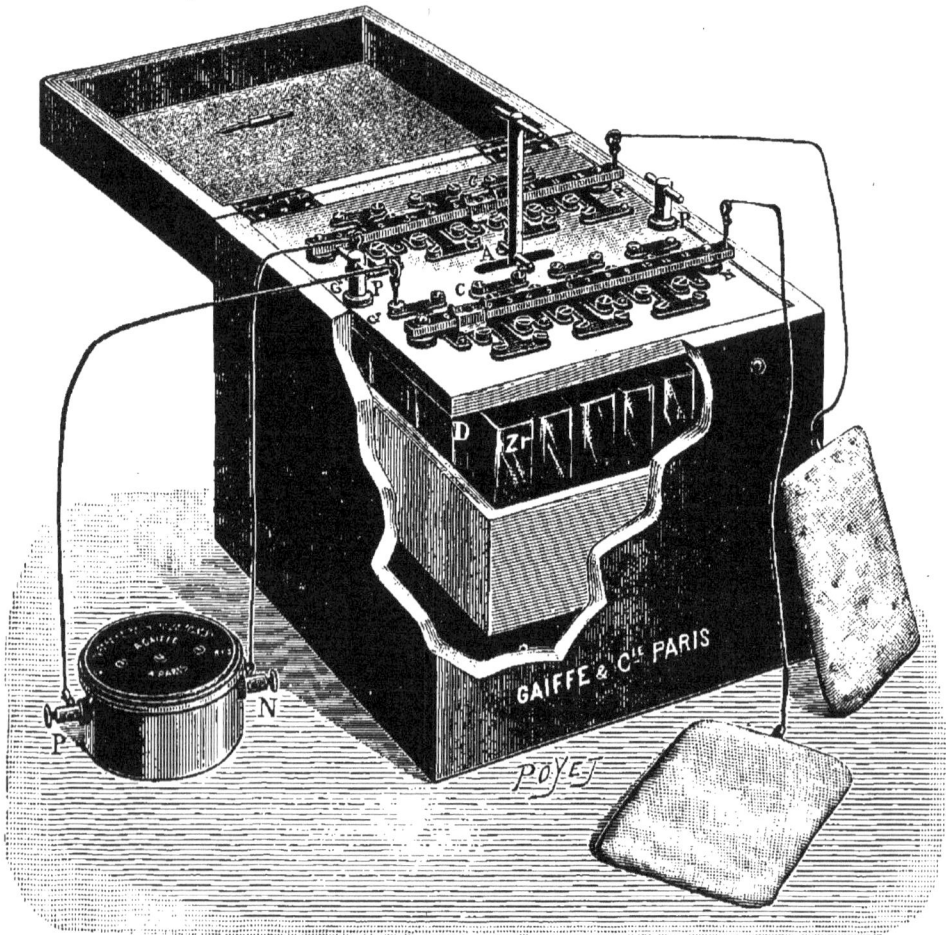

Fig. 36. — Batterie portative de 24 éléments au sulfate de bioxyde de mercure (modèle de Gaiffe).

par contre, son intensité I sera faible en vertu de la loi d'Ohm qui répond à la formule suivante :

$$I = \frac{E}{R + r}$$

mais elle devra être *constante*, c'est-à-dire qu'elle exigera l'emploi d'éléments peu polarisables.

Les éléments Leclanché répondent à ces conditions. Ils seront couplés *en tension* et en grand nombre, puisqu'ils doivent fournir une force électro-motrice élevée (3o à 45 volts environ). Pour les appareils portatifs, nous conseillons la batterie de 24 éléments de Gaiffe au sulfate de bioxyde de mercure (fig. 36) qui donne une tension d'environ 36 volts, et, pour une installation fixe, 3o petits éléments à sonnerie, « modèle Leclanché », suffiront amplement aux besoins de l'électrolyse.

Veut-on faire usage *d'accumulateurs* ? On peut se servir, d'après Lermoyez, d'une batterie portative de petits accumulateurs, telle la batterie d'Hirschmann, formée de 20 à 3o accumulateurs accouplés en tension, ayant une force électro-motrice de 4o à 6o volts et une intensité pouvant s'élever à o,5 ampère.

Si l'on dispose du *courant d'un secteur*, deux cas peuvent se présenter :

1ᵉʳ CAS. — Le secteur fournit du courant *continu*. On peut alors faire usage du dispositif de Gaiffe dont nous avons déjà parlé à propos de l'éclairage et qui permet d'obtenir de la lumière, de charger une batterie d'accumulateurs pour le cautère et la lumière en ville, et de faire de l'électrolyse.

2ᵉ CAS. — Le secteur fournit du courant *alternatif*. Comme cette forme de courant ne peut servir pour l'électrolyse, le plus simple est de recourir au système de piles dont il a été question précédemment.

Quelle que soit la source électrolytique employée, tout appareil destiné à l'électrolyse doit être muni d'un *collecteur* permettant d'intercaler chaque élément d'une manière progressive, sans déterminer une interruption du courant qui produirait chez le malade une secousse désagréable ; il doit être également pourvu d'un *commutateur* destiné à renverser le courant et à faire passer le pôle + au pôle — et vice versâ, sans déplacement des électrodes, et d'un *milli-ampèremètre* qui mesurera l'intensité du courant (fig. 37). Le galvanomètre apériodique de d'Arsonval et Gaiffe, gradué en 5o milliampères, est le modèle le plus usité.

En rhinologie, on se sert généralement de *l'électrolyse bipolaire*, c'est-à-dire qu'à chaque pôle correspond une électrode active représentée par une aiguille en platine iridié ou en acier destinée à pénétrer dans l'épaisseur des tissus à détruire. L'aiguille en acier est plus résistante, mais, s'oxydant au pôle positif, elle a l'inconvénient de ne pouvoir servir qu'une seule fois.

Les électrodes doivent être indépendantes et mesurer de 6 à 10 centimètres de longueur, et de o mm. 5 à 1 mm. 5 de diamètre. Un tube de caoutchouc mince engaine leur partie libre et les isole des tissus sains.

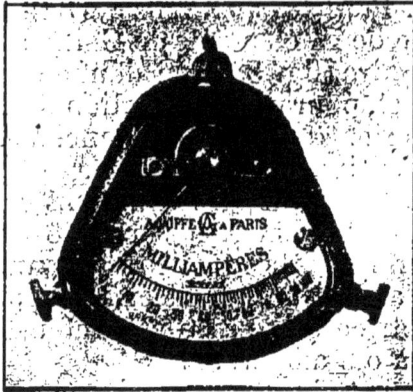

FIG. 37. — Galvanomètre apériodique de d'Arsonval et Gaiffe.

Les aiguilles, après stérilisation préalable, sont enfoncées *parallèlement* afin d'éviter tout contact entre elles dans l'épaisseur des tissus et leur mise en place doit être faite sous le contrôle du miroir et avec l'aide du spéculum nasal.

Le circuit étant fermé, on augmente lentement son intensité avec le collecteur sans jamais dépasser 25 à 3o milliampères.

La durée d'une séance doit être d'environ dix minutes si on veut obtenir un résultat appréciable, car il importe de savoir que *l'effet électrolytique Q est proportionnel à l'intensité I du courant et à sa durée T* d'après la loi de Faraday qui se formule ainsi : $Q = I \times T$.

Au moment de retirer les électrodes, on ramène lentement le courant au zéro du galvanomètre pour éviter une interruption brusque qui déterminerait une commotion désagréable. Leur extraction est facile ; celle de l'électrode positive, plus adhérente, amène souvent une petite hémorrhagie qu'on préviendra en renversant le courant à l'aide du commutateur, et en le faisant passer du zéro à 3 ou 4 milliampères pendant deux minutes (Lermoyez).

Chaque séance sera suivie d'un tamponnement à la gaze iodoformée imbibée d'eau oxygénée. Comme elles

doivent souvent être répétées, et qu'un intervalle de
20 jours doit s'écouler entre elles, il en résulte que ce
mode de traitement est fort long.

L'électrolyse nasale est une méthode assez douloureuse qui laisse souvent des névralgies dans la tête ;
chez certains névropathes enclins aux syncopes, elle
doit céder le pas aux autres procédés d'exérèse.

2° CAUSTIQUES THERMIQUES

Ceux-ci sont bien supérieurs aux caustiques chimiques qui, d'ailleurs, sont de plus en plus délaissés.

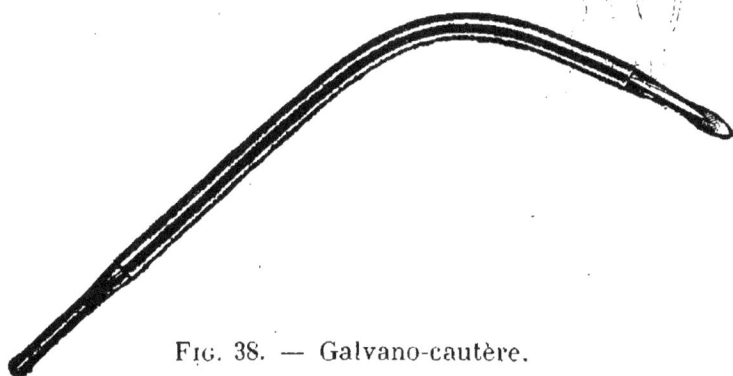

FIG. 38. — Galvano-cautère.

Ils ont sur ces derniers l'avantage de produire une
cautérisation plus profonde et plus rapide, et de limiter
leur action exactement au point touché. Grâce à l'anesthésie cocaïnique, leur application n'occasionne généralement aucune douleur.

En rhinologie, les caustiques thermiques nous sont
fournis par la *méthode galvano-caustique* sous la forme
de *cautère galvanique* ou *d'anse galvanique*.

Comme le représente la figure ci-contre (fig. 38), les
galvano-cautères sont formés de deux tiges métalliques
isolées par des fils de soie enroulés en spires, disposées
parallèlement et coudées à angle obtus. A leur extrémité est soudé un fil de platine arrondi ou aplati affectant soit la forme d'une anse, soit celle d'une spire ou
d'un couteau (fig. 39). L'autre extrémité du cautère

est fixée à l'aide d'une vis sur le *manche galvano-caustique* dont on a construit de nombreux modèles. Le plus simple est le manche en ébonite (fig. 40). Son extrémité postérieure reçoit les fils conducteurs venant de la source

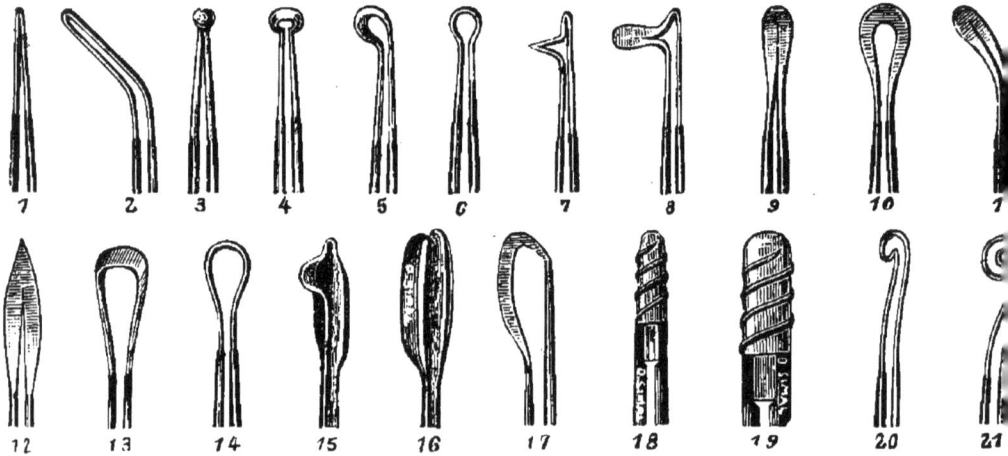

FIG. 39. — Cautères de différents modèles.

d'électricité ; son extrémité antérieure est munie de deux bornes auxquelles on adapte le cautère. Un interrupteur à ressort disposé sur le dos de l'appareil permet de fermer et d'ouvrir à volonté le circuit.|

Toutefois, je donne la préférence au manche en mé-

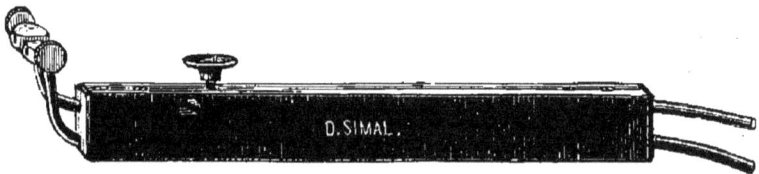

FIG. 40. — Manche galvano-caustique en ébonite.

tal de *Küttner* dont le maniement est si commode et sur la description duquel je reviendrai incessamment.

L'*anse galvanique* n'est autre chose qu'un serre-nœud destiné à être porté à l'incandescence par le courant électrique. On l'emploie pour sectionner les tissus anormaux, tels que les cornets hypertrophiés, les néoplasmes, etc.

L'anse doit être constituée par un fil de platine ou d'acier fin, rigide et élastique, dont les extrémités sont passées dans un *conducteur guide-anse* composé de deux

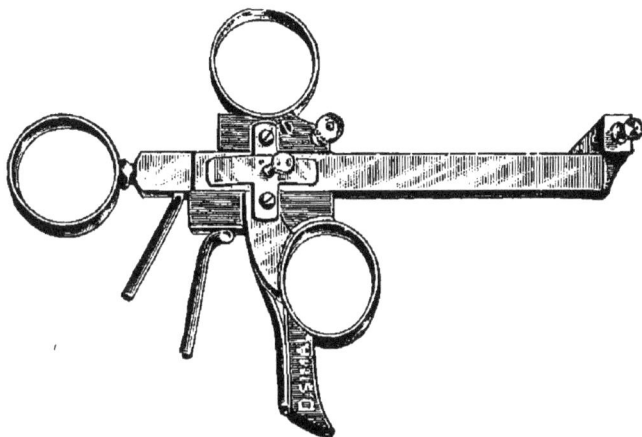

FIG. 41. — Manche universel de Küttner pour anses galvaniques et cautères de toutes formes.

tubes de cuivre isolés et disposés en canon de fusil. Le courant ayant pour effet en détrempant l'anse en acier de lui faire perdre son élasticité, on en mesurera au

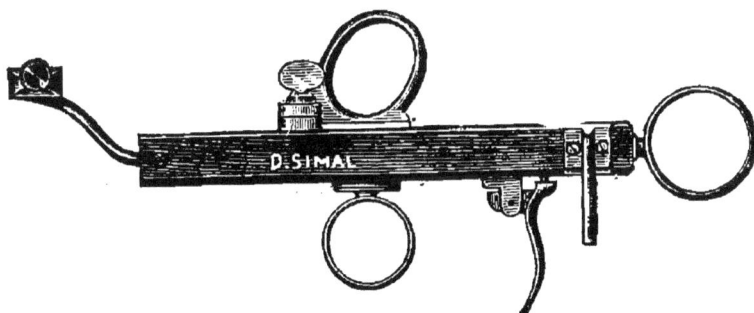

FIG. 42. — Manche universel de Moritz Schmidt.

préalable l'intensité avec un autre fil de mêmes dimensions qu'on sacrifiera ensuite.

Les tubes guide-anse sont fixés aux bornes d'un

manche galvano-caustique spécialement construit pour
cet usage. On se sert généralement des modèles de
Küttner (fig. 41), de *Moritz Schmidt* (fig. 42) ou de *Gaiffe*
(fig. 43). Ces appareils sont munis d'un chariot mobile
permettant de raccourcir l'anse incandescente à mesure

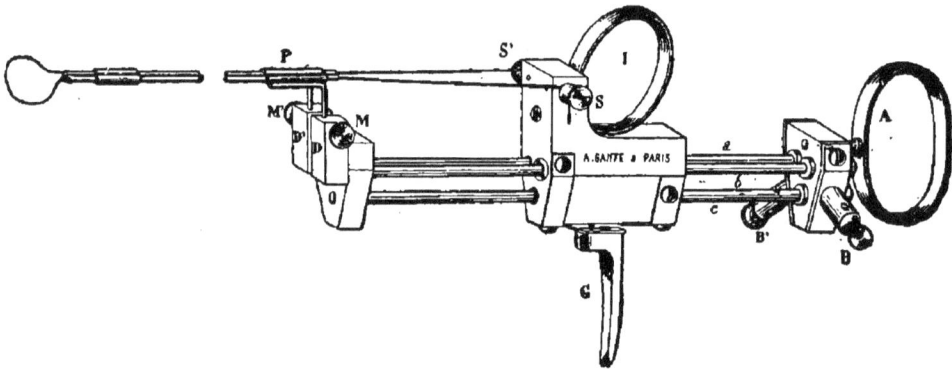

Fig. 43. — Manche galvano-caustique de Gaiffe.

que s'opère la section des tissus. A leur face inférieure,
ils portent un levier de contact formant gâchette et
destiné à établir ou à rompre le courant sans changer
la position des doigts. Ce sont des appareils fort ingénieux et d'un maniement très commode.

TECHNIQUE GALVANO-CAUSTIQUE

a) **Emploi du galvano-cautère.** — Afin d'éviter la douleur vive déterminée par la cautérisation, on procédera,
au préalable, à l'anesthésie de la pituitaire en appliquant pendant 5 minutes sur la zone à détruire un tampon d'ouate hydrophile imbibé d'une solution de cocaïne à 1/10 ou de cocaïne-adrénaline.

La cautérisation pour être bien faite doit être effectuée suivant certaines règles dont on ne se départira
pas un seul instant :

1° Le cautère sera appliqué avec l'aide du spéculum
et sous le contrôle du miroir ;

2° Il sera porté au *rouge cerise* et non au rouge blanc, car il ne serait plus hémostatique ;

3° On ne fera passer le courant qu'au moment même de la mise en place du cautère ;

4° On le retirera incandescent des fosses nasales, car le cautère éteint sur place adhère à la muqueuse et ne peut être enlevé qu'au prix d'une hémorrhagie qui risquerait d'être gênante ;

5° On se gardera de brûler à la fois le cornet et la cloison afin d'éviter la production d'une synéchie.

b) **Emploi de l'anse galvanique.** — L'intensité du courant doit être telle que l'anse arrivée presque au terme de sa course soit portée à la température du *rouge cerise* ; elle sera donc à peine incandescente lorsqu'elle a son maximum de développement ; autrement, le fil se volatiliserait dans l'épaisseur des tissus, le raccourcissement de l'anse ayant pour effet de diminuer la résistance et, par conséquent, d'augmenter l'intensité du courant.

Opérez la section très lentement en faisant passer le courant avec la plus faible intensité possible, par intermittences fréquentes, par *à-coups*.

Après la cautérisation galvanique, il se produit une réaction inflammatoire d'autant plus marquée que celle-là a été plus étendue ; elle se traduit assez souvent par un enchifrènement avec hypersécrétion de mucus nasal et hémicrânie plus ou moins vive. L'eschare se détache vers le dixième jour et la cicatrisation de la plaie n'est complète qu'au bout de trois semaines.

Les séances de cautérisation seront espacées par un intervalle de 12 à 15 jours et, pour mettre le malade à l'abri des accidents infectieux dus à l'élimination de l'eschare, on procèdera à un pansement antiseptique de la muqueuse consistant en insufflations répétées deux ou trois fois par jour d'une poudre composée d'aristol et de sucre de lait (Lermoyez) ou en applications fréquentes d'une des pommades suivantes :

Dermatol . . . . 3 gr. »
Menthol 0   25
Vaseline boriquée. 30   »

4

Iodol . . . .   2 gr. 50
Acide borique.   4   »
Vaseline neutre   30   »

Si l'on redoute une hémorrhagie ou la production
d'une synéchie, on tamponnera la fosse nasale avec
une lanière de gaze iodoformée vaselinée qui sera
laissée en place pendant vingt-quatre heures et renouvelée, s'il y a lieu, les jours suivants.

SOURCES D'ÉLECTRICITÉ

Comme pour la lumière et l'électrolyse, la force
électromotrice sera fournie soit par des *piles*, soit par
des *accumulateurs* ou le *courant d'un secteur urbain*.

La galvanocaustie exige un courant de haute intensité
et de faible tension, les résistances du circuit extérieur
étant peu élevées.

1° **Piles**.

Si donc on fait usage de *piles*, les éléments devront
être accouplés *en quantité*, c'est-à-dire que les pôles de
même nom seront reliés entre eux conformément au

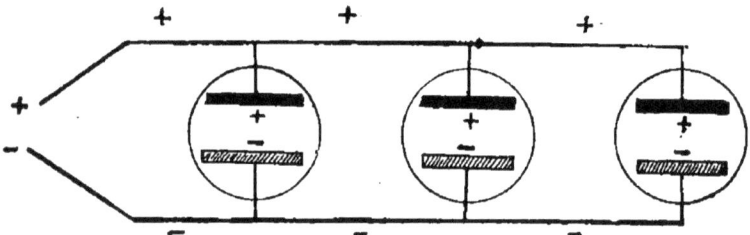

FIG. 44. — Éléments accouplés en quantité.

schéma représenté par la figure ci-dessus (fig. 44).

Cette disposition a pour effet d'augmenter la surface
des électrodes, car plus la pile sera volumineuse, plus
sera grande la quantité d'électricité qu'elle fournira,
autrement dit plus l'intensité I du courant sera élevée ;
mais son débit se fera toujours sous la même tension E
qui ne varie pas.

On peut encore employer des éléments *à grande sur-*

face que l'on réunit en tension et, si les piles sont insuffisantes, on associe en tension plusieurs groupes d'éléments réunis en quantité (fig. 45).

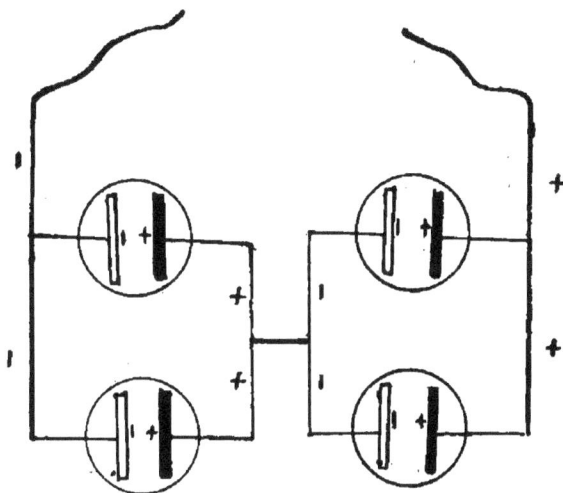

Fig. 45. — Association en tension de deux groupes d'éléments réunis en quantité.

Lorsqu'on veut obtenir un nombre d'ampères suffisant pour alimenter les électro-cautères qui consomment en moyenne 15 ampères, 4 éléments à *grande surface* sont indispensables.

On donnera la préférence aux piles au *bichromate de potasse* qui ont un débit élevé et une résistance intérieure faible (fig. 46).

En dehors des besoins, on évitera de laisser en contact les zincs et le liquide excitateur qui s'épuisent assez rapidement, même *en circuit ouvert*. A cet effet, les modèles de Gaiffe et de Chardin sont pourvus d'un dispositif mécanique qui permet de sortir les électrodes de la solution bichromatée et de n'immerger que la surface nécessaire à la production du courant. On ne plongera des charbons et des zincs que ce qui est utile pour rougir le cautère et on n'augmentera la surface immergée qu'au fur et à mesure de l'épuisement du bain.

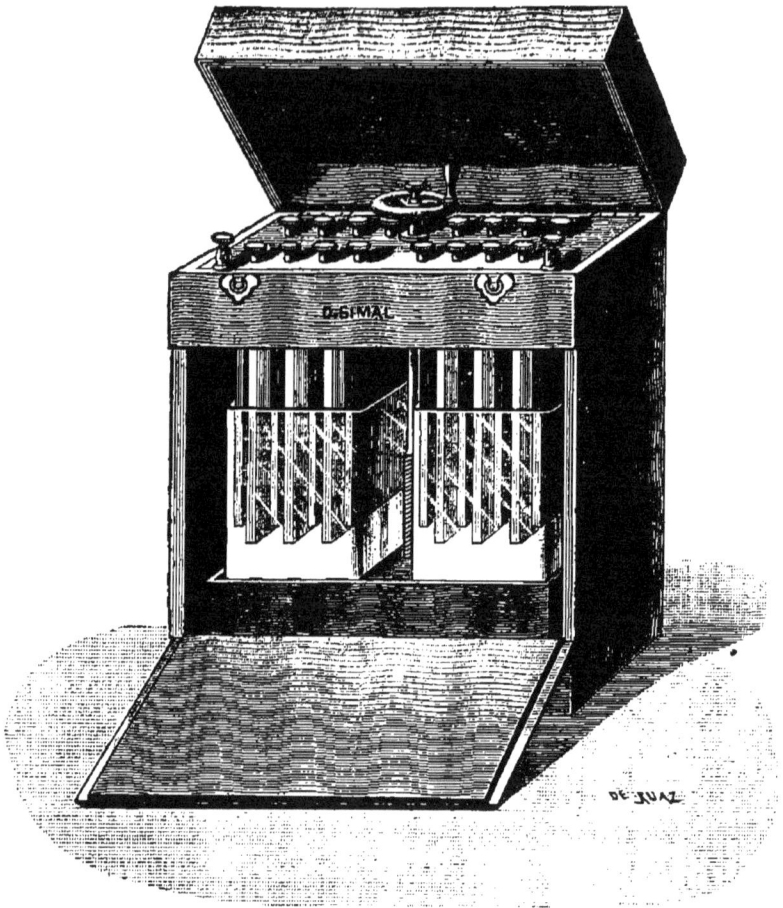

Fig. 46. — Appareil galvano-caustique composé d'éléments au bichromate de potasse à grande surface.

2° **Accumulateurs.**

L'usage des accumulateurs est de beaucoup préférable parce qu'ils ne se polarisent pas comme les piles et parce qu'en raison de la facilité de leur transport, ils peuvent être utilisés au domicile du malade.

Pour alimenter les cautères, on peut se servir d'une batterie portative de 3 accumulateurs de 3 kilogrammes du modèle de Gaiffe. Un rhéostat de cautère à fil gros et peu résistant permet de régler l'intensité du courant. La capacité de cette batterie est de 3o ampère-heures ; si donc les cautères consomment 15 ampères, elle devra faire *théoriquement* deux heures d'usage, mais, en pratique, en raison de la décharge forcée, il ne faut guère compter que sur une heure et demie d'emploi.

Pour un usage durable, comme c'est le cas pour une installation de cabinet, il vaut mieux recourir à des

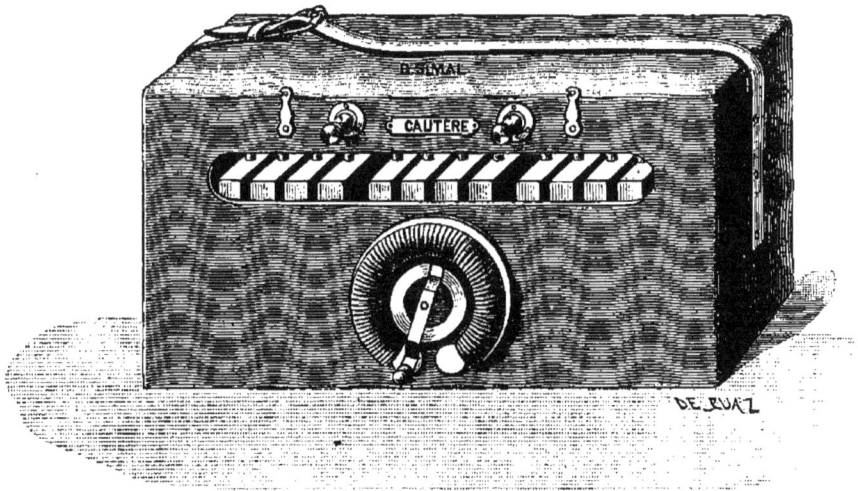

Fig. 47. — Batterie composée de 3 gros accumulateurs de 6 volts et de 70 ampère-heures avec rhéostat à gros fil.

éléments d'une grande capacité, c'est-à-dire d'un poids élevé. Nous savons, en effet, que le nombre des ampères emmagasinés dans un accumulateur est proportionnel au poids total des plaques qui le constituent. On estime généralement sa capacité à 10 ou 12 ampère-heures par kilogramme du poids total des plaques sous une tension de 2 volts.

Pour une installation fixe, je conseille une batterie de 21 kilogrammes environ composée de trois gros accumulateurs de 70 *ampère-heures* qu'on reliera *en tension* (fig. 47). Cette disposition a l'avantage de permettre un emploi prolongé des éléments sans être obligé de recourir à de fréquentes recharges et de fournir un cou-

4.

rant dont l'ampérage et le voltage suffisent amplement pour porter à une haute température tous les cautères et l'anse galvano-caustique.

On conçoit aisément qu'une telle batterie d'accumulateurs puisse servir pour la lumière et le cautère, mais *non simultanément* ; il est donc nécessaire de recourir, dans la pratique, à deux groupes d'éléments distincts : le premier destiné à l'endoscopie et le second à la galvanocaustie.

Charge des accumulateurs de cautère. — La technique est ici la même que pour la charge des éléments de lumière; toutefois, comme la capacité des accumulateurs est beaucoup plus grande, il est tout naturel que leur charge exige une durée plus longue.

Lorsqu'on se sert de piles, il est indiqué de recourir à des éléments de très grand modèle (3o centimètres de haut) susceptibles de débiter au début un courant supérieur à 8 ampères.

On peut faire usage de piles au bichromate de potasse ou à l'eau régale comme celles que nous avons déjà décrites.

Pour une recharge partielle, l'accumulateur marquant encore au minimum 1 volt 7 pendant l'emploi, comme c'est habituellement le cas, la durée de la charge, dans ces conditions, n'excède guère 15 heures environ.

3o Courant urbain.

Lorsqu'on dispose du courant d'un secteur pour rougir les appareils galvanocaustiques, c'est, ici encore, la solution de beaucoup la meilleure.

La canalisation centrale fournit-elle du courant *alternatif* ? Ne pouvant employer celui-ci directement, on le modifie à l'aide du transformateur à circuit magnétique fermé de Gaiffe, dont nous avons donné la description et dont vous connaissez les avantages.

C'est la manette B qui règle le circuit du cautère et le courant est recueilli aux bornes *cc* (fig. 10).

Si, au contraire, le praticien se trouve sur secteur à courant *continu*, il utilisera celui-ci *directement* à l'aide d'un rhéostat de 6 ohms environ, à gros fil, pouvant supporter 20 ampères (ce dernier est dissimulé sous un panneau mural sur lequel sont fixés : le rhéostat de

lumière, le rhéostat de cautère, les plombs fusibles et
la lampe-témoin) (fig. 48) ; ou, *indirectement*, en l'em-

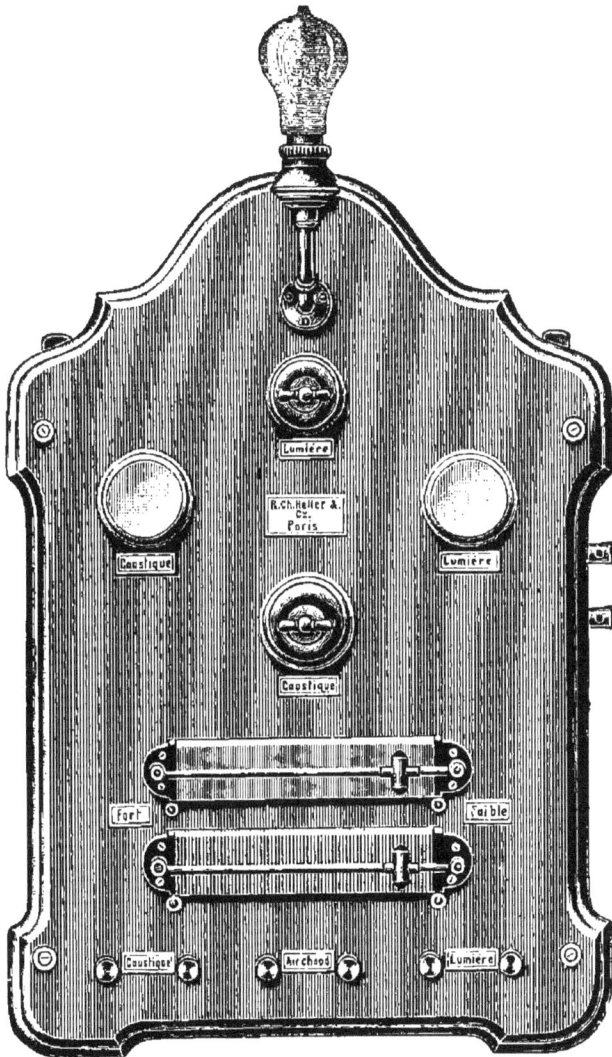

Fig. 48. — Tableau mural portant un rhéostat de lumière, un
rhéostat de cautère, des plombs fusibles et une lampe-
témoin.

ployant à la charge des accumulateurs destinés à rougir le cautère, grâce au dispositif de Gaiffe (fig. 9).

Quelle que soit la source électro-motrice dont on dispose, il est nécessaire que les fils conducteurs aboutissant au manche galvano-caustique ne mesurent que la longueur suffisante et soient d'un *gros diamètre*, afin d'offrir au courant une faible résistance qui ne doit pas excéder 0,2 ohm ; il faut également qu'ils présentent beaucoup de légèreté et de souplesse pour ne pas entraver les mouvements de la main de l'opérateur.

ANESTHÉSIE

L'exquise sensibilité de la pituitaire, d'une part, et, d'autre part, les phénomènes réflexes dont elle peut être l'origine et qui, dans certaines circonstances encore inexpliquées, mais heureusement fort rares, sont susceptibles de déterminer par une action inhibitrice la suspension des mouvements cardiaques et la *syncope* mortelle, sont autant d'indications formelles en faveur de l'anesthésie de la pituitaire au cours des interventions endo-nasales.

L'anesthésie peut être *locale* ou *générale*.

1º ANESTHÉSIE LOCALE

Le meilleur agent anesthésique est, sans contredit, le *chlorhydrate de cocaïne* qui peut être employé en poudre ou en solution. En poudre, on l'associe en parties égales à une substance inerte et soluble qui lui sert de véhicule, telle que le sucre de lait. Le mélange finement pulvérisé est projeté sur la muqueuse à l'aide du lance-poudre de Leffert ou de celui de Rauchfüss.

Toutefois, les solutions sont préférables, à la condition cependant qu'elles soient préparées extemporanément, car elles ne se conservent pas et deviennent toxiques au contact de l'air tout en perdant en partie leur pouvoir anesthésique.

Les solutions cocaïniques s'emploient en *pulvérisations* à l'aide de l'appareil de Reuter (fig. 29) muni d'un bec droit ou courbe suivant qu'on veut anesthésier les fosses nasales ou le cavum, ou en *badigeonnages* avec un tampon d'ouate enroulé à l'extrémité d'un porte-coton qu'on introduit très lentement d'avant en arrière *par étapes successives* entre les parois nasales qu'on insensibilise ainsi de proche en proche. On peut encore en imbiber une mèche d'ouate hydrophile qu'on dépose sur la zone de la muqueuse à opérer à l'aide de la pince de Lubet-Barbon (fig. 49) et qu'on laisse en place pendant quelques minutes.

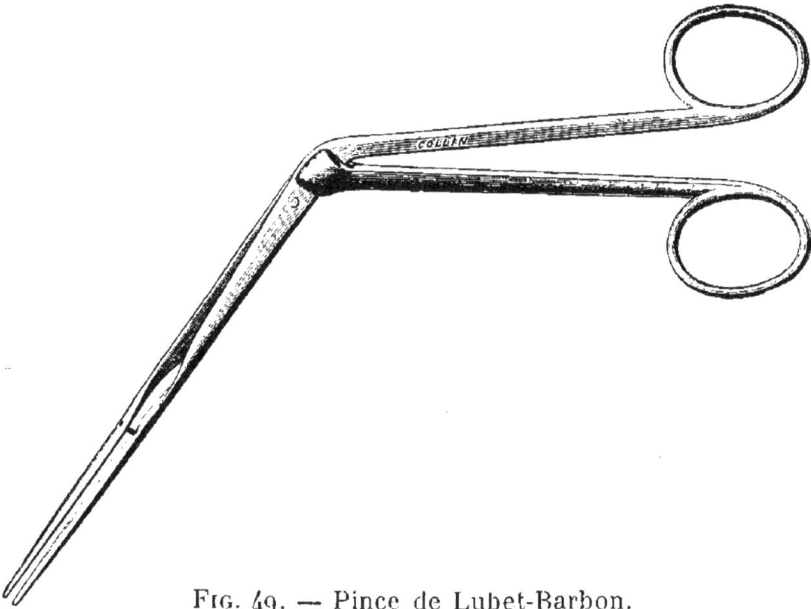

Fig. 49. — Pince de Lubet-Barbon.

Le titre des solutions à employer doit varier suivant le degré d'anesthésie qu'on veut obtenir. La solution à 1/100 est généralement suffisante pour une simple exploration de la muqueuse avec le stylet ; mais lorsqu'on veut réaliser une insensibilisation profonde (cautérisation, section d'éperons, résection des cornets), il faut recourir à des solutions plus concentrées à 1/20 et même à 1/10.

C'est à dessein que j'ai passé sous silence les injections sous-muqueuses de cocaïne, car leur emploi doit être proscrit en rhinologie ; d'abord, parce qu'elles sont *dangereuses*, même à faible dose, dans une zone aussi vasculaire où l'absorption est très rapide et, ensuite, parce qu'elles sont *inutiles*, les applications sur la muqueuse étant amplement suffisantes pour produire l'effet désiré.

L'anesthésie cocaïnique se manifeste au bout de 3 minutes ; elle est complète après 6 minutes, mais elle ne dure qu'un temps relativement court. On peut alors, si c'est nécessaire, recourir à une nouvelle application.

A son pouvoir anesthésique, cet alcaloïde joint une *action vaso-constrictive* assez énergique qui se traduit par une pâleur et une *rétraction de la muqueuse* ayant l'avantage de faciliter l'exploration des fosses nasales.

Toxicologie. — La cocaïne présente un certain degré de toxicité qui varie suivant les individus ; ces variations idiosyncrasiques offrent un tel écart d'un sujet à l'autre qu'il y a lieu d'être extrêmement prudent dans son emploi. C'est pour cette raison que vous vous garderez d'en user aux âges extrêmes de la vie, chez l'*enfant* surtout au-dessous de 8 ans et chez le vieillard au myocarde flasque et angio-scléreux ; vous ne l'emploierez qu'avec la plus grande parcimonie chez les cardiaques hyposystoliques, chez les aortiques, chez les brightiques et les femmes en état de grossesse. Contrairement aux anesthésiques généraux, on ne l'administrera jamais chez un malade à jeun.

A dose toxique, la cocaïne se comporte comme un agent *vaso-constricteur* et *convulsivant* atteignant à la fois l'appareil circulatoire et le système nerveux central. L'intoxication se traduit d'abord par une *excitation cérébrale* et par une sorte d'*ivresse cocaïnique* se manifestant par une expansivité et une loquacité surprenantes avec éréthisme cardio-vasculaire ; à cette période d'excitation succède une phase de *dépression* avec sensation d'angoisse et de malaise inexprimable pendant laquelle le malade se laisse choir en proie à une sensation de vertige avec nausées et vomissements. Le facies est pâle et les lèvres décolorées ; les yeux s'ouvrent à peine, l'aphonie est complète et la conscience obnubilée. Une sueur froide et visqueuse ruisselle sur tout le corps, le pouls est petit et filiforme et les mouvements de la respiration à peine perceptibles font craindre l'imminence d'une syncope. Dans les cas d'intoxication légère, le malade recouvre rapidement ses sens ; mais dans les formes graves des *convulsions* toniques et cloniques envahissent les muscles de la face et des membres et l'apsychie est complète ; nous assistons, en un mot, à une véritable *crise d'épilepsie*. La dilatation et l'insensibilité pupillaire, l'anesthésie des muqueuses nasale et buccale comportent un pronostic très grave puisqu'elles annoncent l'imminence de la syncope mortelle.

Quand de semblables accidents surviennent, ayez du sang-froid ; sans retard, étendez le malade à terre ; débarrassez-le des entraves qui gênent la circulation et les mouvements du thorax ; donnez de l'air et faites respirer 5 ou 6 gouttes de *nitrite d'amyle* ou, à défaut de celui-ci, du bromure d'éthyle, du chloroforme ou de l'éther. Injectez sous la peau 3 gouttes de la solution alcoolique de *trinitrine* au 1/100ᵉ (Lermoyez), ou 3 ou 4 centimètres cubes d'éther sulfurique, ou encore 30 centigrammes de caféine.

Pendant que vous vous empressez autour du malade, un aide exerce des tractions rythmées de la langue, donne de l'oxygène et applique sur le creux épigastrique une compresse imbibée d'eau très chaude pour réveiller le réflexe respiratoire. Mais, rassurez-vous, vous n'aurez que très rarement à intervenir pour des accidents semblables et, si vous vous conformez aux préceptes que j'ai tracés, vous ne les rencontrerez pour ainsi dire jamais.

La crainte de l'intoxication cocaïnique suggèra l'idée de substituer à ce médicament des succédanés d'une toxicité moindre, tels que le *phénate de cocaïne*, la *tropacocaïne*, le *chlorhydrate d'eucaïne*, mais leur infériorité incontestable comme anesthésiques locaux a dû faire renoncer à leur emploi en rhinologie.

2° ANESTHÉSIE GÉNÉRALE

Lorsqu'il s'agit d'une intervention importante et dont la durée doit excéder une certaine limite, l'anesthésie superficielle et transitoire de la cocaïne n'étant plus suffisante, il faut recourir à l'anesthésie générale. Celle-ci est encore nécessaire dans tous les autres cas où la cocaïnisation est contre-indiquée, au cours des premières années de la vie, par exemple, et chez certains sujets pusillanimes qu'effraie la vue des instruments et du sang.

Si l'opération doit être courte et ne pas dépasser quelques minutes, il vaut mieux procéder à l'anesthésie générale par le *bromure d'éthyle* ou le *chlorure d'éthyle;* mais si, au contraire, elle risque de se prolonger, le *chloroforme* est incontestablement préférable.

L'éther sulfurique est un excellent narcotique que j'emploie très volontiers chez l'enfant. A Berck, dans le service du D\r Ménard, mon premier maître d'Internat, nous ne connaissions pas d'autre mode d'anesthésie pour les tout jeunes malades que nous avions à opérer et nous n'avons jamais eu le moindre accident à déplorer. Malheureusement sa trop grande inflammabilité proscrivant l'emploi du galvano-cautère et surtout la nécessité de l'administrer à l'aide d'un masque qui englobe la face et gêne l'opérateur sont des raisons suffisantes pour en contre-indiquer l'emploi en rhinologie.

Bromure d'éthyle. — C'est un éther bromhydrique se présentant sous l'aspect d'un liquide volatil dont les vapeurs sont peu inflammables.

Le produit pur doit être incolore et exempt de cette odeur alliacée qui décèle la présence de l'hydrogène phosphoré, gaz toxique.

En raison de son altération facile il doit être conservé à l'abri de l'air et de la lumière dans des ampoules *colorées* et *scellées* au chalumeau ou à la paraffine.

Sa conservation difficile exige qu'il soit de préparation *récente.*

Le bromure d'éthyle a sur le chloroforme l'avantage de provoquer une anesthésie rapide en brûlant pour ainsi dire la phase d'excitation et en n'exposant pas le malade au réflexe syncopal du début qui est le grand danger de la narcose chloroformique.

Son action s'exerce d'une façon presque instantanée sur les centres nerveux qu'elle sidère et notamment sur le *bulbe* à en juger par le ptyalisme, le larmoiement, la dilatation pupillaire, le trismus et les phénomènes vasomoteurs qu'elle détermine.

Toutefois, et c'est là une propriété précieuse, il ne menace pas le cœur comme l'ont démontré les expériences — *in anima vili* — de Gley et de mon maître A. Castex.

Par son pouvoir vaso-dilatateur, il congestionne le cerveau et permet d'opérer le malade dans la *position assise* sans crainte de syncope.

Cette action rapide et sidérante du brométhyle exige certaines précautions dont vous ne devez pas vous départir au cours de son emploi. Vous chercherez moins à obtenir une anesthésie complète qu'une *apsychie* suffisante pour immobiliser passagèrement le sujet à opérer et *vous n'attendrez pas, comme avec le chloroforme, l'abolition complète des réflexes.*

MODE D'ADMINISTRATION. — Comme pour la chlorofor-

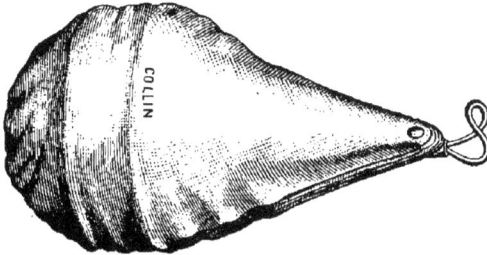

FIG. 5o. — Masque pour l'administration du bromure ou du chlorure d'éthyle.

misation, le malade sera débarrassé des liens et des vêtements qui entravent le jeu de la respiration ; on enlèvera de la cavité buccale les appareils de prothèse qui, pendant le sommeil, peuvent se détacher et tomber dans les voies aériennes.

A la portée de votre main, placez une pince à langue et tenez toute préparée et plongeant dans de l'eau très chaude une compresse que vous appliquerez sur le creux épigastrique en cas d'alerte survenant au cours de l'anesthésie.

Celle-ci peut être pratiquée indifféremment dans la position assise ou couchée.

Sur une compresse pliée recouverte d'un tissu imperméable ou mieux dans un petit masque en nid de pigeon construit spécialement pour cet usage (fig. 5o), on com-

mence par verser quelques gouttes du narcotique que
l'on fait respirer au malade afin de l'habituer à son
odeur tout en l'invitant à faire de profondes inspirations ;
au bout de quelques secondes, on administre toute la
dose, soit 5 *à* 10 *grammes chez l'enfant* et 10 *à* 20 *grammes
chez l'adulte,* en ayant soin d'appliquer hermétiquement
la compresse ou le masque sur le nez et la bouche du
sujet pour laisser pénétrer *le moins d'air possible.*

Après une très courte période d'excitation due à la
suffocation déterminée par les premières inhalations, le
malade tombe en résolution au bout de 3o à 5o secondes.

Pendant le sommeil, le facies est congestionné, les
conjonctives sont injectées, une salivation abondante
déborde des lèvres, la tête retombe inerte sur le thorax
et les bras pendent mollement le long du corps ; une
respiration bruyante secoue la poitrine, l'*apsychie* est
complète, c'est le moment d'opérer.

Souvent une contracture énergique s'empare des
muscles de la mâchoire au point d'empêcher l'introduction de l'abaisse-langue ; dans ce cas, attendez et ne
vous obstinez pas à vouloir vaincre quand même le
trismus, car vous n'y réussiriez pas ; patientez quelques secondes, la contracture cèdera d'elle-même et il
vous restera encore assez de temps pour agir.

Opérez vite, car le réveil est rapide : *au bout de 2 à
3 minutes au maximum*, le malade commence à crier et
à se défendre. Si c'est nécessaire, une nouvelle dose
peut être administrée, *mais il serait dangereux de dépasser cette limite.*

Si le malade a été opéré à jeun, suivant la règle, les
vomissements manquent assez souvent ; très rapidement la conscience renaît et une heure après le réveil,
il ne reste de l'anesthésie qu'une céphalée légère ou une
simple pesanteur de tête qui n'a rien de comparable au
malaise général consécutif à la narcose chloroformique.

Les accidents occasionnés par ce mode d'anesthésie
sont exceptionnels ; pour ma part, je n'en ai jamais eu
à déplorer, et j'incline à croire que les quelques cas
mortels qui ont été signalés doivent être imputés soit à
une administration défectueuse, soit à une impureté du
produit.

Contre-indications. — Comme le chloroforme, le bromure d'éthyle a ses contre-indications. Elles sont d'ailleurs peu nombreuses. Chez les nouveau-nés, chez les vieillards *artério-scléreux* et chez les *alcooliques* son usage doit être formellement proscrit.

C'est principalement chez les enfants et chez les adultes que cet anesthésique est le mieux toléré. Les maladies du cœur, quelle qu'en soit la nature, ne sont pas, à mon avis, une contre-indication à son emploi.

Chlorure d'éthyle. — Usité depuis quelques années pour l'anesthésie locale, il tend aujourd'hui à être employé de plus en plus pour l'anesthésie générale. Les premiers essais remontent à l'année 1898. Ils ont été faits par Thiesing et von Hacker, à Insprück. Nové-Josserand, Pollosson, Kœnig et Malherbe en firent l'objet de travaux importants qui en vulgarisèrent l'emploi. Aujourd'hui, il est d'un usage courant en Angleterre et en Amérique.

Le chlorure d'éthyle qui répond à la formule C^2H^3Cl est un liquide incolore, très volatil, très inflammable, d'une odeur éthérée agréable, d'une saveur sucrée et beaucoup plus soluble dans l'alcool que dans l'eau.

Il bout à $+ 12°$ et se solidifie à $- 29°$.

Il présente sur le brométhyle l'avantage de se conserver sans subir aucune altération.

Le chlorure d'éthyle est livré dans des tubes en verre ou en métal de 50 centimètres cubes que surmonte une vis ou une soupape assurant une fermeture hermétique. L'obturateur enlevé, on renverse le tube et l'anesthésique est projeté en un jet rapide sur une compresse ou au fond d'un masque qui doivent être appliqués hermétiquement sur le nez et la bouche du malade afin de ne pas laisser respirer d'air (fig. 51).

De fortes doses ne sont pas nécessaires pour obtenir l'anesthésie; suivant l'âge, 2 à 4 *grammes* suffisent pour amener le sommeil.

Celui-ci est caractérisé par la *résolution musculaire*, par le *rythme respiratoire* qui est plus régulier et accompagné d'un léger ronflement; enfin la main qui recouvre la compresse éprouve la sensation d'une *évaporation froide* qui, chassée par l'expiration, vient passer dans les espaces interdigitaux. Ces trois signes, d'après Malherbe, sont pathognomoniques de la narcose complète.

La rapidité du sommeil et du réveil sont la caracté-ristique de l'éthyli-sation; en général, 3o à 4o secondes d'inhalation suffi-sent pour détermi-ner l'anesthésie, et le réveil a lieu au bout d'une minute ou deux, rarement davantage. L'ac-tion du chloréthyle est *plus superfi-cielle et plus fugace que celle du bro-mure d'éthyle ;* con-trairement à l'opi-nion accréditée, je considère cette par-ticularité comme un inconvénient sé-rieux pour l'opéra-teur. Le réveil est si prompt dans cer-tains cas, et notam-ment chez les adul-tes, qu'il survient quelques secondes seulement après la

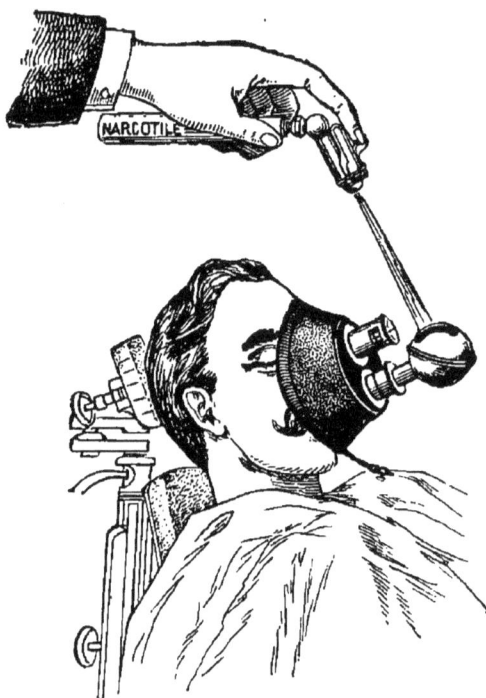

Fig. 51. — Mode d'administration du chlorure d'éthyle pour l'anesthésie générale.

cessation des inhalations, c'est-à-dire au moment même de l'opération.

On peut, il est vrai, grâce à l'*innocuité* de ce narcoti-que, recourir à l'administration d'une deuxième et même d'une troisième dose, à la condition toutefois qu'on ne dépasse pas chez l'adulte la dose totale de 20 grammes ; mais je ne vous conseille pas cette méthode des anes-thésies successives, elle doit être bannie de la pra-tique rhinologique parce qu'elle entrave et complique inutilement l'acte opératoire. Si vous croyez que celui-ci doive se prolonger un tant soit peu, si, en un mot, il ne s'agit pas d'une intervention sommaire, n'hésitez pas à recourir d'emblée à la méthode *mixte* dont je vous entretiendrai ultérieurement.

Je ne partage pas l'avis de Malherbe qui signale l'absence de contracture comme un des avantages du chloréthyle sur le bromure d'éthyle ; je prétends, au contraire, qu'on l'observe également avec le premier et que le trismus est souvent assez marqué pour opposer au début de la narcose un obstacle invincible à l'introduction de l'abaisse-langue.

En somme, les seules raisons pour lesquelles ce nouvel anesthésique tend actuellement à se substituer peu à peu au bromure d'éthyle sont les suivantes : c'est d'abord son *absence d'altération* et sa *non toxicité* qui en font un produit d'une *innocuité absolue* permettant son emploi chez *l'enfant même en très bas âge*, à partir de deux mois ; ensuite, c'est son *efficacité plus grande*, puisqu'avec 4 grammes de chlorure on obtient à peu près le même résultat qu'avec 20 grammes de brométhyle ; enfin, c'est l'*absence de l'odeur alliacée* que communique à l'haleine du malade pendant 48 heures l'élimination de ce dernier.

Les contre-indications de cet agent anesthésique étant les mêmes que celles du bromure d'éthyle, nous n'y reviendrons pas.

3° ANESTHÉSIE MIXTE

Lorsqu'il s'agit d'une intervention d'une certaine importance susceptible de se prolonger au delà des courtes limites de l'éthylisation, on doit recourir à l'*anesthésie mixte*. Voici comment nous procédons :

Nous commençons par les inhalations de chlorure d'éthyle administré suivant les règles que nous avons déjà tracées et, lorsque la narcose est complète, au bout de 30 à 40 secondes, nous continuons par l'administration du chloroforme, mais versé « *larga manu* » *au début seulement*, pour éviter que pendant cette phase de transition le sujet ne s'éveille et ne s'agite.

Cette méthode a l'avantage de déterminer avec une

baible quantité d'anesthésique une *narcose rapide* en
brûlant la phase d'excitation qui est très_courte et qui,

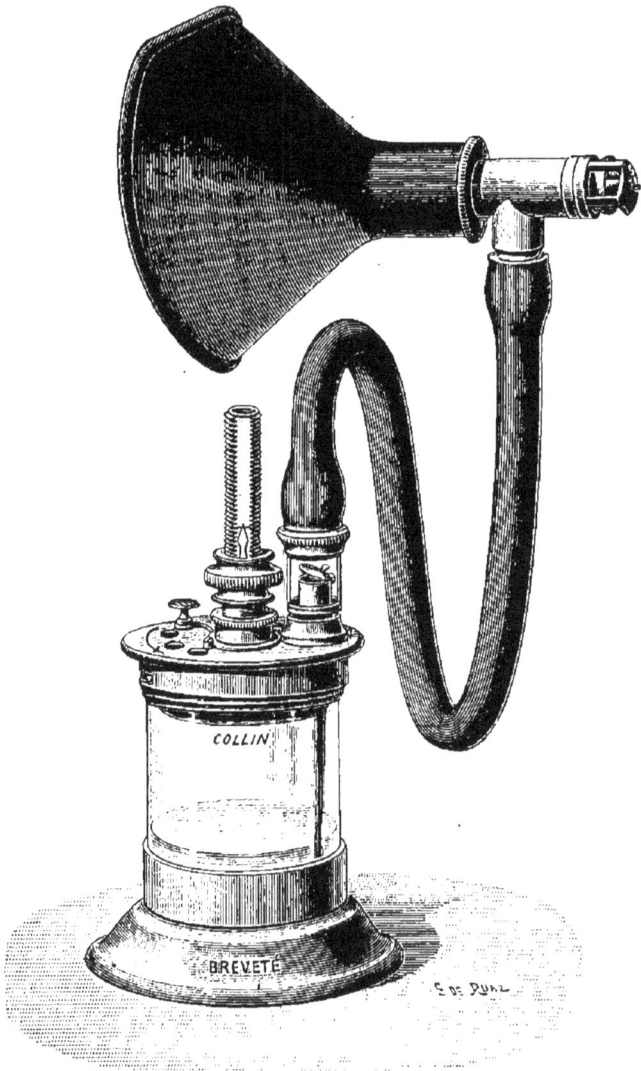

FIG. 52. — Appareil à chloroforme de Ricard.

dans certains cas, manque totalement; en outre, en
mettant le patient à l'abri du réflexe syncopal, cet accident si redoutable du début de la chloroformisation,

elle donne une grande sécurité et je vous la conseille toutes les fois que vous recourerez à l'anesthésie géné·rale, sauf, bien entendu, chez le vieillard angio-sclé-reux où le chlorure d'éthyle est contre-indiqué.

Toutefois, à l'antique compresse classique qui devrait être abandonnée à jamais, les chirurgiens tendent aujourd'hui à substituer de plus en plus l'usage d'*appa-reils* à chloroforme spéciaux qui présentent sur elle une supériorité incontestable. Ces avantages peuvent se résumer ainsi : administration facile et économie de chloroforme, anesthésie rapide, absence d'excitation, narcose régulière et rareté des incidents anesthésiques ou post-anesthésiques.

« La comparaison, dit Ricard, n'est donc plus à éta-blir entre la chloroformisation avec la compresse et la chloroformisation avec les appareils, mais suivant la judicieuse remarque de notre collègue Quénu, elle ne doit plus porter que sur les mérites réciproques des différents appareils préconisés pour l'anesthésie. »

Aux modèles de Roth-Draeger, de Vernon-Harcourt, et de Reynier, je préfère de beaucoup celui de Ricard (fig. 52) qui est muni d'un système de *soupapes* mises en action par la colonne d'air inspirée et expirée par le patient. En réglant automatiquement par le jeu de la respiration le mélange d'air et de chloroforme, ce sys-tème constitue pour l'anesthésiste la sécurité de tous les instants et pour le chirurgien la tranquillité constante. « L'anesthésiste *voit* la soupape se soulever à l'aspira-tion et le chirurgien à distance *entend* le rythme respi-ratoire. » « Je me suis servi de cet appareil, dit l'au-teur, dans plus de deux cents anesthésies, et les résul-tats se suivent avec la même régularité et la même per-fection (1). »

ADRÉNALINE

Nous n'avons pas voulu terminer cette etude thé-rapeutique sans consacrer une mention spéciale à un médicament de découverte récente qui est appelé à rendre en rhinologie les services les plus précieux : j'ai nommé l'*adrénaline*.

(1) *Gazette des hôpitaux*, 9 février 1905.

C'est le principe actif de l'extrait des *glandes surrénales*

Isolée au commencement de l'année 1901 par le Dr Jokichi Takamine, de Tokio, l'adrénaline se présente sous l'aspect de cristaux en aiguilles, incolores, doués de propriétés chimiques définies et susceptibles de se combiner aux acides pour former des sels (chlorhydrates, benzoates, sulfates, tartrates, etc.)

On emploie généralement le *chlorhydrate* d'adrénaline en solution à 1 p. 1.000, celle-ci ayant l'avantage d'être stérilisable et de ne s'altérer qu'après une exposition prolongée au contact de l'air et de la lumière. Elle présente donc une assez grande stabilité.

Mode d'action. — Au point de vue physiologique, l'adrénaline possède un pouvoir *vaso-constricteur* et *hypertensif* extrêmement puissant.

Injectée par la voie sous-cutanée ou intra-veineuse, elle exerce sur le système musculaire en général, et notamment sur la tunique moyenne des vaisseaux sanguins et les parois du cœur, une action énergique qui se traduit par une énorme élévation de la pression sanguine.

Localement, l'application de quelques gouttes d'une solution à 1 p. 1.000 sur une muqueuse produit, dans l'espace de 30 à 60 secondes, une vaso-constriction intense : la *rétraction* des tissus est immédiate, et *l'ischémie* y atteint un degré tel qu'ils présentent une véritable pâleur cadavérique. Ces effets persistent de 20 minutes à 4 heures.

L'action vaso-constrictive de l'adrénaline est très nettement observée sur la pituitaire, membrane très vasculaire ; aussi est-elle d'un secours précieux en rhinologie. En déterminant la rétraction de la muqueuse, elle ouvre un champ plus large et plus accessible à l'œil qui observe et au stylet qui explore ; dans les lésions inflammatoires, elle produit une décongestion et calme les phénomènes aigus ; par son *pouvoir hémostatique*, elle conjure les hémorrhagies de la pituitaire, et permet d'opérer dans un milieu exsangue, justifiant ainsi pleinement l'expression fort imagée de Lermoyez qui, pour mieux mettre en relief son rôle hémostatique, l'appelle *l'alcaloïde de la bande d'Esmarch.*

Toutefois l'hémostase étant *transitoire*, il est prudent de

prévenir l'hémorrhagie post-opératoire par un tamponnement méthodique à l'aide de lanières de gaze iodoformée.

Toxicité. — L'adrénaline possède un pouvoir *toxique
extrêmement puissant*, puisqu'un centimètre cube et
demi de la solution au 1/1.000ᵉ injecté sous la peau
d'un cobaye tue l'animal au bout de 15 heures environ ;
un lapin d'un kilogramme succombe à une injection
intra-veineuse de o milligr. 1 à o milligr. 2 d'adrénaline.

Cette toxicité extrême indique avec quelle *prudence*
on doit faire usage de ce médicament.

Je me rappelle avoir été témoin plusieurs fois d'accidents lipothymiques assez inquiétants à la suite d'applications *répétées* de solution d'adrénaline. J'ai vu
encore tout récemment, après deux badigeonnages successifs d'une seule fosse nasale avec la solution au
1/1.000ᵉ un malade perdre complètement connaissance
et tomber comme une masse inerte aux pieds du médecin qui se disposait à l'examiner : son visage inondé
d'une sueur froide et visqueuse présentait une véritable
pâleur cadavérique. Ces accidents, qui survinrent en
moins de temps qu'il en faut pour les décrire, ne durè-
rent fort heureusement que quelques secondes, et cédèrent spontanément après avoir étendu le malade à terre.

Cliniquement, la toxicité de l'adrénaline se traduit par
une sensation de vertige intense, et par une pâleur
étrange du visage avec menace de lipothymie et de
syncope. Celle-ci serait due, comme dans l'intoxication
cocaïnique, à l'ischémie des centres nerveux.

On combattra ces accidents par des inhalations de cinq
ou six gouttes de *nitrite d'amyle* ou, à son défaut, de bromure d'éthyle ou de chloréthyle, par une injection hypodermique de deux ou trois gouttes de la solution alcoolique de *trinitrine* au 1/100ᵉ ou de o gr. 25 de benzoate de caféine. Aux *tractions rythmées de la langue*,
on associera des inhalations d'oxygène et de vapeurs
d'éther. Le malade sera étendu dans la *position horizontale*, la tête basse.

L'action toxique de cet alcaloïde mérite d'être signalée ; toutefois, en vous conformant strictement aux
indications que je vais tracer, vous n'aurez pas à la
redouter, et les alertes seront exceptionnelles.

5.

A ma clinique, où j'emploie couramment l'adrénaline au cours de mes examens rhinoscopiques et de mes interventions endo-nasales, j'ai toujours eu à me louer des bons résultats qu'elle m'a donnés, et c'est à juste titre que mon maître Lermoyez, dans un excellent article publié il y a deux ans dans la *Presse médicale*, prédisait à ce médicament, alors tout nouveau, la meilleure fortune dans cette branche de la spécialité.

Mode d'emploi. — La solution de chlorhydrate d'adrénaline à 1 p. 1.000 peut être employée indifféremment en pulvérisations, en badigeonnages ou en applications sur la muqueuse à l'aide d'une lanière de gaze imbibée de cette solution et laissée en place dix minutes. Je conseille ce dernier procédé parce qu'il me paraît très efficace.

Une seule application du médicament est suffisante, et on ne devra la répéter sous aucun prétexte.

Au cours de mes interventions, j'associe généralement l'adrénaline à la cocaïne dans les proportions suivantes :

Chlorhydrate de cocaïne	1 gramme
Solution de chlorhydrate d'adrénaline à 1 p. 1.000	20 —

On peut substituer à cette dernière des solutions d'adrénaline plus faibles à 1 p. 3.000, à 1 p. 4.000 et même à 1 p. 5.000 qui produisent une vaso-constriction toujours suffisante, lorsqu'il s'agit de procéder à une simple exploration ou de pratiquer une intervention légère.

On obtient ainsi un mélange à la fois hémostatique et anesthésique très précieux dans la pratique rhinologique, l'adrénaline ayant l'avantage d'exalter l'action de la cocaïne, et d'en rendre les effets anesthésiants plus intenses et plus durables.

Contre-indications. — L'emploi de l'adrénaline est contre-indiqué chez *l'enfant*, chez le *vieillard* angioscléreux au myocarde atone et chez les *aortiques*.

L'intoxication est également à redouter chez les sujets atteints de néphrite et notamment du *mal de Bright*, et on n'usera de ce médicament qu'avec une extrême prudence chez la femme, au cours de la grossesse.

TROISIÈME PARTIE

SÉMÉIOLOGIE
ET THÉRAPEUTIQUE SPÉCIALE

CHAPITRE PREMIER

DIFFORMITÉS DU NEZ

Les difformités nasales peuvent être dues à un *vice de développement*, constituant alors des malformations proprement dites, ou être la conséquence d'un *traumatisme* ou d'un *processus pathologique*.

Dans le premier cas, elles sont habituellement *congénitales* ; elles sont *acquises* dans le second cas.

La difformité peut être *extérieure* et s'étendre à la totalité de l'organe ou se limiter à l'une de ses parties, à l'extrémité, au lobule, aux ailes du nez, à la sous-cloison ou au pourtour des narines, ou bien *intérieure* et intéresser soit les fosses nasales dans toute leur étendue, soit simplement leur paroi externe, tels que les cornets ou la bulle ethmoïdale, soit leur paroi interne qui est constituée par le septum, soit enfin les orifices choanaux.

A. — DIFFORMITÉS CONGÉNITALES
ET MALFORMATIONS DE L'EXTÉRIEUR DU NEZ

Ces difformités consistent en une absence, en une atrophie totale ou partielle du nez ou encore en une fissure médiane intéressant parfois toute l'épaisseur de l'organe.

1° **Absence et atrophie de la totalité du nez.** — Nous serons bref sur l'étude de ces variétés de malformations qui relèvent moins de la clinique que de la tératologie.

L'absence et l'atrophie congénitales du nez sont très rarement observées seules, elles sont habituellement associées à d'autres troubles de développement, tels que le bec-de-lièvre compliqué, l'imperforation rectale, l'exstrophie de la vessie, la syndactylie, etc. Toutefois, Castex cite une observation de Maisonneuve dans laquelle il y avait atrophie totale du nez sans autre anomalie : « A la place de cet organe était une surface percée de deux petits pertuis ronds de 1 millimètre de diamètre et distants l'un de l'autre de 3 centimètres. Cette malformation donnait au visage un aspect grotesque entravant la respiration et la succion. »

2° **Atrophie partielle du nez.** — Elle a été signalée par Lannelongue. Il s'agissait d'un enfant présentant un effondrement du nez dû à l'absence des os propres. La charpente osseuse était représentée à ce niveau par les deux apophyses montantes des maxillaires supérieurs accolées sur la ligne médiane.

3° **Fissure médiane.** — Observée par Witzel, Lannelongue et Rutten, elle constitue une sorte de bec-de-lièvre nasal divisant verticalement le lobule en deux segments qu'écarte une fente ordinairement très large, très profonde et revêtue des téguments normaux. La cloison est respectée. Chez le malade de Rutten, il y avait absence du cartilage de la sous-cloison et coexistence d'un angiome (1).

B. — DIFFORMITÉS ACQUISES DE L'EXTÉRIEUR DU NEZ

Dans cette seconde catégorie de difformités nasales, nous distinguerons successivement :

(1) A. CASTEX, *Maladies du larynx, du nez et des oreilles*, 2° édition.

1° Les *déviations* ; 2° les *affaissements* ; 3° les *pertes de substance*.

1° **Déviations**. — Elles peuvent être dues à des altérations des parties molles ou de la charpente osseuse. Dans le premier cas, elles sont ordinairement consécutives à des rétractions cicatricielles engendrées par des brûlures profondes, des plaies étendues ou des ulcérations de toute nature ; dans le second cas, elles accompagnent les déviations du septum survenues à la suite d'une fracture vicieusement consolidée, d'une luxation non réduite, ou bien, ce qui est plus fréquent encore, d'un trouble évolutif lié à un défaut de synchronisme dans le développement de la cloison et du cadre osseux qui l'entoure.

2° **Affaissements**. — On les rencontre à la suite des fractures comminutives non réduites des os propres du nez, ou consécutivement à l'ostéite nécrosante de la *syphilis tertiaire*, de la tuberculose ou de l'ostéomyélite.

L'écroulement du nez est souvent la conséquence des vastes perforations du septum ; toutefois, avec Moldenhauer et Zückerkandl, je pense que, dans la syphilis, cette déformation de l'auvent nasal doit être attribuée moins à la destruction de la cloison qu'à la rétraction du tissu conjonctif qui unit les parties cartilagineuse et membraneuse de cette dernière aux os propres du nez. Nous reviendrons d'ailleurs plus longuement sur cette difformité, dans le chapitre de la syphilis.

3° **Pertes de substance**. — Elles peuvent être très étendues au point de compromettre la totalité du nez, comme c'est le cas à la suite des traumatismes accidentels ou chirurgicaux, des brûlures, des gelures, de la gangrène et des processus destructifs de la tuberculose, du farcin et, notamment, du lupus, de la syphilis et du cancer.

Le plus souvent, cependant, elles n'affectent qu'une partie de l'organe intéressant surtout l'extrémité du nez ou simplement le lobule, les ailes du nez ou la souscloison.

TRAITEMENT DES DIFFORMITÉS ET DES MALFORMATIONS DE L'EXTÉRIEUR DU NEZ

Nombreuses sont les interventions qui ont été tentées dans le but de remédier aux malformations nasales.

Les discussions multiples et contradictoires que leur traitement a suggérées en tout temps et qu'il provoque encore à l'heure actuelle indiquent suffisamment quelles difficultés il présente.

Dans ce chapitre, nous nous bornerons à étudier successivement les divers procédés opératoires qui ont été préconisés pour la cure de ces différentes lésions en nous inspirant des remarquables travaux de Ch. Nélaton et d'Ombrédanne qui sont une mise au point de l'état actuel de la question encore si confuse des rhinoplasties (1).

Absence et perte totale du nez. — Lorsque la perte du nez est consécutive à une section par une arme tranchante ou par une morsure, l'accident ne datant que de quelques heures, on peut tenter la *replantation* de l'organe (Dolbeau, Félizet).

Dans son *Traité sur l'art de restaurer les difformités de la face*, Serre s'exprime ainsi :

« On était, dans l'Inde, tellement persuadé de la possibilité qu'il y avait de rajuster un nez préalablement séparé du corps, que l'exécuteur était dans l'usage de le jeter dans un brasier immédiatement après l'avoir amputé. Au contraire, en Italie, on fut toujours moins sévère envers les malfaiteurs que l'on punissait de cette manière ; aussi vit-on plus d'une fois des criminels réussir à se faire remettre leur nez sans qu'il en résultât la moindre difformité. C'est ce que Henri de Mœnicken assurait avoir entendu raconter à des témoins oculaires, et, en particulier, à Molinelli, son maître, alors célèbre professeur d'anatomie et de chirurgie à Padoue, dont le père, habile chirurgien à Venise, avait rendu ce service signalé à un Italien de

---

(1) Ch. NÉLATON et L. OMBRÉDANNE, *la Rhinoplastie*, 1904.

bonne maison, à l'exécution duquel il avait assisté en 1626. »

D'autre part, Garangeot raconte qu'au cours d'une rixe entre deux soldats, l'un d'eux emporta d'un coup de dent toute la partie cartilagineuse du nez de son adversaire, puis la cracha dans le ruisseau.

« Survint alors un barbier du nom de Gaulin qui, après avoir ramassé le fragment de l'organe, le lava dans du vin chaud et le remit en place sur la face du blessé ; quatre jours après, le nez avait repris.

« Regnault remet en place le nez d'un nommé Loudund qui l'avait eu détaché par les dents d'un contrebandier ; le blessé l'avait apporté dans son mouchoir, où il était arrivé froid et noir. Le chirurgien le lava à l'eau-de-vie camphrée, l'appliqua : il reprit.

« Leyser fit reprendre le nez d'un jeune homme. Loubet, médecin d'armée, recolla avec succès le nez d'un jeune officier coupé à la bataille de Rocroi.

« Chelius, une heure après un duel au sabre, où un blessé avait perdu le nez, le remit en place : il reprit.

« Bridenbach assistait à un duel : un coup de sabre tranche le nez d'un des adversaires ; un chien se jette dessus, mais finit par le céder au chirurgien qui le lui reprend dans la gueule : la replantation réussit (1). »

Ces différents exemples dignes de foi prouvent donc surabondamment qu'un nez complètement sectionné accidentellement est susceptible de reprendre, à la condition, toutefois, que le fragment détaché soit réappliqué dans un très bref délai.

Malheureusement, le chirurgien a très rarement l'occasion d'intervenir à un moment aussi rapproché de l'accident et nous savons, d'autre part, que les pertes de substance intéressant la totalité du nez sont le plus souvent consécutives à un processus pathologique ayant détruit progressivement l'organe.

C'est donc à titre exceptionnel que nous pouvons recourir à un tel mode de traitement qui constitue plutôt une particularité curieuse qu'il importe de connaître qu'un procédé thérapeutique sur lequel on puisse comp-

(1) CH. NÉLATON et L. OMBRÉDANNE.

ter ; dans la majorité des cas, il est d'usage de s'adresser aux méthodes *rhinoplastiques*, toutes basées sur l'emploi de lambeaux pourvus d'un pédicule de nutrition et empruntés à une partie plus ou moins éloignée du corps.

RHINOPLASTIES TOTALES

Elles sont indiquées toutes les fois qu'il y a une perte complète ou très étendue de l'organe.

MÉTHODE INDIENNE

C'est la plus ancienne et aussi la plus employée. Elle consiste à tailler un lambeau frontal et à l'amener en place par torsion de son pédicule.

On découpe un patron de forme ovoïde, en carton ou en taffetas, qu'on applique sur le front en ayant soin de diriger sa pointe au voisinage de la glabelle et sa base vers la racine des cheveux.

Sur les téguments du front, on trace ses contours en se tenant à un bon centimètre des bords en raison de la rétraction cicatricielle ultérieure.

Après avoir avivé les bords de la perte de substance à combler en les taillant *en biseau* de façon à augmenter la surface de la tranche cruentée, on dissèque le lambeau frontal en ayant soin de tailler à sa base trois dents : l'une d'elles devant servir à la confection de la sous-cloison et les deux autres latérales à celle des ailes du nez.

Pour diminuer l'amplitude de la torsion du pédicule qui, très accentuée, risquerait de compromettre la vitalité du lambeau, il importe que la base du pédicule se rapproche le plus possible de la verticale. On réalise cette disposition en prolongeant un peu plus d'un côté que de l'autre l'incision qui limite le pédicule.

Après avoir soigneusement appliqué le lambeau sur la brèche à recouvrir, on le fixe à l'aide de sutures. Deux petits drains sont placés dans les futures narines. La réunion obtenue au bout de huit jours, on sectionne le pédicule frontal du lambeau qui forme une saillie disgracieuse et on le réunit à la racine du nez.

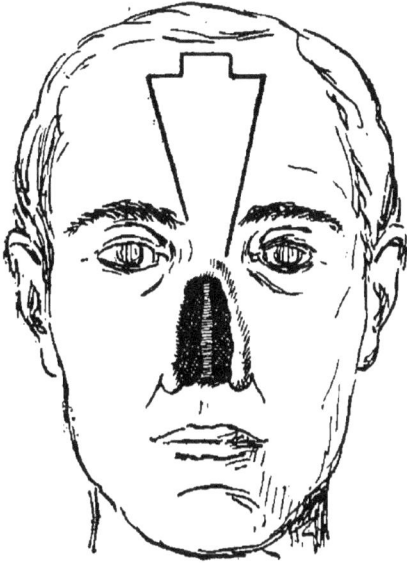

Fig. 53. — Procédé de Lisfranc. — 1ᵉʳ *temps* : tracé du lambeau frontal (1).

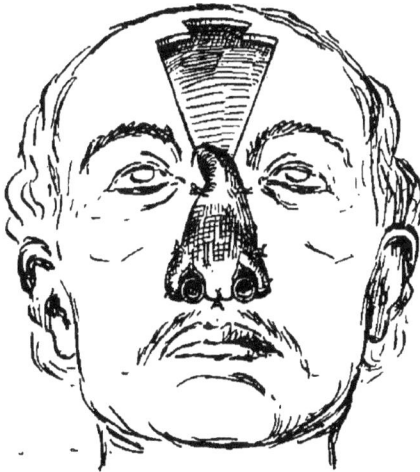

Fig. 54. — Procédé de Lisfranc. — 2° *temps* : le lambeau disséqué est mis en place après avoir été rabattu et tordu autour de son pédicule.

(1) Cette figure et les suivantes sont tirées de l'ouvrage de CH. NÉLATON et L. OMBRÉDANNE, déjà mentionné.

On taille un lambeau frontal vertical et médian et, des deux incisions qui limitent le pédicule, la droite s'arrête à la racine du sourcil et la gauche descend deux bons centimètres plus bas. Cette disposition permet de diminuer dans une certaine mesure le degré de torsion du pédicule et dispense de sa section ultérieure.

L'appendice dont est pourvue la base du lambeau est destiné à la réfection de la sous-cloison (fig. 54).

Lisfranc employait des agglutinatifs au lieu de sutures et bourrait l'intérieur du nez de tampons de charpie qui servaient de soutien au lambeau.

Un de ses opérés, du nom d'Eval, qui avait eu le nez gelé pendant la retraite de Russie, » a recouvré, après l'opération, l'odorat, le timbre de sa voix, il se mouche, tire sur son nez et le remplit de tabac avec sensualité » (Rousset) (1).

Procédé de Labat

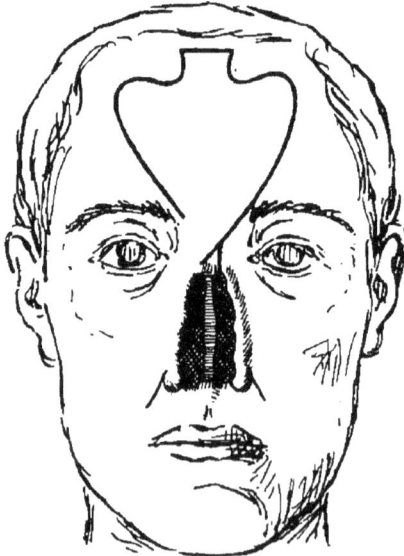

FIG. 55. — Procédé de Labat. — Tracé d'un lambeau frontal en as de pique.

Le lambeau présente la forme d'un as de pique dont

(1) CH. NÉLATON et L. OMBRÉDANNE, la Rhinoplastie, p. 61.

la base est dirigée en haut vers la racine du cuir
chevelu.

Pour les raisons que nous avons déjà données, l'incision limitant le pédicule à gauche descend plus bas
qu'à droite et franchit la ligne médiane (fig. 55).

Procédé de Pétrali

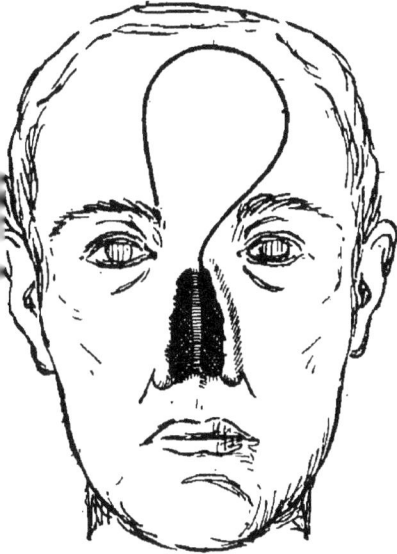

FIG. 56. — Procédé de Pétrali. —
1er *temps* : tracé d'un lambeau
frontal oblique destiné à être
rabattu sur la brèche nasale préalablement avivée.

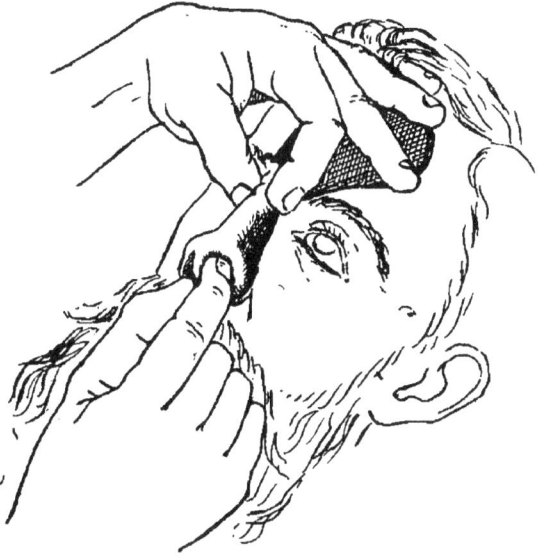

FIG. 57. — Procédé de Pétrali. — 2e *temps* :
le lambeau ramené par torsion de son
pédicule sur la perte de substance est
pincé à son extrémité et plié suivant son
grand axe afin de lui donner la forme du
nez.

On taille un lambeau frontal oblique à base arrondie
en traçant une incision qui, commençant à la racine du
sourcil droit, aboutit au sommet même de la brèche
nasale (fig. 56).

Le lambeau détaché et ramené par torsion de son
pédicule sur la perte de substance est pincé à son extrémité et plié suivant son grand axe afin de lui donner à
peu près la forme du nez. On le suture ensuite dans
cette position (fig. 57).

MÉTHODE FRANÇAISE

Elle est surtout employée pour les rhinoplasties partielles.

Ici les lambeaux sont pris sur la face de chaque côté de la perte de substance et amenés par *glissement* au-dessus de la brèche nasale qu'ils doivent combler.

Procédé de Syme

On taille sur les joues de chaque côté de la perte de substance deux lambeaux bien symétriques ayant leur pédicule sur la racine du nez à droite et à gauche de la

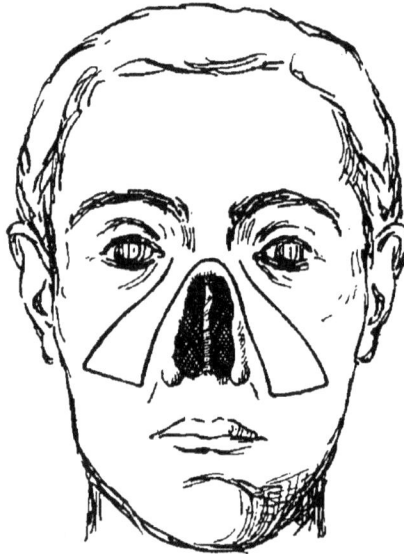

FIG. 58. — Procédé de Syme. — Tracé de l'incision circonscrivant deux lambeaux géniens symétriques destinés à être ramenés par glissement sur la perte de substance à combler.

ligne médiane (fig. 58). Après avivement des bords de la brèche nasale, on dissèque les lambeaux et on les amène par glissement sur la ligne médiane, où on les fixe par des sutures séparées. Leurs extrémités inférieures destinées à former les narines sont suturées autour de l'orifice correspondant des fosses nasales. Deux tubes en caoutchouc assurent la béance des narines.

Procédé de A. Nélaton

Dans le *Bulletin général de thérapeutique* (1862, p. 470), A. Nélaton donne de sa méthode la description suivante :

« Je taille deux lambeaux latéraux qui représentent chacun la moitié du nez. Ces lambeaux comprennent toutes les parties molles qui recouvrent l'apophyse montante de l'os maxillaire supérieur et les parties adjacentes. Leur pédicule correspond à la partie supérieure du nez et à la région du sac lacrymal (fig. 59). On peut les mobiliser très aisément et les amener au contact sur la ligne médiane en laissant de chaque côté une surface saignante. Si l'on se bornait à cela, on verrait bientôt la saillie nasale disparaître sous l'influence de la traction exercée transversalement par le tissu de cicatrice qui doit recouvrir la surface laissée à nu par les lambeaux déplacés. Pour parer à cet inconvénient, il fallait fixer chacune des

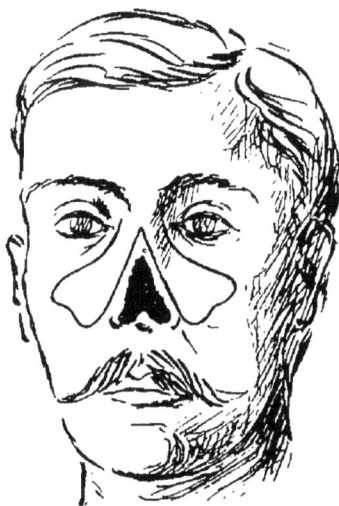

Fig. 59. — Procédé de A. Nélaton. — 1er *temps* : tracé des deux lambeaux latéraux destinés à être amenés en contact sur la ligne médiane.

moitiés du nez aux apophyses montantes des os maxillaires ; il fallait, en un mot, obtenir aux bords externes des lambeaux une cicatrice adhérente. C'est dans ce but que je me suis attaché à comprendre dans les lambeaux le périoste de la région, afin de produire une dénudation de tissu osseux. On sait en effet que c'est dans ces conditions que se produisent les cicatrices adhérentes. Le résultat a répondu à mon attente.

« Dans le cas où une partie des ailes du nez est conservée, il faut faire passer par-dessus ces parties les lambeaux qui doivent former le lobule, les portions conservées du nez ayant leur fixité normale s'opposent à l'aplatissement. Chez notre malade, les ailes du nez, n'étant pas complètement détruites, ont été laissées en place et les deux lambeaux, pris en dehors de ces parties, ont été ramenés en dedans ; ils ont été réunis sur la ligne médiane au moyen de la suture entrecoupée avec des fils de soie. Sur les parties latérales, ils furent ainsi fixés : une tige d'argent de la grosseur d'un stylet ordinaire et terminée par une pointe en fer de lance en acier est enfoncée à la base des os nasaux de façon qu'elle traverse le lambeau d'un côté, les parties conservées du nez primitif et le lambeau de l'autre côté. Une fois en place, on coupe les extrémités avec un sécateur, on lui laisse la longueur qui représente la largeur qu'on veut donner ou nez. Toutefois, chaque extrémité dépasse les parties molles de 5 millimètres environ, afin qu'elle puisse

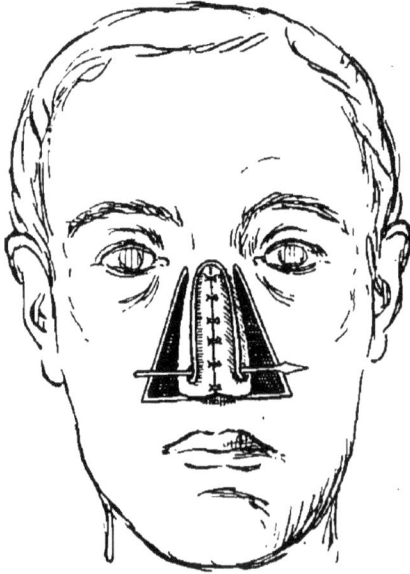

Fig. 60. — Procédé de A. Nélaton. — 2ᵉ *temps* : suture des lambeaux et mise en place de la tige en fer de lance et de l'arceau métallique destinés à maintenir la forme du nez.

recevoir l'anneau d'un cerceau métallique et une petite rondelle de liège de 1 millimètre d'épaisseur et de quelques millimètres de diamètre. Cette rondelle est destinée à protéger les lambeaux du contact immédiat des anneaux. L'arceau en forme de pince-nez est relevé vers la racine du nez et immobilisé par un fil fixé au front à l'aide d'une bandelette de diachylon ; il doit prévenir l'aplatissement du nez et lui donner sa forme.

Il est d'un calibre à peu près égal à celui de la tige
d'argent; il peut être serré ou desserré à volonté »
(fig. 6o).

MÉTHODE ITALIENNE

Elle consiste à tailler à la face interne du bras un
lambeau qui doit y rester adhérent par un pédicule des-

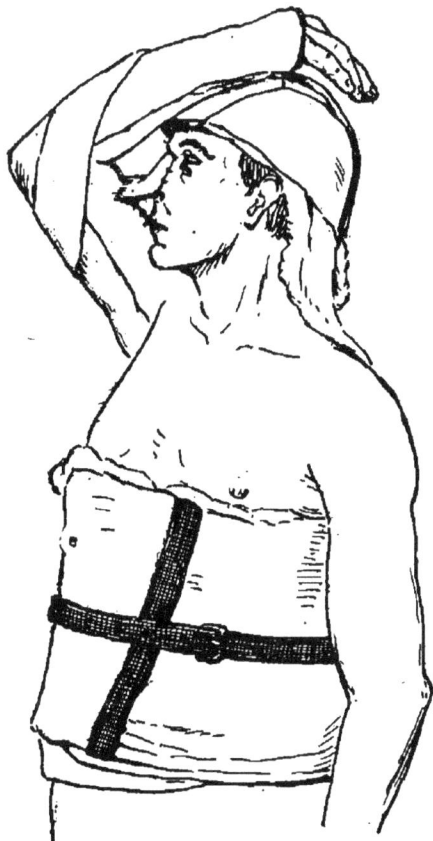

FIG. 61. — Disposition des bandes plâtrées et attitude du bras
dans la méthode italienne.

tiné à assurer sa vitalité. Les bords de la brèche à combler sont avivés et le lambeau brachial est appliqué par
une série de sutures qui le maintiennent en place. Le

bras est fixé dans la demi-flexion à proximité du visage
par un appareil de contention jusqu'à la réunion parfaite des tissus (fig. 61).

Le pédicule du lambeau adhérent au bras est alors
sectionné et, sur lui, on découpe trois petits lambeaux
qui serviront à la confection de la sous-cloison et des
ailes du nez.

La béance des narines est maintenue par deux drains
laissés à demeure.

Procédé de Szymanowski

Le lambeau pris sur le bras doit être large. Dès qu'il
en a été séparé, on taille trois dents au niveau de sa

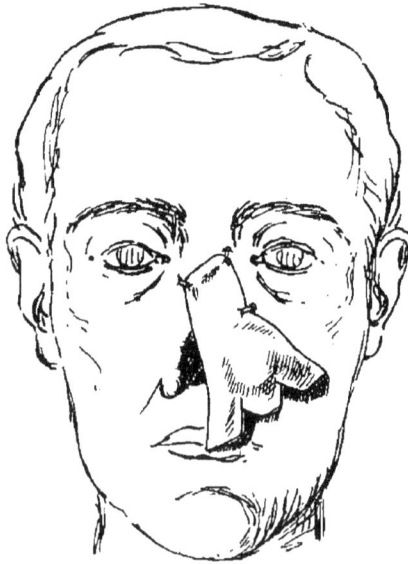

FIG. 62. — Procédé de Szymanowski. — Lambeau italien
sectionné et mis en place.

base, celle du milieu moins large est destinée au septum et les deux autres aux ailes du nez. Chacune d'elles
devra être repliée avant d'être suturée (fig. 62).

Procédé de Fabrizi

On dissèque sur l'avant-bras, un peu au-dessous de l'interligne radio-huméral, un lambeau triangulaire dont la base égale la hauteur.

Le lambeau est taillé par transfixion et reste adhérent à l'avant-bras par sa base.

L'avant-bras est fléchi sur le bras et la main est appliquée sur le moignon de l'épaule. La tête est inclinée en avant et légèrement sur le côté.

Le bras et la tête sont maintenus dans cette attitude par un appareil de contention (fig. 63).

Le treizième jour, c'est-à-dire dès que le lambeau est

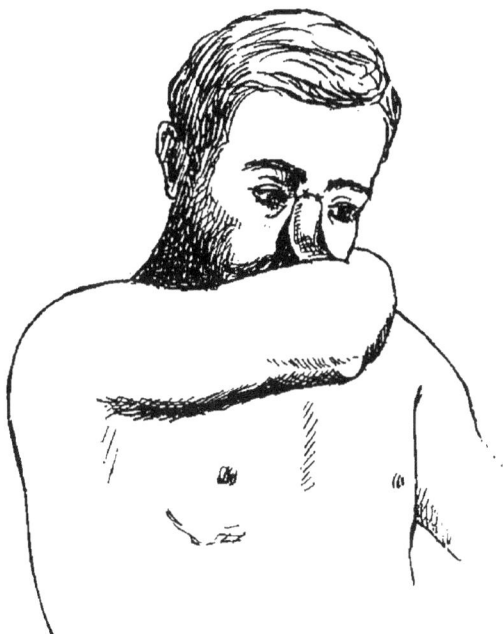

FIG. 63. — Procédé de Fabrizi. — Mise en place du lambeau anti-brachial et attitude du bras.

suffisamment adhérent, on trace avec du nitrate d'argent la ligne suivant laquelle on doit le détacher de l'avant-bras et, le lendemain, on le sectionne avec une portion de l'aponévrose antibrachiale et quelques fibres

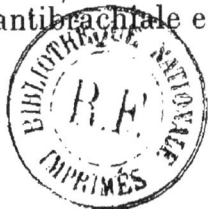

6

du long supinateur. Le lambeau est laissé flottant pendant quinze jours et lorsqu'il est complètement rétracté,
on fixe sa base par des sutures.

« En général, dit Fabrizi (1), les personnes qui ont
perdu le nez à la suite d'un traumatisme offrent le bord
de la section de l'ancien septum couvert d'une membrane qui présente tous les caractères des téguments.
En haut, cette membrane est très mince, elle est formée
par la muqueuse nasale dermifiée par l'action de l'air ;
en bas, cependant, cette membrane qui couvre les
restes du septum est dense, abondante, parce qu'elle
appartient aux téguments de la lèvre supérieure, lesquels
ont été attirés vers le septum par le travail de cicatrisation. J'ai donc pensé qu'il n'y aurait aucun inconvénient
à disséquer un lambeau du cartilage du septum restant
en le laissant adhérer à sa partie inférieure et de le
retourner de bas en haut avec le tégument qui le
recouvre de manière à former la sous-cloison. Ce tissu,
étant composé d'une muqueuse dermifiée et d'un cartilage intérieur, m'a paru très propre et très solide pour
être converti en sous-cloison et soutenir solidement la
pointe du nez ; circonstance importante, car on sait que
cette pointe s'affaisse ordinairement, se déforme et enlève
une partie des bienfaits de l'opération, faute d'appui
convenable.

« Guidé par ces considérations et ces projets, j'ai divisé
avec des ciseaux courbes le septum de dehors en dedans
et horizontalement, à six lignes en arrière du point où
ce septum s'unit à la lèvre supérieure. Une seconde
incision partant de l'extrémité interne de la première
est descendue jusqu'au plan des fosses nasales, d'abord
perpendiculairement sur ce plan, ensuite d'arrière en
avant.

« De cette manière, j'ai pu séparer une languette de
cartilage recouvert de téguments et former ainsi un
lambeau assez long et solide pour être relevé et rester
droit de lui-même. Deux aiguilles avec suture entortillée
ont fixé la pointe du lambeau préalablement rafraîchie
à l'extrémité de la sous-cloison ainsi formée. Ces

(1) FABRIZI, *Gazette des hôpitaux*, 1841, p. 429.

aiguilles ont été enlevées six jours après, et les adhérences étaient parfaitement rétablies. »

RHINOPLASTIES SUR SOUTIEN MÉTALLIQUE

Si les résultats immédiats fournis par ces trois méthodes sont généralement satisfaisants, ils ne sont
malheureusement que transitoires.

Le lambeau réparateur mal étayé et insuffisamment
soutenu par le tissu cicatriciel s'assouplit à la longue,
se ramollit, se déforme et s'effondre peu à peu substituant à une difformité hideuse une autre difformité plus
ou moins grotesque et ridicule.

Avec ces différents procédés, le problème restait donc
celui-ci : trouver une cloison, des os propres, en un
mot un support suffisamment solide et résistant pour
prévenir l'effondrement du lambeau autoplastique.

Désespérant de trouver un soutien naturel, Létiévant,
Poncet, Berger, Ollier, Jaboulay et Polosson tentèrent
des restaurations complètes du nez en étayant le lambeau sur un support métallique, en platine, en or, en
argent ou en aluminium. A cet effet, Martin, de Lyon,
imagina un appareil en platine présentant la forme
d'une croix. Les deux lames qui le composent sont disposées perpendiculairement l'une à l'autre et incurvées
au voisinage de leur point de croisement. La plus
longue branche de l'appareil est rectiligne.

Les lames ont une largeur d'environ 5 millimètres et
sont incurvées légèrement suivant leur longueur. Leurs
extrémités sont munies de petites griffes destinées à les
fixer dans le squelette.

Procédé de Poncet

On soulève l'auvent nasal, et l'appareil de Martin est
mis en place en engageant une pointe à l'union des os
propres et de l'épine nasale du frontal et en fixant les
pointes latérales aux apophyses montantes des maxillaires supérieurs. On le recouvre ensuite d'un lambeau
frontal doublé de périoste.

Procédé de Berger

Restauration du nez sur une charpente métallique comprise entre deux plans de lambeaux. — On dissèque deux lambeaux triangulaires dont la base d'implantation correspond aux bords latéraux du trou qui représente l'orifice antérieur des fosses nasales et on les rabat de dehors en dedans sur cet orifice, offrant ainsi leur face cutanée en arrière, et leur face cruentée en avant. On juxtapose les bords externes sur la ligne médiane où on les réunit par une suture très soignée. Sur la face antérieure cruentée de ces lambeaux, on applique la face cruentée d'un grand lambeau taillé sur le front et dont les bords sont réunis par une suture aux bords de la perte de substance créée par une dissection des lambeaux de la face. Mais on a eu soin de fixer au préalable sur l'épine nasale et sur les branches montantes des maxillaires supérieurs les extrémités d'un support en platine.

Ce support reste ainsi inclus entre les deux plans de lambeaux dont l'un ferme l'hiatus antérieur des fosses nasales en présentant en avant sa face cruentée et l'autre doit reconstituer les parties molles du nez en tournant en avant sa face recouverte d'épiderme.

Les bords inférieurs de ces deux lambeaux sont suturés aux vestiges de la sous-cloison et des ailes du nez.

Procédé de Martin (de Lyon)

L'auteur taille un lambeau cutané A, B, C qu'il laisse adhérent à ses deux extrémités et qu'il rabat en bas et en arrière afin de le fixer en D (fig. 64).

Mise en place de l'appareil prothétique et taille d'un lambeau frontal muni à sa base d'un appendice devant servir à la confection de la sous-cloison (fig. 65).

Cette languette est suturée sur le premier lambeau, en son milieu, en B.

Les résultats immédiats obtenus par les rhinoplasties sur support inorganique furent encourageants ; mais l'expérience ne tarda pas à démontrer qu'en raison de l'intolérance des tissus à l'égard des corps étrangers on ne pouvait guère fonder d'espérance sur la nouvelle méthode.

Chauvel, en effet, dans une communication à l'Académie de Médecine (1894) ne relevait-il pas une élimination

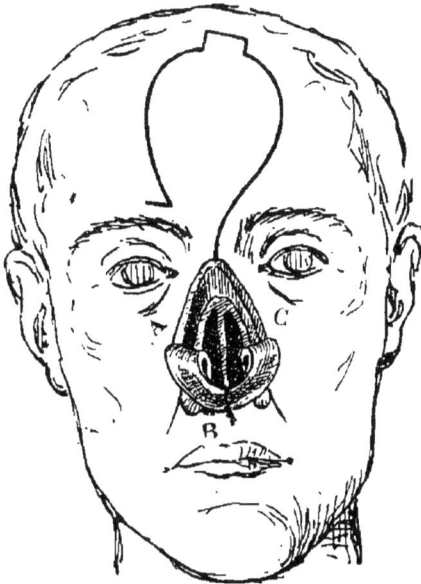

Fig. 64. — Procédé de Martin (de Lyon). — 1ᵉʳ *temps* : le lambeau A, B, C résultant de l'avivement des bords de la brèche nasale est rabattu en D.

de l'appareil métallique après dix mois et une autre après trois ans dans les observations de Létiévant ?

« Ollier ayant eu une gangrène des lambeaux, enleva l'appareil ; il le remit ensuite en place : l'appareil se découvrit encore.

Polosson avait mis un appareil à une fille de 17 ans. « Deux ans après, l'élasticité cutanée avait ramené les téguments vers le haut, découvrant en partie le cadre métallique.

« Delorme vit la peau se tendre et s'amincir sur l'appareil vers la troisième semaine et fut obligé d'enlever celui-ci.

« Berger a eu l'occasion de revoir un des opérés de Martin ; le résultat avait d'abord semblé bon ; ultérieu-

6.

rement la charpente ulcéra le dos du nez et devint en
partie visible à l'extérieur...

« Enfin Delorme, en 1895, déclarait à la Société de

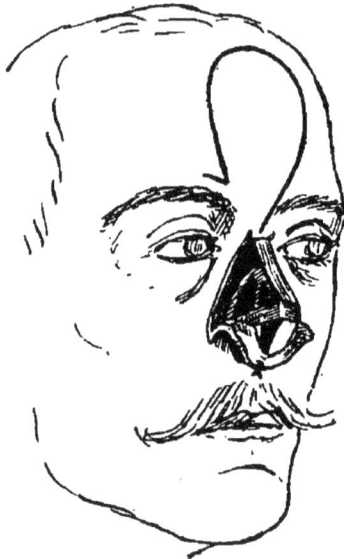

FIG. 65. — Procédé de Martin. — 2° *temps* : mise en place du
trépied métallique et tracé du lambeau frontal.

chirurgie que l'élimination des appareils était presque
fatale » (1).

RHINOPLASTIES TOTALES
SUR SOUTIEN OSTÉO-PÉRIOSTIQUE

En présence des nombreux insuccès constatés avec
l'emploi des appareils prothétiques si exceptionnellement tolérés par les tissus, on eut l'idée d'emprunter
au malade lui-même le tissu résistant devant servir de
point d'appui au lambeau réparateur. A Ollier revient
le mérite d'avoir fait, en 1864, la première tentative de
rhinoplastie sur soutien ostéo-périostique. Mais il ne
s'agissait, dans son cas, que d'une rhinoplastie partielle
puisque, chez son opéré, il y avait persistance des os

(1) CH. NÉLATON et L. OMBRÉDANNE.

propres du nez et des apophyses montantes des maxillaires supérieurs.

Ce n'est, en réalité, qu'en 1886 que König employa la méthode ostéo-périostique pour une rhinoplastie totale en prélevant sur le frontal la baguette osseuse qui devait servir de point d'appui à son lambeau.

Procédé de König

On taille sur la ligne médio-frontale un lambeau mesurant la hauteur du front et large d'environ 1 cen-

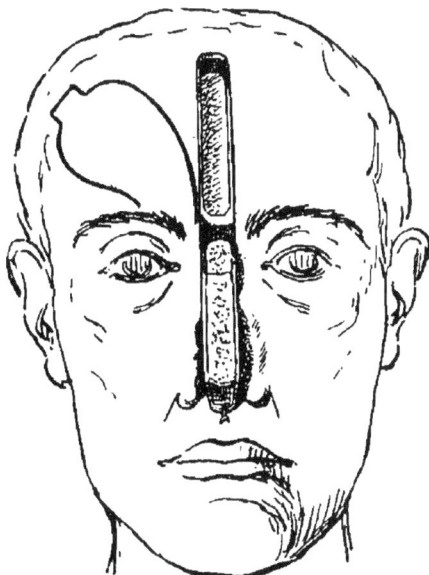

Fig. 66. — Procédé de König. — Tracé d'un lambeau oblique. Le lambeau médian ostéo-cutané est rabattu sur la brèche nasale à combler.

timètre par une incision intéressant à la fois les téguments et le périoste.

A l'aide du ciseau et du maillet, on détache une *baguette* osseuse de même longueur que le lambeau en suivant le tracé de l'incision périostique.

A l'aide du ciseau on sépare de haut en bas le lambeau-ostéo-cutané et on le rabat sur la perte de substance à combler (fig. 66).

On taille ensuite un second lambeau oblique sur le
front qu'on rabat par-dessus le premier en le tordant
autour de son pédicule comme dans la méthode indienne.
Des sutures fixent les deux lambeaux dans leur position
nouvelle. L'auteur applique sous le rebord nasal qui le
masque un tube en celluloïd pourvu d'un ressort à
l'intérieur et que le malade nettoie chaque jour.

Procédé de Nélaton

La baguette osseuse de König étant insuffisante,
Rotter et Nélaton lui substituèrent une *plaque* osseuse
empruntée également à l'os frontal. Voici, en quelques
lignes, la description du procédé de Nélaton telle qu'il
la donne lui-même :

1er TEMPS. — L'orifice béant des fosses nasales est
recouvert dans ses deux tiers supérieurs par le renversement de dehors en dedans de la peau qui le borde. A
cet effet, une incision qui circonscrit cet orifice est conduite à 1 centimètre et demi en dehors de lui ; la peau,
disséquée de dehors en dedans, est rabattue sur la
ligne médiane où elle est suturée avec le lambeau du
côté opposé auquel on a fait subir la même dissection.
Ces lambeaux sont donc retournés, leur face cruentée
regardant en avant, leur face cutanée regardant en
arrière l'orifice des fosses nasales. Les lambeaux suturés
recouvrent ainsi les deux tiers supérieurs de cet orifice.

2e TEMPS. — Une incision en fer à cheval est faite sur
le tégument du front de façon à circonscrire un lambeau
de la forme du nez que l'on veut faire et de sa largeur
(6 centimètres de long et 3 centimètres de large). Ce lambeau comprend forcément, à son extrémité supérieure,
un petit triangle de cuir chevelu poilu. La base de ce
lambeau est située à 5 ou 6 millimètres au-dessus de la
ligne sourcilière. Le lambeau étant incisé à fond jusqu'à
l'os, les téguments sont écartés du lambeau à l'aide de
la rugine. Alors, très soigneusement, le chirurgien conduit une fine scie à chantourner horizontalement, parallèlement à la surface du front, de façon à détacher la
lame superficielle du frontal dans une étendue de 4 à 5
centimètres de longueur sur une largeur de 2 centimè-

tres et demi à 3 centimètres. Cette section osseuse se fait péniblement et se termine forcément au niveau du sommet des sinus frontaux.

3ᵉ TEMPS. — La plaque osseuse qui double le lambeau frontal est alors sectionnée en son milieu avec la scie, et la peau à laquelle elle adhère divisée suivant le trait de scie ; le lambeau frontal est donc maintenant divisé en deux lambeaux ostéo-cutanés.

4ᵉ TEMPS. — Chacun de ces lambeaux est alors tourné de façon que sa face cutanée regarde en dehors ; sa face osseuse formant un angle qui constitue la saillie du nez s'appliquant, au contraire, à sa congénère.

RHINOPLASTIE TOTALE SUR SOUTIEN CARTILAGINEUX

C'est le procédé de choix de Ch. Nélaton.

Il comprend une opération *préliminaire* et une opération *définitive*.

L'auteur conseille de prendre la veille de l'opération quelques soins préalables consistant à mesurer, à l'aide d'un compas, la longueur du nez qu'on se propose de refaire. On mesurera l'intervalle qui sépare la ligne intersourcilière de la pointe du futur nez et à cette longueur on ajoutera 2 centimètres et demi destinés à la réfection de la sous-cloison.

On trace ensuite les contours du lambeau frontal avec un crayon de nitrate d'argent humecté.

« Pour tracer le lambeau frontal sous lequel le cartilage costal sera inséré, nous conseillons de dessiner tout d'abord un parallélogramme. L'un des côtés de ce parallélogramme sera une ligne verticale s'élevant sur le front, à l'union du tiers interne du sourcil droit avec ses deux tiers externes ; le côté opposé s'élèvera parallèlement à cette première ligne au niveau de l'extrémité externe du sourcil gauche. La distance qui sépare ces deux lignes doit être égale à la longueur du nez et de la sous-cloison préalablement évaluée. Deux lignes horizontales complètent le quadrilatère : la première, supérieure, rasera la ligne d'implantation des cheveux et reliera l'une à l'autre les deux parallèles que nous venons

d'indiquer ; la seconde, inférieure, passera immédiatement au-dessus du sourcil gauche (fig. 67).

« Dans ce parallélogramme, le chirurgien devra dessiner le lambeau qu'il se propose de prendre. Pour cela,
le trait représentant l'incision commencera sur le sourcil droit, à l'union de son tiers interne avec ses deux
tiers externes, puis montera obliquement en haut et à
droite de telle façon
qu'à 25 millimètres de
son point de départ le
trait soit écarté à droite
de 1 centimètre de la
ligne verticale qui li-
mite le parallélogram-
me. A ce point, il se ré-
fléchira vers la gauche
pour gagner oblique-
ment la ligne horizon-
tale supérieure. Il lon-
gera la racine des che-
veux, ne perdant pas
1 millimètre de peau dé-
pourvue de poils, puis
s'arrondira très douce-
ment pour devenir tan-
gent à la verticale qui
limite en dehors le lam-
beau.

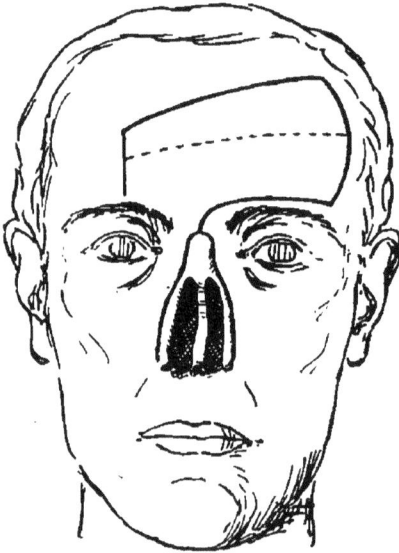

FIG. 67. — Procédé de choix. —
Tracé du lambeau frontal et du
lambeau-doublure. (Le bord supérieur du lambeau frontal doit
longer la racine des cheveux et
c'est par erreur qu'il a été tracé
trop bas.)

« Dès qu'il aura tou-
ché cette ligne, le trait
représentant l'incision
se recourbera pour ga-
gner le bord supérieur du sourcil gauche et le suivra en
s'en écartant légèrement à partir du moment où il aura
atteint la moitié de sa longueur ; il remontera alors de
4 à 5 millimètres au-dessus du sourcil et viendra se terminer à la racine du nez, juste entre les deux sourcils....

« Outre ce contour, le chirurgien devra marquer la
ligne indiquant la place que le cartilage costal devra occuper sous la peau du front. Cette ligne droite sera déterminée par deux points : à droite, un point situé à

un centimètre au-dessous du coude formé par la portion
verticale de l'incision et sa portion obliquement ascendante ; à gauche, par le milieu de la courbe qui constitue l'extrémité correspondante du lambeau. La position
du cartilage sera ainsi très proche de l'horizontale (1) ».
Conformément à ce tracé, on taille un patron qui servira
de modèle pour l'o-
pération définitive.

a) **Opération préli-
minaire.**— Elle com-
prend deux temps:

1er temps, *mise à
nu du cartilage de
la 8e côte gauche*;

2e temps, *implan-
tation du cartilage
costal sous le périoste
frontal recouvert par
le futur lambeau.*

1er TEMPS. — On
reconnaît d'abord la
pointe libre du carti-
lage de la 10e côte,
puis, au-dessus
d'elle, le bord mous-
se de la 9e ; immé-
diatement au-dessus
on perçoit le carti-
lage de la 8e côte que
le doigt déplace et
mobilise sur le carti-
lage immobile sous-
jacent.

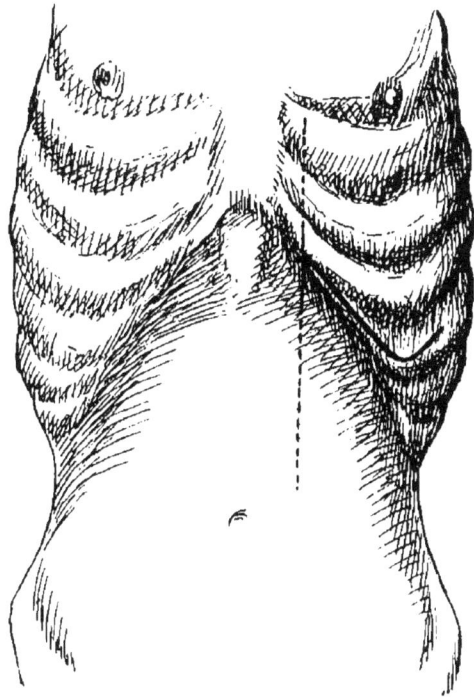

FIG. 68. — Tracé de l'incision thoracique pour la mise à nu du 8e cartilage costal gauche.

L'incision commencera au point où une verticale tracée
à deux travers de doigt en dedans du mamelon croise le
bord costal. Cette incision, qui doit mesurer une longueur
de 8 centimètres, suivra le rebord costal et sera pratiquée
sur le cartilage lui-même ; elle se relèvera ensuite à angle droit sur une longueur de 3 centimètres (fig. 68).

(1) CH. NÉLATON et L. OMBRÉDANNE.

Les insertions du grand oblique et du grand droit sont incisées le long du bord inférieur du 8e cartilage costal qui est mis à nu et détaché des insertions du transverse de l'abdomen. Le cartilage ainsi isolé est attiré en dehors et sectionné avec une cisaille à 1 centimètre de l'os.

L'extrémité costale plus épaisse est amincie avec le bistouri, de telle sorte que son diamètre n'excède pas 3 millimètres.

Cet amincissement, destiné à la réfection de la sous-cloison, doit être prolongé sur une longueur de 25 millimètres.

A l'union de la portion amincie avec la partie plus épaisse du cartilage, on taillera une encoche intéressant les deux tiers de son épaisseur et permettant son incurvation qui doit servir à la confection de la pointe du nez.

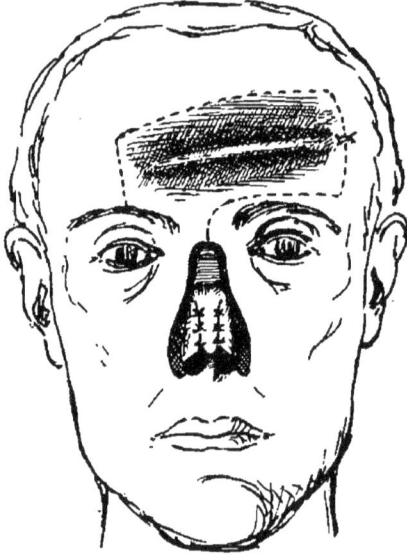

Fig. 69. — Implantation du cartilage costal sous le périoste frontal suivant le grand axe du lambeau et confection du lambeau-doublure.

2e TEMPS. — On fait une incision jusqu'à l'os de 1 centimètre et demi à la base du lambeau frontal, en son milieu ; cette incision permet l'introduction d'un ciseau de 6 millimètres de largeur avec lequel on décolle doucement le périoste suivant le grand axe de la partie horizontale du lambeau.

Le cartilage costal est alors engagé, sa pointe la première, dans le tunnel ostéo-périostique, de telle façon que l'encoche préparée pour la flexion du cartilage regarde en avant (fig. 69).

Les lèvres de l'incision des parties molles sont ensuite suturées avec des crins de Florence.

Ch. Nélaton estime que deux mois sont nécessaires pour que le cartilage costal fasse corps avec le lambeau ; avant ce laps de temps, l'opération définitive ne doit pas être tentée.

b) **Opération définitive.** — 1ᵉʳ TEMPS. — *Confection du lambeau-doublure.* — On fait une incision en V dont la pointe correspond au milieu de l'espace intersourcilier et dont les branches aboutissent au futur point d'attache des ailes du nez.

Les téguments situés autour de l'orifice à combler sont disséqués et rabattus vers la ligne médiane, leur face cruentée regardant en avant.

« Presque toujours, dit Nélaton, on pourra rabattre un petit lambeau de peau triangulaire, situé à la partie supérieure de l'orifice nasal, entre lui et le tracé du lambeau frontal. Ce petit lambeau, renversé de haut en bas, est suturé sur la ligne médiane avec deux autres lambeaux pris de

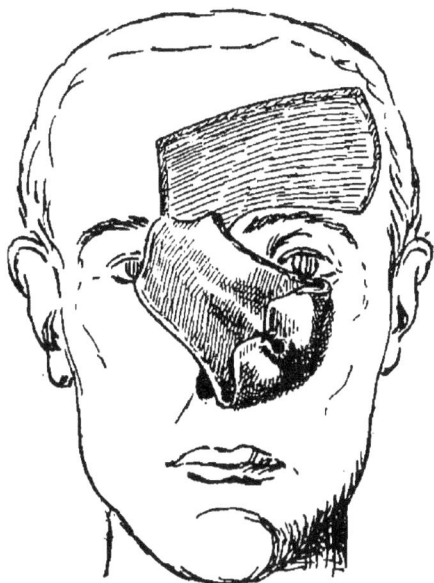

FIG. 70. — Le lambeau frontal muni de la baguette cartilagineuse est rabattu et plié pour la confection des narines et de la sous-cloison.

chaque côté de la perte de substance de 1 centimètre d'étendue chacun et renversés de dehors en dedans.

Une suture en Y au catgut réunit ces trois lambeaux et ferme l'orifice en formant un lambeau-doublure au lambeau frontal.

2ᵉ TEMPS. — *Le lambeau frontal est mis en place.* — Après l'avoir circonscrit jusqu'à l'os par une incision, on le détache du frontal à l'aide d'une rugine passant entre le périoste et l'os, au-dessous du fragment cartilagineux qui reste fixé aux parties molles.

7

Sur le lambeau frontal mobilisé autour de son pédicule, on procède à la confection des narines en pin-
çant entre le pouce et l'index sa base, en son milieu,
au niveau même de l'extrémité amincie de la baguette
cartilagineuse (fig. 70).

Les bords de la peau, ainsi pliée autour du cartilage
aminci, sont suturés avec du catgut et la sous-cloison est constituée.

On coupe alors le cartilage de la sous-cloison, sans aucune difficulté, grâce à l'en-coche ménagée dans son épaisseur ; en le portant en arrière, on voit que la peau des parties latérales du lambeau subit une in-flexion sur elle-même, constituant de la sorte les futures ailes du nez épidermisées sur les deux faces. De nou-velles sutures au cat-gut maintiennent dans cette position les tégu-ments.

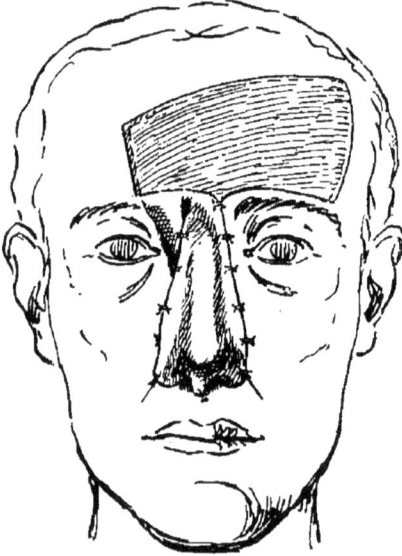

FIG. 71. — Le lambeau après torsion de son pédicule est mis en
place et suturé.

Le nez ainsi constitué est mis en position. On commence d'abord par fixer la sous-cloison. Dans ce but,
on pratique une incision médiane large de 1 centimètre
et allant jusqu'à l'os.

La sous-cloison est alors suturée en haut avec deux
fils de catgut ; en bas, deux crins de Florence l'attachent
à la lèvre supérieure.

On procède ensuite aux sutures des ailes du nez et à
ses parties latérales.

La plaie frontale est assez longue à se combler.
Lorsque la table externe est recouverte de bourgeons
charnus, on favorise la cicatrisation de la brèche fron-

tale par l'application de greffes de Thiersch qui ne peut être faite qu'un mois après l'opération définitive.

RHINOPLASTIES SUBTOTALES

Elles ne peuvent être pratiquées que s'il y a persistance de l'auvent osseux constitué par les os propres et les apophyses montantes des maxillaires supérieurs.

Procédé de Neumann

On fait de chaque côté du nez, dans le pli naso-génien, une incision dont le point de départ correspond

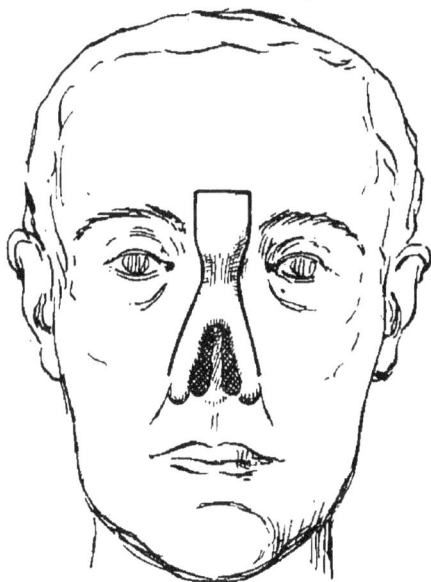

FIG. 72. — Procédé de Neumann. — 1er *temps :* tracé du lambeau.

à l'aile du nez. Au niveau de l'angle interne de l'œil, l'incision se relève, elle est conduite verticalement, rase l'extrémité interne du sourcil et aboutit au-dessus de la glabelle où elle est réunie par une incision transversale à celle du côté opposé.

Le lambeau est ensuite disséqué jusqu'à l'os et dé-taché de haut en bas afin de bien mettre à découvert l'auvent osseux.

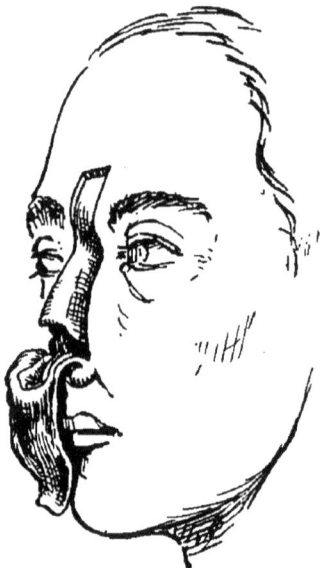

Par une incision transversale dirigée d'avant en arrière et rasant le bord inférieur des os propres, on détache les moignons d'aile et on sectionne le septum. « De cette manière, on rabat un arceau cartilagineux adhérent au lambeau de peau qui pendait, en même temps qu'un septum : tout cela pivote sur les insertions de cet arceau cartilagineux. Une fois l'hémorrhagie calmée, l'arceau est abaissé et sa pointe reproduit une nouvelle pointe du nez. On relève alors le lambeau cutané qui pendait ; son extrémité supérieure ne remonte plus maintenant qu'à la racine du nez, car le coude qu'il décrit pour former la saillie du nez en diminue la longueur. » (fig. 73).

Fig. 73. — Procédé de Neumann. — 2° *temps* : le lambeau est détaché et rabattu avec l'arceau cartilagineux séparé des os propres par une section transversale antéro-postérieure.

On le suture aux téguments des joues et du grand angle de l'œil. Les lèvres de la plaie frontale sont affrontées à l'aide de crins de Florence.

Procédé de Ch. Nélaton

Il ne diffère du précédent qu'en ce que l'auteur prend comme support du nez nouveau un arceau osseux résistant et épais, au lieu d'un mince arceau cartilagineux facilement dépressible. Pour donner une saillie plus prononcée à l'organe, Nélaton abaisse tout le pourtour de l'apertura pyriformis qu'il détache par un trait de scie.

Ce procédé est applicable toutes les fois qu'il reste
une ogive nasale de 7 à 8 millimètres de saillie, ce qui
est presque la règle.

Voici, en quelques
lignes, la description
que l'auteur donne de
cette opération :

1ᵉʳ TEMPS. — Un lam-
beau en fer à cheval est
taillé autour du trou
béant formé par la des-
truction du nez. Le
chirurgien étant placé
à la gauche du mala-
de commence l'incision
sur la joue droite en un
point situé à un travers
de doigt de l'orifice os-
seux de la fosse nasa-
le correspondante, sur
une ligne horizontale
qui s'étend de l'épine
nasale antérieure au lo-
bule de l'oreille. Elle
monte directement en
haut en suivant le sil-

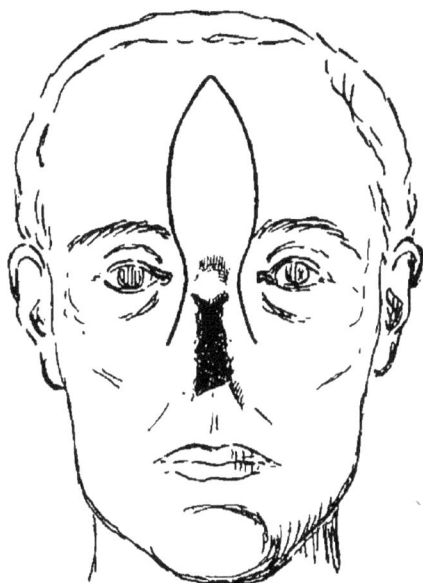

FIG. 74. — Procédé de Ch. Nélaton. — 1ᵉʳ *temps* : tracé d'un lambeau naso-frontal en fer-à-che-
val.

lon naso-génien, passe à 6 millimètres en dedans de la
caroncule lacrymale et monte sur le sourcil qu'elle divise à sa racine perpendiculairement à sa direction,
puis elle monte sur le front toujours directement en
haut, et devient légèrement oblique pour atteindre sur
la ligne médiane la racine des cheveux.

L'incision commencée en bas du côté droit se termine à la racine des cheveux. Je crois que l'on fera bien
de reprendre aussi l'incision de gauche de bas en haut
pour aboutir au même point.

2ᵉ TEMPS. — Le lambeau frontal est disséqué au bistouri et séparé de l'os, mais à sa pointe et sur les bords
seulement, car on a soin de laisser une longue bande
médiane de ce lambeau adhérente à l'os depuis sa
pointe jusqu'au niveau des sinus frontaux. A ce mo-

ment, un aide retroussant un des côtés disséqués de ce lambeau, le chirurgien creuse au ciseau et au maillet un sillon qui entame la lame externe du diploé, de bas en haut, depuis le sinus frontal jusque vers la pointe du lambeau ; la même chose est faite du côté opposé.

Alors, avec un ciseau plat et mince, le chirurgien s'efforce de décoller cette mince lame externe du

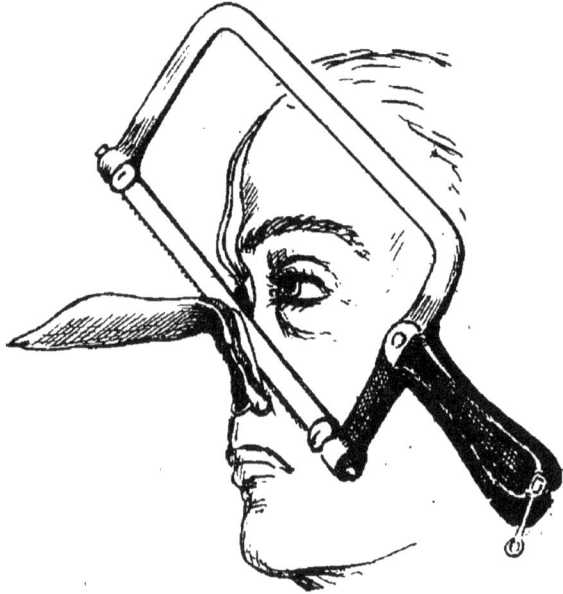

Fig. 75. — 3ᵉ *temps* : section avec la scie à arbre des os propres et des apophyses montantes de haut en bas et d'avant en arrière.

diploé de haut en bas, en cheminant dans l'épaisseur du diploé.

Arrivé non loin des sinus frontaux, il sépare complètement de l'os cette lame qui adhère au lambeau sur une longueur de 3 centimètres environ. Puis la dissection est continuée plus bas au bistouri et le squelette correspondant à la racine des os propres du nez apparaît. Ces derniers sont donc mis à nu dans une étendue de 6, 8, 10 millimètres, suivant que l'ogive nasale est plus ou moins conservée.

3ᵉ TEMPS. — Alors la scie à arbre munie de sa grande
lame est engagée. Elle attaque les os propres du nez
et divise l'apophyse montante du maxillaire supérieur,
en se dirigeant légèrement de haut en bas et d'avant en
arrière. La lame suit une ligne qui part de 1 centimètre
en avant de l'épine nasale antérieure et supérieure et se
dirige vers la deuxième molaire. Elle s'arrête un peu

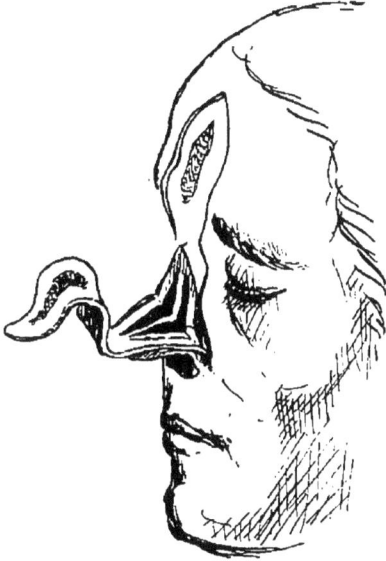

Fig. 76. — 4ᵉ *temps*: le lambeau
et l'auvent nasal sont abaissés
après fracture de la portion
non sectionnée de l'apophyse
montante.

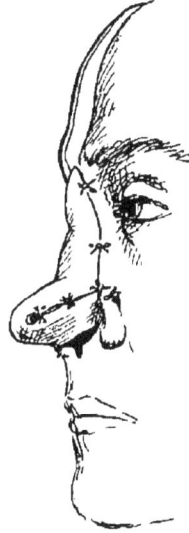

Fig. 77. — 5ᵉ *temps*:
le lambeau est plié
et suturé.

en dessous du trou sous-orbitaire, à 6 ou 7 millimètres
en avant de lui. La section osseuse se fait facilement si
on a eu soin de faire à fond l'incision des parties molles
et d'avoir bien mis à découvert le trajet que doit parcourir la scie (fig. 75).

4ᵉ TEMPS. — Arrivée au point précédemment indiqué,
la scie est retirée et une gouge coudée, placée de chaque
côté dans la plaie, brise la racine de l'apophyse montante. Cette section au ciseau doit être faite *timide-
ment* ; elle doit rester incomplète et le chirurgien,

en abaissant le lambeau et l'auvent nasal, achève la fracture de façon que cette apophyse montante reste engrénée et adhérente par quelques fibres osseuses au corps du maxillaire (fig. 76).

5ᵉ TEMPS. — La pointe du nez formée par le sommet de l'ogive nasale est alors saisie avec une pince et maintenue en position par un aide ; le lambeau, suturé sur ses parties latérales aux bords des incisions géniennes, façonne un nez dont la saillie dorsale est donnée par le copeau osseux détaché du frontal. Il reste sur le front un espace elliptique que l'on comblera facilement avec des greffes de Thiersch (fig. 77).

Dans une deuxième opération, les narines et la sous-cloison sont façonnées sans que l'on puisse pour cela donner de règle, le chirurgien devant s'inspirer de la disposition des parties (1).

DIFFORMITÉS PAR ENSELLURE ET EFFONDREMENT DU NEZ

Ces déformations, qui s'observent à la suite de certains traumatismes ou du processus nécrotique de la syphilis, sont caractérisées anatomiquement par la destruction du squelette ostéo-cartilagineux de la racine du nez.

La déformation étant constituée par la *dépression de la racine du nez* et *l'élévation anormale de sa pointe*, son traitement consistera donc à corriger les deux facteurs de l'ensellure c'est-à-dire : *reconstitution de l'arête nasale et abaissement de la pointe du nez.*

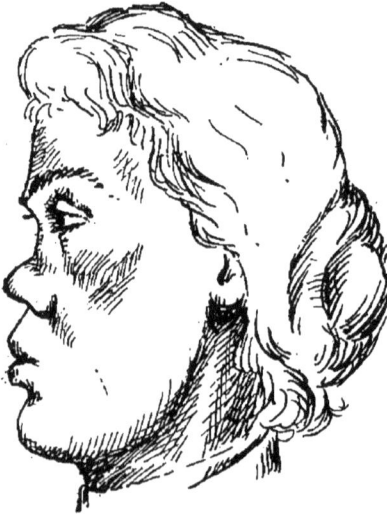

FIG. 78 . — Nez en selle.

(1) CH. NÉLATON, *Bulletin de la Société de Chirurgie.* Paris 1900, p. 665.

Nombreux sont les procédés autoplastiques qui ont été imaginés pour corriger l'ensellure nasale. Aussi nous bornerons-nous à ne citer que ceux qui nous paraissent devoir être seuls recommandés.

Procédé d'Helferich

On taille un lambeau nasal ayant la forme d'un U renversé dont la convexité correspond à la racine du nez.

Sur le milieu du front, on taille un second lambeau en V à convexité supérieure en ayant soin de détacher de l'os frontal une plaque d'os qui doit rester adhérente au lambeau-doublure. Celui-ci est rabattu, face cruentée en avant, puis recouvert par le lambeau nasal.

Trois semaines après, on sectionne transversalement le pédicule du lambeau frontal. On incise alors verticalement la partie supérieure de ce pédicule et les deux lambeaux ainsi préparés sont rabattus et suturés au bord supérieur du lambeau nasal qui recouvre le lambeau-doublure.

La petite surface avivée qui correspond à la glabelle se comble par bourgeonnement.

Procédé de Ch. Nélaton

D'après cet auteur, le problème de la correction d'un nez « *en selle* » peut se décomposer de la manière suivante :

1° Abaisser la pointe du nez ;

2° Obturer la brèche ouverte dans les fosses nasales par un double plan de lambeaux ;

3° Prendre un lambeau-couverture plus étendu que les anciens téguments du nez, car la peau de l'ensellure est inextensible ;

4° Tailler un lambeau-doublure ;

5° Avoir entre les deux plans de lambeau un support *organique* qui sera du *cartilage*.

a) OPÉRATION PRÉLIMINAIRE. — Selon la technique qui a été déjà tracée à propos de la rhinoplastie totale, on réséquera un fragment du 8ᵉ cartilage costal mesu-

7.

rant 4 centimètres et demi et on l'insinuera dans le
tunnel ostéo-périostique creusé suivant la ligne médio-
frontale.

b) Opération définitive. — Elle ne devra être entreprise qu'au bout de six semaines. « On calculera d'abord,
dit Nélaton, de combien on veut abaisser le lobule
pour le ramener à sa position normale. En général,
2 centimètres suffiront.

« On tracera la ligne qui joint les extrémités internes

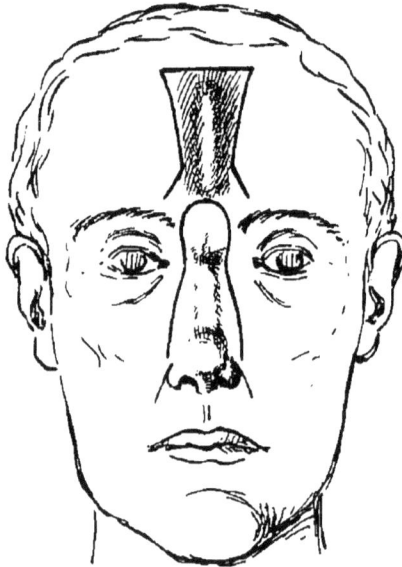

Fig. 79. — Procédé de Ch. Nélaton. —Tracés du lambeau en U
renversé et du lambeau frontal sous lequel est implanté le
cartilage costal.

des sourcils ; puis, on reportera au-dessus de cette
ligne la longueur adoptée, 2 centimètres, dans l'exemple
que nous avons pris ; plus ou moins si l'on veut abaisser
le lobule plus ou moins. Par ce point, on fera passer le
sommet d'une incision en U renversé, aussi large que
possible et dont les branches se termineront en bas à
la naissance des ailes du nez (fig. 79.

« On disséquera ce lambeau de haut en bas en ne comprenant que la peau. Arrivé à 1 centimètre ou 1 centi-

mètre et demi de la pointe du nez, on fera une section
transversale pénétrant dans les fosses nasales, intéressant la cloison et rendant libre tout le bout du nez qu'on
pourra facilement abaisser. Ceci fait, le sommet du
lambeau en U correspondra bien évidemment au niveau
de la ligne intersourcilière.

« Sur le front, ont racera alors un lambeau triangulaire
circonscrivant le cartilage inséré, passant en haut juste
à l'extrémité supérieure de ce cartilage et le débordant

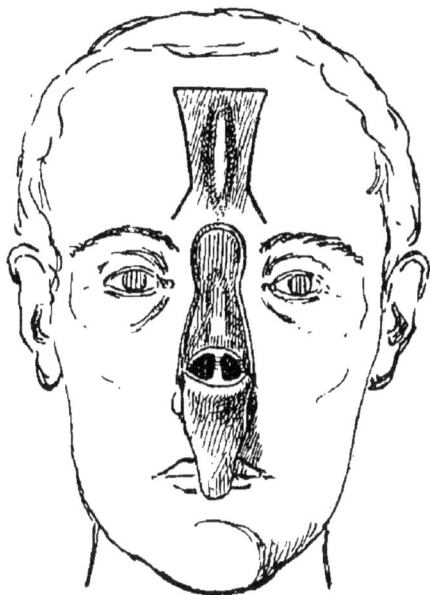

Fig. 80. — Le bout du nez et le lambeau en U y attenant sont
abaissés et portés en avant.

sur les côtés. En bas, les deux lignes qui devront circonscrire le pédicule de ce lambeau divergeront de manière
à laisser au moins 1 centimètre entre elles et l'avivement résultant du prélèvement du premier lambeau en
U ; ces pédicules latéraux iront jusqu'au sourcil (fig. 80)

« Le bout du nez et le lambeau en U y attenant étant
alors abaissés et portés en avant, on détachera le lambeau frontal armé de cartilage, on le rabattra directement en bas et en avant et il viendra se placer épiderme

vers l'intérieur, face cruentée à l'extérieur. Sa face épidermique sera abrasée sur l'étendue qui correspondra à l'avivement de la profondeur ; l'épiderme, au contraire, sera respecté là où il correspondra à la brèche ouverte dans les fosses nasales.

« Le lambeau-doublure étant ainsi placé, son cartilage au-dessus de lui, on relèvera de bas en haut et par dessus le tout le lambeau en U attenant au bout du nez qui

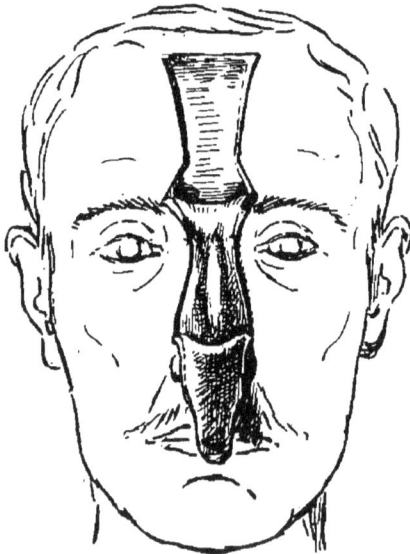

FIG. 81. — Le lambeau frontal armé de son cartilage est rabattu et forme un lambeau-doublure que recouvrira le lambeau en U.

arrivera un peu au-dessous de la ligne intersourcilière (fig. 81).

« Quinze jours plus tard, on sectionnera le pédicule du lambeau-doublure, on disséquera quelque peu la partie supérieure du lambeau en U pour permettre d'amincir la partie supérieure du lambeau-doublure, et le bord supérieur du lambeau en U viendra retrouver en pente douce le niveau des téguments du front. On appliquera à ce moment quelques greffes de Thiersch, s'il est nécessaire, sur les points non épidermisés. »

Bien que ce procédé n'ait été pratiqué que sur le

cadavre, Nélaton est convaincu que son application
sur le vivant doit donner également d'excellents résultats.

INJECTIONS PROTHÉTIQUES

En raison des difficultés opératoires que présentent
les différents procédés proposés pour corriger l'effondrement nasal et des insuccès observés si fréquemment
à la suite des tentatives chirurgicales les mieux conduites, on eut l'idée de recourir aux injections prothétiques suivant la *technique de Gersuny*.

Cette méthode est basée sur ce fait que les corps gras
se liquéfiant par la chaleur et se solidifiant par le refroidissement sont susceptibles d'être injectés dans les
mailles d'un tissu dilatable et d'y rester en place à l'instar des corps inertes.

La substance choisie par Gersuny est une *vaseline*
fusible à une température voisine de 40° et stérilisée par
une ébullition prolongée au bain-marie.

Les premiers résultats obtenus par cette méthode
intéressèrent vivement le corps médical et même, par le
côté original du procédé, le grand public. Mais l'en-
thousiasme du début devait vite tomber à la suite des
communications sensationnelles de Pfammenstiel, de
Breslau, et d'Halban, de Vienne, qui observèrent, à la
suite d'injections de vaseline, les symptômes graves de
l'embolie pulmonaire.

La crainte de semblables accidents suggéra à Eckstein l'idée d'employer la *paraffine*, plus rapidement soli-
difiable et moins résorbable que la vaseline. De Caze-
neuve conseille la paraffine solide de Poulenc qui est
fusible entre 45° et 50° et à laquelle Broeckaert incorpore
du gaïaforme dans la proportion de 5 à 10 p. 100.

Technique. — La paraffine, préalablement stérilisée,
est liquéfiée au bain-marie dont la température ne doit
pas excéder 65° (Eckstein) et la seringue destinée à faire
l'injection est portée à la même température. On peut
se servir soit d'une seringue de Pravaz d'une capacité
de 3 centimètres cubes portant une aiguille en platine

vissée sur son embout, soit encore mieux d'une seringue spéciale comme celle de Gersuny ou de Broeckaert modifiée par Lermoyez (fig. 82).

La région nasale ayant été aseptisée, on enfonce l'aiguille à une certaine distance du point où doit s'accumuler l'injection, afin d'éviter un reflux possible du liquide par l'orifice de la piqûre.

L'injection sera poussée *lentement* dans le tissu sous-dermique correspondant à la zone affaissée pendant qu'un aide comprime avec les doigts la racine du nez pour empêcher la diffusion du liquide vers le front et les paupières.

On n'injectera à la fois qu'une petite quantité de paraffine qui ne doit pas dépasser 2 centimètres cubes.

L'injection terminée, on procèdera au *modelage* de la masse injectée jusqu'à sa solidification complète et on ne retirera l'aiguille que lorsque la paraffine aura été entièrement solidifiée.

La douleur occasionnée par l'injection étant insignifiante, il est inutile de recourir à l'anesthésie cocaïnique.

Plusieurs séances sont habituellement nécessaires et on ne les renouvellera que lorsque la substance de la dernière injection se sera nettement incorporée dans l'épaisseur des tissus.

Critique de la méthode. — Il faut reconnaître que si la méthode des injections prothétiques a donné parfois des résultats encourageants dans les déformations traumatiques, elle est, en revanche, souvent incapable de

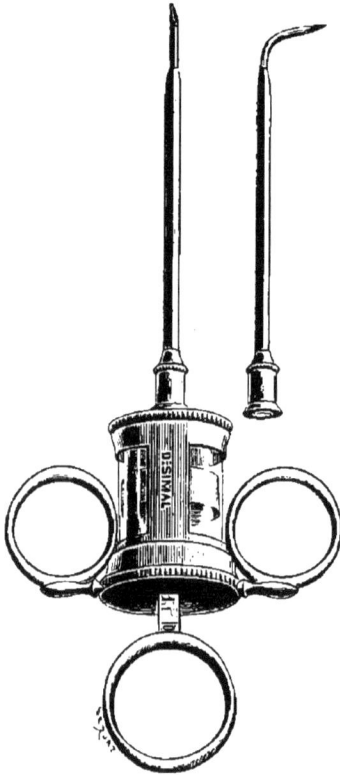

FIG. 82 — Seringue de Broeckaert pour injections de paraffine.

corriger les ensellures pathologiques et, en particulier celles de la syphilis où la présence fréquente du tissu cicatriciel s'oppose à la pénétration du liquide.

Il est incontestable, d'autre part, que la *migration* de la paraffine et l'affaissement secondaire des parties ont été maintes fois observés.

Lejars ne cite-t-il pas un cas typique où il lui fallut extraire au bistouri des fragments de paraffine qui avaient diffusé dans l'épaisseur des paupières (1) ?

L'*élimination* tardive de la masse injectée a été également signalée par Moure, Brindel et Tuffier.

Enfin, cette méthode aurait, dans maintes circonstances, engendré des accidents de la plus haute gravité, tels que la *phlébite* et l'*embolie*.

D'ailleurs, les exemples ne manquent pas : le malade de Broeckaert, quelquesjours après l'injection, est atteint de *phlébite* de la faciale compliquée d'infarctus pulmonaire ; des signes manifestes de phlébite sont également observés chez les deux malades de Brindel.

Ch. Nélaton, à son tour, relève un cas d'embolie à la suite d'une injection de paraffine pour nez en selle.

Hurd et Holden voient un malade perdre complètement la vue à la suite d'une thrombose des veines ophtalmiques survenue après la troisième injection.

Tels sont, brièvement exposés, les accidents observés consécutivement aux injections de paraffine. La perspective de complications aussi redoutables ne suffit-elle pas amplement pour condamner à jamais cette méthode qui, à mon avis, doit définitivement céder le pas aux procédés chirurgicaux ?

RHINOPLASTIES PARTIELLES
RESTAURATION DU BOUT DU NEZ

Pour la réfection du bout du nez, c'est-à-dire du lobule et du segment antérieur des narines qui sont rarement détruites dans leur totalité, Nélaton préconise l'emploi du lambeau italien non doublé.

Après avoir avivé le pourtour de la perte de subs-

(1) LEJARS, *Bull. Soc. de chir.*, 1903.

tance, on abaisse le segment postérieur des narines
qui, généralement, est attiré en haut.

A cet effet, on pratique de dedans en dehors une incision pénétrant dans les fosses nasales et suivant le sillon qui limite le bord supérieur de l'aile du nez. L'aile
du nez ainsi libérée et abaissée détermine à la place
de l'incision une encoche qui sera comblée par les

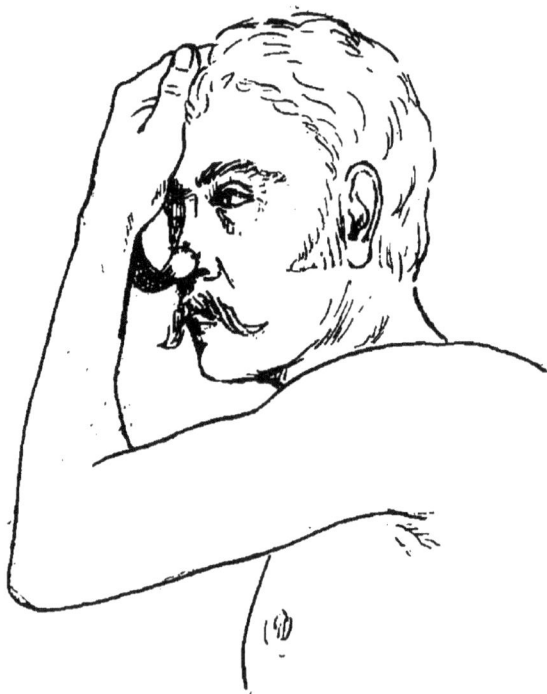

Fig. 83. — Application d'un lambeau italien pour la réfection
du bout du nez.

angles latéraux du bord libre du lambeau antibrachial.
L'affrontement des lambeaux sera fait très *minutieusement*, notamment au niveau de l'encoche résultant de l'abaissement de l'aile du nez.

« Le lambeau (brachial), dont les dimensions ont été
préalablement établies, aura d'étendue un quart de plus
que la surface à combler. Son pédicule devra être assez
long pour qu'une fois la suture faite il ne subisse aucune

traction. Il faut aussi que ce pédicule, qui après section sera destiné à former la sous-cloison, soit d'une longueur suffisante pour fournir cette dernière. Le lambeau est donc disséqué sur le bras ou l'avant-bras et suturé à la surface d'avivement nasal.

L'appareil de contention est appliqué, le pansement fait. » (Nélaton.)

On sectionne le pédicule très près du bras au bout de 12 jours et, plusieurs semaines après, on procède à la réfection de la sous-cloison avec l'extrémité libre du lambeau.

RESTAURATION DU LOBULE
Procédé de Rouge de Lausanne

On taille par deux incisions horizontales un lambeau quadrilatère sur le dos du nez, on mobilise sa partie médiane en glissant sous elle un ténotome ; puis on l'abaisse de haut en bas de façon à suturer son bord inférieur au bord inférieur de la perte de substance du lobule. Quant à la brèche ainsi produite, elle est comblée par un lambeau semblable pris au-dessus du premier.

Méthode italienne

Elle est indiquée s'il y a une destruction étendue du lobule.

Le lambeau sera pris sur la partie antérieure et inférieure de l'avant-bras, à deux travers de doigt du poignet, en dehors de la ligne médiane (fig. 83).

Nélaton conseille de tailler au lambeau une base concave ; son sommet restera adhérent à l'avant-bras.

On suture les lèvres de la plaie de l'avant-bras, puis, à l'aide de crins de Florence, on fixe soigneusement le lambeau antibrachial aux bords de la perte de substance.

Le bras est maintenu en place par des attelles plâtrées, la main appuyant sur le front dont la sépare une couche d'ouate qui empêche la compression du nez.

Le pédicule du lambeau est sectionné vers le quinzième jour. On procède alors à son modelage, et on le suture à la brèche qu'il est destiné à combler.

RESTAURATION DE LA SOUS-CLOISON

On avive jusqu'au bord libre de la lèvre supérieure la face cutanée de la gouttière sous-nasale et on la circonscrit par deux incisions qui comprennent soit la moitié, soit toute l'épaisseur de la lèvre supérieure.

On relève de bas en haut ce lambeau dont on suture l'extrémité inférieure au lobule et les côtés à la cloison.

La perte de substance labiale est réparée par la suture et la face cruentée du lambeau qui est à l'extérieur prend peu à peu les caractères de la peau.

Toutefois, le procédé de Ch. Nélaton est ici encore préférable, notamment quand l'orifice des fosses nasales est déformé par la rétraction et l'affaissement des bords. Voici en quelques lignes la technique de l'auteur:

Fig. 84. — Un ciseau courbe détache l'épine nasale antérieure et le bord antérieur de la cloison détruite en partie.

1ᵉʳ TEMPS. — A 5 millimètres de la sous-cloison détruite, sur la base de la lèvre supérieure, on fait une incision de 2 centimètres, à concavité supérieure, qui doit pénétrer jusqu'à l'os.

A l'aide d'un ciseau courbe introduit dans la plaie, on détache par quelques coups de maillet l'épine nasale antérieure et le bord antérieur de la cloison détruite en partie (fig. 84).

La pointe du lambeau ostéo-cartilagineux ainsi mobilisé est attirée en avant et en bas et fixée au lobule préalablement avivé.

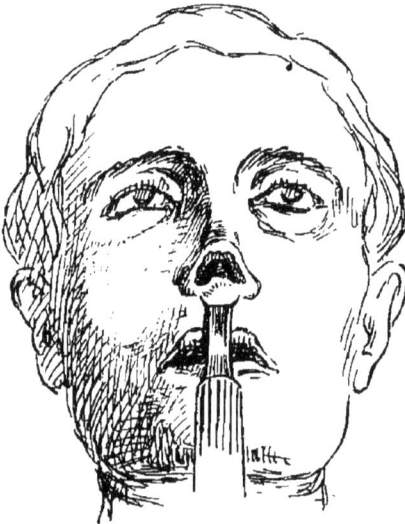

2ᵉ TEMPS. — Sur la lèvre, de chaque côté de la ligne médiane, on taille un lambeau allongé verticalement aux dépens seulement de sa portion cutanée, et, pour permettre la torsion du pédicule, on commence l'incision gauche en peu plus haut que la droite.

Le lambeau qui reste adhérent à sa partie supérieure est tordu sur son pédicule, afin d'amener en haut vers le lobule et la cloison avivés sa face cruentée qu'on fixe ensuite par des sutures.

MALFORMATIONS DES NARINES

Les unes sont *congénitales* et les autres *acquises*.

1° Celles de la première catégorie offrent de nombreuses variétés. Tantôt c'est un *élargissement* avec aplatissement de la narine dû à l'absence de la commissure postérieure, comme c'est le cas dans le *bec-de-lièvre* : la fissure labiale peut se prolonger jusqu'à l'orifice narinal et lorsqu'elle est complète les deux moitiés de la narine sont écartées l'une de l'autre et rattachées aux bords osseux sous-jacents par une bride résistante d'aspect blanchâtre s'opposant à tout déplacement. Le cartilage latéral est déformé, aplati et retourné en dedans ; l'aile du nez est attirée en dehors et en même temps abaissée. Quand le bec-de-lièvre est bilatéral, les deux fissures circonscrivent avec la sous-cloison un lobe labial médian, tantôt d'une longueur normale, tantôt un peu court, bordé de muqueuse sur tout son pourtour et rattaché au rebord osseux de la narine par une ferme adhérence ; la commissure postérieure de la narine est remplacée par une fente de chaque côté, de sorte que les deux narines représentent les deux branches d'un V encadrant dans sa concavité le tubercule médian atrophié correspondant à la lèvre supérieure. Cette malformation s'observe surtout dans le *bec-de-lièvre osseux double* combiné avec une fissure palatine et caractérisé par l'absence de l'os incisif.

Il en résulte en arrière une communication des fosses nasales entre elles et, avec la cavité buccale, une béance exagérée des narines et une interruption de l'orbe régulier des lèvres. Cette malformation modifie les condi-

tions de la respiration en laissant pénétrer en trop
grande quantité dans le nez et l'arrière-bouche de l'air
froid qui dessèche la muqueuse naso-buccale et détermine un *coryza chronique* avec toutes ses complications
pharyngées, otiques et broncho-pulmonaires. Les troubles de la phonation sont aussi la conséquence de cette
anomalie de développement naso-buccal.

Tantôt, au contraire, c'est un *rétrécissement* plus ou
ou moins accusé. Il peut être
assez marqué chez certains
sujets pour mettre obstacle à
la respiration nasale et entraver l'alimentation du nouveau-
né en rendant la succion impossible.

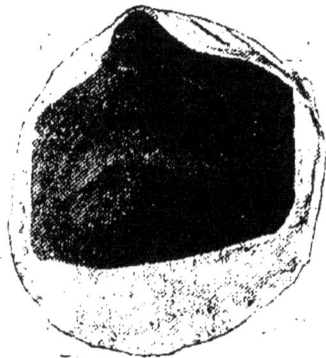

La persistance de l'atrésie
des narines a encore pour effet
de compromettre le développement des fosses nasales et
de donner au sujet un facies
spécial analogue à celui qu'on
observe avec les tumeurs
adénoïdes.

Plus rare est l'*occlusion*
complète des narines. Ici,
c'est un *diaphragme* mem-
braneux, cutané ou fibreux,

Fig. 85. — *Obliteration cicatricielle des narines* (suite
de variole). — (Musée de
l'hôpital Saint-Louis.) Collection Péan. N° 343.

d'aspect infundibuliforme, qui s'étend de la sous-cloison
à l'aile du nez ; ailleurs, c'est une *adhérence* large, une
adhérence de surface qui réunit les deux parois du vestibule.

En raison de l'obstruction complète des fosses nasales, les troubles observés sont plus prononcés que
dans la variété précédente. Lorsque l'occlusion est bilatérale, une intervention hâtive s'impose.

2° Les malformations *acquises* des narines comprennent les *rétrécissements*, les *occlusions* et les *pertes de
substance* ayant intéressé leurs parois.

Les *rétrécissements* sont dus à la cicatrisation d'une
ulcération ou d'une plaie ayant leur siège sur l'un des
bords de l'orifice narinal. C'est surtout à la suite des brû-

lures profondes et des ulcères de la *syphilis*, du *lupus* et de la *variole* qu'on les observe.

Les *occlusions* reconnaissent la même étiologie que les atrésies et, comme dans les variétés congénitales, les adhérences peuvent n'intéresser que les bords de la narine ou s'étendre, au contraire, à toute la surface du vestibule en déterminant la fusion de ses parois. Ces malformations ne se rencontrant, en général, que chez l'adulte, donnent lieu à des troubles moins graves que chez le nouveau-né. Toutefois, la gène respiratoire qu'elles occasionnént, l'anosmie et surtout les inflammations rhino-pharyngées et les complications otiques qu'elles déterminent sont des indications suffisantes en faveur d'une intervention rapide.

Les *pertes de substance* s'observent à la suite des traumatismes, des brûlures et des ulcérations de toute nature (tuberculose, cancer, syphilis, morve) ; elles peuvent s'étendre à l'aile du nez, à la sous-cloison et au lobule, et intéresser toute la périphérie du vestibule nasal.

TRAITEMENT

1° **Atrésie des narines.** — Lorsque le rétrécissement des narines est très marqué au point de gêner la respiration et de compromettre dans le jeune âge le développement du sujet, une intervention sanglante est indiquée. Dans les cas légers, on pourra tenter la dilatation lente et progressive avec des *bougies métalliques* de calibre croissant, avec les bougies d'étain de Chiari, par exemple, laissées à demeure deux heures par jour, ou, à leur défaut, avec des tiges de laminaire qu'on renouvellera toutes les 24 heures. Quelquefois, plusieurs incisions libératrices pratiquées sur le bord libre de la narine seront nécessaires avant de procéder à la dilatation.

Dans les atrésies cicatricielles, l'usage du galvano-cautère sera souvent d'une grande utilité pour la section des tractus fibreux qui bordent l'orifice narinal.

Parmi les procédés opératoires employés pour remédier à cette difformité, nous citerons celui de *Jobert et Velpeau* qui est une autoplastie par renversement.

On résèque un lambeau cutané de 5 à 6 millimètres de hauteur autour de l'orifice de la narine en respectant la muqueuse qui devra être renversée en dehors et suturée comme un ourlet à la peau.

Sur un jeune sujet, Kirmisson fit le contraire : il réséqua la muqueuse et entropionna la peau.

Ces deux méthodes ayant l'inconvénient de raccourcir la hauteur de l'aile du nez et de donner un relief disgracieux à la sous-cloison, on doit recourir à d'autres procédés dont le meilleur est incontestablement celui que recommande Nélaton pour la restauration des narines. (V. p. 131-134.)

Il est d'une exécution délicate, mais il est le seul capable de mettre sûrement le malade à l'abri de l'atrésie cicatricielle.

2° **Occlusion des narines.** — L'oblitération des narines peut être *congénitale* ou *acquise.*

Dans la première variété, il arrive assez fréquemment de se trouver en présence d'un simple diaphragme obturateur qui obstrue la lumière de la narine.

On le résèquera au bistouri ou mieux on le détruira avec la pointe de l'électro-cautère en ayant soin de placer dans l'ouverture ainsi créée un drain en caoutchouc destiné à maintenir l'écartement des bords et à rétablir la perméabilité nasale.

Dans la variété acquise, l'oblitération des narines peut être due soit à des brides cicatricielles consécutives à des cautérisations, à une brûlure profonde, à des excisions de produits pathologiques ou à un processus ulcératif quelconque, soit à la rétraction du tissu inodulaire qu'on observe assez souvent à la suite des rhinoplasties.

Si les adhérences sont larges et épaisses, on les excisera en sculptant dans leur épaisseur ; ensuite, par des dilatations successives, on maintiendra et agrandira, au besoin, la lumière du tunnel qu'on aura ainsi creusé. Mais lorsque les lésions sont trop étendues et que la peau et la muqueuse qui bordent l'orifice nasal sont remplacées par du tissu inodulaire, il est préférable de recourir au procédé *autoplastique* de Ch. Nélaton que nous allons décrire à propos de la restauration de l'aile du nez et que nous considérons, ici encore, comme le seul traitement efficace à opposer à cette difformité.

RESTAURATION DE L'AILE DU NEZ

Procédé de Denonvilliers

On taille un lambeau triangulaire à base inférieure qui a son pédicule sur le côté opposé du lobule du nez. Une fois disséqué, on le fait glisser en bas, de telle sorte que sa base devienne le bord libre de l'aile nouvelle.

On fixe cette base par une suture aux parties déclives externe et interne de la perte de substance.

Procédé de Ch. Nélaton

Après avoir mesuré la longueur de la perte de substance qui s'étend de la pointe du nez au sillon naso-génien, on transporte cette longueur suivant le sillon naso-génien, de manière que son extrémité supérieure corresponde à la partie moyenne de la narine détruite.

« Taillez, selon cette ligne, votre lambeau au bistouri ; l'un de ses bords, l'interne, suit le sillon naso-labial, l'autre, l'externe, est à 2 centimètres et demi en dehors sur la joue (fig. 86).

« L'incision interne se continue donc avec le bord postérieur de la perte de substance ; l'incision externe, au contraire, se termine plus bas sur la joue, en un point correspondant à la pointe du nez.

« La longueur du lambeau doit avoir 1 centimètre de plus que la longueur de la perte de substance mesurée. » (Nélaton.)

Le lambeau muni du panicule adipeux est disséqué de bas en haut, et sa pointe est ramenée à l'aide de la pince à griffes vers le lobule du nez et suturée à ce niveau au rebord avivé de la perte de substance. Trois ou quatre crins de Florence suturent le bord supérieur du lambeau au pourtour de la brèche à combler. Un autre crin assure le contact de la base du lambeau, au niveau de son bord externe, à la lèvre, et les bords de la plaie de la joue occasionnée par le prélèvement du lambeau réparateur sont affrontés par plusieurs sutures.

Ch. Nélaton conseille de recourir de préférence à la *méthode italienne* lorsqu'il s'agit d'une jeune femme, afin d'éviter les cicatrices sur la joue qui nuisent à l'esthétique du visage.

Lorsque la narine est entièrement détruite et qu'il

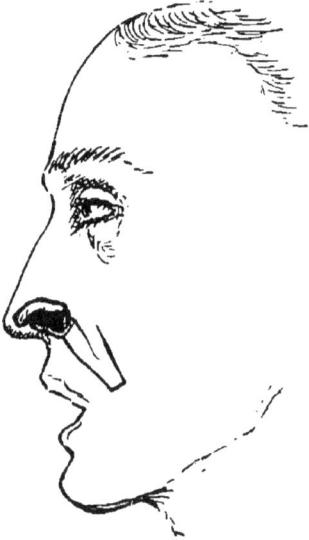

Fig. 86. — Tracé du lambeau naso-labial destiné à la réfection de l'aile du nez.

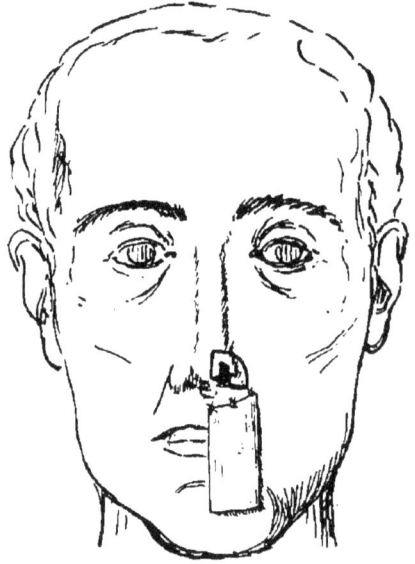

Fig. 87. — Lambeau italien (antibrachial) suturé à la base de la lèvre supérieure au voisinage de la brèche à combler.

n'existe plus de soutien cartilagineux, on fait une incision sur la peau de la lèvre supérieure, au-dessous de l'orifice antérieur des fosses nasales, suivant une ligne obliquement ascendante allant de la sous-cloison au sillon naso-génien.

A la peau de la lèvre supérieure, on fixe par des sutures un lambeau pris par la méthode italienne sur la partie moyenne du bord externe de l'avant-bras.

Au bout de 10 jours, on sectionne le pédicule du lambeau antibrachial, et on procède à la réfection de la narine.

On avive alors les bords de la brèche à combler en réséquant franchement les tissus anormaux et, après avoir avivé le bord externe du lambeau réparateur, on porte celui-ci de dehors en dedans en le tordant sur lui-même, afin que son bord externe devienne supérieur et puisse être suturé au pourtour de la perte de substance

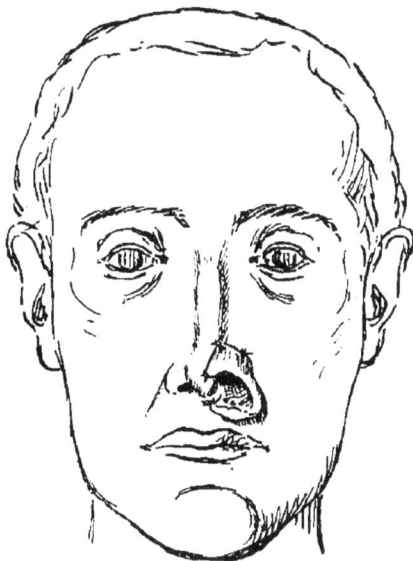

Fig. 88. — Le lambeau réparateur est replié sur lui-même et la portion exubérante du cornet cutané ainsi formé est réséquée suivant le pointillé.

nasale. La suture à la muqueuse des fosses nasales sera faite à l'aide de catguts fins (fig. 88).

« La face cruentée du lambeau regarde alors en avant, et son extrémité libre pend encore au-devant de la lèvre supérieure.

« En repliant cette extrémité sur elle-même, on amène en avant la face épidermique du lambeau, et le bord formé par ce redoublement devient le bord de la nou-velle narine. » (Nélaton.)

Une suture au crin de Florence achève d'affronter les surfaces cruentées.

8

La nouvelle narine étant épidermisée sur ses deux faces, ne subit qu'une légère rétraction ; il n'y a donc pas à craindre ici l'atrésie consécutive qui est l'inconvénient inhérent aux autres méthodes.

Plus tard, lorsque la rétraction du lambeau est complète, on résèque la portion exubérante du cornet cutané, et on ramène la narine aux dimensions normales.

CHAPITRE II

MALFORMATIONS INTRA-NASALES

Comme celles de l'extérieur du nez, ces malformations peuvent être *congénitales* ou *acquises* et intéresser toute l'étendue ou une partie seulement des cavités nasales. Nous les étudierons successivement en commençant par la *microrhinie* ou sténose des fosses nasales qui fait partie des variétés congénitales.

1° MICRORHINIE

Comme son nom l'indique, elle est caractérisée par un *rétrécissement des différents diamètres des cavités nasales*.

Elle a été très bien étudiée par mon maître, le professeur Duplay.

La sténose intéresse habituellement toute l'étendue des fosses nasales, et plus particulièrement leur *diamètre transversal*.

Les ailes du nez sont aplaties latéralement et, sous l'influence du courant d'air inspiré, elles s'affaissent au lieu de se soulever. Par l'examen rhinoscopique, on constate le peu de développement des cornets ; le septum a conservé sa disposition rectiligne, laissant entre les cornets et lui un espace étroit, mais suffisant pour permettre l'exploration à l'aide du stylet.

Dans certains cas plus rares, le rétrécissement intéresse surtout le *diamètre vertical* des fosses nasales. Le nez est alors aplati et son plancher présente une voussure qui se traduit par une concavité exagérée de l'ogive palatine. Le cornet inférieur repose sur le plancher nasal, et le méat correspondant est réduit à une simple dépression linéaire qui ne permet pas l'introduction du stylet. Dans ces atrésies verticales, la cloison subit fatalement une déviation proportionnée au degré de la malformation ; les narines regardent en haut et en avant, la lèvre supérieure est courte, et les os du nez sont proéminents ; le sujet présente un facies *en museau* très caractéristique et bien décrit par Bayer.

Il est aisé de concevoir que ces déformations nasales constituent une prédisposition très grande aux diverses inflammations rhino-pharyngées qui s'éternisent dans ces cavités sténosées, à recessus étroits, où les rétentions sont faciles et réalisent un excellent milieu de culture microbienne.

Traitement. — On ne doit intervenir que très rarement. On n'y sera autorisé que si la gêne respiratoire est très accusée.

Avec le couteau galvanique, on réduira le volume des cornets et, au besoin, on pratiquera la *turbinectomie* avec l'anse galvanique ou avec la pince de Laurens.

2º DILATATION AMPULLAIRE DU CORNET MOYEN ET DE LA BULLE ETHMOIDALE

Ces malformations appartiennent au même groupe que les précédentes, étant également d'origine congénitale.

La dilatation du cornet moyen est assez fréquemment observée, elle est le résultat de sa structure anatomique. Il est constitué, en effet, par l'accolement de deux minces lamelles osseuses qui sont séparées à leur partie antérieure par un intervalle plus ou moins grand ; lorsque cet écartement atteint un certain degré, la tête du cornet est transformée en une sorte d'ampoule, en une véritable *bulle osseuse* à parois minces, pouvant céder sous la pression du stylet. Ainsi conformée, elle constitue une cellule ethmoïdale aberrante, mais qui, par sa topographie et sa pathologie, reste nettement indépendante du labyrinthe ethmoïdal.

L'examen endoscopique montre la tête du cornet moyen hypertrophiée qui affecte la forme d'une tumeur lisse et arrondie tapissée par une muqueuse normale. Par son volume, elle obstrue la fente olfactive et refoule la cloison du côté opposé.

On pourra se rendre compte de la nature et du siège de la tumeur par l'exploration avec le stylet qui permet de constater sa consistance osseuse et son point d'attache sur le cornet moyen.

La *dilatation de la bulle ethmoïdale* présente à peu près les mêmes caractères. Toutefois, on la reconnaîtra à son siège plus en dehors et par la présence à sa face interne du cornet moyen qu'elle refoule contre le septum. Un examen minutieux pratiqué avec l'aide du stylet après cocaïnisation de la zone à explorer lèvera le doute sur les *caractères* de la tumeur.

Traitement. — Par la gêne respiratoire et les troubles olfactifs qu'elle est susceptible d'entraîner, par les acci-

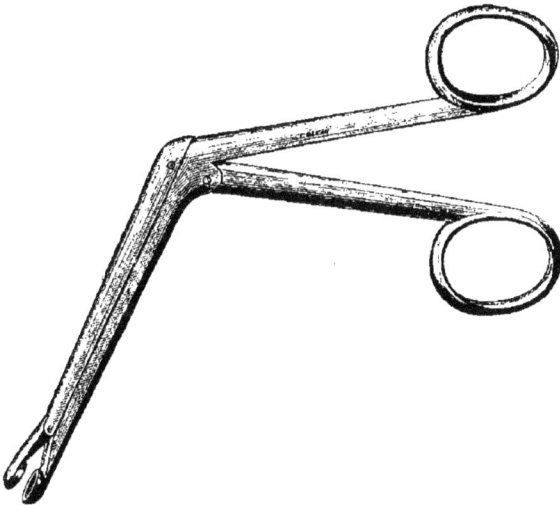

Fig. 89. — Pince emporte-pièce de Grünwald.

dents réflexes qu'elle peut occasionner et par l'obstacle qu'elle apporte, dans certains cas, au drainage des sinus de la face, la dilatation ampullaire du cornet

8.

moyen nécessite quelquefois une intervention chirurgicale.

La *résection* nous paraît être le meilleur mode de
raitement. La tumeur osseuse est morcelée avec le *conchotome de Grünwald* (fig. 89), et lorsque, par son
excès de volume, elle ne peut être saisie entre les mors
de la pince, on pratique dans son point culminant, avec
une fraise, une brèche permettant d'y introduire un des
mors du conchotome, tandis que l'autre mors est insi-
nué entre la face externe de la tumeur et la paroi
nasale (Lermoyez).

Assez souvent, nous nous servons d'un trépan ou
d'une fraise actionnés par un électro-moteur; ce procédé permet de faire une exérèse plus facile, plus expé-
ditive et moins douloureuse.

Contre la dilatation de la bulle ethmoïdale, vous vous
garderez bien d'intervenir, car, en ouvrant le labyrinthe
ethmoïdal, vous détermineriez presque fatalement son
infection avec toutes les complications méningo-encéphaliques de l'ethmoïdite suppurée. S'il y a des troubles
fonctionnels, contentez-vous de la résection *partielle* du
cornet moyen par le procédé que vous connaissez déjà.

3° MALFORMATIONS DE LA CLOISON

Leur étude constitue un des chapitres les plus intéressants de la rhinologie en raison de leur fréquence et
de l'importance des troubles qu'elles sont susceptibles
d'entraîner.

Les malformations septales comprennent les *déviations* et les *épaississements* que nous étudierons successivement.

a) **Déviations.** — Normalement, le septum qui sépare
les fosses nasales est disposé sur un plan médio-vertical
limitant deux cavités symétriques ; toutefois, cette disposition idéale est assez rarement observée chez l'homme
adulte; elle se rencontre plus souvent chez le jeune enfant
et chez certaines peuplades sauvages où la boîte crânienne est peu développée comparativement au massif
osseux de la face.

Chez les sujets de race civilisée, la cloison subit dans la proportion de 40 p. 100 une déviation plus ou moins marquée qui apparaît habituellement vers l'âge de 8 ans.

La cause de cette anomalie exige une explication. Elle résiderait dans un trouble évolutif lié à un défaut de synchronisme entre la croissance de la cloison et celle du cadre osseux qui l'entoure.

La raison de cette absence d'harmonie dans le développement du septum et des os de la face nous est fournie par l'embryologie et l'anatomie comparée.

La première nous enseigne, en effet, que la cloison issue du bourgeon frontal a une évolution indépendante de celle des parois latérales des fosses nasales constituées par les bourgeons maxillaires supérieurs ; la seconde nous apprend que plus on s'élève dans l'échelle des individus, plus est accentuée la disproportion entre le volume du crâne et des organes qui sont liés à son développement et celui du massif osseux de la face.

En dehors de ce grand facteur étiologique d'ordre *évolutif*, il en est un autre d'ordre *pathologique*, lequel, bien qu'occupant une place moins importante dans la genèse de ces malformations, mérite cependant d'être signalé : nous voulons parler des *végétations adénoïdes* dont la présence dans le cavum entrave le développement des os de la face et favorise par un mécanisme différent ce défaut de parallélisme dans l'évolution du septum et des maxillaires supérieurs.

Le *traumatisme* a également une part considérable dans l'étiologie des déviations de la cloison, soit en déterminant une fracture du cartilage triangulaire, soit en produisant une luxation chondro-vomérienne ou ethmoïdo-vomérienne. La difficulté de maintenir la réduction des fragments et, souvent aussi, l'absence de traitement de ces lésions expliquent suffisamment la fréquence des déformations septales consécutives aux traumatismes de cette région.

Symptômes. — Certaines déviations, et ce ne sont pas les moins nombreuses, ne se traduisent par aucun symptôme, et c'est par hasard que leur présence se révèle au cours de l'examen rhinoscopique.

A côté de ces formes latentes, il en est d'autres qui

sont accompagnées, au contraire, de manifestations plus marquées obligeant le malade à aller consulter le médecin.

L'*obstruction nasale* du côté de la lésion est le symp-

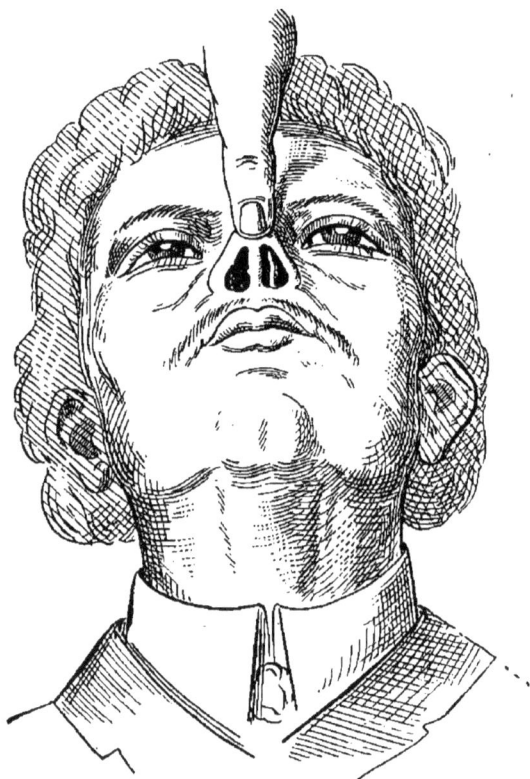

FIG. 90. — Déviation de la cloison. — Le doigt, en relevant le lobule du nez, montre la saillie du bord inférieur du septum dévié dans la narine gauche.

tôme dominant. La respiration par le nez est gênée ou même impossible et le sujet est dans la nécessité de respirer la bouche ouverte.

En fermant la narine du côté sain, on constate que l'expiration nasale est difficile du côté malade qui est le siège d'une sécrétion abondante, muqueuse ou muco-purulente, indice d'une réaction inflammatoire de la pituitaire.

Le sommeil est fréquemment interrompu par la gêne respiratoire, le malade ronfle et dort la bouche ouverte ; au réveil, l'arrière-gorge est desséchée, ses parois sont tapissées de mucosités visqueuses et adhérentes qui ne sont expulsées qu'au prix de pénibles efforts. Ce catarrhe pharyngien peut se propager à l'appareil tubo-tympanique et déterminer des troubles *auriculaires* qui souvent attirent seuls l'attention du malade.

Bien que moins prononcés ici que dans les épaississements du septum, les *accidents réflexes* ont également une part importante dans le tableau clinique des déviations nasales. Tantôt, ce sont des accès de *dyspnée* simulant l'asthme vulgaire ou des *spasmes laryngiens* rappelant ceux de la laryngite striduleuse, tantôt ce sont des *palpitations* avec essoufflement faisant croire à une affection cardiaque ; ailleurs, c'est une *céphalée*

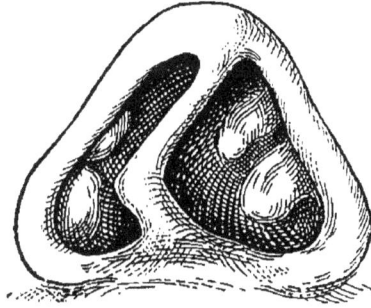

FIG. 91. — Déviation angulaire de la cloison.

frontale persistante ou une *névralgie faciale* dont la cause est trop souvent méconnue.

Dans certains cas, et notamment dans les déviations très accusées survenues à la suite d'un traumatisme, le nez dans tout son ensemble participe à la déformation du septum ; il est le siège d'une déviation très nette, d'une véritable *scoliose* qui est comme l'*extériorisation* de *l'incurvation* septale.

Pour le diagnostic de telles lésions, l'examen rhinoscopique est nécessaire ; il permet de constater et le siège et les caractères de la déviation. Celle-ci peut porter sur la totalité de la cloison ou simplement sur un de ses segments qui sont, par ordre de fréquence : le *cartilage quadrangulaire*, le vomer et la lame perpendiculaire de l'ethmoïde ; mais c'est presque toujours au niveau des points faibles du septum, c'est-à-dire dans ses deux tiers antérieurs, qu'on la rencontre.

La déviation apparaît sous la forme d'une *saillie ar-*

rondie, *uniforme*, que recouvre une muqueuse saine ; elle proémine plus ou moins dans l'une des fosses nasales qu'elle rétrécit au point d'empêcher l'introduction du spéculum, surtout lorsqu'elle est bas située.

L'exploration avec le stylet permet de se rendre un compte exact de la consistance de la saillie, de son étendue et de sa conformation. Généralement, la déviation est horizontale ; la cloison présente alors assez souvent dans son segment supérieur une courbure de compensation qui constitue la déviation *sigmoïde*, laquelle est vue très nettement sur des coupes vertico-transversales des cavités nasales. La courbure supérieure intéresse la lame perpendiculaire, tandis que l'inférieure a son siège sur le cartilage quadrangulaire.

Du côté opposé à la lésion, le septum présente une concavité uniforme qui est d'autant plus marquée que la difformité est plus accentuée.

A la suite des traumatismes, la cloison, au lieu de présenter une incurvation, offre une déformation *angulaire* comme si elle avait subi une inflexion brusque sous l'influence d'une forte pression. On constate alors la présence d'une *arête acérée* plus ou moins proéminente qui s'étend habituellement dans le sens antéropostérieur jusqu'au vomer sur lequel elle se perd en s'étalant (1) ; sur la face opposée, dans la zone qui correspond à la lésion, on observe non plus une concavité, mais un sillon, une *plicature* dont la profondeur est proportionnée au degré de la déformation (fig. 91).

b) **Epaississements.** — Ceux-ci reconnaissent la même étiologie que les déviations qu'ils accompagnent souvent en jalonnant pour ainsi dire leur convexité qu'ils accentuent. Les épaississements isolés sont donc rares, presque toujours ils compliquent les déviations.

Les variétés, quoique nombreuses, peuvent être ramenées à deux types : *a)* les *crêtes* qui sont constituées par une saillie prismatique allongée dans le sens antéropostérieur ; *b)* les *éperons* ou *épines* dont la base d'implantation est circonscrite, arrondie ou ovalaire et le sommet plus ou moins acuminé. Ces épaississements

(1) J. MOURE, *Manuel pratique des maladies des fosses nasales.*

s'observent le plus souvent au niveau des synarthroses
du septum, c'est-à-dire qu'ils seront suivant les cas et,
par ordre de fréquence, *voméro-palatins*, *voméro-chondro-
ethmoïdaux* ou encore *chondro-ethmoïdaux*, cette dernière variété étant la plus rare.

L'étude anatomo-pathologique des crêtes et des éperons nous montre qu'ils sont constitués tantôt par des
hyperostoses, tantôt par des *hyperchondroses* et que,
dans certains cas, les tissus osseux et cartilagineux
entrent pour une part égale dans leur structure réalisant
ce que j'appellerai une *hyperchondrostose*.

Symptômes. — Comme leur étiologie, la symptomatologie des épaississements du septum rappelle celle de
ses déviations, nous n'y reviendrons donc pas. Toutefois, il importe de noter qu'ils sont assez fréquemment
le point de départ d'accidents réflexes que nous connaissons déjà et qui acquièrent leur maximum d'intensité avec les *éperons plongeants* dont la pointe déprime
en l'ulcérant le cornet voisin ou obstrue à la façon d'un
coin le méat le plus proche.

L'examen endo-nasal pratiqué avec l'aide du spéculum
et du stylet coudé, après une légère cocaïnisation de la
muqueuse, permet de reconnaître le siège et l'étendue
des lésions et d'en étudier les différents caractères,
autant de notions qu'il importe de bien posséder avant
d'entreprendre le traitement.

Traitement. — 1° *Des déviations.* — En présence
d'une déviation que l'on découvre par hasard et qui
n'incommode en aucune façon le malade, il est d'usage
de s'abstenir. Une intervention n'est autorisée que
si la déformation septale entraîne des troubles notables
parmi lesquels nous citerons : l'obstruction nasale,
des accidents réflexes ou des phénomènes inflammatoires menaçant à plus ou moins brève échéance
l'appareil tubo-tympanique ou les sinus de la face. Si
un traitement actif est décidé, je ne vous conseille pas
de recourir aux méthodes *orthopédiques* que je vois
indiquées dans les ouvrages classiques, car elles sont
doublement mauvaises : d'abord parce qu'elles sont
douloureuses et, ensuite, parce qu'elles sont suivies,
dans la majorité des cas, d'effets illusoires. Vous les

bannirez donc de votre thérapeutique pour leur préférer
le *traitement chirurgical*, le seul réellement efficace.
Quand une déviation légère coïncide avec une hypertrophie du cornet inférieur, l'*ignipuncture* galvanique,
en permettant de réduire le volume de ce dernier, suffira à rétablir la perméabilité nasale ; mais, si la déformation est plus accusée et qu'elle intéresse, comme c'est
habituellement le cas, le cartilage quadrangulaire,
mieux vaut recourir à l'une des méthodes suivantes
entre lesquelles je vous laisse le choix :

Opération d'Asch. — Pour obtenir l'anesthésie de la
muqueuse et pour éviter l'effusion du sang toujours

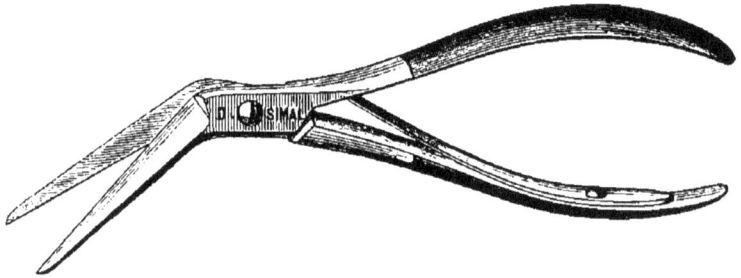

FIG. 92. — Cisailles coudées pour le cartilage.

gênante au cours des interventions endo-nasales, vous
appliquez sur toute la zone à opérer une lanière de
gaze imbibée d'une solution de cocaïne au $1/10^e$
fraîchement préparée et de chlorhydrate d'adrénaline
au $1/1000^e$. Vous laissez en place la gaze imprégnée du
liquide médicamenteux pendant 10 minutes, c'est-à-dire
pendant le temps nécessaire pour obtenir le maximum
d'effet. Si le malade est un jeune enfant, il est indiqué
de recourir à l'anesthésie générale avec le *chlorure
d'éthyle* pour les raisons que nous avons exposées précédemment.

L'insensibilisation obtenue, on introduit dans les
fosses nasales des *ciseaux droits spéciaux*, la lame
étroite du côté de la convexité et la lame large du
côté concave. Après s'être assuré de la bonne position de l'instrument, on sectionne franchement sur la
partie la plus saillante de la convexité et parallèle-

ment au plancher nasal. Ensuite, avec les *cisailles angu-*
laires d'Asch, on pratique une se-
conde incision perpendiculaire à
la première. L'index est alors introduit dans la narine du côté de la
déviation et luxe dans le sens
opposé les quatre lambeaux cartilagineux.

Deux tubes en caoutchouc durci
introduits dans chaque narine
maintiennent la cloison dans sa
position rectiligne.

Fig. 93. — Drain
perforé en caout-
chouc durci des-
tiné à maintenir
la rectitude de la
cloison.

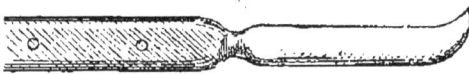

Celui du côté sain est enlevé au
bout de 24 heures et l'autre est
laissé en place pendant un mois à la
condition de le laver tous les jours
avec une solution antiseptique.

Procédé du bistouri. — Dans les déviations serrées,
l'introduction des cisailles d'Asch dans la fosse nasale
malade est complètement impossible, on doit alors
recourir au bistouri qui permet de faire, sans trop de

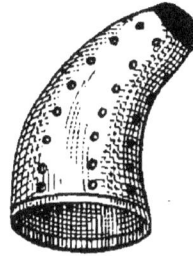

Fig. 94. — Bistouri pour l'incision cruciale du cartilage
quadrangulaire.

difficultés, une incision cruciale sur la zone déviée. Dans
ce but, j'ai imaginé un couteau à lame étroite et à pointe
tombante affectant la forme représentée par la figure
ci-dessus. Il est muni d'un long manche qui permet de
l'avoir mieux en main.

Procédé de Caboche. — C'est la combinaison de l'incision cruciale d'Asch avec la désinsertion de l'épine
nasale antérieure et du vomer. Ce second temps opératoire a pour but de faciliter la mobilisation et le redressement des deux lambeaux inférieurs obtenus par la
méthode précédente. « Tantôt, en effet, l'incision verticale d'Asch passe *en avant de l'épine nasale antérieure*

9

(déviation antérieure), le lambeau postérieur seul a une attache osseuse vomérienne et est difficile à redresser ; tantôt (déviations plus postérieures) l'incision verticale

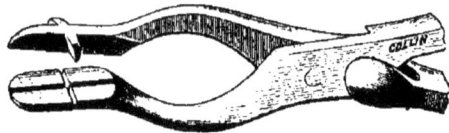

Fig. 95. — Septotome de Laurens.

passe *en arrière de l'épine nasale antérieure* et les attaches vomériennes des deux lambeaux inférieurs rendent leur redressement très difficile par le procédé habituel des pinces à redressement (1). »

Voici, brièvement exposée, la technique de cette nouvelle méthode :

1er TEMPS. — Le malade étant chloroformé, on pratique l'incision cruciale d'Asch à travers le cartilage triangulaire ; elle doit être faite au bistouri, car, dans les déviations très serrées, il est impossible de faire pénétrer dans les fosses nasales les cisailles d'Asch. (L'hémostase provisoire est assurée par un badigeonnage préalable de la muqueuse avec la solution classique d'adrénaline.)

2e TEMPS. — Dans le sillon gingivo-labial, on fait jusqu'à l'os une incision de 15 millimètres de long dont le milieu répond au frein de la lèvre supérieure ; on rugine ensuite le périoste de façon à bien découvrir l'épine nasale antérieure.

Avec un ciseau de 7 à 8 millimètres de diamètre et un maillet, on fait sauter d'un coup sec cette pointe osseuse, puis on procède à la désinsertion du vomer au ras du plancher nasal. « Vérifiant à l'aide d'un doigt introduit dans la fosse nasale le progrès de la mobilisation de notre lambeau triangulaire inférieur et postérieur le plus difficile à redresser, nous poussons la désinsertion du vomer en arrière aussi loin que cela est nécessaire

(1) H. CABOCHE, *Annales des maladies de l'oreille, du larynx et du nez*, juin 1903.

et nous enfonçons jusqu'à 4 et 5 centimètres de lame (1). »

Le fragment postéro-inférieur désinséré en bas, bien que maintenu en arrière par sa continuité avec le vomer, se laisse mettre assez facilement dans la rectitude.

On suture avec du catgut la plaie gingivo-labiale.

Les fragments du septum sont fixés dans leur nouvelle position au moyen d'un tube de Mayer introduit dans la fosse nasale du côté malade. Le tube est laissé en place quinze jours et on le retire deux fois par semaine pour le nettoyer.

Ce procédé permet d'obtenir par l'incision cruciale une certaine correction de la courbure du septum et par la désinsertion et la mobilisation partielle du vomer la désobstruction de la fosse nasale malade.

Il est surtout indiqué dans les déviations horizontales très prononcées ; dans celles dont le maximum de déformation siège dans le segment inférieur du septum et aussi dans les cas où, parti pour une simple opération d'Asch, on s'aperçoit que le redressement du fragment postéro-inférieur est impossible.

A l'exemple de Moure, l'auteur conseille de ne pratiquer l'opération qu'après le complet développement du sujet, c'est-à-dire après l'âge de 16 ou de 18 ans.

Procédé de Gleason. — On taille un volet en U qui embrasse toute la partie convexe de la cloison à l'aide de la scie nasale qui est introduite sous la partie inférieure de la déviation *parallèlement au plancher*. Dès que la scie a mordu dans le cartilage, on lui imprime une direction presque verticale *de bas en haut* jusqu'à la partie supérieure de la déviation qu'on respecte. On obtient ainsi un lambeau à charnière supérieure que le doigt mobilise vers la fosse nasale opposée. Son bord inférieur s'arc-boute du côté de la cavité saine à la crête de la section de la partie inférieure de la cloison à laquelle elle se soude rapidement.

On maintient la réduction par un tube métallique introduit dans la fosse nasale opérée.

Procédé d'Hajek. — Abordant le septum par son côté

(1) *Idem, loc. cit.*

concave, on transfixe avec un bistouri coudé à angle
droit la partie antéro-inférieure du cartilage quadrangulaire et on conduit l'incision d'avant en arrière,
d'abord le long de l'insertion chondro-palatine, puis
parallèlement à la suture voméro-chondrale jusqu'à ce
qu'on heurte le bord inférieur de la lame perpendiculaire de l'ethmoïde ; de là, on la prolonge de 1 centimètre le long de la suture chondro-ethmoïdale, à sa
partie la plus reculée (fig. 96).

Reprenant l'incision à son point de départ et de son

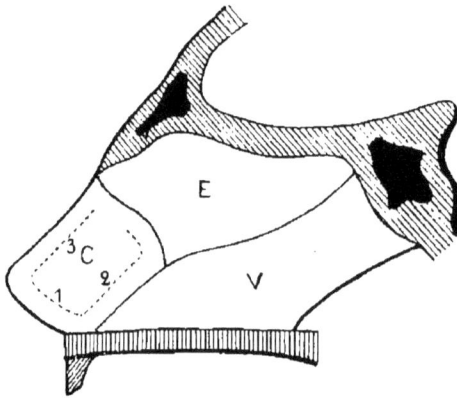

Fig. 96.

1. 2. 3. Tracé de l'incision dans le procédé d'Hajek. — C. cartilage quadrangulaire. — V. Vomer. — E. Lame perpendiculaire de l'ethmoïde.

extrémité antérieure, on en fait une seconde que l'on
dirige en haut et en arrière, parallèlement au dos du
nez jusqu'à la rencontre du bord inférieur de la lame
perpendiculaire. On obtient ainsi un volet mobile autour
d'une charnière supérieure que l'index introduit dans
la narine du côté malade peut refouler dans la fosse
nasale saine. La réduction est maintenue par un tamponnement des deux cavités avec des lanières de gaze
iodoformée qui seront renouvelées tous les deux jours.

La consolidation est obtenue au bout de quinze jours.

2° *Des épaississements.* — Ici, mêmes indications opératoires que pour les déviations : elles sont formelles
quand la lésion entraîne des troubles fonctionnels

sérieux, quand elle est le point de départ de poussées inflammatoires rhino-pharyngées ou lorsqu'elle met obstacle au drainage des sinus ou au passage des sondes.

Comme pour le traitement des déviations, on pratiquera, avant d'intervenir, la cocaïnisation et l'adrénalinisation de la muqueuse, sauf, bien entendu, si le malade est un jeune enfant ; dans ce cas, l'anesthésie générale est seule indiquée.

L'opération consiste dans la résection de la zone épaissie qui devra être faite avec l'aide du spéculum nasal et sous le contrôle d'un bon éclairage.

Procédé du bistouri. — Il n'est applicable que si l'éperon ou la crête sont formés de tissu cartilagineux. Pour en opérer la section, on se sert généralement d'un bistouri nasal boutonné, à lame étroite et résistante. Celle-ci est introduite à plat le long du plancher nasal et sectionne horizontalement la saillie de dehors en dedans ; elle est ensuite relevée verticalement, afin de détacher de bas en haut l'hyperchondrose.

Ostéotomie. — Les épines cartilagineuses et même osseuses peuvent être réséquées instantanément avec l'*ostéotome de Moure* (fig. 97). Saisissant solidement de la main droite le manche de l'instrument, portez l'anneau tranchant qui termine sa tige autour de la base de la saillie que vous voulez détruire, en vous aidant du spéculum de Vacher qui peut être enlevé dès la mise en place de l'ostéotome. De la main gauche appuyée sur le front du malade, immobilisez solidement sa tête et, par une traction vigoureuse, ramenez franchement à vous l'instrument en ayant soin d'appuyer l'anneau tranchant sur la cloison afin de ne pas déraper.

Pour les crêtes, je me sers avec avantage de l'*instrument de Carnalt-Jones* qui permet de réséquer d'emblée les crêtes ostéo-cartilagineuses, pourvu qu'elles ne soient pas trop volumineuses.

Je vous recommande ce procédé qui est très expéditif, non douloureux, et qui réalise une section parfaite et *brillante*.

Scie de Bosworth. — Quand la saillie est volumineuse et formée de tissu osseux compact, il est préférable de se servir de la scie de Bosworth qui est un excellent instrument (fig. 98). Elle présente une lame fine, à dents acérées, à extrémité mousse et arrondie, faisant avec le manche qui la supporte un angle obtus.

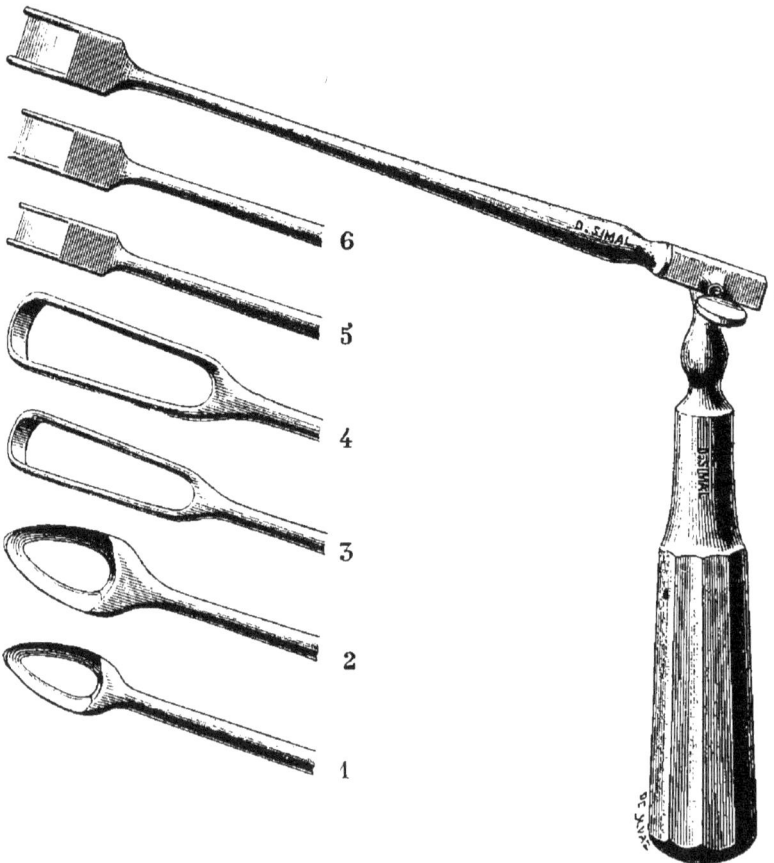

FIG. 97. — Ostéotomes de Moure, nᵒˢ 1 et 2 ; — ostéotomes de Carnalt-Jones, nᵒˢ 3 et 4 ; — ostéotomes de Delie nᵒˢ 5 et 6.

Deux modèles sont indispensables : dans le premier, les dents de la scie sont dirigées en bas, et dans le second, elles regardent en haut.

Voici, d'après Lermoyez, la meilleure technique à adopter pour la résection des parties osseuses avec la scie de Bosworth :

« Après avoir pris les dispositions pré-opératoires habituelles, on incise la muqueuse à l'aide d'un couteau galvano-caustique sur toute la longueur du bord supérieur de la base de la crête ; cette cautérisation préliminaire a le double avantage de diminuer l'hémorrhagie et de tracer un premier sillon où il devient plus facile de faire mordre la scie.

« Il faut alors scier *à petits coups*, sans exercer de pression ; si l'on appuie trop sur la lame, celle-ci s'enclave et s'immobilise ; on risque de la casser en dégageant. La section doit être conduite rapidement pour

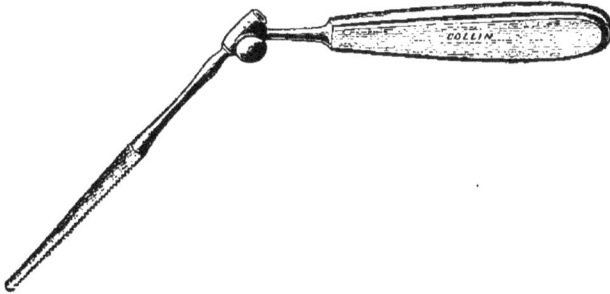

Fig. 98. — Scie de Bosworth à lame démontable.

être, autant que possible, achevée avant que le sang n'ait complètement masqué le champ opératoire. Lorsqu'elle est terminée, la crête adhère encore à la cloison par un lambeau de muqueuse ; on achèvera de la détacher avec un serre-nœud... Suivant qu'on aura plus de place pour manœuvrer au-dessus ou au-dessous de la crête, la résection en sera faite de haut en bas ou de bas en haut. »

Pour réséquer les crêtes inférieures qui font corps avec le plancher des fosses nasales, deux traits de scie se rencontrant à angle droit sont nécessaires.

Gouge et maillet. — Castex et certains rhinologistes allemands ont recours à ces instruments qui permettent d'obtenir un résultat très rapide.

Après avoir mis en place le spéculum de Palmer (fig. 99) qui, en maintenant la narine béante, met à découvert la crête ou l'éperon qu'il s'agit de réséquer, on applique contre leur base une gouge *courbe*, et, d'un coup de maillet, on fait sauter la saillie septale. Avec une pince coupante coudée, on achève de détacher le fragment que la gouge a sectionné.

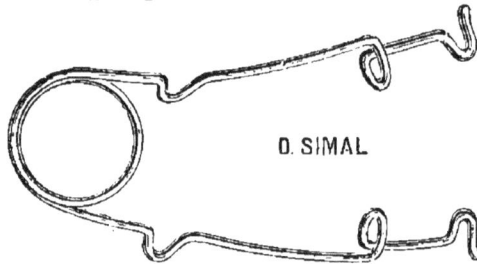

Fig. 99. — Spéculum de Palmer.

La perforation qui, parfois, s'observe sur la cloison à la suite de ce procédé ne présente aucune gravité, puisque l'effondrement nasal, qui est la seule complication à craindre, n'a jamais été signalé.

Fraises et trépans. — On les utilise surtout contre les

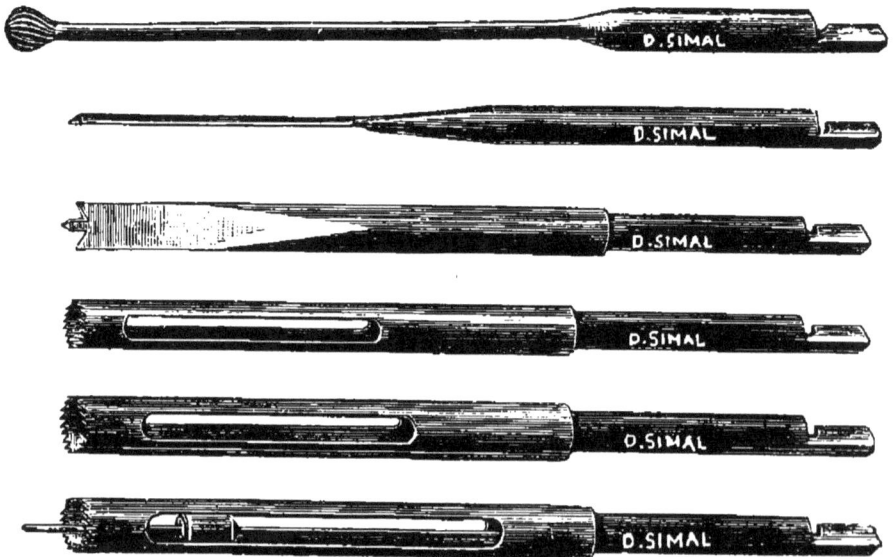

Fig. 100. — Fraises et trépans pouvant être actionnés par un électro-moteur.

hyperostoses qui, par leur volume et leur consistance,

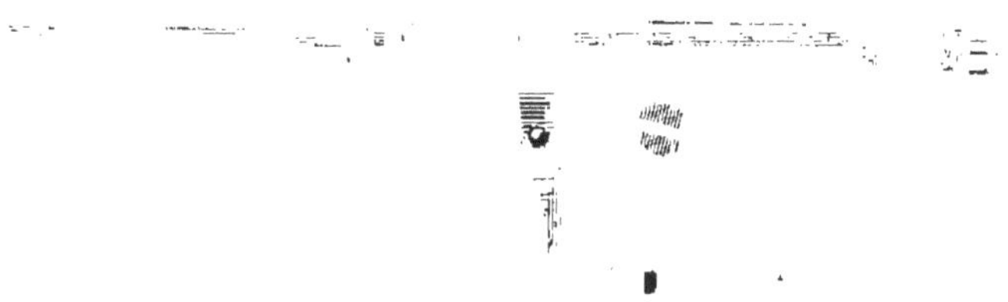

FIG. 101. — Manche porte-trépan flexible.

sont d'une ablation difficile avec les procédés d'exérèse habituels. Les fraises et les trépans sont mus par un

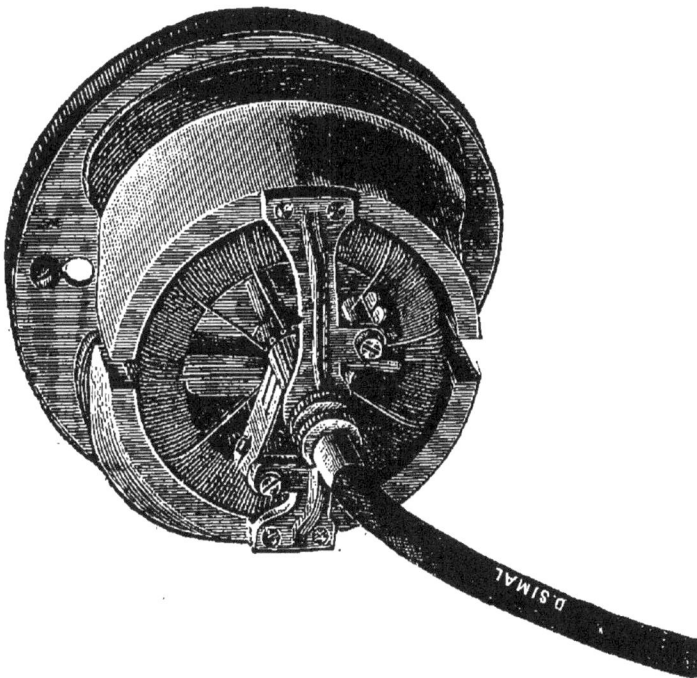

FIG. 102. — Électro-moteur pour courant continu pouvant actionner les arbres flexibles porte-trépan.

9.

électro-moteur marchant à un voltage généralement élevé et muni d'un *manche porte-trépan flexible*, à l'extrémité duquel sont fixés les perforateurs (fig. 101).

A ma clinique, où je dispose d'un courant *alternatif*, je me sers d'un moteur spécial actionné par ce courant. L'appareil, qui marche à un voltage élevé (120 volts), est branché directement sur le secteur sans passer, bien entendu, par le transformateur de Gaiffe, qui ne doit servir que pour la lumière et le cautère.

Dans le cas où le secteur urbain donne du courant *continu*, il faut faire usage d'un électro-moteur construit d'après un principe différent (fig. 102). A défaut du courant du secteur, le moteur peut être mis en mouvement par batterie de sept accumulateurs accouplés *en tension*.

Pour protéger la muqueuse pendant le forage et pour

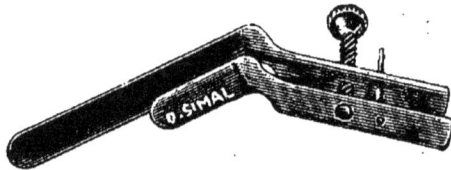

Fig. 103.— Spéculum bivalve guide-trépan.

empêcher l'instrument de déraper, on fait usage d'un spéculum dont les deux valves sont légèrement excavées et disposées parallèlement. Entre elles se meut le trépan. La grande valve protège le cornet inférieur et la petite garantit la portion du septum située en avant de l'éperon (fig. 103).

Le trépan électrique a l'avantage d'être d'un maniement très facile ; il met à l'abri de la douleur et de l'effusion sanguine toujours gênante, grâce à la grande vitesse rotative du perforateur qui permet d'opérer en quelques secondes.

Electrolyse. — Cette méthode est peu employée bien qu'elle soit vivement recommandée par Miot, Garel et Moure. Elle a sur les autres procédés le seul avantage d'éviter l'effusion du sang et d'être facilement acceptée par les sujets pusillanimes qu'effraie la moindre hémorrhagie.

Par contre, elle a l'inconvénient de laisser parfois après son application des douleurs irradiées dans la moitié de la face qui persistent pendant plusieurs jours et de nécessiter des séances répétées.

On a recours généralement à la *méthode bipolaire*.

En raison de la consistance des tissus, on doit faire usage d'aiguilles en *acier* plus résistantes que les aiguilles en platine. Leur diamètre oscillera entre o mm. 5 et 1 mm. 5 et leur longueur mesurera environ 10 centimètres. Elles seront indépendantes et rectilignes pour faciliter leur implantation dans la saillie de la cloison. Afin de mettre les tissus sains à l'abri de l'action électrolytique, Moure conseille d'entourer les aiguilles d'un petit tube en caoutchouc approprié à leur diamètre en ayant soin de laisser à découvert la partie seule qui doit pénétrer dans les tissus. Après cocaïnisation de la muqueuse avec la solution au 1/10e et stérilisation des aiguilles par une ébullition prolongée, on enfonce l'une d'elles

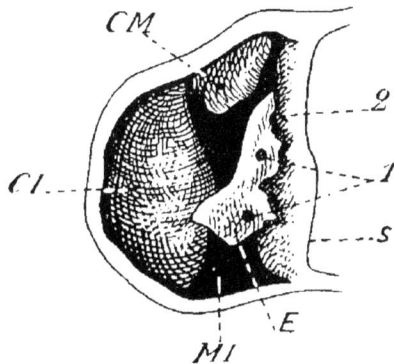

FIG. 104.

E. Eperon. — 1. points d'implantation des électrodes dans l'éperon. — 2. Limite de l'eschare. — S. Septum. — MI. Méat inférieur. — CI. Cornet inférieur. — CM. Cornet moyen.

parallèlement à la base d'implantation de la saillie septale à détruire et à une profondeur déterminée à l'avance. La seconde aiguille est introduite parallèlement à la première, au-dessus ou au-dessous d'elle, *en évitant tout contact entre les deux électrodes*. La durée moyenne d'une séance électrolytique doit varier entre 10 *et* 15 *minutes* et l'intensité du courant entre 18 *et* 25 *milliampères*..

L'eschare se détache le huitième jour et la cicatrisation s'effectue au bout de six à huit semaines. Chaque séance devant être espacée par un intervalle de quinze jours, on conçoit que la durée du traitement soit fort longue.

Il arrive quelquefois d'observer une *syncope* pendant le passage du courant ; cet accident serait dû, d'après Tripier, à une action spéciale de l'électrode négative sur les centres nerveux (?).

Quelle que soit la méthode d'exérèse employée, la région opérée doit être l'objet de soins spéciaux consistant principalement en pansements antiseptiques renouvelés tous les deux jours ; les bourgeons charnus exubérants seront touchés avec la pointe galvano-caustique et les synéchies qui peuvent se produire seront détruites par le même procédé.

4° MALFORMATIONS DES CHOANES

Les différents traités de pathologie, même les plus récents, sont presque muets sur ce chapitre, et c'est à peine si, dans les ouvrages spéciaux de rhinologie, tels que ceux de Zuckerkandl, de Morell-Mackenzie et de Moldenhauer, on trouve une description sommaire de ces anomalies. Bosworth, Lennox-Brown, Sajous les passent sous silence. Les observations sur ce sujet sont, il est vrai, assez rares et on ne les trouve que très éparses dans la littérature médicale.

De leur étude, on peut conclure que les choanes, comme les narines, sont quelquefois le siège de malformations *congénitales* ou *acquises* dont les plus fréquentes sant l'*atrésie* et l'*occlusion*.

L'*atrésie* choanale se rencontre surtout chez les sujets atteints dès les premières années de la vie d'une hypertrophie de la troisième amygdale ayant compromis le développement normal du naso-pharynx.

Les *occlusions* sont habituellement congénitales : elles sont *partielles* ou *complètes*, ces dernières étant de beaucoup les plus rares ; elles sont *osseuses* ou *membraneuses*, mais les premières sont plus fréquemment observées.

Les conditions qui sont capables de produire l'occlusion osseuse de l'orifice postérieur des fosses nasales chez le fœtus ne sauraient être facilement expliquées sans sortir du champ de l'hypothèse.

On n'a pu encore déterminer d'une manière exacte

le point de départ du diaphragme obturateur : ainsi, d'après Kundrat et Schrötter, cette masse osseuse naîtrait de la branche verticale de l'os palatin et remplirait l'espace compris entre le corps du sphénoïde et les apophyses ptérygoïdes. Luschka, au contraire, admet que c'est la branche horizontale du palatin qui se développe en arrière pour venir s'unir à la face inférieure du sphénoïde.

Quoi qu'il en soit, ces productions osseuses n'ont rien de pathologique, elles sont constituées par du tissu osseux normal (1).

Anatomie pathologique. — L'occlusion osseuse peut être *unilatérale* (Moure, Gouguenheim, Rolland) ou *bilatérale* (Frænkel, Schwendt, Emmert, Schrötter, Wodon), celle-ci toutefois est plus rare. La saillie osseuse est le plus souvent lisse et arrondie. Quelquefois l'oblitération est constituée par une lame osseuse d'une faible épaisseur fermant incomplètement l'orifice postérieur des fosses nasales.

L'occlusion peut ne pas être limitée au cadre choanal ; on l'a vue s'étendre à l'intérieur des cavités nasales et y déterminer une synéchie osseuse également de nature congénitale entre le septum et les cornets.

La consistance du diaphragme osseux est généralement très dure surtout lorsqu'il date de plusieurs années ; mais, chez le nouveau-né, avant l'apparition du processus d'ossification, le voile obturateur peut avoir les caractères d'une simple membrane.

Symptômes. — L'oblitération des choanes, lorsqu'elle est bilatérale, se traduit par les signes d'une *obstruction nasale* complète rappelant la symptomatologie des végétations adénoïdes.

En raison de l'imperméabilité des cavités nasales, la physionomie du malade a une expression particulière qu'a bien décrite Schrötter : « La bouche est constamment ouverte, la lèvre inférieure pendante ; les plis naso-labiaux sont effacés et les ailes du nez immobiles. »

(1) A. GOUGUENHEIM et HÉLARY. —Sur l'oblitération congénitale osseuse des choanes. *Annales des maladies de l'oreille, du larynx et du nez*, janvier 1894.

L'exorbitis, l'allongement et l'étroitesse de la face donnent à l'enfant un air d'hébétude très caractéristique.
Chez le nouveau-né, les symptômes fonctionnels acquièrent leur maximum d'intensité : la gêne respiratoire
peut être assez marquée pour entraîner de véritables
accès de suffocation semblables à ceux de la laryngite
striduleuse ; en raison de l'obstruction nasale, la succion est entravée et l'enfant est dans l'impossibilité de
prendre le sein sans suffoquer ; chez les sujets plus
âgés, les troubles sont moins graves : les crises d'étouf-
fement ne surviennent qu'à la suite de la fatigue ou
d'efforts répétés. La respiration bruyante pendant le
jour est remplacée la nuit par un ronflement sonore ; la
voix a un timbre nasonné ; l'ouïe est souvent compromise en raison du catarrhe tubo-tympanique qui est la
conséquence de la pharyngite chronique observée au
cours de l'affection.

L'anosmie est complète dans les cas d'oblitération
bilatérale, elle explique la perversion du goût dont les
fonctions exigent l'intégrité de l'odorat.

EXAMEN. — Le toucher rétro-nasal permet de se
rendre compte du degré d'obstruction et de la consistance du diaphragme obturateur ; on le complètera par
les rhinoscopies antérieure et postérieure qui confir-
meront les données fournies par l'exploration digitale.
Schrötter, pour se rendre un compte exact de l'épaisseur du diaphragme osseux, s'est servi de deux procédés d'éclairage : dans le premier, il projetait la lumière
solaire dans les narines et pratiquait simultanément la
rhinoscopie postérieure ; dans le second, il plaçait une
petite lampe électrique dans le cavum et explorait le
nez en avant.

Chez le nouveau-né, le diagnostic de l'obstruction
choanale est plus difficile en raison de l'impossibilité
matérielle de pratiquer l'examen du nez ; il ne peut être
fait que par l'insufflation dans une des fosses nasales
avec la poire Politzer, par l'exploration endo-nasale à
l'aide d'une sonde en gomme et par le toucher pharyngien pratiqué avec le petit doigt.

Traitement. — Chez le *nouveau-né*, il faut agir sans
retard en perforant avec une grosse sonde cannelée ou

avec un trocart le diaphragme obturateur qui, à cet âge, n'offre qu'une faible résistance. On procédera ensuite à l'introduction dans chaque fosse nasale d'un petit drain aseptique enduit de vaseline qui devra franchir l'orifice choanal et être laissé en place pendant 24 heures.

Chez l'*adulte*, si la cloison est peu résistante, on la détruira avec la pointe du galvano-cautère après cocaïnisation préalable de la région, mais, si elle présente une certaine épaisseur, on la perforera avec une grosse fraise mue par l'électro-moteur ou on l'abattra avec la gouge et le maillet.

La béance de la perforation sera assurée à l'aide d'un tamponnement avec des lanières de gaze iodoformée renouvelées pendant plusieurs jours.

5° SYNÉCHIES DES FOSSES NASALES

Sous ce nom on désigne des *adhérences réunissant deux points plus ou moins éloignés de la muqueuse nasale.*

C'est principalement entre le cornet inférieur et la cloison qu'on les rencontre ; celles qui unissent le septum au cornet moyen sont plus rares et c'est à titre exceptionnel qu'on les voit s'étendre d'un cornet à l'autre.

Elles peuvent être *congénitales* ou *acquises.*

La première variété a été étudiée par Zuckerkandl (1) qui a décrit des cas où il existait à l'intérieur des fosses nasales, entre la cloison et les cornets, des expansions membraneuses ou osseuses *congénitales* formant de véritables synéchies. Plus tard, Onodi a publié l'observation d'un malade porteur d'une synéchie osseuse congénitale qui réunissait la cloison et le cornet inférieur.

Plus fréquentes de beaucoup sont les synéchies *acquises.*

Elles sont quelquefois consécutives à des ulcérations de la muqueuse et, notamment, aux ulcères de la syphilis, mais c'est surtout à la suite de *cautérisations* mal

---

(1) ZUCKERKANDL, *Anatomie der Nahsenhöhle.* Wien, 1882.

faites ayant intéressé à la fois deux zones voisines et opposées de la muqueuse qu'on les observe. Sous l'influence simultanée du gonflement dû aux processus inflammatoire et du bourgeonnement de la plaie les deux surfaces contiguës arrivent au contact l'une de l'autre et se soudent ; plus tard, par suite de la rétraction cicatricielle, ces synéchies sont tiraillées et constituent des brides ayant la forme de *cordons* ou de *membranes* jetés comme un pont entre deux points de la muqueuse nasale.

Ces synéchies sont généralement formées de tissu conjonctif et, lorsqu'elles sont anciennes, elles peuvent renfermer du tissu osseux comme celles qui naissent des déviations plongeantes : « les muqueuses accolées de la cloison et du cornet s'érodent mécaniquement, puis adhèrent (1) ».

Par l'examen avec le spéculum et le stylet explorateur, il est facile de reconnaître le siège, la nature et les dimensions de la synéchie ; la cocaïnisation préalable de la pituitaire en déterminant son anesthésie et sa rétraction permet de recueillir des données précises sur les caractères de la lésion.

Traitement. — Il n'est indiqué que lorsque la syné-

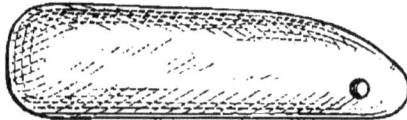

Fig. 105. — Lame de celluloïd pour prévenir la formation des synéchies.

chie est le point de départ de troubles susceptibles d'incommoder le malade, tels que l'obstruction nasale, la présence d'un catarrhe chronique rhino-pharyngien et le retour d'accès névralgiques dus au tiraillement de la muqueuse. On devra également intervenir quand elle met obstacle à une exploration intra-nasale ou à l'introduction de la sonde.

(1) LERMOYEZ, t. I.

La section avec le couteau *galvano-causlique* nous paraît être le meilleur mode de traitement parce qu'il est le plus expéditif et qu'il ne donne lieu à aucune effusion de sang.

Les synéchies osseuses seront détruites avec la *scie de Bosworth*. Lermoyez conseille de les sectionner en deux points différents de façon à tailler un pont osseux par une véritable résection qui prévient les récidives. Pendant tous les jours ou tous les deux jours qui suivront l'intervention, on introduira entre les deux parois nasales une lanière de gaze iodoformée afin d'en prévenir le rapprochement.

Garel interpose entre les surfaces cruentées une plaque de celluloïd de 1 millimètre d'épaisseur et de 6 centimètres de long sur 15 millimètres de hauteur.

Cette lamelle est fixée par un fil double qui est noué derrière le pavillon de l'oreille ; elle doit être laissée en place pendant quinze jours au moins, c'est-à-dire durant tout le temps nécessaire à la cicatrisation des deux plaies. Elle est généralement très bien tolérée.

CHAPITRE III

FRACTURES

FRACTURES DES OS PROPRES DU NEZ

De tous les os de la face, ce sont ceux qui, en raison de leur proéminence, sont le plus exposés aux traumatismes directs, tels que chutes sur le nez et coups violents assénés sur cette région ; aussi les fractures y sont-elles fréquemment observées.

Celles-ci peuvent être *simples ou comminutives*. Le trait de fracture affecte, en général, une direction transversale ou oblique, il est rarement vertical.

Dans les fractures *transversales*, le fragment inférieur moins bien soutenu se porte en arrière du fragment supérieur qu'immobilise son union au coronal.

De ce déplacement résulte un aplatissement de l'organe, une sorte d'angle rentrant, de *coup de hache* qui contraste singulièrement avec la saillie habituelle du dos du nez.

Quand le traumatisme a été violent, les esquilles perforent quelquefois les téguments et la muqueuse et constituent une fracture compliquée.

Dans les fractures *verticales*, un des deux fragments peut glisser sous l'autre et ce chevauchement entraîne la production d'une crête médio-verticale faisant saillie sous la peau et formée par le bord interne de l'os propre resté en place.

Symptômes. — Dans les fractures simples, *sans déplacement*, il n'y a d'autre déformation que celle résultant du gonflement des parties molles dû au traumatisme ; l'ecchymose est manifeste, elle s'étend sur les parties latérales du nez au point d'envahir les paupières ; la pression du doigt au niveau du trait de fracture réveille une douleur exquise caractéristique ; la mobilité anormale et la crépitation ne sont perçues qu'en cas d'absence d'engrènement des fragments.

Dans la variété *transversale*, le fragment inférieur mal soutenu peut être saisi entre les doigts et mobilisé latéralement.

Une céphalée frontale très vive et une épistaxis souvent abondante complètent l'ensemble symptomatique de ces fractures.

Dans les variétés *comminutives*, le déplacement des fragments et la déformation qui en résulte sont très manifestes, surtout avant l'apparition de la tuméfaction ; on constate un *enfoncement* simulant parfois un véritable effondrement de l'auvent nasal. La lame perpendiculaire participe habituellement à la fracture.

La crépitation osseuse est généralement très nette.

Dans ce type de fracture, la plaie des téguments et de la muqueuse est la règle ; elle fait communiquer la solution de continuité osseuse avec l'extérieur et les cavités nasales. La déchirure de la pituitaire explique la production de l'*emphysème traumatique* qui peut se localiser à la racine du nez, mais qui, dans certains cas, est susceptible de s'étendre aux paupières, surtout lorsque le sujet, pour expulser le sang qui encombre les fosses nasales, a fait des efforts répétés pour se moucher.

Dans certaines circonstances, heureusement fort rares, le blessé présente aussitôt après le traumatisme des signes de commotion cérébrale ; une épistaxis abondante et persistante se déclare bientôt suivie de l'apparition d'une *ecchymose sous-conjonctivo-palpébrale* et d'un écoulement par le nez de liquide céphalo-rachidien ; pensez alors à une irradiation du trait de la fracture vers l'étage antérieur du crâne et portez un pronostic des plus sombres. Mais ces cas, je le répète, sont exceptionnels ; toutefois, en raison de la gravité du pronostic qu'ils comportent, ils méritent d'être signalés.

Traitement. — Dans les solutions de continuité *sans déplacement*, faites un lavage des fosses nasales avec de l'eau oxygénée stérilisée tiède, pour les débarrasser des caillots de sang qui les encombrent et contentez-vous d'un tamponnement léger avec une lanière de gaze iodoformée.

Chaque jour, vous prescrirez une irrigation nasale avec la solution antiseptique et vous renouvelerez le pansement.

S'il existe un *déplacement*, réduisez les fragments sous chloroforme. Le redressement du nez sera fait le plus tôt possible et dans les deux ou trois jours qui suivront l'accident, car, plus tard, il devient difficile pour ne pas dire impossible. Vous le pratiquerez autant pour éviter une difformité disgracieuse que pour prévenir des troubles fonctionnels (gêne respiratoire, épiphora, dacryocystite) résultant d'une consolidation vicieuse.

Le redressement des fragments peut être fait avec les doigts; toutefois, il est préférable de faire usage de pinces à pansements à mors larges et mousses qui permettent d'opérer la réduction avec moins de difficultés.

Celle-ci devra être *complète* si on ne veut pas exposer le blessé à une difformité ultérieure.

Elle sera maintenue par un tamponnement serré et bilatéral avec des lanières de gaze iodoformée.

Dans certains cas graves cependant, les manœuvres de réduction sont impossibles, même sous l'anesthésie chloroformique ; il est alors indiqué de faire une incision médiane sur le dos du nez et de ramener en bonne position les fragments mis à nu qui seront ensuite suturés.

Le redressement sera maintenu par *l'appareil plâtré de Chandelux* qui est laissé en place pendant 20 jours environ.

Dans les fractures compliquées, on doit pratiquer une antisepsie rigoureuse au niveau du foyer de la fracture, afin de mettre le malade à l'abri des accidents septiques.

Lorsque le traumatisme est *ancien* et que la difformité est constituée, on peut intervenir en mettant à nu

par une incision *rigoureusement* médiane les os propres
du nez et en réséquant le cal exubérant. Dans les cas
d'ensellure déterminée par l'enfoncement des os propres,
on les séparera sur la ligne médiane, d'un coup de ci-

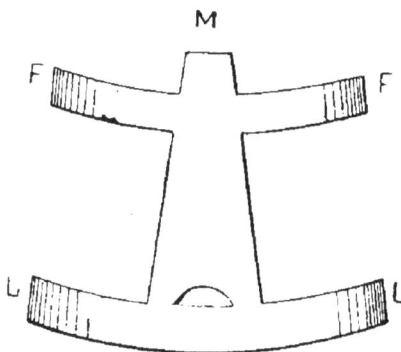

Fig. 106. — Appareil plâtré de Chandelux.

FF. Prolongements frontaux.— LL. Prolongements labiaux. — M. Prolongement médian. Ces différents prolongements sont fixés aux téguments avec du collodion.

seau ; puis, à l'aide d'un élévatoire mousse introduit
dans la fente ainsi créée, on relèvera violemment de
dedans en dehors les fragments enfoncés en brisant
leurs attaches avec les apophyses montantes des maxillaires supérieurs. Les os propres ramenés dans leur position normale seront maintenus par l'appareil plâtré de
Chandelux et par un tamponnement serré des deux cavités nasales.

FRACTURES DU SEPTUM

Les trois pièces qui constituent la charpente de la
cloison nasale peuvent être fracturées *isolément* ou
simultanément. De toutes les fractures isolées que nous
étudierons seules, dans ce chapitre, celles du *cartilage
quadrangulaire* sont de beaucoup les plus fréquentes,
en raison de sa grande proéminence qui l'expose plus
spécialement aux traumatismes directs.

La fracture de la lame perpendiculaire de l'ethmoïde

existe rarement seule, elle accompagne ordinairement
celle des os propres. Quant au vomer plus profondément situé, il est exceptionnellement le siège de semblables lésions. Celles-ci, d'ailleurs, doivent rester souvent
méconnues en raison de leur situation cachée. Les fractures vomériennes s'observent surtout à la suite des interventions endo-nasales pratiquées dans un but d'exérèse
comme, par exemple, pour l'extirpation des néoplasmes
naso-pharyngiens.

Les fractures du cartilage quadrangulaire sont,

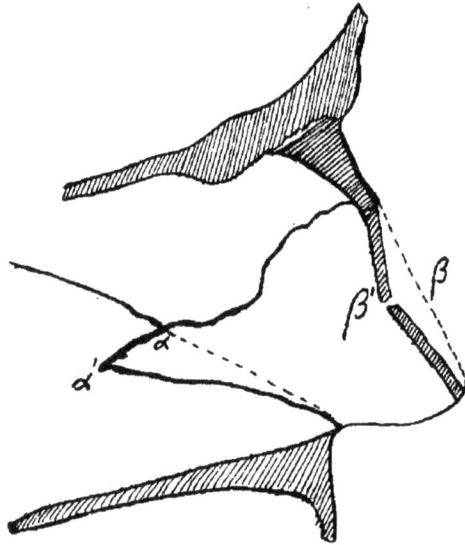

FIG. 107. — Déplacement du cartilage quadrilatère de α en α' par
disjonction de la symphyse voméro-chondrale.

avons-nous dit, les plus communes ; elles ont deux
sièges d'élection : le premier, *voméro-chondral*, est situé
à l'union du vomer et du cartilage, c'est la *fracture
simple de Jarjavay* ; le second occupe le cartilage lui-
même, c'est la *fracture de Chevallet*.

Dans la première variété, il y a un déplacement du
cartilage par glissement, par disjonction de la symphyse voméro-chondrale ; en vérité, il s'agit plutôt ici
d'une *luxation* que d'une fracture. La déformation
qu'elle entraîne est des plus caractéristiques : le lobule

du nez est déjeté latéralement et entraîné un peu en bas ; au-dessous de la saillie sous-tégumenteuse constituée par le bord inférieur des os propres existe un aplatissement du dos du nez et quelquefois même une véritable *encoche* au niveau de laquelle la pression du doigt dénote un défaut de résistance du cartilage. Si on mobilise latéralement le lobule du nez, on perçoit une crépitation osseuse ressemblant à un véritable craquement (fig. 107).

La fosse nasale qui correspond à la saillie du cartilage luxé est obstruée et l'endoscopie permet d'y constater le déplacement du septum que masque rapidement l'apparition d'un *hématome*.

En raison de la difficulté de la réduction, cette fracture laisse souvent après elle la déformation qui l'accompagne.

La seconde variété (fracture de Chevallet) ne présente aucun déplacement ; elle est généralement suivie de la production d'un *hématome en bissac* qui a une grande tendance à suppurer.

Cet abcès hématique laisse souvent après lui une perforation du cartilage qui reste le seul vestige du traumatisme.

Traitement. — Deux cas peuvent se présenter :

1° *Il n'y a pas de déplacement.* — On parera tout d'abord aux accidents immédiats par un tamponnement bilatéral bien serré des fosses nasales avec des lanières de gaze iodoformée après un lavage soigné de ces cavités avec une solution naphtolée ou résorcinée stérilisée tiède.

2° *Il y a un déplacement.* — Après avoir pris les précautions antiseptiques d'usage en cas de plaie de la muqueuse, on tentera la réduction des fragments sous l'anesthésie générale par le chloréthyle, s'il s'agit d'un enfant, ou le chloroforme, si c'est un adulte, et on maintiendra leur coaptation par un tamponnement méthodique avec de la gaze aseptique.

La réduction sera réalisée *dans le plus bref délai* avec les doigts ou plus efficacement avec de larges pinces mousses introduites dans les fosses nasales, afin de saisir entre leurs mors le fragment dévié qui est ramené dans une bonne position.

La correction ainsi obtenue devra être complète et sera maintenue par un tamponnement des deux cavités ou par l'application de deux drains en métal ou en gutta-percha qui permettent le passage de l'air.

On surveillera la formation de l'hématome qui sera incisé dès son apparition et pansé quotidiennement.

Dans les cas *anciens*, une intervention est nécessaire pour corriger la déformation septale.

Si celle-ci est *légère*, on pourra fracturer sous chloroforme la cloison déviée à l'aide d'une pince et ramener les fragments dans leur position normale.

On maintiendra la rectitude ainsi obtenue par le tamponnement des fosses nasales et l'application de l'attelle plâtrée de Chandelux.

Dans les formes *graves* où il y a non-seulement une déviation de la cloison, mais encore un cal exubérant sur un des côtés du nez au point même où s'est produit le diastasis entre les os propres et les cartilages, il faut d'abord redresser la cloison par une manœuvre brusque en la saisissant entre les mors d'une pince plate, puis, par une incision dorsale médiane, on met à nu le cal difforme que l'on résèque d'un coup de ciseau. Après avoir excisé le tissu fibreux qui sépare le cartilage triangulaire de l'os propre, on mobilise celui-là et on le suture à l'os avec quelques fils de catgut.

Deux tubes en gutta-percha sont introduits dans les fosses nasales et jouent le rôle d'attelles intérieures, l'attelle extérieure étant constituée par l'appareil plâtré de Chandelux.

CHAPITRE IV

ÉPISTAXIS

Par ce terme, on désigne *toute hémorrhagie de la muqueuse nasale quelle qu'en soit la nature.*

La richesse vasculaire de la pituitaire et la présence dans sa trame d'un tissu spongieux aux mailles gorgées de sang permettent d'expliquer la fréquence et l'abondance des hémorrhagies dont elle est parfois le siège.

Suivant la cause qui leur a donné naissance, nous diviserons les épitaxis en deux catégories :

1° *Epistaxis idiopathiques* relevant d'un trouble vasomoteur ;

2° *Epistaxis symptomatiques.*

1° **Epistaxis idiopathiques.** — A cette première classe appartiennent les épistaxis dites *essentielles* et les épistaxis *supplémentaires* dont le nombre se restreint de jour en jour à mesure que les progrès de la rhinologie nous font mieux connaître les lésions de la pituitaire. Lermoyez a démontré, en effet, qu'un grand nombre d'hémorrhagies dites idiopathiques sont, en réalité, sous la dépendance d'une lésion de la muqueuse nettement déterminée : *l'érosion variqueuse de la cloison.* Cette lésion siège à la partie antéro-inférieure du septum, un peu au-dessus et en arrière de l'épine nasale antérieure, à 15 millimètres environ de l'orifice de la narine, c'est-à-dire au niveau des vestiges du canal de Jacobson.

Elle n'excède guère les dimensions d'un grain de millet ; elle est recouverte d'une croûte noirâtre

10

dont la chute ramène l'hémorrhagie. Autour d'elle rayonnent des vaisseaux flexueux et variqueux dont la présence explique l'abondance et la persistance de l'effusion sanguine qui contraste si singulièrement avec le peu d'importance de la lésion hémorrhagipare. Ce réseau vasculaire est une dépendance de la branche interne de l'artère sphéno-palatine.

Cependant, on ne peut nier la possibilité des épistaxis essentielles, sans lésion apparente de la muqueuse ; elles sont rares, il est vrai, plus rares même qu'on le croit généralement, mais leur existence est incontestable. Ce sont des hémorrhagies *diffuses*, en nappe, de véritables transsudations sanguines au travers de la muqueuse qui constrastent si étrangement avec la forme circonscrite précédemment décrite.

A ce groupe appartiennent les épistaxis de la *puberté*, véritables fluxions vaso-motrices étendues à toute la pituitaire ; c'est encore la même pathogénie vaso-motrice qui préside à la production des hémorrhagies nasales dites *supplémentaires* observées à l'époque des menstrues, au cours de la grossesse et chez les hystériques, et des épistaxis survenant pendant les paroxysmes de la migraine et dans la première phase de la tuberculose pulmonaire.

Les brusques variations de la température et de la pression atmosphérique sont également susceptibles de déterminer une congestion active de la muqueuse nasale pouvant amener l'hémorrhagie.

2º **Epistaxis symptomatiques.** — Dans cette seconde catégorie, qui est la plus importante, nous rangerons les hémorrhagies nasales qui sont sous la dépendance soit d'une lésion locale, soit d'une affection organique, soit encore d'une maladie générale infectieuse, d'une intoxication ou d'une dyscrasie sanguine.

Les épistaxis relevant d'une lésion locale peuvent être consécutives à un *traumatisme* chirurgical ou accidentel de la région nasale, tel que : chute ou coup sur le nez, fracture des os propres ou du septum, fracture de la base du crâne, etc., ou à une *affection de la pituitaire* : coryza aigu ou chronique, corps étrangers des fosses nasales, ulcérations tuberculeuses ou syphilitiques de la muqueuse, angiome, papillome, myxome, fibrome, sarcome ou épithéliome de la pituitaire.

Certaines épistaxis, et ce ne sont pas les moins nombreuses, sont symptomatiques d'une lésion éloignée, d'une affection *viscérale* dont elles sont souvent la première manifestation au même titre que l'hémoptysie dans la tuberculose pulmonaire.

Les diverses *gastropathies* et les *affections du foie* parmi lesquelles nous citerons : l'ictère en général, les cirrhoses, la lithiase, les kystes et les néoplasmes, ont, nous le savons, une part importante dans l'étiologie de l'hémorrhagie nasale.

Nous en dirons autant des *maladies du cœur* qui augmentent la tension veineuse comme l'insuffisance et le rétrécissement de l'orifice mitral, l'insuffisance et le rétrécissement tricuspidiens, l'asystolie, les myocardites, et les lésions de l'orifice aortique ; des *altérations des vaisseaux* et, notamment, de celles qui relèvent de l'artério-sclérose ; de leur *compression* par des tumeurs cervicales ou médiastinales susceptibles d'entraver la circulation de retour.

Les *affections du rein* et en particulier les néphrites et le mal de Bright ont également un rôle prépondérant dans la genèse des épistaxis symptomatiques.

Celles-ci peuvent encore marquer le début des *maladies infectieuses*, telles que l'érysipèle, la fièvre typhoïde, le typhus exanthématique, la rougeole, la scarlatine et la variole, principalement dans leurs formes hémorrhagiques.

Enfin, au cours de certains *états dyscrasiques* parmi lesquels nous citerons : le purpura, l'hémophilie, le scorbut, la chlorose et la leucocythémie, et, chez les sujets atteints d'*intoxication alcoolique, saturnine* ou *paludéenne*, il n'est pas rare que l'épistaxis, par sa fréquence et son abondance, constitue, au début, un des symptômes prédominants de l'altération du sang.

Symptômes. — Dans la majorité des cas, l'épistaxis est constituée par un écoulement de sang qui se fait goutte à goutte par l'une des narines, rarement par les deux. Si l'hémorrhagie est abondante, le sang s'écoule en même temps dans le pharynx d'où il est rejeté par expuition ; il peut être dégluti et passer dans les voies digestives d'où il est expulsé sous forme d'hématémèse ou de mélæna.

Pendant le sommeil, on l'a vu faire irruption dans les voies respiratoires et déterminer une hémoptysie et même l'asphyxie.

Habituellement, l'écoulement de sang est modéré et tend à s'arrêter spontanément.

Dans certains cas, cependant, il atteint par sa durée et sa répétition des proportions considérables ; alors le malade pâlit, se plaignant de céphalée, de vertige, d'éblouissements et de tintements d'oreille ; le pouls est rapide, petit et filiforme, la respiration se précipite, les extrémités se refroidissent et, si une intervention rapide n'arrête pas l'effusion de sang, une syncope mortelle peut être la conséquence de l'abondance de l'hémorrhagie.

Ces épistaxis mortelles sont heureusement exceptionnelles et on ne les rencontre guère que dans le cours des maladies dyscrasiques, de l'urémie, des néoplasmes malins rhino-pharyngiens et à la suite de certaines interventions graves sur les fosses nasales.

L'épistaxis peut survenir *d'emblée*, sans symptômes précurseurs, jetant l'alarme autour d'elle ; le plus souvent, cependant, elle s'annonce par un ensemble *prodromique* caractérisé par de la céphalée frontale avec injection de la face et des conjonctives, par une sensation de sécheresse et de chaleur au niveau de la pituitaire qui est le siège d'un prurit intense bientôt suivi d'éternuements répétés.

L'hémorrhagie nasale peut se reproduire plusieurs fois dans les vingt-quatre heures et pendant plusieurs jours consécutifs. Dans certaines circonstances et, notamment, dans les formes supplémentaires et paludéennes, elle affecte un type nettement *intermittent* survenant à des périodes fixes de l'année.

Traitement. — Quand l'épistaxis, par son abondance ou sa répétition, prend des proportions inquiétantes au point de compromettre la santé du malade, il faut intervenir promptement par un traitement énergique ; mais, dans les autres cas, lorsque l'écoulement est modéré et de date récente, il est préférable de s'abstenir et d'attendre qu'il s'arrête spontanément, surtout dans l'artério-sclérose avec hypertension vasculaire où il constitue un flux salutaire qui doit être respecté.

Lorsqu'il est indiqué d'intervenir, le moyen le plus simple à employer jusqu'à l'arrivée du médecin est la *compression* avec l'index de l'aile du nez contre le plan résistant de la cloison, la tête étant penchée en avant pour prévenir la chute du sang dans le rhino-pharynx.

Une compression prolongée de dix minutes amène dans les cas ordinaires la formation d'un caillot obturateur qui joue le rôle d'un véritable tampon hémostatique.

Les irrigations abondantes avec de l'*eau salée très chaude* à 45° ou 5o° sont également susceptibles dans certaines circonstances d'arrêter l'effusion de sang.

Lorsque celle-ci est modérée, on peut encore la conjurer par l'introduction dans les fosses nasales d'un tampon d'ouate hydrophile imbibé d'une solution d'*antipyrine* à 1/10, ou d'*eau oxygénée* à 12 volumes, ou encore, si le malade est un adulte, d'une solution de chlorhydrate de *cocaïne* à 1/10.

Les propriétés vaso-constrictives du chlorhydrate d'*adrénaline* sont employées avec succès contre les hémorrhagies de la pituitaire ; la solution au 1/1000e constitue un hémostatique énergique des plus précieux dont je ne saurais trop recommander l'usage.

Une petite lanière de gaze est imprégnée de cette solution et appliquée à demeure dans la cavité qui saigne.

Mon ami Carnot conseille avec raison les injections d'un *sérum gélatiné* dont il donne la formule :

Gélatine	10 grammes.
Eau salée à 7 0/00	1.000 —
Sublimé	1 —

On fait une injection de 3o centimètres cubes de cette solution dans la fosse nasale qui saigne et on place dans la narine un tampon d'ouate hydrophile imbibé de la même préparation.

On pourra avoir recours, au besoin, à titre d'adjuvants, aux hémostatiques internes sous forme de piqûre *d'ergotine* à la dose d'un gramme ou *d'adrénaline* dont on injectera un demi-centimètre cube de la solution au 1/1000ᵉ.

L'hémostase sera favorisée par l'immobilité absolue du malade dont la tête sera maintenue fortement relevée.

Cependant, si l'épistaxis est grave, si le sang coule à flots, comme c'est le cas après certains traumatismes accidentels ou chirurgicaux, n'hésitez pas et recourez d'emblée, sans tarder, au tamponnement des fosses nasales.

1° **Tamponnement antérieur.** — On le pratique avec une lanière de gaze iodoformée composée de plusieurs doubles et mesurant 10 centimètres de long sur 2 centimètres de large. Sous le contrôle du spéculum et du miroir frontal, on introduit la gaze à fond en la tassant bien entre les deux parois nasales à l'aide de la pince coudée de Lubet-Barbon. Ce tampon devra être laissé en place pendant deux jours et ne sera retiré qu'avec les plus grandes précautions.

2° **Tamponnement postérieur.** — Il n'est indiqué que si l'hémorrhagie résiste au tamponnement antérieur, ce qui est assez rare quand celui-ci est méthodiquement fait. Je vous engage toutefois à en user le moins possible, car non-seulement il est très pénible à supporter, mais encore il est assez fréquemment suivi de manifestations inflammatoires du côté de l'oreille et des sinus de la face.

Voici, brièvement exposée, la technique que vous adopterez pour pratiquer le tamponnement postérieur des fosses nasales :

Avec une bande de gaze iodoformée roulée plusieurs fois sur elle-même, préparez deux tampons : l'un, le *postérieur*, aura une forme ovalaire et des dimensions suffisantes pour assurer l'obstruction hermétique de l'orifice choanal ; autour de sa partie moyenne, vous aurez noué par son milieu une double soie dont les quatre chefs devront mesurer environ 25 centimètres ; l'autre, *l'antérieur*, aura un moins gros volume et sera proportionné au calibre des narines.

TECHNIQUE. — Une sonde uréthrale en gomme, n° 10, ou mieux une sonde à béquille, n° 14, stérilisée, est poussée lentement dans la fosse nasale qui saigne jusqu'à la paroi postérieure du pharynx. Contournant alors le bord libre du voile du palais avec l'index ou avec une pince recourbée, on saisit l'extrémité de la sonde et on l'attire dans la cavité buccale. Dans les œillets situés non loin de cette extrémité sont passés deux chefs de la double soie qui est fixée autour du tampon postérieur et, après les avoir attachés solidement à la sonde, on la ramène à soi, d'arrière en avant, par une traction sur son extrémité narinale. Le tampon est ensuite attiré en haut, dans le cavum où l'index de la main droite le pousse et achève de bien l'appliquer contre l'orifice postérieur des fosses nasales. Le double fil qui est fixé à la sonde est sectionné et noué fortement sur le tampon antérieur qui, de ce fait, oblitère hermétiquement la narine contre laquelle l'applique la ligature. — Quant aux deux autres fils du tampon pharyngien restés libres, ils sont ramenés hors de la bouche et fixés avec du collodion à la face externe de la joue ou noués derrière le pavillon de l'oreille.

Grâce à ce double tamponnement, le sang accumulé dans la fosse nasale ne trouvant plus d'issue ne tarde pas à se coaguler et à former dans cette cavité inextensible un caillot compresseur qui arrête l'hémorrhagie.

Les tampons seront enlevés au bout de *vingt-quatre heures* : on retirera d'abord le tampon antérieur en sectionnant le double fil qui le retient, puis par une traction lente et progressive sur les fils qui émergent de la cavité buccale, on dégagera sans difficulté le tampon postérieur.

Pour expulser les caillots qui encombrent les fosses nasales, on procède habituellement à une irrigation naso-pharyngienne avec de l'eau bicarbonatée bouillie et tiède ou avec de l'eau oxygénée.

Si la perte de sang a été considérable, on soutiendra les forces du malade par l'administration de boissons alcoolisées et par des injections sous-cutanées de *sérum artificiel.*

Tels sont les divers modes de traitement employés habituellement contre l'épistaxis, mais le malade n'en reste pas moins exposé à de nouvelles hémorrhagies.

Afin d'en prévenir le retour, il importe avant tout d'en rechercher la cause et de la traiter.

L'épistaxis est-elle due à l'érosion variqueuse de la cloison ? Vous toucherez largement cette dernière avec quelques cristaux *d'acide chromique* fondus en perle à l'extrémité d'un stylet boutonné en vous aidant d'un bon éclairage et du spéculum de Palmer qui écarte la narine et met à découvert la partie malade (fig. 99).

A défaut de ce caustique, vous pouvez faire usage du cautère galvanique plat porté au *rouge sombre* et appliqué légèrement sur la zone hémorrhagipare.

Des applications quotidiennes et abondantes de vaseline boriquée répétées pendant plusieurs jours consécutifs empêcheront la formation des croûtes dont la chute risquerait de provoquer le retour de l'hémorrhagie.

En l'absence d'une lésion nasale, on devra chercher ailleurs la cause de l'épistaxis.

C'est alors que le spécialiste doit se montrer clinicien. Il passera en revue les divers organes et notamment le *cœur*, le *foie* et le *rein*; l'état général du sujet sera également l'objet d'un examen attentif et, s'il y a lieu, il instituera un traitement en rapport avec les lésions révélées par l'étude du malade.

Grâce à ces sages mesures prophylactiques, vous aurez quelque chance de mettre votre malade à l'abri d'un accident toujours menaçant qui le trouble et l'effraie tout en évitant les ennuis d'une intervention urgente qu'une saine et prudente thérapeutique eût peut-être permis de prévenir.

CHAPITRE V

HÉMATOME DE LA CLOISON

Il est habituellement consécutif aux *fractures du cartilage quadrilatère* que sa proéminence expose tout particulièrement aux traumatismes directs. Le sang épanché soulève la pituitaire peu adhérente à ce niveau aux parois du septum et constitue une bosse hématique dont le siège est généralement *bilatéral* : c'est l'*hématome en bissac* de la cloison dont les deux poches communiquent par le trait de la fracture.

Pour le reconnaître, il suffit de relever le lobule du nez et on aperçoit sur les deux faces du septum la saillie rouge et régulière de l'hématome qui obstrue en partie la fosse nasale correspondante. La pression avec le stylet sur la bosse sanguine dénote une consistance molle, et « un doigt introduit dans chaque narine refoule facilement son contenu d'un côté à l'autre » (1).

L'hématome se résorbe exceptionnellement si on l'abandonne à lui-même : il aboutit en général à la *suppuration* vers le cinquième ou le sixième jour. L'élévation de la température, la céphalée frontale, l'apparition de douleurs lancinantes qu'exaspère le plus léger contact et d'une rougeur érysipélateuse accompagnée d'un certain degré de tuméfaction nasale, sont ordinairement l'indice de la transformation purulente de la collection hématique. Celle-ci prend alors une teinte rouge-violacée, ses parois sont tendues et « l'exploration bi-

(1) LERMOYEZ, t. I, p. 279.

digitale fait refluer le pus d'un côté à l'autre à travers une *perforation* de la cloison qui ne manque jamais. Plus tard, l'abcès s'ouvre spontanément et laisse écouler un pus sanguinolent, sans odeur ; il demeure fistuleux. Par l'orifice, des fongosités font hernie, qui souvent rendent le diagnostic hésitant. » (Lermoyez.)

Parmi les complications de l'abcès hématique de la cloison, on a signalé la *thrombo-phlébite des sinus de la dure-mère* et la méningite suppurée, mais ces accidents ne sont heureusement qu'exceptionnellement observés. Plus fréquentes sont les *déformations nasales* consécutives à la fonte purulente du cartilage de la cloison ; l'auvent nasal, privé de son soutien, s'affaisse et le dos du nez présente inférieurement une *encoche en coup de hache* qu'accentue encore la saillie sus-jacente dessinée par le bord inférieur des os propres (fig. 108).

Traitement. — Connaissant l'évolution de l'hématome traumatique, il est aisé d'en déduire le mode thérapeutique qui convient le mieux à de semblables lésions.

Après avoir fait l'antisepsie de la muqueuse malade par des applications d'eau oxygénée à 12 volumes et après une cocaïnisation de la région avec la solution au 1/10e, on pratique, à l'aide du bistouri, une *incision franche* des parois de la poche, afin d'évacuer complètement son contenu.

Une fois la collection vidée, on procédera à une irrigation antiseptique tiède avec une solution d'*acide salicylique* au 1/1000e ou de *phénosalyl* à 3 p. 1000, et on terminera par l'application d'une mèche de gaze iodoformée dans les deux fosses nasales. Le pansement sera renouvelé tous les jours ou tous les deux jours pendant une semaine, c'est-à-dire durant le temps nécessaire à la guérison.

La céphalée sera calmée par l'absorption répétée deux ou trois fois dans les vingt-quatre heures de 75 centigrammes d'*antipyrine* en dissolution dans de l'eau de Vichy ou de 35 centigrammes de *pyramidon* sous forme de cachet.

CHAPITRE VI

ULCÈRE SIMPLE ET PERFORANT DE LA CLOISON

(MALADIE D'HAJEK)

Sous ce nom on désigne *un processus ulcératif indé-pendant de toute diathèse générale et aboutissant à la perforation du cartilage quadrangulaire.*

Cette définition permet d'éliminer les perforations con-sécutives aux abcès de la cloison, à la tuberculose, aux nécroses de la syphilis et à la lèpre.

L'étiologie de cette affection est des plus obscures ; toutefois, le siège de l'ulcère dans le segment antéro-inférieur du septum permet de soupçonner sa double origine *traumatique* et *infectieuse*. La théorie pathogé-nique généralement admise est la suivante : certains sujets ayant la détestable habitude de porter sans cesse les doigts dans leur nez y déterminent avec l'ongle une éraillure de la muqueuse qui est susceptible de s'infec-ter sous l'influence des germes microbiens apportés du dehors ; d'où la production, à la longue, d'épistaxis, voire même de *nécroses moléculaires* qui aboutiront à l'ulcère perforant. Cette localisation des lésions à cette zone de la pituitaire peut s'expliquer aussi par l'extrême minceur de la muqueuse à ce niveau, condition qui crée en quelque sorte un *locus minoris resistentiæ* pré-disposant tout particulièrement à la mortification des tissus. J'accepte volontiers cette opinion et je la pré-fère à la vague théorie de la trophonévrose locale qui assimile l'ulcère du septum au mal perforant plantaire.

Symptômes. — Le début de cette affection est des plus insidieux ; il est habituellement marqué par l'apparition d'*épistaxis* à répétition dont la signification n'est que trop souvent méconnue. L'examen rhinoscopique pratiqué à cette période permet de constater à la partie antéro-inférieure du cartilage quadrangulaire la présence d'une petite *exulcération* arrondie recouverte d'une croûte jaunâtre ou brunâtre qui se reproduit sans cesse et dont l'arrachement avec l'ongle provoque le retour de l'épistaxis.

A cette phase d'exulcération fait suite la période d'*ulcération térébrante*. Celle-ci présente une forme arrondie ou ovalaire, s'étendant en profondeur au point d'entraîner la destruction du cartilage sous-jacent qui bientôt se perfore. Les dimensions de la perte de substance varient depuis le diamètre d'une lentille jusqu'à celui d'une pièce de vingt centimes, ses bords sont minces, nets, *taillés à pic* et faits comme à l'emporte-pièce. Détail important : la muqueuse adjacente n'est le siège d'aucune altération et conserve son aspect normal.

En raison de l'*insidiosité* des lésions, celles-ci peuvent rester complètement ignorées du malade et du médecin, et c'est souvent par hasard que l'examen endoscopique en révèle l'existence.

Plus tard, au chapitre de la syphilis, nous étudierons les diverses variétés de perforations septales en indiquant les principaux éléments nécessaires au diagnostic différentiel de ces lésions.

Traitement. — Il doit être avant tout *prophylactique*. On évitera de porter les doigts dans le nez et d'arracher avec l'ongle les croûtes adhérentes à la muqueuse ; on provoquera leur chute par des applications, répétées plusieurs fois par jour, de tampons d'ouate hydrophile enduits d'une épaisse couche de vaseline *résorcinée* stérilisée au 1/20° ou de la pommade suivante :

Acide salicylique	0 gr. 15
Iodol	1 »
Vaseline stérilisée	15 »

L'exulcération sera cautérisée avec une perle *d'acide chromique* suivant la technique que nous avons déjà tracée ou par quelques attouchements légers avec le galvano-cautère plat porté au rouge sombre.

A une phase plus avancée, quand la perforation menace de se former, Moure conseille de faire l'ablation du cartilage malade avec une petite pince emporte-pièce afin de limiter le mal ; mais, si la perte de substance atteint plus d'un centimètre, il est préférable, selon lui, de se borner au traitement médical.

Avec Lermoyez, nous pensons qu'il vaut mieux s'abstenir de toute intervention quand la perforation n'est pas visible et ne gêne pas le malade ; on appliquera simplement des pommades antiseptiques à l'*iodol* ou à la *résorcine* jusqu'à la phase de cicatrisation, les cautérisations et les curettages des bords de la plaie n'ayant d'autre effet que d'aggraver les lésions et d'en retarder la guérison.

CHAPITRE VII

ABCÈS DES FOSSES NASALES

Abcès chauds. — Toutes les régions des fosses nasales peuvent être indistinctement le siège d'abcès. Ceux qui occupent la paroi inférieure sont généralement consécutifs à des *ostéo-périostites circonscrites* ; les suppurations du plancher nasal sont très souvent d'origine dentaire et celles de la paroi externe ont une étiologie plus obscure, mais je crois qu'un grand nombre d'entre elles doivent être considérées comme une manifestation nasale de l'*ethmoïdite suppurée.*

Sur la cloison, où on les rencontre généralement, les abcès peuvent être consécutifs à une plaie contaminée, à une cautérisation ou à une piqûre septique ; on les observe également au cours de certaines maladies infectieuses parmi lesquelles nous citerons : la grippe, la *fièvre typhoïde*, la variole, la scarlatine et l'érysipèle ; enfin dans quelques cas rares, ils sont dus à l'extension d'une lymphangite de voisinage. Mais de toutes les causes des abcès du septum, le *traumatisme* est incontestablement la plus fréquente. Nous avons vu qu'en déterminant la fracture du cartilage, il donnait lieu à la production d'un *hématome* en bissac qui se résorbe rarement et a une grande tendance à suppurer.

Nous connaissons la symptomatologie de ces abcès hématiques, nous n'y reviendrons pas ; nous rappellerons seulement qu'ils sont ordinairement *bilatéraux* et qu'ils s'accompagnent d'une *perforation* du cartilage, dont la conséquence est l'affaissement de la partie inférieure du dos du nez, au-dessous des os propres. Il se

produit à ce niveau une déformation en *coup de hache*
absolument caractéristique de la destruction du cartilage quadrangulaire.

Un fait assez remarquable, rencontré dans la majorité
des cas signalés, est l'absence de perforation du septum ; après l'élimination du cartilage par résorption

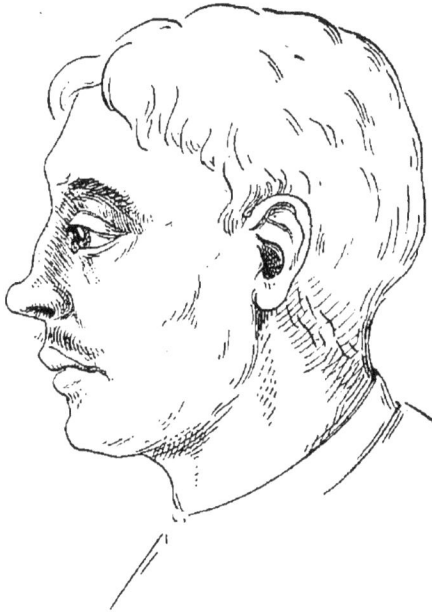

FIG. 108. — Affaissement du segment inférieur du nez consécutif
à la perforation du cartilage septal.

purulente, la plaie se ferme et la muqueuse reprend ses
caractères normaux. La destruction du cartilage ne
peut être constatée alors que par le toucher digital.

Diagnostic. — Rien n'est plus aisé que le diagnostic
de cette affection pour un médecin tant soit peu familiarisé avec la rhinoscopie.

« Un praticien inexpérimenté pourrait, à la rigueur,
comme le disait Guersant, confondre un de ces abcès
avec un *polype* du nez, et j'ai vu commettre cette erreur,
même par de jeunes médecins qui fréquentaient la consultation de l'hôpital Lariboisière ; mais cette méprise,
sans conséquence, ne serait pas préjudiciable au point de

vue thérapeutique, car l'emploi du serre-nœud nasal n'aurait pas de suites fâcheuses, et bien que ce ne soit pas le mode de traitement usité, l'arrachement de la poche n'aurait pas de mauvais effets. » (Gouguenheim) (1).

L'hématome simple ressemble singulièrement à l'abcès et la confusion serait possible si l'intensité des phénomènes inflammatoires qui caractérisent ce dernier ne plaidaient en faveur d'une transformation purulente.

Le *kyste*, si peut fréquent à ce niveau, se reconnaîtra à l'insidiosité de ses symptômes, à l'absence de réaction locale, à son apparition lente à une période très éloignée du traumatisme dont le malade a quelquefois perdu le souvenir.

La *gomme* se développe également avec plus de lenteur et moins de fracas. Elle se traduit par un processus de nécrose qui aboutit presque fatalement à la perforation septale et à l'effondrement du nez, si l'administration opportune du traitement spécifique n'en arrête pas l'évolution.

Enfin, la cloison, sous l'influence d'un traumatisme, peut subir une *déviation* notable, obstruant l'un des orifices des fosses nasales, mais cette déformation qui se présente et s'accentue d'habitude à une époque assez éloignée de l'accident est si aisément reconnue par l'exploration avec le stylet qu'il n'y a pas lieu de s'arrêter plus longtemps sur le diagnostic différentiel de ces lésions.

Abcès froids. — En dehors des abcès chauds qui sont la manifestation habituelle des suppurations circonscrites des fosses nasales, les parois du nez peuvent être également le siège d'*abcès froids* ; mais, en raison de leur rareté, nous serons bref sur leur étude.

On les rencontre principalement sur la portion osseuse du septum, contrairement aux abcès traumatiques qui se localisent au niveau du cartilage quadrangulaire : ils sont donc *ethmoïdaux* ou *vomériens*.

La *tuberculose* et la *syphilis* occupent une place importante dans leur étiologie. En raison de l'absence de phénomènes réactionnels, leur évolution est des plus

---

(1) *Annales des maladies de l'oreille, du larynx*, etc., janvier 1897.

insidieuses, et, sans l'obstruction nasale qu'ils déterminent, ils passeraient complètement inaperçus. Ils ne s'accompagnent pas de déformation nasale comme les abcès chauds traumatiques.

A l'examen rhinoscopique, on aperçoit une tuméfaction *bilatérale, indolente*, recouverte d'une muqueuse normale et obstruant plus ou moins complètement les cavités nasales. La fluctuation très nettement observée permet de reconnaître l'existence de l'*abcès en bissac* symptomatique d'une perforation de la cloison.

Traitement. — Dès que le diagnostic de l'abcès est posé, il faut intervenir par une incision large de ses parois, après une cocaïnisation énergique de la muqueuse.

Au bistouri, nous préférons le *couteau galvanique* qui laisse après lui une ouverture béante s'opposant à la réunion précoce des lèvres de la plaie.

La collection évacuée, on pratiquera un lavage antiseptique de la poche avec une solution bouillie et tiède de *phénosalyl* à 3 p. 1000 qu'on fera suivre d'un pansement à la gaze iodoformée.

Lorsqu'on intervient à une période éloignée du début de l'abcès, il n'est pas rare de constater, par l'exploration de la poche avec le stylet nasal, la présence dans sa cavité de *fongosités* et de *parcelles osseuses nécrosées* ; ces lésions devront être traitées par un *curettage* soigné et, au besoin, par une *résection* étendue des parties malades, surtout s'il s'agit d'une ostéo-périostite tuberculeuse.

Contre l'abcès froid syphilitique, on prescrira la médication spécifique que nous étudierons plus tard dans le chapitre de la syphilis nasale.

CHAPITRE VIII

DERMATOSES VESTIBULAIRES

A l'exemple des auteurs classiques, nous distinguerons quatre variétés de dermatoses vestibulaires : la *follicu-lite* ou *sycosis*, le *furoncle*, l'*impétigo* et l'*eczéma*.

A cette étude, nous ajouterons celle de l'*acné nasale* que je ne vois mentionnée dans aucun ouvrage de rhinologie et qui, cependant, occupe une place importante dans cette branche de la pathologie.

FOLLICULITE OU SYCOSIS DU VESTIBULE

Comme le nom l'indique, c'est *l'infection de l'appareil pilo-sébacé annexé aux vibrisses par les microbes pyogènes et, notamment, par le staphylocoque doré.*

Observée surtout chez l'adulte, cette dermatose est caractérisée par la présence sur les parois du vestibule de petites éminences pustuleuses au centre desquelles se dresse un poil. Leur contenu en se desséchant après la rupture de la poche amène la formation de croûtelles jaunâtres que l'ongle arrache sans cesse et qui tendent à se reproduire avec une ténacité désespérante.

Le nez est douloureux; il est le siège d'un prurit intense obligeant le patient à y porter constamment les doigts. Le lobule et les téguments qui tapissent l'entrée des narines sont rouges, luisants et tuméfiés ; ils présentent une sensibilité exquise que réveille le moindre contact.

Les inoculations successives faites de proche en proche avec les doigts souillés par les germes microbiens prolongent indéfiniment l'affection. Assez souvent, les lésions franchissent la zone vestibulaire et se propagent à la lèvre supérieure.

Traitement. — On provoquera la chute des croûtes par des applications *émollientes* avec des cataplasmes de fécule ou par l'introduction dans les narines de tampons d'ouate hydrophile stérilisée imbibés de glycérine résorcinée au 1/30e.

Lermoyez conseille, après l'ablation des croûtes, de couper à ras les vibrisses qui centrent les pustules et d'ouvrir successivement et soigneusement chacune d'elles avec un bistouri fin ou de les volatiliser avec la pointe du galvano-cautère.

Deux fois par jour, on aura recours à un *bain nasal* de dix minutes avec une solution chaude de sublimé au 1/3000e ou de phénosalyl à 4 p. 1000.

Enfin, pour assurer l'antisepsie de la région et pour prévenir la formation des croûtes, on fera des onctions répétées avec l'une des pommades suivantes :

Turbith minéral . . . . . . 1 gramme
Vaseline stérilisée . . . . . . 30 —

Goudron de Norvège . . . . . . 6 gr. 60
Acide salicylique 0 30
Vaseline stérilisée . . . . 15 »

Oxyde jaune d'hydrargyre . . . 1 gramme
Vaseline stérilisée . . . . ⎰ ââ 10 —
Lanoline stérilisée . . . . ⎱
Essence de géranium rose . . . 5 gouttes.
                                    (LERMOYEZ.)

Lorsque le retour des croûtes n'est plus à craindre, on peut tenter de modifier les parties malades par des attouchements avec la solution de *nitrate d'argent* au 1/10e renouvelés tous les quatre ou cinq jours.

Dans les formes rebelles et récidivantes, on procédera à l'*épilation* du vestibule nasal. Les pulvérisations avec de l'eau de Challes, une saison passée dans une station sulfureuse comme Cauterets, Uriage ou Luchon donnent d'excellents résultats.

FURONCLE

Cette affection reconnaît la même pathogénie que la folliculite étant sous la dépendance du même agent infectieux, le *staphylocoque doré*. Elle en diffère toutefois par une évolution plus bruyante qui est plus en rapport avec l'importance des lésions. La réaction locale est fort vive ; les téguments présentent une coloration d'un rouge très intense et une tuméfaction prononcée.

La saillie *acuminée* du furoncle apparaît dans l'orifice de la narine qu'elle obstrue ; elle peut être le point de départ d'un œdème lymphangitique qui, dans certains cas, envahit la lèvre et la joue. Une légère adénopathie sous-angulo-maxillaire est fréquemment observée. Toute la zone furonculeuse est le siège de douleurs aiguës et lancinantes atteignant leur maximum d'acuité à la période phlegmoneuse qui caractérise le début de la maladie. La *céphalée* est quelquefois vive au point de troubler le repos du malade et la température vespérale peut dépasser 38° et atteindre même 39°.

L'évolution de l'affection est rapide ; elle aboutit vers le *sixième jour* à l'élimination du bourbillon classique qui en marque la terminaison.

Chez certains sujets, les furoncles vestibulaires peuvent être *multiples* et *successifs* et il devient impossible, même approximativement, de prévoir la durée d'une série furonculeuse. Il importe au médecin de prévenir soit le malade, soit les personnes de son entourage de cette éventualité, afin qu'on ne prenne pas pour un échec thérapeutique ce qui est le résultat d'une simple évolution.

Comme certains furoncles de la face, ceux du vestibule nasal peuvent entraîner de très graves complications dont la plus redoutable est la *phlébite de la faciale* qui, par la veine ophtalmique, peut se propager aux sinus de la dure-mère : une traînée rouge étendue du furoncle vers le grand angle de l'œil, l'œdème des paupières, l'exophtalmie, l'amaurose, la céphalée, le délire,

le coma et les grandes oscillations thermiques avec
frissons intenses secouant le malade, tels sont les principaux symptômes de la thrombo-sinusite qui, heureusement, est un accident exceptionnellement observé.

Traitement. — Au début, quelques attouchements
répétés avec de la *teinture d'iode* ou du *naphtol camphré*
peuvent, dans certains cas, entraver l'évolution du
furoncle.

Mais, le plus souvent, en dépit de la médication
abortive, l'affection suit son cours exigeant du médecin
une conduite différente suivant la période à laquelle il
est appelé à intervenir.

A la *première période*, alors que les tissus sont le
siège d'un gonflement phlegmoneux, sténosant le vestibule nasal, vous devez vous borner au *traitement médical*. La seule indication à remplir à cette phase de
début est de *calmer la douleur*. Vous y réussirez par
l'introduction *à fond* dans la narine, au delà de la zone
malade, à l'aide de la pince coudée, d'une lanière de
gaze ou d'une mèche d'ouate hydrophile stérilisées
imbibées d'une des solutions suivantes :

Sublimé . . . . 0 gr. 05
Glycérine neutre 50   »

   ou

Phénosalyl 4   »
Glycérine neutre 30   »

   ou bien

Alcool boriqué à saturation.

La mèche intra-nasale sera renouvelée par le médecin
lui-même au moment de sa visite quotidienne.

Extérieurement, on procédera à une application
répétée toutes les trois heures d'une compresse de gaze
épaisse et très chaude ayant bouilli dans une solution de
sublimé au 1/1000e ou de chloral au 1/200e.

L'ayant recouverte d'un carré de taffetas gommé et
d'ouate ordinaire, on la maintiendra en place par
quelques tours de bande de crêpon.

11.

Quand les applications humides ont été régulièrement faites, il arrive parfois qu'au bout de 48 heures
les souffrances se calment complètement, indiquant la
résolution du furoncle ou son ouverture spontanée ;
généralement la douleur s'atténue mais persiste encore
sous la forme de battements qui caractérisent la phase
de suppuration. Le furoncle apparaît alors nettement
sous l'aspect d'une saillie acuminée pointant dans la
lumière du vestibule qu'elle obstrue plus ou moins
entièrement. C'est la seconde période, dite *chirurgicale*.
Le moment est venu d'inciser le furoncle.

Je ne puis mieux faire que de retracer dans ce chapitre où ils trouvent également leur application les
sages préceptes formulés par mon maître Lermoyez à
propos du traitement chirurgical des furoncles du conduit auditif.

D'après lui, l'incision doit être pratiquée dès le début
de cette seconde période : *a*) pour faire *immédiatement*
cesser la douleur; *b*) pour prévenir l'infection des tissus
voisins. Elle sera faite au point culminant de la saillie
furonculeuse et si, comme c'est la règle dans les
furoncles profondément situés, la saillie n'est pas
visible, on incisera au point où le *contact du stylet révèle le maximum de douleur* : là est sûrement le furoncle.

Comment faut-il inciser? Ordinairement sans le
secours du spéculum qui masque plutôt les furoncles
de l'entrée et avec l'aide d'un excellent éclairage.

L'incision sera pratiquée avec un bistouri à pointe
fine et bien acérée, car elle est excessivement douloureuse, l'anesthésie locale n'étant pas toujours possible.

« Au demeurant, l'anesthésique le meilleur en l'espèce, c'est l'habileté de la main de l'opérateur, armée
d'un instrument très effilé, et surtout l'habitude. Viser
longuement, inciser soudainement, mettre dans le but
du premier coup, comme si l'on maniait une arme à feu.
Le malade sera maintenu, couché de préférence, pour
éviter une syncope. » (Lermoyez.)

L'incision doit être large et franche pour être efficace ;
on plongera hardiment la lame si l'on ne veut pas
recommencer le lendemain.

Le furoncle ouvert, on évacuera le contenu purulent

par des pressions douces sur les parois vestibulaires avec le doigt ou avec la sonde cannelée.

L'usage des pansements humides antiseptiques doit être continué et, surtout, pas d'injections détersives qui favorisent les auto-inoculations du vestibule. Avant l'application du pansement, on prescrira des *bains de nez* de dix minutes répétés trois fois par jour, soit avec une solution de chloral au 1/100e, soit avec de la liqueur de Van Swieten.

Dans les cas heureux, la guérison est très rapide après l'évacuation de l'abcès ; dans les formes tenaces, récidivantes, au contraire, les douleurs calmées un moment par l'incision reparaissent avec leur acuité première annonçant l'apparition d'un nouveau furoncle ou la fermeture prématurée de l'incision.

Dans le premier cas, il faut recommencer patiemment le même traitement ; dans le second, il est indiqué de rouvrir le foyer au niveau même de la première incision.

La *médication générale* peut avoir un rôle important dans le traitement du furoncle qui apparaît souvent comme une manifestation cutanée de *l'intoxication gastro-intestinale*.

Cette dernière sera combattue par l'usage répété des purgatifs salins, par la levure de bière fraîche prise à hautes doses et par une diététique rigoureuse.

Vous songerez aussi à la *glycosurie constitutionnelle* qui est un des principaux facteurs de la furonculose. S'il s'agit d'une manifestation diabétique, vous n'oublierez pas qu'une hygiène alimentaire sévère doit être la base de votre thérapeutique, que l'indication essentielle est de restreindre l'apport des aliments sucrés ou susceptibles de se transformer en sucre, et c'est en proscrivant de l'alimentation les matières sucrées et amylacées aux dépens desquelles se forme presque exclusivement le glycogène dans l'économie que vous parviendrez à ce résultat.

IMPÉTIGO

Cette affection est plus spéciale à l'enfance, les sujets scrofuleux y seraient tout particulièrement exposés. On la considère comme une maladie contagieuse due à la présence dans les tissus de deux sortes de germes microbiens : le *staphylocoque* et le *streptocoque*. Ces germes sont isolés ou associés. Quand il s'agit du staphylocoque seul, l'élément éruptif débute par une pustule d'emblée ; dans l'impétigo à streptocoques, le liquide, au contraire, est d'abord séro-purulent, et apparaît sous la forme de bulles flasques s'étendant à leur périphérie par le développement de nouveaux éléments éruptifs. L'association du staphylocoque et du streptocoque produit l'impétigo vulgaire ou *impétigo mixte.* C'est cette dernière variété qu'on observe chez les jeunes enfants au pourtour des narines ou au niveau de la sous-cloison. Chez l'adulte, l'impétigo peut se greffer sur l'eczéma vestibulaire et constituer *l'eczéma impétigineux*, c'est-à-dire infecté par les germes de la suppuration.

Dès le début, les téguments sont rouges, luisants et tuméfiés ; très rapidement, ils deviennent le siège d'une éruption *pustuleuse* ou *bulleuse* à laquelle succèdent de petites ulcérations bientôt recouvertes de croûtes jaunâtres ou grisâtres. Le prurit intense occasionné par ces lésions oblige le malade à porter sans cesse les doigts sur la zone douloureuse et à enlever les croûtes qui se reproduisent avec une ténacité désespérante. Ces traumatismes répétés en disséminant les germes pathogènes favorisent l'extension des lésions qui peuvent envahir la lèvre supérieure et les joues ou remonter dans les fosses nasales pour y déterminer la *rhinite impétigineuse* que nous étudierons ultérieurement.

Traitement. — Lorsque les croûtes sont épaisses, une règle s'impose : ne pas appliquer de pommades. Il faut les ramollir et les détacher à l'aide de *cataplasmes* d'amidon, de fécule ou de compresses d'eau boriquée. Les croûtes tombées, on procède soit à un *lavage* avec de l'eau tiède bicarbonatée ou boratée au $1/100^e$, soit à un badigeonnage avec de l'eau oxygénée à 10 volumes ou avec de *l'eau d'Alibour.* Cette dernière préparation est excellente.

Sulfate de zinc.	3 gr. 50
Sulfate de cuivre.	1 »
Safran.	0 20
Eau saturée de camphre . . .	200 »
Eau bouillie.	300 »

L'usage des pommades ne vient qu'après. La meilleure et la plus simple est la vaseline *boriquée* stérilisée ; je vous conseille également une des formules suivantes :

Acide borique	2 grammes
Oxyde de zinc	4 —
Glycérolé d'amidon.	30 —

ou

Oxyde jaune de mercure	0 gr. 80
Vaseline stérilisée.	30 »
Essence de géranium rose. . . .	V gouttes

ou encore

Goudron de Norvège	0 gr. 60
Acide salicylique.	0 30
Vaseline stérilisée	15 »

Dans les cas rebelles, les pulvérisations *sulfureuses* telles qu'on les pratique à Enghien, Challes, Cauterets, Saint-Honoré, Bagnères-de-Luchon, etc., donnent de bons résultats. Dans les formes anciennes, lorsqu'il ne se produit plus de croûtes, on doit tenter de modifier les parties malades par des attouchements avec une solution de *nitrate d'argent* au 1/10e répétés tous les quatre ou cinq jours.

Le *traitement général,* ici encore, joue un rôle prépondérant dans la cure de l'impétigo. Chez les enfants, l'huile de foie de morue, les préparations iodo-tanniques, une *hygiène alimentaire* des plus sévères et, au besoin, un séjour de plusieurs semaines au bord de la mer ou dans une des stations sulfureuses que nous avons signalées constituent la base de cette médication.

ECZÉMA

Cette dermatose se rencontre à tout âge; presque constamment elle est sous la dépendance d'un état constitutionnel qui est le plus souvent le *lymphatisme* chez l'enfant et *l'arthritisme* chez l'adulte. Les troubles viscéraux et notamment les gastropathies engendrées par ces diathèses ou coïncidant avec elles favorisent sans contredit son développement. Elle débute par la présence sur les parois vestibulaires de *vésicules* de petites dimensions, arrondies et distendues par un liquide transparent; spontanément ou sous l'influence du grattage, elles se rompent, laissant une perforation de l'épiderme qui semble faite à l'emporte-pièce ; ces perforations sont le siège d'un *suintement* qui, en se desséchant à la surface des téguments, forme des *croûtes* de coloration grisâtre ou jaunâtre, parfois brunâtre en raison de la présence d'une petite quantité de sang extravasé. Lorsque l'eczéma est de date ancienne, les téguments prennent une coloration rouge d'intensité variable ; ils sont épaissis, infiltrés et indurés, souvent même ils sont le siège de fentes et de *crevasses* plus ou moins profondes qui leur donne un aspect craquelé. Nous retrouvons, en somme, tous les caractères de l'eczéma classique observés sur les autres parties des téguments.

Le sujet qui est atteint d'eczéma éprouve une sensation de picotement, de brûlure et de *prurit* intense l'obligeant à porter constamment les doigts à son nez. Ces symptômes douloureux sont plus marqués le soir.

En relevant simplement le lobule nasal, on découvre suffisamment les lésions toujours plus accentuées sur les bords de l'orifice narinal et dans les régions commissurales.

Avec l'aide du spéculum introduit avec précaution dans la narine, on peut constater l'étendue de l'eczéma sur les parois du vestibule qu'il franchit parfois pour envahir la muqueuse voisine qui tapisse la cloison et le cornet inférieur. Il apparaît alors sous la forme d'*exulcérations* se détachant sur un fond rouge livide et tuméfié.

Assez souvent les lésions gagnent la lèvre supérieure qui peut être atteinte dans toute son étendue.

Cette particularité s'observe surtout chez l'homme. La marche de l'affection est fort longue et sujette aux *récidives*. Les lésions sont entretenues par l'irritation incessante déterminée par le contact des doigts que le patient porte à tout moment dans la narine malade.

Traitement. — Dans la thérapeutique de l'eczéma vestibulaire, nous envisagerons successivement le traitement *local* et le traitement *général*.

1° **Traitement local**. — *a*) FORME AIGUË. — On provoquera la chute des croûtes par des applications répétées, chaque soir, de *cataplasmes* de fécule ou d'amidon ou par l'introduction dans les narines de lanières de gaze stérilisées ou de mèches d'ouate hydrophile imbibées d'une solution boriquée tiède.

Une fois détergée des croûtes qui la recouvrent, la région malade sera enduite d'une épaisse couche d'une des préparations suivantes :

Oxyde de zinc . . . . 5 grammes
Lanoline stérilisée . . .)
Vaseline   — . . . .) ââ 10 —
Essence d'amandes amères)
Essence de roses . . . .) ââ 2 gouttes

ou bien

Oxyde de zinc . . . . .)
Sous-nitrate de bismuth .) ââ 5 grammes
Axonge benzoïnée. . . . . 50 —

Dans les formes prurigineuses, Lermoyez conseille d'ajouter à la première formule o gr. 5o de *menthol* qui agit comme anesthésique local; l'axonge salicylée au 1/100ᵉ amène également une sédation assez marquée.

b) FORME SUBAIGUË. — Dans cette variété, la *pâte de Lassar* donne d'excellents résultats :

Acide salicylique . . . . 0 gr. 40
Oxyde de zinc. . . . .)
Amidon . . . .) ââ 10 »
Vaseline neutre. . . . . 30 —

Contre l'*eczéma sec*, vous avez le choix entre les formules suivantes :

Goudron de Norvège. . . .	1	50
Acide salicylique	0	60
Axonge.	30	»

Huile de cade ou ichthyol. .	4 grammes
Vaseline neutre . . . . } ââ 10	—
Lanoline . . . . }	
Essence de girofles	V gouttes

c) FORMES CHRONIQUES. — Les cautérisations avec la solution argentique au 1/10e ou avec de la teinture d'iode sont indiquées ici ; en cas d'insuccès, Lermoyez recommande les *scarifications linéaires* de la peau du vestibule qui donneraient de bons résultats. Contre les fissures et les rhagades observées parfois dans ces variétés, on fera des attouchements répétés avec la pointe très fine d'un crayon de *nitrate d'argent* et, s'il y a lieu, on leur substituera des onctions avec la pommade suivante :

Calomel précipité	0 gr. 35
Tannin	1 — 20
Glycérolé d'amidon. . . .	10 — »

2° **Traitement général.** — L'état constitutionnel des sujets atteints d'eczéma, les diverses lésions viscérales qui peuvent accompagner cette dermatose en la favorisant et qui doivent être recherchées avec le plus grand soin réclament un traitement approprié dont les détails ne sauraient être indiqués dans un traité de thérapeutique spéciale ; il suffit d'en rappeler l'absolue nécessité ; en se conformant à ces indications, on obtient une disparition plus rapide des lésions locales et on peut en prévenir le retour.

C'est ainsi qu'on prescrira un *régime* sévère dont seront bannis certaines boissons telles que le café, le thé et les alcools, et certains aliments comme la charcuterie, le gibier faisandé, les poissons de mer transportés, les fromages faits, etc. Aux arthritiques, on conseillera les *alcalins*, une saison à Vichy, Vals, Royat, Carlsbad, Ems ; aux goutteux, la *lithine* ou une saison à Evian, Vittel, Contrexéville, Martigny ; aux névropathes, les *bromures*, l'*hydrothérapie* et une cure à Bigorre, Divonne, Néris, Lamalou.

Les eaux minérales *chlorurées sodiques* et *sulfureuses* comme celles de Bagnoles, de Challes, d'Uriage et le traitement *arsenical* de Saint-Honoré, du Mont-Dore et de la Bourboule conviendront surtout aux formes *chroniques* de l'eczéma.

ACNÉ ROSÉE

Observée très fréquemment sur la face, et notamment au niveau du nez, cette affection est caractérisée le plus souvent par l'association de deux éléments : une *ectasie* permanente des capillaires cutanés et des *pustules*.

La simple dilatation des capillaires constitue l'acné *télangiectasique* encore appelée communément *couperose ;* la présence des éléments pustuleux caractérise la seconde variété d'acné rosée, connue sous le nom d'acné *pustuleuse* ou *rosacée*.

1° ACNÉ TÉLANGIECTASIQUE

Cette forme débute rarement d'emblée ; elle est généralement précédée de poussées congestives se manifestant sous l'aspect de plaques érythémateuses d'abord passagères, puis permanentes et localisées sur le dos du nez au voisinage du lobule.

A ce niveau, les téguments sont sillonnés *d'arborisations vasculaires* très ténues, perceptibles au début à la loupe, et plus tard à l'œil nu.

D'abord isolées les unes des autres, elles se rapprochent et tendent à se confondre, grâce à leur augmentation de volume et à leur multiplication. Elles arrivent ainsi à constituer une nappe *rouge violacée* d'une teinte presque uniforme.

La pression avec une lame en verre sur la zone érythémateuse y détermine une décoloration des téguments qui laisse apparaître les dilatations vasculaires qui la sillonnent.

Avec la rougeur existent presque toujours de la *séborrhée grasse* et des dilatations souvent très apparentes des orifices glandulaires.

Il arrive fréquemment que les lésions acnéiques se manifestent également au niveau du front et des joues, c'est-à-dire dans les régions de la face où se reflètent de préférence toutes les modifications de la circulation générale.

2° **ACNÉ PUSTULEUSE**

Cette seconde variété peut être observée primitivement, mais, le plus souvent, elle est consécutive à l'acné télangiectasique, à laquelle elle se substitue par l'adjonction de l'élément *pustuleux.*

Ses lésions se distinguent par la présence de *papules*, dont les dimensions varient depuis celles d'une tête d'épingle jusqu'à celles d'une lentille. Ces papules qui, au début, affectent une forme arrondie et une coloration rouge d'intensité variable, présentent plus tard à leur centre un soulèvement pustuleux acuminé, mesurant de 1 à 2 millimètres de diamètre.

La rupture de la pustule amène la formation d'une croûtelle brunâtre, dont la chute est parfois suivie d'une petite cicatrice indélébile.

Etiologie. — L'acné rosée est le privilège du *sexe féminin*. On l'observe avec un maximum de fréquence au moment des menstrues, au cours de la grossesse et surtout à la période de la ménopause qui est si propice aux congestions locales.

Toutefois, cette affection n'est pas rare chez l'homme, où elle est souvent tributaire de *l'alcoolisme*. Que l'alcool agisse directement par ses effets nocifs sur les tissus, ou indirectement par les troubles gastro-intestinaux qu'il engendre, peu importe, son rôle dans la genèse de l'acné est aujourd'hui un fait indéniable.

Certaines *lésions viscérales* ont également une part importante dans l'étiologie de cette affection, en déterminant la congestion de la face par les troubles qu'elles apportent dans la circulation générale. C'est ainsi qu'agissent les gastropathies, la parésie intestinale, les hépatites, les lésions cardiaques, pulmonaires et *uléro-ovariennes*.

Parmi les diathèses, l'*arthritisme* joue ici un rôle prépondérant, parce qu'il est par excellence la diathèse des bouffées congestives, la diathèse des poussées fluxionnaires qui, nous l'avons déjà dit, sont le prélude des altérations définitives qui caractérisent l'acné.

Traitement. — *Localement*, on prescrira dans les formes congestives des *lotions* avec de l'eau très chaude additionnée d'alcoolats aromatiques (eau de Cologne, alcoolat de lavande, etc.), afin de calmer l'irritabilité de la peau.

On conseillera en même temps des *pulvérisations* tièdes avec une solution de phénosalyl au 1/300e ou de résorcine au 1/100e.

Chaque soir, après la lotion chaude, on fera une onction avec de la pommade à l'oxyde de zinc ou avec :

Ichthyol.	5 à 10 grammes.
Vaseline . . . . }	ãã 25 grammes.
Lanoline . . . . }	
Essence de bergamote. .	2 gouttes.

ou un badigeonnage à l'aide d'un pinceau avec cette solution :

Ichthyol.	2 à 20 grammes.
Alcool à 90° . . . . . . }	ãã 30 grammes.
Ether sulfurique. . . . . }	

Le lendemain matin, on procèdera à un lavage soigné de la région avec de l'eau très chaude.

Contre la forme pustuleuse, les préparations *soufrées* donnent d'excellents résultats, soit sous forme de lotions faites à l'aide d'un pinceau avec la préparation suivante :

Soufre précipité et lavé.	15 à 20 grammes.	
Glycérine neutre.	10	—
Alcool camphré	30	—
Eau de roses.	50	—

soit sous forme d'onctions avec la *pommade soufrée* au 1/10e;

ou avec :

Soufre précipité et lavé. .	5 grammes.	
Acide salicylique.	1	—
Vaseline neutre	50	—

Au cours de ce traitement, on mesurera la sensibilité de la peau. En cas d'irritabilité, on suspendra l'application des topiques énergiques en leur substituant l'usage des émollients et des préparations anodines à base d'*oxyde de zinc*.

Tel est, brièvement exposé, le traitement médical employé contre les formes de l'acné nasale. Cette médication ne doit être prescrite que dans les cas bénins, pris à leur début, où elle est réellement efficace, mais dans les formes anciennes et accusées, elle doit céder le pas au traitement *chirurgical* qui, seul, donne ici des résultats merveilleux.

Il consiste en *cautérisations* et en *scarifications*. Les cautérisations sont pratiquées avce la pointe fine du galvano-cautère qui détruit les varicosités et ouvre les pustules.

Les ponctuations seront séparées par un intervalle de 4 à 5 millimètres, et la pointe de l'instrument sera enfoncée perpendiculairement à la peau jusqu'à la partie superficielle du derme.

Les scarifications peuvent être faites avec l'*aiguille de Vidal*. Les incisions seront rectilignes et parallèles, elles mesureront 1 centimètre de longueur et seront espacées de 1 millimètre. Par-dessus celles-ci, on fera les mêmes incisions, mais en les dirigeant obliquement par rapport aux premières, de façon à former un quadrillage régulier.

En ce qui concerne le *traitement général* de l'acné nasale, nous devons conformer notre conduite aux notions étiologiques que nous avons exposées.

On veillera au bon fonctionnement des voies digestives par un régime approprié, dont on exclura les viandes conservées renfermant des alcaloïdes de putréfaction, la charcuterie, les poissons de mer, les boissons alcoolisées, le café et le thé.

On traitera la *dyspepsie gastro-intestinale* et on assurera l'évacuation régulière de l'intestin par l'usage des laxatifs et par l'entéroclyse

Les affections *utéro-ovariennes* qui ont une si grande part dans les troubles circulatoires d'ordre réflexe observés chez la femme devront être l'objet d'un traitement spécial ; de même les affections du poumon et du cœur qui agissent en entravant le cours régulier du sang.

La diathèse *arthritique* sera combattue par la médication alcaline ou lithinée, suivant les indications, par une diététique sévère, et enfin par l'exercice au grand air, le massage et l'hydrothérapie.

ACNÉ HYPERTROPHIQUE

(RHINOPHYMA)

Loin d'être une affection autonome, l'acné hypertrophique constitue le stade ultime de toutes les formes d'acné et, notamment, de l'acné rosée. Elle est le privilège du *sexe masculin*.

Dans sa première phase, le rhinophyma est caractérisé par la présence des lésions de l'acné rosée accompagnées d'une tuméfaction limitée ou diffuse des téguments ou de plaques rouges isolées ou confluentes, saillantes et parsemées d'orifices glandulaires dilatés donnant au revêtement cutané l'aspect d'une *peau d'orange*.

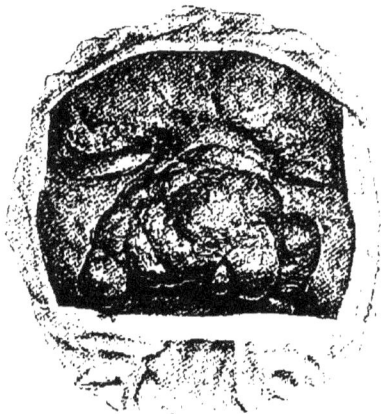

Fig.109.—Acné hypertrophique (variété éléphantiasique). — (Musée de l'hôpital St-Louis). N° 1259.

Ces lésions s'observent surtout sur le dos du nez qui est leur siège de prédilection ; en bas, elles s'arrêtent brusquement à 1 ou 2 millimètres du bord libre des narines, tandis qu'en haut, vers la racine du nez, elles s'atténuent graduellement pour disparaître d'une façon insensible.

Dans sa forme la plus accusée, l'affection mérite le nom d'*acné éléphantiasique* en raison de l'énorme hypertrophie de la région atteinte (fig. 109).

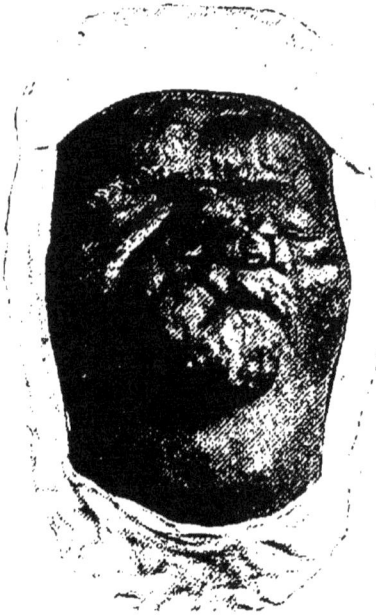

Le nez est envahi dans sa totalité, il est augmenté dans tous ses diamètres, les orifices des narines sont considérablement élargis et l'épaisseur de leurs parois peut atteindre et même dépasser un centimètre. Les téguments présentent une coloration *rouge violacé* et sont souvent le siège de lésions *pustuleuses*.

L'organe malade est parsemé de *mamelons* irréguliers, sessiles ou pédiculisés, retombant au-devant des narines et parfois même jusque devant la bouche au point de gêner l'alimentation (fig. 110).

Fig. 110. — Rhinophyma (variété éléphantiasique) (Musée de l'hôpital St-Louis). — N° 186. — Guérin.

Ces mamelons ont des dimensions très variables qui oscillent entre celles d'un pois et celles d'une noix. Des sillons plus ou moins profonds les séparent nettement les uns des autres. « Par la pression, on exprime, comme d'une éponge, sous forme de filaments contournés et consistants, ou de liquide plus ou moins lactescent ou même purulent, la matière sébacée qui emplit les glandes augmentées de volume et on réduit ainsi le volume de la tuméfaction. » (Thibierge.)

La durée de l'acné hypertrophique est indéfinie et, loin de rétrocéder, ses altérations ont une grande tendance à augmenter.

Traitement. — Il est essentiellement d'ordre *chirurgi-*

cal. Les lotions *soufrées* chaudes amènent bien une réduction notable des parties hypertrophiées en facilitant
l'expulsion du contenu des glandes sébacées et en mo-
dérant leur sécrétion, mais elles sont impuissantes à
amener leur rétrocession.

Si les lésions sont peu marquées, on aura recours à
l'*ignipuncture* profonde avec la pointe de l'électro-cautère, afin de provoquer la rétraction des tissus infiltrés ;
mais, si elles atteignent un degré prononcé, l'*excision*
est préférable.

Aux procédés autoplastiques si compliqués et d'une
exécution si délicate qui ont été conseillés pour le traitement du rhinophyma, on préférera la *méthode d'Ol-*
lier qui donne d'excellents résultats.

Le malade étant chloroformé, on cerne par une incision peu profonde faite avec le thermo-cautère porté
au *rouge sombre* les tissus malades qu'on se propose
d'enlever. On détache ensuite à peu près toute l'épaisseur du derme par une véritable décortication. Après
l'ablation de la portion hypertrophiée, le nez présente
l'aspect d'un morceau de charbon.

Malgré l'énorme perte de substance, la réparation se fait
très vite et, en six semaines, la cicatrisation est obtenue.

L'ablation avec le bistouri a l'inconvénient de déterminer une effusion sanguine abondante qui gêne l'opérateur.

Pour empêcher la transformation hypertrophique
ultérieure des glandes des parties laissées en place, il
est nécessaire de procéder, chaque soir, à des onctions
avec la pommade suivante :

Soufre précipité et lavé . .	5 grammes
Acide salicylique	1 —
Vaseline neutre.	50 —

CHAPITRE IX

RHINITES AIGUËS

Sous ce titre, on désigne *l'inflammation aiguë de la muqueuse pituitaire sous l'influence de micro-organismes dont le rôle pathogène semble avoir été nettement démontré.*

Nous diviserons les rhinites aiguës en trois grandes catégories comprenant elles-mêmes plusieurs variétés que nous étudierons successivement :

1° *Rhinites aiguës simples.* . $\left\{\begin{array}{l}\text{Coryza de l'adulte.}\\ \quad\text{—} \quad \text{du nouveau-né.}\end{array}\right.$

2° *Rhinites purulentes* . . . $\left\{\begin{array}{ll}\text{Rhinites purulentes infectieuses.}\\ \quad\text{—} \qquad\quad\text{—} \qquad \text{secondaires.}\\ \quad\text{—} \qquad\quad\text{—} \qquad \text{blennorrhagique.}\\ \quad\text{—} \qquad\quad\text{—} \qquad \text{impétigineuse.}\end{array}\right.$

3° *Rhinites pseudo-membraneuses.* $\left\{\begin{array}{l}\text{Rhinites diphtériques.}\\ \quad\text{—} \quad \text{fibrineuses.}\end{array}\right.$

1° RHINITES AIGUËS SIMPLES

a) — CORYZA AIGU DE L'ADULTE

Le coryza aigu, vulgairement appelé « *rhume de cerveau* », *est l'inflammation catarrhale de la muqueuse nasale.*

Etiologie. — Le principal facteur étiologique de l'affection est, nous l'avons déjà dit, l'élément infectieux. A l'état normal, le mucus nasal contient, comme la salive, de nombreux micro-organismes dont les uns sont de simples saprophytes et les autres des microbes pathogènes, mais dépourvus momentanément de virulence.

Von Besser et Netter ont pu isoler le staphylocoque, le streptocoque, le pneumocoque, le bacille encapsulé de Friedländer et même le bacille de Koch.

Sous l'influence de causes encore mal déterminées, mais dont la mieux connue est incontestablement le *froid humide*, les micro-organismes commensaux des fosses nasales exaltent leur virulence et engendrent le coryza.

D'après quelques auteurs, le froid agirait en produisant une action vaso-constrictive susceptible de suspendre la sécrétion du mucus nasal dont le pouvoir bactéricide a été démontré par Lermoyez et Wurtz.

Certaines maladies infectieuses jouent également un rôle prépondérant dans l'étiologie du coryza ; parmi elles, nous citerons la *grippe*, la coqueluche, la fièvre typhoïde à son début et les fièvres éruptives comme la rougeole, la scarlatine et la variole.

Tous les sujets, cependant, ne sont pas également exposés aux atteintes de la rhinite catarrhale ; il est à remarquer que certaines diathèses comme le *lymphatisme* et le *neuro-arthritisme* créent une susceptibilité toute particulière à l'égard de cette affection ; y sont également prédisposés les malades porteurs de malformations nasales ou de lésions intra-nasales ou juxtanasales dont les *sinusites* sont l'expression la plus commune.

Enfin, quelques sujets présentent vis-à-vis du coryza une prédisposition spéciale, une *idiosyncrasie* qui les expose tout particulièrement au retour fréquent de ses accès.

Symptômes. — A l'instar de certaines maladies infectieuses, le coryza aigu s'annonce quelquefois par un ensemble de *phénomènes généraux* se traduisant par des frissons, une légère ascension thermique, de la courbature avec céphalée et une anorexie complète ; mais, le plus souvent, ce sont les manifestations locales qui marquent le début de l'affection.

12

Elles consistent généralement en des accès d'*éternuements* plus ou moins répétés qu'accompagne une sensation de chatouillement et de sécheresse au niveau de la muqueuse pituitaire.

L'*obstruction* nasale d'abord légère augmente rapidement et parallèlement à la sécrétion du mucus nasal ; celle-ci, par l'abondance de l'écoulement qu'elle détermine, amène la production d'un érythème fort pénible sur les bords de l'orifice narinal et la lèvre supérieure.

L'affection peut s'arrêter là et rétrocéder rapidement mais, le plus souvent, elle continue son évolution : l'enchifrènement s'accentue au point d'entraver complètement la respiration nasale, entraînant, de ce fait, l'*anosmie* et l'*agueusie*.

L'imperméabilité du nez amène fatalement une modification du timbre de la voix qui prend une consonnance nasonnée qui est la caractéristique du coryza.

De séreuse qu'elle était au début, la sécrétion devient *muco-purulente*, puis franchement *purulente* à cause de la réaction phagocytaire ; son abondance oblige le malade à se moucher à tout instant.

A cette période d'état, les phénomènes généraux sont ordinairement assez peu marqués ; ils consistent surtout en une légère céphalée frontale et en une courbature de tous les membres avec état suburral, constipation et légère élévation de la température vespérale.

La *rhinoscopie* permet de constater une tuméfaction et une vascularisation intense de la pituitaire qui prend une coloration rouge vif surtout au début. Le cornet inférieur est le siège d'un gonflement très marqué au point d'obstruer la lumière des cavités nasales. Une nappe purulente tapisse la muqueuse dans toute son étendue masquant ses anfractuosités et entravant l'examen.

La rhinoscopie postérieure montre la participation du *rhino-pharynx* à la phlegmasie ; la muqueuse y est injectée, l'amygdale de Luschka est tuméfiée et recouverte d'une sécrétion muco-purulente et visqueuse plus abondante le matin au réveil. Cette extension du processus inflammatoire aux parois du cavum explique la fréquence du *catarrhe tubo-tympanique* et des *complications auriculaires* au cours du coryza aigu.

Après une durée d'environ 6 à 8 jours, quelquefois plus, les phénomènes aigus s'amendent : l'enchifrènement diminue et avec lui les sécrétions qui prennent une consistance épaisse et visqueuse ; les fosses nasales recouvrent insensiblement leur perméabilité si nécessaire aux fonctions de l'odorat et du goût. La céphalée frontale disparaît et la chute de la fièvre coïncide avec l'amélioration de l'état général. Telle est la marche habituelle du coryza aigu simple.

Traitement. — Les symptômes pénibles qui accompagnent l'évolution de la rhinite aiguë, son passage fréquent à l'état chronique, la possibilité d'une propagation du processus infectieux aux sinus de la face, à l'appareil tubo-tympanique et au système broncho-pulmonaire, sont des indications formelles en faveur d'une thérapeutique active et la seule perspective de semblables accidents suffit pour condamner l'attitude de certains médecins qui considèrent le coryza comme une affection essentiellement bénigne dont le meilleur remède est l'expectation.

Avant tout, le traitement sera *prophylactique* chez les sujets prédisposés aux accès de coryza. On les aguerrira contre les intempéries en prescrivant l'hydrothérapie, l'exercice au grand air et en conseillant le port de vêtements de laine et de chaussures chaudes.

Les lésions nasales ou juxta-nasales qui sont la cause des récidives seront l'objet de soins spéciaux. On traitera chez l'enfant les *végétations adénoïdes*, et, chez l'adulte, la rhinite hypertrophique, les déviations et les crêtes du septum, les myxomes, les affections sinusiennes et les dermatoses vestibulaires.

TRAITEMENT CURATIF. — Dès le début de la crise, on pourra tenter la médication *abortive*, qui aurait donné quelques résultats (?). Toutefois, je ne vous conseille pas d'insister n'ayant en elle qu'une bien médiocre confiance. Nombreux sont les médicaments qui ont été préconisés dans le but d'arrêter l'évolution du coryza dès sa première phase ; je me bornerai à rappeler quelques formules dont la meilleure est peut-être le remède d'Hayer-Brand fort usité en Allemagne dans la pharmacopée domestique :

Acide phénique. . . . ⎱	àà 5 grammes.
Ammoniaque . . . . ⎰	
Alcool à 90°	10 —
Eau distillée.	15 —

Verser 10 gouttes de ce mélange sur du papier buvard et en respirer les vapeurs pendant quelques secondes toutes les demi-heures.

Les inhalations de *teinture d'iode* ou de *chloroforme mentholé* à 1 p. 15 ont été également utilisées avec quelque succès.

D'après certains auteurs, les poudres seraient plus efficaces.

Lermoyez recommande la formule suivante :

Chlorhydrate de cocaïne . . .	0 gr.	50
Menthol	0	30
Salol	5	»
Acide borique.	15	»

M. s. a. et tamiser.

Priser une forte pincée toutes les heures.

Le traitement abortif interne ne nous semble avoir également qu'une médiocre valeur. Ruault conseille le *benzoate de soude* à la dose quotidienne de 6 à 10 grammes chez l'adulte ; 30 gouttes de *teinture de belladone* associées à parties égales avec l'*alcoolature de racines d'aconit* et prises en deux fois dans les 24 heures auraient donné de bons résultats. Enfin, n'oublions pas de rappeler un dernier moyen bien connu du vulgaire et qui consiste à provoquer une révulsion sur les membres inférieurs et une *sudation* abondante par l'ingestion de boissons diaphorétiques, telles que les infusions très chaudes de fleurs de bourrache additionnées d'*acétate d'ammoniaque* (4 à 8 grammes) ou de *poudre de Dower* (o gr. 25 à o gr. 5o).

Le plus souvent, en dépit de la médication abortive, le coryza continue son évolution et entre dans la période d'état ; on pourra alors, par un traitement *palliatif*, en atténuer les symptômes les plus pénibles : l'obstruction nasale et la céphalalgie.

Pour rétablir la perméabilité nasale, on emploie avec avantage des *pulvérisations* tièdes d'*huile de vaseline mentholée* au 1/20° ou d'une solution de *chlorhydrate de cocaïne* au 1/100° employée seule ou associée en parties égales avec la solution d'*adrénaline* au 1/2000. Cette dernière préparation donnant d'excellents résultats, je vous en conseille vivement l'usage, mais, à cette condition, que vous en userez très modérément et *seulement chez l'adulte* en raison de sa toxicité.

A défaut des pulvérisations liquides, on peut recourir à l'emploi des *poudres* qui seront administrées sous forme de prises ou mieux d'insufflations répétées cinq ou six fois dans les 24 heures.

Nous avons adopté les formules suivantes :

Menthol crist.	⎫ āā 0 gr. 40.	
Chlorhydrate de cocaïne.	⎬	
Acide borique	6	»
Lactose	4	»
Analgésine	2 gr.	»
Menthol crist.	0	50
Acide borique	4	»
Salicylate de bismuth	10	»
Camphre	5	»
Cocaïne	0	75
Salicylate de bismuth	⎱ āā 7	50
Acide borique	⎰	
Menthol	0	35
Salol	2	»
Acide borique	8	»

Ces poudres devront être finement pulvérisées et passées au tamis.

Le contact incessant des sécrétions nasales avec le bord des narines et la lèvre supérieure détermine souvent un *érythème* douloureux qui devra être traité par des applications d'une pommade au bismuth.

Sous-nitrate de bismuth.	5 grammes	
Vaseline neutre.	⎱ āā 5 —	
Lanoline	⎰	
Essence de géranium rose.	V gouttes	

12.

Pendant la phase aiguë, *on proscrira formellement les irrigations naso-pharyngiennes* lesquelles, en refoulant l'élément infectieux dans les trompes, risqueraient d'engendrer l'*otite aiguë* avec toutes ses conséquences.

Contre la céphalée du coryza, on obtient d'assez bons effets de l'administration de l'*analgésine* associée à la *belladone*.

Analgésine. . . . . . . 4 grammes
Teinture de belladone . . XL gouttes
Sirop de limon. . . . . 50 grammes
Eau de tilleul 20   —

Prendre une cuillerée à soupe de cette solution dans une infusion de camomille, matin et soir. A cette préparation, je préfère cependant de beaucoup le *pyramidon* à la dose de o gr. 3o pris en cachets, deux fois dans la journée ; ses effets contre la céphalalgie sont vraiment remarquables et, contrairement à l'antipyrine, il est parfaite ment toléré par les estomacs les plus délicats.

L'élément infectieux sera combattu par l'usage des purgatifs, par la diète lactée, par des boissons abondantes et, si la fièvre est notablement élevée, par le *chlorhydrate de quinine* administré sous la forme de cachets ou de suppositoires de o gr. 5o, le matin et le soir.

b) — CORYZA AIGU DU NOUVEAU-NÉ

En raison de sa très grande fréquence chez l'enfant à la mamelle et de l'allure particulièrement inquiétante qu'elle emprunte au jeune âge, cette affection doit être l'objet d'une mention spéciale.

Généralement bénigne chez l'adulte, elle peut présenter dans le cours des premières années de la vie une gravité exceptionnelle :

1° Par l'entrave qu'elle apporte à la *respiration* et à la *succion* ;

2° Par sa grande tendance à se propager à l'appareil *tubo-tympanique* et au système *broncho-pulmonaire* ;

3° Par les accidents *réflexes* qu'elle provoque et dont les spasmes glottiques constituent la manifestation la plus bruyante.

En dehors de ces particularités, les symptômes locaux restent les mêmes que ceux du coryza de l'adulte, nous ne reviendrons donc pas sur leur description.

Traitement. — Vu la gravité que comporte parfois le pronostic de cette affection, une thérapeutique efficace doit être instituée dès le début.

Vous lutterez contre l'*obstruction nasale* qui entrave la succion et, par suite, l'alimentation, en débarrassant les cavités du nez des mucosités qui les encombrent ; par des *insufflations d'air* faites avec douceur dans une des narines à l'aide de la poire de Politzer ou d'une simple poire en caoutchouc.

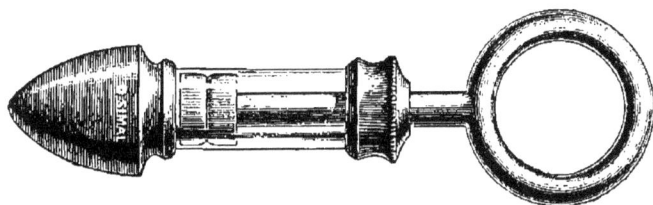

FIG. 111. — Seringue nasale de Marfan.

Ces insufflations devront être répétées trois ou quatre fois dans les vingt-quatre heures.

Après la douche sèche évacuatrice, on instillera dans les fosses nasales avec la *seringue de Marfan*, l'enfant étant maintenu couché sur le dos, cinq ou six gouttes d'une des solutions suivantes :

Acide borique . . . . }
Borax . . . . } àà 1 gr. 50
Huile de vaseline stérilisée. 10   "

Résorcine 1   »
Huile d'olive stérilisée . . 30   »

Menthol. 0   10
Acide borique 2   50
Glycérine stérilisée. . . . 20   »

Gentile a imaginé une cuiller conique en forme d'entonnoir qui permet de faire sans difficulté ces instillations chez le nouveau-né.

On peut recourir aussi avec avantage à l'emploi des *pommades antiseptiques* qui sont ici d'une application plus facile. La formule suivante me paraît recommandable :

Dermatol	1 gr.	50
Acide borique	2	50
Menthol.	0	10
Vaseline stérilisée . . .	} ââ 10	»
Lanoline		

Certains auteurs conseillent des insufflations avec la poudre suivante :

Résorcine	3 grammes
Acide borique.	} ââ 10 —
Lactose	

M. s. a. et tamiser.

Pendant toute la durée du coryza, l'enfant devra garder la chambre, à l'abri du froid et de l'humidité.

. Les jambes seront enveloppées chaque soir de bottes d'ouate saupoudrées de farine de moutarde.

Les oreilles devront être l'objet d'une surveillance constante et, si le petit malade accuse une élévation de température notable et une agitation insolite peu en rapport avec les données fournies par l'auscultation du poumon, pensez alors à une complication *auriculaire*, car n'oubliez pas qu'au cours du coryza infantile, l'*otite* est là qui guette, attendant l'occasion de se manifester avec son cortège de symptômes bruyants. C'est précisément le but du traitement que nous avons indiqué de prévenir par une antisepsie rhino-pharyngienne l'éclosion d'accidents qui ont une part si importante dans la genèse des méningites de l'enfance.

2º RHINITES PURULENTES

a) — RHINITES PURULENTES INFECTIEUSES

Nous réservons plus particulièrement ce nom aux manifestations nasales suppurées de certaines maladies infectieuses parmi lesquelles nous citerons par ordre de fréquence : la *rougeole*, la *grippe*, la *variole*, la *scarlatine*, la *diphtérie*, l'*érysipèle*, la *morve* et toutes les infections générales à microbes *pyogènes*, à streptocoques, staphylocoques ou pneumocoques dont l'origine est si souvent obscure.

b) — RHINITES PURULENTES SECONDAIRES

A cette catégorie appartiennent les suppurations endo-nasales dues à la présence d'un corps étranger ou de larves parasitaires dans les cavités du nez. Elles peuvent encore être le résultat d'une *sinusite*, d'une *nécrose osseuse* et notamment d'une lésion spécifique tertiaire héréditaire ou acquise.

Ces coryzas purulents ont une évolution silencieuse et lente qui est naturellement liée à celle de l'affection causale dont ils sont sinon l'unique symptôme, du moins l'une des principales manifestations.

Bien que ces rhinopathies à évolution torpide et lente ne doivent pas être rangées dans la catégorie des rhinites aiguës, nous avons cru devoir les mentionner en passant afin de compléter la nomenclature des rhinites purulentes.

c) — RHINITE BLENNORRHAGIQUE

Cette forme de coryza purulent est l'apanage du jeune âge étant observée surtout chez les nouveau-nés.

Elle reconnaît la même pathogénie que l'ophtalmie purulente qui survient après la naissance : la contamination de la pituitaire par le *gonocoque* au moment du passage de la tête de l'enfant dans la cavité vaginale souillée par le pus blennorrhagique. Elle apparaît le *lendemain* de l'accouchement.

Chez l'adulte, la blennorrhée nasale résulte de l'inoculation de la muqueuse par le virus uréthral apporté par les doigts ou le mouchoir d'un sujet atteint de blennorrhagie.

d) — **RHINITE IMPÉTIGINEUSE**

Elle est généralement consécutive à l'impétigo vestibulaire qui a franchi la zone cutanée pour s'étendre à la muqueuse nasale. Comme dans les formes cutanées, les lésions peuvent être dues au *staphylocoque* ou au *streptocoque*, ou plus souvent à l'association de ces germes microbiens. Dans l'impétigo staphylococcique, l'écoulement nasal est franchement purulent ; il est séro-purulent, mal lié et fétide dans la rhinite impétigineuse à streptocoques.

L'évolution du coryza impétigineux est très lente comme celle de l'impétigo de la face et, à l'exemple de ce dernier, elle présente par intervalles des poussées aiguës qui paraissent être sous la dépendance d'un mauvais état général et, en particulier, de troubles *gastro-intestinaux*.

Cette variété de rhinite purulente se manifeste surtout chez le nouveau-né et au cours de la seconde enfance.

Symptômes du coryza purulent

Comme son nom l'indique, cette variété de coryza se distingue surtout par les caractères de l'écoulement qu'elle détermine. La pyorrhée est généralement *bilatérale*.

Tantôt le liquide sécrété est muco-purulent, glaireux, épais et jaunâtre, empesant et tachant le mouchoir ; tantôt, au contraire, comme c'est le cas dans la rhinite blennorrhagique, il est franchement purulent, jaune verdâtre et quelquefois même mélangé de stries sanguinolentes. Il présente alors une odeur fade, mais rarement fétide.

Quels que soient ses caractères, la pyorrhée est habituellement très abondante, déterminant par sa persistance l'*excoriation* de l'orifice des narines et de la lèvre supérieure qui sont bientôt le siège d'un érythème fort douloureux.

Pendant le sommeil, les sécrétions s'écoulent en arrière dans le pharynx où elles sont dégluties par le malade et principalement par les sujets en bas-âge qui présentent rapidement des troubles *gastro-intestinaux* dont l'origine est facile à déterminer.

Au réveil, le vestibule nasal est encombré de *croûtes* desséchées d'un gris jaunâtre qui, par leur agglomération, obstruent les cavités du nez, entravant le passage de l'air et gênant la respiration.

Dans certains cas, il peut arriver que la matière sécrétée soit incomplètement expulsée en raison de la tuméfaction de la muqueuse ou d'une malformation nasale, il en résulte une *rétention purulente* qui devient une source de fétidité extrême et la formation dans les replis de la pituitaire d'un dépôt d'une substance *caséeuse* que les malades expulsent au prix de grands efforts.

L'*enchifrènement* n'est prononcé qu'au moment des poussées aiguës ou lorsque les sécrétions s'accumulent dans les fosses nasales ; il est alors accompagné d'une grande fétidité de l'haleine.

L'*anosmie* est fréquemment observée, et, dans les formes graves, elle peut être définitive.

Les *phénomènes généraux* manquent le plus souvent et c'est principalement dans les variétés septiques à *streptocoques* qu'on les rencontre avec leur maximum d'intensité. Ils sont caractérisés par une céphalée vive à type névralgique avec prostration, anorexie complète et troubles gastro-intestinaux. Dans les rhinites graves et, surtout chez les enfants, l'*ascension thermique* est très marquée et atteint son apogée vers le soir.

Chez les sujets en bas-âge, la persistance de la suppuration nasale peut entraîner une altération profonde de l'état général qui doit être attribuée à l'épuisement occasionné par l'abondance des sécrétions et notamment à l'intoxication engendrée par la déglutition incessante des liquides septiques que les fosses nasales déversent dans le pharynx.

L'*examen rhinoscopique* permet de constater pendant la première période du coryza purulent une certaine tuméfaction de la muqueuse nasale plus particulièrement atteinte dans la zone du cornet inférieur. Elle présente une coloration rouge sombre et quelquefois même violacée, ecchymotique dans les variétés infectieuses à marche rapide et, en particulier, dans les rhinites *érysipélateuses* et *blennorrhagiques*. La pituitaire est assez souvent le siège d'*exulcérations*, et ce n'est qu'après l'avoir détergée de l'exsudat purulent qui la tapisse au niveau des cornets et des méats inférieurs et moyens qu'on peut se rendre un compte exact de l'étendue de ces lésions.

La rhinoscopie postérieure montre la participation du rhino-pharynx au processus infectieux ; cette localisation explique les complications *otiques* qui sont si couramment observées dans l'enfance au cours de ces rhinopathies.

L'endoscopie minutieusement pratiquée révèle quelquefois l'envahissement par la suppuration des cavités accessoires qui ne sont, en réalité, que des diverticules des fosses nasales. D'après Moure, les sinus de la face seraient plus ou moins atteints dans la grande majorité des cas de coryza purulent et participeraient pour une large part à l'apport des sécrétions.

Le catarrhe purulent abandonné à lui-même a une tendance à se prolonger indéfiniment ; il n'est pas rare de rencontrer des malades atteints depuis des mois et même des années d'une pyorrhée nasale qu'ils considèrent comme un émonctoire salutaire au même titre que les vieilles otorrhées. Aussi, est-ce généralement l'apparition de douleurs vives, la *fétidité* de l'odeur qu'exhalent les fosses nasales ou l'haleine ou encore une complication *auriculaire*, sinusienne ou bronchopulmonaire qui amènent le malade au médecin.

Ces rhinopathies livrées à leur évolution spontanée aboutissent assez rarement à la guérison complète : bien au contraire, les lésions *progressent* et vont en s'accentuant jusqu'à l'obstruction nasale avec rétention purulente. Plus tard, la résorption des éléments de la muqueuse, sous l'influence prolongée du processus inflammatoire, détermine une *rhinite atrophique* avec toutes ses conséquences fâcheuses.

Telle est du moins la terminaison du coryza purulent chez l'enfant, où on l'observe si fréquemment.

Traitement. — L'étude étiologique de la rhinite purulente nous fait comprendre toute l'importance d'une bonne *prophylaxie* qui, bien observée, peut mettre le malade à l'abri de ses atteintes.

En surveillant les fosses nasales dès l'apparition d'une maladie infectieuse, en les soumettant dès le début à une antisepsie rationnelle, on peut, sinon éviter, du moins atténuer les manifestations du coryza purulent et prévenir les complications qu'entraîne une telle affection abandonnée à elle-même.

Par l'antisepsie vaginale avec des injections répétées de *sublimé* ou de *biiodure d'hydrargyre* au 1/2000ᵉ pratiquées au moment de l'accouchement et par la désinfection des fosses nasales du nouveau-né à l'aide d'applications sur la muqueuse d'une mèche d'ouate imbibée d'une solution *argentique* au 1/100ᵉ, vous empêcherez l'éclosion de la rhinite blennorrhagique. De même, vous arrêterez les progrès de la diphtérie pharyngée et vous préviendrez l'envahissement secondaire des fosses nasales par une *sérothérapie précoce ;* enfin, par un traitement spécifique bien dirigé, vous mettrez votre malade à l'abri de ces pyorrhées rebelles et fétides dont l'évolution est intimement liée aux nécroses osseuses de la syphilis.

Si la pyorrhée existe, votre premier soin est d'en rechercher la cause pour mieux la combattre et de vous assurer de son origine nasale, surtout si le malade est un adulte, car, à cet âge, bon nombre de pyorhinorrhées rebelles sont sous la dépendance d'une sinusite.

Le traitement du coryza purulent réside en grande partie dans les *irrigations naso-pharyngiennes* qui ont pour effet de déblayer les fosses nasales des sécrétions purulentes qui les obstruent.

Ces lavages devront être abondants ; ils seront pratiqués sous une *faible pression* avec une simple poire élastique ou avec une seringue à hydrocèle munie d'un embout en caoutchouc (fig. 112) ; pendant l'irrigation, l'enfant sera couché sur le côté, la tête penchée au-dessus d'un récipient destiné à recueillir l'eau du lavage.

On fera usage de solutions bouillies et tièdes d'*acide borique* à 4 grammes p. 100 ou de *résorcine* à 1 p. 200. Les solutions *alcalines* de borax ou de bicarbonate de

13

soude ne sont indiquées que lorsque les sécrétions
sont visqueuses et adhérentes à la muqueuse. Dans les
formes *streptococciques*, il vaut mieux recourir aux

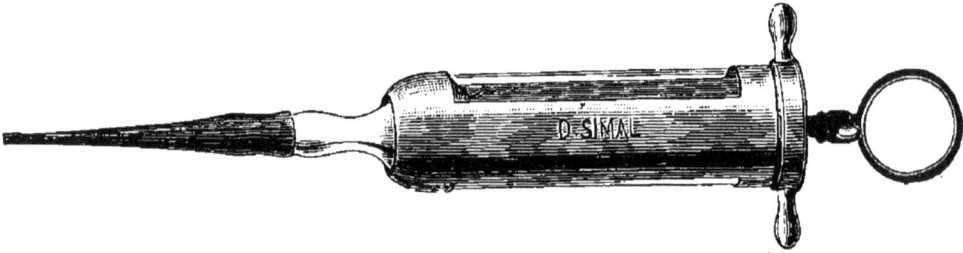

FIG. 112. — Seringue en verre de Lermoyez avec canule en
caoutchouc mou.

lavages d'*eau oxygénée* à 12 volumes additionnée d'une
solution de bicarbonate de soude à 2 p. 100 qui en
neutralise l'acidité.

Dans la variété *syphilitique*, on préférera la *liqueur
de Van Swieten* étendue de 2 à 4 fois son volume d'eau
bouillie suivant l'âge du malade.

Après le nettoyage des fosses nasales, on pulvérisera
dans chaque cavité en s'aidant, si c'est possible, du
spéculum nasi et du miroir frontal, une solution de
nitrate d'argent dont le titre doit varier de 10 à 20 p. 100,
suivant la sensibilité de la pituitaire. Ces pulvérisations
peuvent être répétées tous les jours pendant la première semaine, puis tous les deux jours, dans les formes
invétérées.

Bosworth aurait retiré de bons effets des formules
suivantes :

Sulfate de zinc . .	0 gr. 25	pour eau .	30	grammes
Nitrate d'argent. .	0 — 15	—	. 30	—
Sulfate de cuivre .	0 — 20	—	. 30	—
Alun	0 — 50	—	. 30	—
Glycérolé de tanin	4 gr.	—	. 30	—

En raison de leur diffusion plus facile, nous préférons les liquides aux poudres ; celles-ci, cependant,
auraient l'avantage, en restant plus longtemps en con-

tact avec la muqueuse, d'être plus efficaces. Lermoyez conseille l'usage de l'*iodoforme* ou de l'*aristol* :

Iodoforme	1 gramme
Benjoin	3 —
Acide borique	10 —

Aristol	} ãã 5 grammes
Iodol	
Sucre de lait	10 —

Diiodoforme	1 gr. 20
Menthol	0 — 20
Salicylate de bismuth	4 gr.
Acide borique	5 —

M. s. a. et tamiser.

Dans la rhinite *blennorrhagique*, on emploie avec succès le nitrate d'argent pulvérisé :

Azotate d'argent cristallisé .	0 gr. 01 à 0 gr. 02
Talc	10 gr.

Ces poudres seront insufflées sur toute la surface de la muqueuse malade à l'aide d'un des appareils dont nous avons donné la description dans la partie technique de cet ouvrage.

Dans la forme *impétigineuse*, on a recours avec avantage aux lavages alcalins avec l'enema suivis d'applications répétées de la préparation suivante :

Calomel	0 gr. 60
Acide borique	3 —
Acide tannique	2 —
Menthol crist	0 — 10
Vaseline stérilisée	20 —

Dans les cas rebelles, les irrigations *sulfureuses* faites à domicile avec de l'eau de Challes, une saison passée à Cauterets, Luchon, Salies-de-Béarn, Kreuznach, donnent d'excellents résultats.

Le traitement *général* ne doit pas être négligé surtout dans la rhinite impétigineuse qui est l'apanage des scrofuleux. On veillera au bon fonctionnement des voies digestives et on administrera de l'*huile de foie de morue* ou, à son défaut, des préparations *iodées* ou *arsenicales.*

3° RHINITES PSEUDO-MEMBRANEUSES

a) **RHINITES DIPHTÉRIQUES**

La diphtérie nasale est déterminée par la présence sur la pituitaire de pseudo-membranes dues au bacille spécifique de Klebs-Löffler.

Observée surtout chez les enfants, elle est rarement primitive ; dans la majorité des cas, elle survient dans le cours de la diphtérie bucco-pharyngée.

Elle résulte de la propagation de l'exsudat des amygdales et du voile du palais à la face postérieure de ce dernier et, de là, au plancher des fosses nasales et à la muqueuse des cornets. Le plus souvent les néo-membranes restent cantonnées à la *région postérieure* de la pituitaire et il est assez rare de les voir s'étendre en avant jusqu'aux orifices des narines.

La diphtérie nasale présente les mêmes variétés que la diphtérie pharyngée, dont elle n'est d'ailleurs qu'un épiphénomène ; à côté de la forme *mono-microbienne* ou *bacillaire* correspondant aux variétés bénignes et franches, il y a place pour les diphtéries *polymicrobiennes* dont les mieux connues sont les formes *bacillo-coccique* et *bacillo-streptococcique* qui répondent aux variétés graves et hypertoxiques.

Identique bactériologiquement à la diphtérie bucco-pharyngée, elle présente également la même physionomie clinique et on peut dire qu'en tous points les deux affections sont nettement superposables.

Ici comme pour le pharynx, *l'insidiosité* du début est un des caractères les plus frappants de la maladie. L'enfant se plaint à peine et présente un très léger degré d'abattement ; il ne cesse de jouer avec autant d'entrain que d'ordinaire et n'accuse un peu de céphalalgie que lorsque le malaise aboutit, au bout de vingt-quatre ou trente-six heures, à une faible ascension thermique indiquant les progrès de la toxémie.

Les fosses nasales ne sont envahies qu'après le pharynx ; la présence des pseudo-membranes amène une *obstruction nasale* qui augmente rapidement avec l'extension de l'exsudat.

Elle est quelquefois avec le *nasonnement* le seul symptôme de la diphtérie nasale.

Dans les formes polymicrobiennes où les sécrétions nasales sont abondantes, on observe un véritable *jetage* parfois séro-fibrineux, mais plus souvent *séro-sanguinolent*, sanieux, brun ou noirâtre ou même complètement hémorrhagique. Cet écoulement peut être assez abondant pour se faire continuellement goutte à goutte, irriter et éroder les narines et la lèvre supérieure.

L'examen endoscopique permet de se rendre compte du siège, de l'étendue et de la nature de l'exsudat qui présente ici les mêmes caractères que dans la diphtérie pharyngée.

La muqueuse nasale est fortement injectée ; dans la variété *mono-microbienne*, elle est parsemée de *taches claires, opalines*, arrondies ou ovalaires, plus épaisses au centre qu'à leur périphérie ; discrètes d'abord, elles finissent par s'accoler et même par se confondre pour former une couche continue.

Leur *adhérence* à la pituitaire est assez ferme pour s'opposer à leur ablation qui, d'ailleurs, est suivie de la reproduction rapide d'un nouvel exsudat fibrineux.

Il est de règle d'observer l'existence d'une *adénopathie* multiganglionnaire dans la région cervicale supérieure.

Dans les variétés *polymicrobiennes* où le bacille de Klebs-Löffler est associé au *streptocoque*, au *staphylocoque* ou au *coli-bacille*, les pseudo-membranes reposent sur une muqueuse rouge, tuméfiée et saignante ; elles sont épaisses, mollasses, sanieuses et *putrilagineuses*, exhalant une horrible fétidité. Le moindre contact les dissocie facilement, mais elles se reforment avec une extrême rapidité.

L'*adénopathie* sous-maxillaire et cervicale atteint un degré plus prononcé que dans la forme précédente et peut aboutir à la *suppuration*. Elle est sous la dépendance de l'infection rhino-pharyngée à l'évolution de laquelle elle reste d'ailleurs subordonnée.

L'état général est très grave : la pâleur du sujet, son abattement et sa prostration indiquent avec la grande élévation de la température les progrès de l'intoxication qui comporte ici un pronostic des plus sombres.

Traitement. — La bactériologie seule permet d'affirmer l'existence de la diphtérie ; toutefois, *dans le doute, on se comportera comme s'il s'agissait d'une diphtérie.*

Mieux que la coloration sur lamelle qui a l'avantage de permettre un diagnostic extemporané, les cultures sur sérum renseignent sur la nature exacte de l'élément microbien.

Deux tubes de sérum seront ensemencés à l'aide d'un stylet stérilisé chargé de particules de fausse membrane et placés dans une étuve à 37° où ils devront séjourner *vingt-quatre heures.* Au bout de ce laps de temps, s'il s'agit de diphtérie, on voit à l'œil nu, à la surface des tubes, des *colonies* d'un *blanc grisâtre, arrondies,* à contours réguliers. Si on les regarde par transparence, on constate qu'elles sont plus opaques au centre qu'à la périphérie.

On ne laissera jamais les tubes à l'étuve plus de vingt-quatre heures, car, passé ce délai, d'autres microbes commencent à pulluler et rendent alors le diagnostic bactériologique plus compliqué.

Au bout de vingt-quatre heures même, quelques cocci donnent des colonies assez analogues à celles de la diphtérie. Il en est ainsi d'un coccus que Roux, Yersin et Martin ont appelé *Coccus Brisou,* du nom de l'enfant chez lequel il fut découvert pour la première fois.

La diphtérie reconnue, ou même soupçonnée, on procédera *sans retard* à la *sérothérapie* qui doit servir de base au traitement.

L'administration *précoce du sérum de Roux* peut en effet arrêter l'extension des exsudats pseudo-membraneux qui tapissent le pharynx et en préserver les fosses nasales. A tous les enfants atteints de diphtérie, Roux faisait autrefois systématiquement une injection de 20 centimètres cubes de son sérum, en une seule fois ; 24 heures après la première injection, il en pratiquait une seconde de 20 ou de 10 centimètres cubes et ces deux injections suffisaient le plus souvent pour mener à bien la guérison.

Aujourd'hui, on s'en tient habituellement aux règles suivantes : *injecter 20 centimètres cubes au-dessus de deux ans, 10 centimètres cubes au-dessous de cet âge.* A la rigueur, une seule injection suffit dans les cas très bénins ; mais, le plus souvent, on est obligé de faire une ou plusieurs injections nouvelles.

En règle générale, on ne doit pratiquer la *seconde injection que vingt-quatre heures après la première.*

Celles du second et du troisième jour doivent être faites à la dose moyenne de 10 centimètres cubes ou même de 5 centimètres cubes.

Dans les formes *associées*, on est conduit à injecter des doses plus fortes et plus répétées.

D'après Sevestre, des doses totales de 25, 30, 35 centimètres cubes, en deux ou trois jours, sont suffisantes dans les cas d'angines très graves avec diphtérie nasale.

La sérothérapie a eu pour résultat de faire abandonner le traitement local par les badigeonnages antiseptiques ; en effet, l'injection de sérum suffit, à elle seule, à détacher les fausses membranes et, d'autre part, mieux que tous les topiques, elle neutralise les toxines qui se forment au niveau des points où les bacilles sont implantés. En somme, de toute la thérapeutique locale qui s'était notablement perfectionnée dans ces dernières années, une seule pratique a été conservée, celle des *lavages* qui entraînent les fausses membranes détachées sous l'influence du sérum (1).

Roux se contente de faire des irrigations de la zone malade avec de l'eau bouillie à laquelle il ajoute 50 grammes de *liqueur de Labarraque* par litre. Son exemple est suivi aujourd'hui par la plupart des médecins qui ont renoncé aux attouchements avec les divers topiques employés jusqu'à ce jour.

Toutefois, dans les diphtéries *associées*, les applications locales de substances antiseptiques sont recommandables, à la condition d'éviter les manœuvres susceptibles de blesser la muqueuse et de favoriser par

(1) G. Lyon, *Clinique thérapeutique.*

suite la pénétration des germes pathogènes dans l'organisme.

Lermoyez conseille des pulvérisations intra-nasales avec la solution suivante :

Papayotine. . . . . 0 gr. 50.
Eau distillée 10   »
Acide chlorhydrique.   q. s. pour réaction acide.

Après un lavage abondant avec la liqueur de Labarraque étendue d'eau stérilisée, on fera une insufflation intra-nasale avec :

Aristol . . . . ⎰ ââ 3 gr. 50
Iodol. . . . . ⎱
Lactose.   10   »
ou :
Iodoforme . . . . 4 grammes.
Benjoin.   2   —
Acide borique 10   —

L'importance du traitement local ne doit pas faire négliger au médecin l'utilisation des moyens généraux. Toutes les précautions *d'hygiène* seront observées : chambre maintenue à une température constante et modérée ; aération méthodique et propreté rigoureuse du local occupé par le malade. La chambre devra être débarrassée des tentures et des meubles qui l'encombrent et qui sont des réceptacles de poussière.

On soutiendra les forces du malade par une alimentation suffisante : œufs, lait, potion de Todd ou champagne étendu d'eau et *boissons abondantes*.

Par des lavements d'eau bouillie, on activera les fonctions de l'intestin et on favorisera la diurèse. Le *chlorhydrate de quinine*, administré par la voie rectale, sous la forme de suppositoires, est un médicament très précieux, qui agit à la fois comme tonique et comme antiseptique général contre les infections secondaires.

Pour relever le cœur défaillant, on fera des injections sous-cutanées de *caféine* (20 à 50 centigrammes par jour), de *sulfate de spartéine* (1 à 2 centigrammes par jour et par année d'âge), et d'*huile camphrée*, s'il y a une tendance au collapsus.

b) **RHINITES FIBRINEUSES**

Désignée encore sous le nom de coryza couenneux ou pseudo-membraneux, la rhinite fibrineuse est caractérisée par une inflammation suraiguë de la pituitaire, avec production de néo-membranes n'ayant aucune tendance à se généraliser.

Signalée d'abord par Schüller, cette affection fut, de la part de Moure et de son élève Raulin, l'objet d'une étude très documentée et très complète. Aujourd'hui, elle est suffisamment connue pour figurer dans les traités classiques et occuper une place à part dans le cadre nosologique de notre spécialité.

On distingue deux variétés de rhinite fibrineuse, l'une *primitive* ou idiopathique et l'autre *secondaire* (1) ; nous les étudierons successivement.

1° **Coryza fibrineux primitif**

Etiologie. — Parmi les causes *prédisposantes* de la rhinite fibrineuse *primitive, l'âge* du malade semble jouer un rôle prépondérant. C'est, en effet, principalement chez les jeunes sujets qu'on la rencontre, et sa présence chez le vieillard est exceptionnelle. L'influence du *sexe* est douteuse.

Sont particulièrement prédisposés à cette forme de coryza les sujets débilités par un état diathésique spécial ou une maladie de la nutrition ayant affaibli la résistance de l'organisme.

De toutes les causes *déterminantes*, il en est une qui doit être admise sans conteste, c'est *l'infection microbienne*. L'examen bactériologique des exsudats pseudo-membraneux y a révélé, en effet, la présence d'une pléiade de microorganismes et a permis de constater que, parmi ceux-ci, les variétés appartenant à une ou deux espèces sont en majorité : c'est surtout le *staphylocoque* et le *pneumocoque* qui ont été rencontrés au cours des examens microscopiques. Ces microbes qui, normalement, vivent en saprophytes dans les cavités

(1) J. MOURE, *Maladies des fosses nasales*, 2° édit.

naso-pharyngiennes, peuvent exalter leur virulence et
devenir pathogènes pour la muqueuse, lorsque la fonction phagocytaire qui s'accomplit silencieusement à son
niveau devient insuffisante, entraînant, de ce fait, la
défaillance de l'organisme dans sa lutte incessante
contre les germes microbiens. La pituitaire est alors le
siège d'une réaction inflammatoire très vive, bientôt
suivie de la production à sa surface de néo-membranes, dont la présence est la caractéristique de l'affection.

Symptômes. — Le début de la maladie est celui du
coryza aigu. Il est annoncé par l'apparition de *phénomènes
généraux* consistant en un sentiment de malaise et de lassitude avec légère ascension thermique. L'*enchifrènement*
apparaît rapidement et s'accentue de plus en plus jusqu'à entraver complètement la respiration nasale ; il est
accompagné d'un écoulement séreux très prononcé
qui, dans la suite, peut devenir muco-purulent.

Les *sécrétions*, par leur abondance, déterminent
quelquefois une excoriation de la lèvre supérieure et de
l'orifice narinal qu'elles irritent, entraînant l'apparition
à ce niveau de croûtes jaunâtres plus fréquemment
observées chez les enfants.

« Peu de temps après, dit Moure, le malade (enfant
ou adulte), en se mouchant, expulse, avec les sécrétions,
de véritables membranes qui, dans certains cas, sont
d'une abondance exagérée » ; ce sont quelquefois de
véritables *moules pseudo-membraneux* qui reproduisent
la forme des cavités nasales (Duplay) ; toutefois, l'expulsion de ces exsudats est beaucoup moins fréquente que
dans le coryza diphtérique vrai.

Par l'examen endoscopique, on constate la présence
d'un revêtement pseudo-membraneux blanchâtre ou
gris jaunâtre tapissant toute l'étendue des deux fosses
nasales qu'il obstrue. Dans certains cas, l'exsudat peut
se limiter au tiers antérieur de la muqueuse ou n'occuper que l'une des deux cavités du nez.

Les membranes reposent sur une muqueuse rouge et
tuméfiée, à laquelle elles *adhèrent* fortement ; leur
ablation est suivie assez souvent d'un suintement sanguin et d'une reproduction très rapide de l'exsudat qui

peut acquérir le lendemain les dimensions de la veille.

Contrairement à ce qu'on observe dans la diphtérie, les pseudo-membranes *respectent habituellement le pharynx* qui présente ici les lésions d'une inflammation catarrhale vulgaire.

L'*absence d'adénopathie* et de phénomènes généraux à cette période d'état est la règle ; avec la non-constatation dans les exsudats du bacille de Löffler, elle constitue un ensemble de signes négatifs d'une haute valeur diagnostique permettant de différencier cette rhinopathie de la diphtérie nasale avec laquelle elle peut être facilement confondue.

L'affection a une durée assez longue, mais qui n'excède pas trois ou quatre semaines. Elle comporte généralement un pronostic *bénin*. Les complications sont rares, ce sont habituellement celles du coryza aigu.

2° Coryza fibrineux secondaire.

La rhinite fibrineuse *secondaire* est moins intéressante ; elle est caractérisée par l'apparition sur la pituitaire d'une membrane épaisse et blanchâtre, d'une véritable *couenne* tapissant les plaies consécutives aux cautérisations de la muqueuse par les *acides* ou le *galvanocautère*.

Ces exsudats se détachent spontanément et ne dépassent pas les limites de la plaie.

L'obstruction nasale et un léger écoulement séreux ou séro-purulent du côté malade sont les seuls symptômes de cette forme secondaire.

Traitement. — La clinique et la *bactériologie* renseigneront sur la nature non diphtérique de l'affection. Dans le doute, vous isolerez le malade et vous pratiquerez une injection de sérum de Roux. Peut-être n'aurez-vous pas à regretter cette mesure de prudence.

La rhinite fibrineuse reconnue, prescrivez des irrigations nasales abondantes avec des solutions *alcalines* tièdes à base de bicarbonate de soude ou de borax, et faites suivre le lavage d'une pulvérisation d'*huile mentholée* au 1/20ᵉ ou d'une application de pommade à la résorcine et au menthol.

Après l'expulsion des néo-membranes, on procédera à des insufflations répétées trois fois par jour d'une poudre antiseptique à base d'*aristol* ou d'*iodol* :

Iodol.	3 gr.	»
Acide borique	4	»
Menthol	0	30
Lactose.	6	»

Aristol	4	»
Acide borique	3	50
Lactose	2	50

Moure conseille des badigeonnages de la muqueuse avec la solution *iodo-iodurée* d'après la formule suivante :

Acide phénique neigeux.	0 gr.	50
Iode métalloïdique	0	10
Iodure de potassium	0	15
Laudanum de Sydenham	1	»
Glycérine neutre	45	»

Raulin aurait obtenu d'excellents résultats de cette préparation adoptée également par Lermoyez :

Acide phénique. . , ...	1 gr.	50
Acide lactique	1	»
Glycérine neutre	15	»

en badigeonnages deux fois par semaine.

CHAPITRE X

RHINITES VASO-MOTRICES

Sous ce titre, nous rangerons *toute une catégorie d'affections non microbiennes de la muqueuse nasale caractérisées surtout par la prédominance de troubles neuro-vasculaires à manifestations paroxystiques.*

A ce groupe appartiennent :

1° Le *coryza vaso-moteur proprement dit* ;
2° L'*hydrorrhée nasale vraie* ;
3° Le *coryza spasmodique.*

Malgré l'étroite affinité qui relie entre elles, comme nous allons le voir, ces diverses rhinopathies, nous avons cru indispensable, pour la clarté de la description, de consacrer à chacune d'elles une étude spéciale, tout en reconnaissant cependant ce que peut avoir d'artificiel une division aussi schématique et si peu conforme aux données de la clinique.

1° CORYZA VASO-MOTEUR

Une *hyperhémie* transitoire de la pituitaire avec *hypersécrétion* de mucus et *enchifrènement* plus ou moins marqué, tels sont les caractères saillants de cette forme de coryza.

La structure spéciale de la muqueuse permet d'expliquer le mécanisme des phénomènes vaso-moteurs dont elle est le siège.

Au niveau des trois cornets et notamment sur le

moyen et l'inférieur, les réseaux sanguins de la muqueuse présentent un développement remarquable.

Le chorion y atteint une épaisseur plus marquée que sur les autres points des fosses nasales; celle-ci est due à la présence dans sa trame d'*ectasies vasculaires* dont les dimensions augmentent des couches superficielles vers les couches profondes. Cette portion de la muqueuse se trouve ainsi transformée en un véritable *tissu caverneux* qui a été particulièrement bien décrit par Toynbee, Zuckerkandl et Pilliet.

Ces auteurs, se basant sur la présence dans cette zone de la pituitaire, de cavités vasculaires, de *nervi erigentes* émanant du ganglion sphéno-palatin et d'une double couche musculaire dans la paroi des vaisseaux qui la sillonnent, n'hésitent pas à l'assimiler à un organe érectile, le *corps caverneux de la pituitaire* : « Les deux couches musculaires sont l'une et l'autre très développées et l'on conçoit que les faisceaux qui les constituent puissent parfaitement, dans certains cas donnés, déterminer dans la muqueuse des cornets une sorte de turgescence active par un mécanisme analogue à celui qui amène l'érection. » (Pilliet.)

Etiologie. — L'étiologie de la rhinite vaso-motrice est des plus complexes. Dans son étude, nous envisagerons successivement les causes *prédisposantes* et les causes *déterminantes*.

Parmi les premières, le *neuro-arthritisme* semble jouer un rôle prépondérant. N'est-il pas, en effet, la diathèse des fluxions organiques, des poussées congestives auxquelles la pituitaire, de par sa structure, est tout particulièrement exposée ?

Les *névropathies* créent également un terrain favorable à l'éclosion de la rhinite vaso-motrice : de même, les altérations vasculaires qui, comme l'*artério-sclérose*, favorisent la stase sanguine.

Certaines *affections nasales* telles que les coryzas chroniques, la rhinite hypertrophique, la dégénérescence myxomateuse de la muqueuse et les épaississements du septum y prédisposent aussi tout spécialement.

Au nombre des causes *occasionnelles*, nous citerons en première ligne l'action directe du *froid* sur la muqueuse nasale ou sur un point quelconque du corps; les *variations* brusques de la *température* et le séjour dans une atmosphère surchauffée.

La rhinite vaso-motrice peut être provoquée encore par le contact avec la muqueuse de *particules irritantes* (vapeurs ou poussières) en suspension dans l'air ambiant ou par l'action brutale d'une *lumière vive* sur le nerf optique : dans ce dernier cas, elle paraît être le résultat d'une irritation réflexe de la pituitaire à point de départ rétinien.

Chez les sujets atteints de *gastropathie* ou d'une affection gastro-intestinale, elle est un accident fréquent; de même chez la femme, pendant la *période cataméniale* et chez les malades *hystérectomisées* ou présentant des *troubles utéro-ovariens*, les congestions nasales constituent une manifestation métastatique qui, dans certaines circonstances, est assez marquée pour entraîner l'épistaxis. Joal ne cite-t-il pas, en effet, des observations qui mettent très nettement en relief cette relation des organes génitaux et du tissu érectile de la pituitaire ?

Enfin, le coryza vaso-moteur peut être la conséquence de l'absorption de certains médicaments et notamment de préparations *bromurées* et *iodurées* prises même à faible dose.

Symptomatologie. — Les symptômes du coryza vaso-moteur sont ceux de la rhinite catarrhale aiguë à sa première période.

Leur apparition *brusque* et la rapidité avec laquelle ils atteignent leur apogée sont la caractéristique de l'affection.

Ils s'annoncent par une sensation de prurit intra-nasal et par des picotements désagréables provoquant des crises d'éternuements répétés bientôt suivies d'une hypersécrétion aqueuse très abondante, véritable *rhinorrhée séreuse* obligeant le malade à faire usage sans cesse de son mouchoir.

L'enchifrènement est la règle; il peut être assez marqué pour entraver complètement la respiration nasale et déterminer une gêne très pénible capable d'entraîner une anosmie passagère.

Une légère céphalée frontale accompagnée parfois de l'injection des conjonctives et de la face complète l'ensemble symptomatique du coryza vaso-moteur.

Ces diverses manifestations revêtent un caractère franchement *intermittent* laissant dans leur intervalle des troubles à peine appréciables.

L'intégrité de l'état général et l'absence de réaction fibrile s'expliquent par la nature même de la maladie qui, nous le savons, évolue en dehors d'un élément infectieux.

Examen rhinoscopique. — L'endoscopie nasale pratiquée pendant l'accès montre une congestion active de la pituitaire plus marquée au niveau des cornets inférieurs et moyens. La muqueuse est injectée et sillonnée de petits vaisseaux flexueux dans toute son étendue ; la tuméfaction des cornets est telle qu'ils arrivent au contact de la cloison : un exsudat séreux achève d'obstruer l'espace étroit qui reste entre les parois des fosses nasales.

L'application sur la zone turgescente d'une solution d'*adrénaline* au 1/1000e, en provoquant une rétraction complète de la pituitaire, renseigne sur la nature même de l'affection et sur son origine purement vaso-motrice, et l'exploration avec le stylet permet de constater une *hyperesthésie* très nette de la muqueuse au point que le simple contact de l'instrument suffit pour provoquer la crise de coryza.

Les symptômes de cette affection ont généralement une durée *éphémère* ; ils disparaissent avec la même rapidité qu'ils ont apparu, mais les sujets qui en sont atteints sont exposés à de fréquentes récidives.

Traitement. — Nous envisagerons successivement le traitement *local* et le traitement *général*.

Traitement local. — 1° *Pendant la crise.* — On luttera avantageusement contre l'obstruction nasale par des inhalations répétées de vapeurs de *chloroforme mentholé* au 1/15e ou d'*alcool mentholé* au 1/10e dont on fera chauffer légèrement quelques gouttes dans une cuiller à café placée au-dessus de la flamme d'une lampe à alcool.

L'*huile mentholée* au 1/20e sous forme de pulvérisations donne également de bons résultats ; toutefois, nous lui préférons de beaucoup l'usage de la *cocaïne* en poudre ou en solution.

Chlorhydrate de cocaïne	0 gr. 50
Menthol crist.	0 25
Lactose.	10 »

M. s. a. et pulvériser finement pour insufflations intra-nasales trois fois par jour.

Ces dernières peuvent être remplacées par des pulvérisations faites avec une solution de cocaïne au 1/100ᵉ à l'aide de l'appareil de Reuter.

Mais des nombreuses médications employées contre cette forme de coryza, nous n'en connaissons pas dont l'efficacité soit comparable à celle de *l'adrénaline*. Celle-ci, grâce à son action vaso-constrictive énergique, se comporte à l'égard de cette affection comme un médicament remarquable et véritablement héroïque constituant, en quelque sorte, l'antidote par excellence de la rhinite vaso-motrice.

Malheureusement, sa grande toxicité exige une *prudence extrême* dans son emploi. On n'y recourera que sous le contrôle du médecin et conformément aux indications qui ont été tracées dans le chapitre consacré à l'étude de ce médicament.

On peut faire usage de la solution de *chlorhydrate d'adrénaline au* 1/2000ᵉ en pulvérisations ou en badigeonnages répétés deux fois dans les vingt-quatre heures.

Une seule application suffit parfois pour conjurer la crise et prévenir les autres accès.

2° *En dehors de la crise.* — Le premier soin du médecin doit être de rechercher les lésions de la muqueuse (hypertrophie, myxomes, crête de la cloison, etc.) par un examen méthodique des cavités nasales, afin d'y remédier par un traitement approprié.

Dans certains cas, malgré l'absence de lésions endonasales et l'intégrité apparente de la pituitaire, je me suis fort bien trouvé des *cautérisations profondes* pratiquées avec le galvano-cautère sur les différents points de la muqueuse des cornets inférieurs.

TRAITEMENT GÉNÉRAL. — L'origine diathésique et névropathique du coryza vaso-moteur constitue un argument suffisant en faveur de l'opportunité d'une médication générale susceptible de modifier l'éréthisme neuro-vasculaire qui sert de substratum étiologique à cette affection.

On remédiera également par une thérapeutique appropriée aux troubles viscéraux, *gastriques* ou *utéro-ovariens* dont la rhinite vaso-motrice n'est souvent qu'une manifestation à distance.

2° HYDRORRHÉE NASALE

Sous ce nom, on désigne non pas une entité morbide, *mais un syndrome caractérisé par un écoulement profus et persistant de liquide aqueux par les orifices des fosses nasales constituant une véritable rhinorrhée séreuse.* A l'exemple de Molinié et de mon maître A. Castex, nous distinguerons plusieurs variétés d'hydrorrhées suivant le point de départ de l'écoulement.

Dans la première variété, la sécrétion provient de la muqueuse des fosses nasales, c'est la *rhino-hydrorrhée* qui doit être classée dans la catégorie des rhinites vaso-motrices ; la deuxième variété ou *crânio-hydrorrhée* est caractérisée par un écoulement de liquide céphalo-rachidien ; enfin la troisième variété a son siège dans les cavités annexes des fosses nasales, c'est la *sinuso-hydrorrhée.*

Disons dès maintenant que ces deux dernières formes, qui constituent des rhinorrhées *ectopiques*, ne font pas partie à proprement parler des rhinites vaso-motrices.

a) RHINO-HYDRORRHÉE
(Hydrorrhée nasale vraie.)

La pathogénie de l'hypersécrétion nasale qui caractérise cette forme de rhinorrhée est des plus obscures, comme le prouvent les nombreuses théories invoquées pour l'élucider.

D'après Chatellier, elle ne serait autre chose qu'une *extravasation lymphatique* par les canalicules perforants de la membrane basale.

Bosworth et Mackenzie invoquent la *paralysie* de la 5e paire ou du sympathique cervical qui auraient une action modératrice sur la sécrétion nasale (?).

Molinié admet l'hypothèse d'une *exosmose séreuse* liée à une hypertension vasculaire due à une paralysie des vaso-constricteurs dépendante d'une lésion du ganglion de Meckel ou des nerfs qui en émanent.

Nous croyons plus vraisemblable l'hypothèse de Fink et de Lermoyez qui attribuent ce symptôme à une *surac tivité des fonctions glandulaires* de la muqueuse déterminée par une excitation anormale des filets vaso-moteurs et sensitifs du nerf maxillaire supérieur. Ces troubles vaso-moteurs et sensitifs sont sous la dépendance le plus souvent d'une perturbation de l'innervation générale, comme c'est le cas chez les névropathes et chez les arthritiques nerveux.

A ce titre, la rhino-hydrorrhée présente une affinité étroite avec le coryza vaso-moteur proprement dit, puisqu'elle repose sur un substratum étiologique identique.

Symptômes. — L'affection est caractérisée surtout par l'abondance et la persistance d'un *écoulement séreux* par les orifices des fosses nasales se manifestant sous la forme de paroxysmes qui paraissent être sous la dépendance de l'état général du sujet.

L'écoulement peut survenir d'emblée sans prodromes; d'autres fois, il est annoncé par des sensations de fourmillement et de picotement au niveau de la pituitaire bientôt suivies d'éternuements répétés. Le liquide excrété est *transparent* et à peine visqueux. Il contient une faible quantité de matières protéiques, des sels de chaux et du chlorure de sodium dans la proportion de 0,8 p. 100 environ (1).

La sécrétion, par son abondance, peut incommoder sérieusement le malade. Morell-Mackenzie dit avoir traité un cas dans lequel le patient a sali quinze ou vingt mouchoirs dans la même journée et un autre cas où pendant quinze jours consécutifs le malade dut faire usage de trente-deux à trente-cinq mouchoirs par vingt-quatre heures.

(1) A. CASTEX, *Maladies du larynx, du nez et des oreilles*, 2e édit.

Morgagni (1) rapporte également un exemple remarquable de cette affection : il s'agit d'une femme qui souffrit pendant plusieurs mois d'un écoulement de « liquide aqueux » venant de la narine gauche, après que les autres symptômes du coryza chronique ordinaire eurent disparu. Elle rendait environ 15 grammes de liquide toutes les heures, et la malade qui était auparavant grasse et robuste dépérit considérablement. Une fois la rhinorrhée arrêtée, elle recouvra sa vigueur première.

Un malade de Castex était réveillé la nuit par un flux subit qui inondait ses joues et son cou.

J'ai eu moi-même l'occasion de donner tout récemment mes soins à une pauvre femme qui, depuis plusieurs mois, était dans la nécessité de porter constamment son mouchoir à son nez. Les narines et la lèvre supérieure étaient le siège d'un érythème fort pénible et la malade se plaignait d'une céphalée gravative dont la persistance l'obligea à renoncer à ses occupations journalières.

Les crises hydrorrhéiques sont, en effet, assez souvent accompagnées d'un certain degré de *céphalée frontale* qui augmente dans l'intervalle des accès.

Pendant le sommeil, le flux nasal diminue dans la plupart des cas, il peut même cesser complètement pour reprendre le matin au réveil.

Un écoulement abondant est suivi d'une fatigue générale extrême pouvant aller jusqu'à la *prostration*. Dans certaines formes graves, on l'a vu compromettre sérieusement par sa persistance la santé du sujet, comme dans l'observation rapportée par Morgagni.

L'*anosmie* est fréquemment observée dans les formes anciennes.

Par sa durée, l'affection entraîne parfois des troubles *psychiques* inquiétants consistant surtout en une tristesse et une *hypochondrie* irrésistible, dans l'impossibilité de poursuivre une pensée et dans la perte plus ou moins complète de la mémoire.

Examen rhinoscopique. — Dans les cas récents, la muqueuse apparaît avec une coloration rouge vif et

(1) MORGAGNI, *De sedibus et causis morborum*, Epist. XIV, sect. 21.

une légère augmentation de volume, principalement dans la zone des cornets ; mais dans les formes anciennes, sa teinte normale fait place à une *pâleur* caractéristique qui lui donne l'aspect d'une membrane exsangue, imbibée et comme *lavée*, ne se rétractant plus sous l'action vaso-constrictive de la cocaïne.

La muqueuse des cornets est souvent le siège d'une dégénérescence œdémateuse polypoïde de nature angio-névrotique plus prononcée au niveau du cornet moyen.

Assez fréquemment, le contact du stylet révèle une diminution notable de la sensibilité de la pituitaire au point de ne plus provoquer les réflexes habituels.

Traitement. -- Les quelques notions pathogéniques que nous avons exposées nous serviront de guide dans la thérapeutique de cette affection.

PENDANT L'ACCÈS, on prescrira des pulvérisations avec une solution de *cocaïne* au 1/100e ou d'*adrénaline* au 1/2000e qui, par leur action vaso-constrictive, peuvent enrayer momentanément la crise hydorrhéique.

L'*atropine*, par son pouvoir modérateur sur la sécrétion, produit également d'excellents effets. On emploiera la solution de sulfate neutre d'atropine au 1/300e en pulvérisations intra-nasales.

Lermoyez conseille la médication *atropo-strychnique* dont voici la formule :

Sulfate neutre d'atropine . .   5 milligrammes
Sulfate de strychnine. . . .   0,02 à 0,04
Sirop d'écorces d'oranges amè-
res . . . . 400 grammes

Prendre une cuillerée à soupe au moment des deux principaux repas.

Dans les cas rebelles, peut-être serait-il préférable de recourir à l'administration interne du chlorhydrate d'*adrénaline* pris à la dose de *un demi à un milligramme dans les vingt-quatre heures*, sous forme de granules ou d'injections hypodermiques ? Bien que n'ayant pas encore expérimenté ce mode d'emploi de l'adrénaline dans la rhinorrhée, je suis convaincu qu'on doit en retirer d'excellents effets, à la condition toutefois qu'on se conforme *strictement* aux indications qui ont été tracées pour l'usage de ce médicament.

En dehors de l'accès, on a préconisé le *traitement aérothermique* avec l'appareil de Mahu. Il consiste en applications sur les points malades de la muqueuse nasale d'air chaud entre 70° et 90° pendant trois à quatre minutes tous les deux jours (fig. 113).

Nous recommandons vivement les *cautérisations*

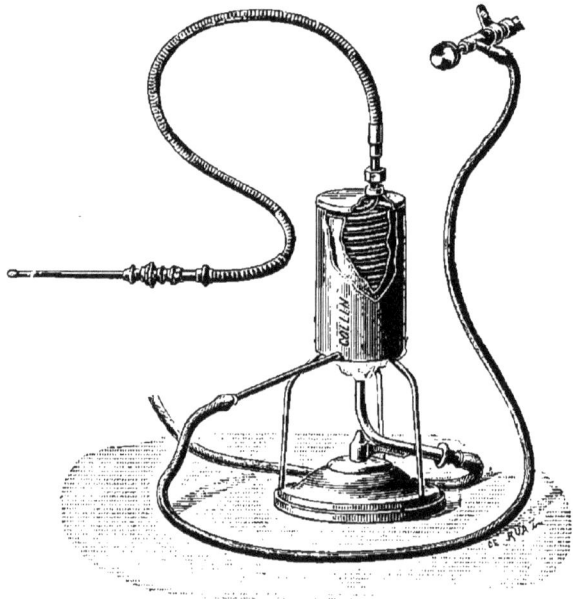

Fig. 113. — Appareil à air chaud de Mahu.

linéaires des cornets avec le couteau galvanique ; en détruisant la muqueuse malade, elles modifient les phénomènes vaso-moteurs dont celle-ci est le siège.

Les excroissances myxomateuses seront, suivant les cas, sectionnées avec le serre-nœud, brûlées avec la grosse pointe du galvano-cautère ou curettées avec l'instrument de Lubet-Barbon (fig. 114).

En présence d'une hypertrophie flasque diffuse, Molinié conseille la décortication totale des cornets, « la mu-

queuse dégénérée n'ayant droit à aucun ménage-
ment ».

Enfin, le traitement général ne sera pas négligé : on

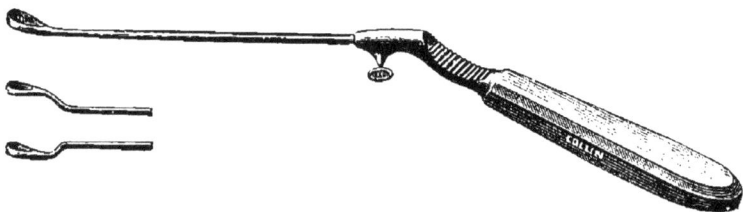

FIG. 114. — Curettes flexibles de Lubet-Barbon pour le méat
moyen.

s'attachera surtout à modifier le terrain *neuro-arthri-*
tique qui sert habituellement de base à l'affection en
prescrivant une diététique sévère, l'hydrothérapie, le
massage général, des promenades au grand air et un
séjour dans les montagnes à une altitude élevée.

b) CRANIO-HYDRORRHÉES

Dans cette deuxième variété, l'écoulement nasal est
constitué par du liquide céphalo-rachidien. C'est une
rhinorrhée cérébro-spinale (Saint-Clair-Thomson).

Nous diviserons, d'après leur étiologie, les crâniorrhées en *spontanées* et en *traumatiques*.

1° **Crâniorrhées spontanées.** — Elles sont rarement
observées. On les rencontre surtout chez les sujets *hy-*
drocéphales ou présentant une lésion ou une perturbation du système nerveux central, le plus souvent d'origine syphilitique ou tuberculeuse.

La pathogénie si obscure de la rhinorrhée cérébro-
spinale a été l'objet des controverses les plus variées ;
toutefois, les recherches récentes de Schwalbe, d'Axel
Key et de Retzius semblent l'éclairer d'un jour nouveau.

Ces auteurs ont signalé, en effet, dans l'épaisseur de
la pituitaire l'existence de tout un système de canaux
lymphatiques qui se continueraient en haut, par les
trous de la lame criblée, soit avec la cavité arachnoï-

dienne, soit avec les espaces sous-arachnoïdiens. Ces canaux lymphatiques, véritables diverticulums des cavités arachnoïdienne et sous-arachnoïdienne, suivent pour la plupart les filets du nerf olfactif autour desquels ils forment des gaines analogues à celle que nous présente le nerf optique dans sa portion orbitaire.

Ces canaux d'Axel Key et de Retzius, véritables gaines périneurales, se ramifient dans le chorion de la muqueuse en un réseau serré, et finalement viennent s'ouvrir à la surface libre de la pituitaire par des canalicules très fins, cylindriques ou cratériformes. Ces milliers d'orifices, qui déversent à la surface de la pituitaire le liquide céphalo-rachidien, ne nous ramènent-ils pas d'une façon bien inattendue à cette opinion surannée des anciens auteurs d'après laquelle les nerfs olfactifs auraient pour fonctions de transporter dans les fosses nasales les humeurs du cerveau?

D'ailleurs, les caractères du liquide rhinorrhéique ne sont-ils pas ceux du liquide cérébro-spinal? Même limpidité et saveur salée identique.

Comme le liquide céphalo-rachidien, il diffère du sérum sanguin par sa faible teneur en albumine, par une plus grande richesse en chlorure de sodium et par la présence de la *pyrocatéchine* qui se révèle par son action réductrice sur la liqueur de Fehling.

Symptômes. — Cette affection est caractérisée par l'écoulement, le plus souvent par une seule narine, d'un liquide limpide et clair que nous avons démontré être le liquide *céphalo-rachidien*. La crâniorrhée se fait goutte à goutte et augmente lorsque le sujet incline la tête en avant ou à la suite de la fatigue. Elle s'observe généralement à gauche dans la proportion de 70 p. 100 sans qu'on puisse en expliquer la raison (1).

L'écoulement se manifeste d'une façon *continuelle* ou *intermittente*. Sa persistance pendant le sommeil explique la chute du liquide dans l'arrière-gorge que le malade évite en dormant sur le côté, la tête fléchie en avant.

La quantité de liquide écoulé est très variable, elle

(1) A. CASTEX, *loco citato*.

est généralement assez abondante pour obliger le malade à porter constamment le mouchoir à son nez. Elle oscille entre 200 grammes et 1.500 grammes.

Nothnagel l'a vu atteindre 2.000 grammes !

Dans les formes intermittentes, la crise hydrorrhéique est annoncée par une *céphalée frontale* plus ou moins vive, par des troubles visuels et auditifs, quelquefois même par des vomissements, des vertiges et des crises *épileptiformes*. Ces phénomènes s'amendent dès l'apparition du flux cérébro-spinal.

Chez certains malades, l'hydrorrhée est accompagnée de troubles moteurs consistant surtout en *paralysies*. Ces paralysies intéressent de préférence les *nerfs crâniens*, mais elles peuvent s'étendre à un des membres ou même se manifester sous la forme d'hémiplégie ou de paraplégie. La *contracture* a été signalée ; elle commence par les doigts ou les orteils, puis gagne rapidement les avant bras ou les membres inférieurs qui sont immobilisés dans la flexion ou dans l'extension.

Les troubles *oculaires*, lorsqu'ils existent, sont caractérisés par une diminution de l'acuité visuelle pouvant aller jusqu'à l'amaurose absolue, par du nystagmus et du strabisme. Du côté des *oreilles*, on a noté des bourdonnements, un affaiblissement de l'ouïe et même la cophose complète.

Enfin, l'intelligence peut subir un arrêt dans son développement et on assiste quelquefois à tous les degrés de la *déchéance psychique*, depuis la simplicité d'esprit jusqu'à l'idiotie.

La durée de l'affection est indéterminée. Elle est généralement très longue et peut se prolonger des années avec des périodes de rémission de plusieurs semaines.

La rhinorrhée cérébro-spinale comporte un pronostic des plus *sombres*, puisqu'elle est l'indice d'une lésion du système nerveux central congénitale ou acquise.

La mort est habituellement le résultat de la marche progressive des lésions cérébrales ou d'une complication cérébro-méningée intercurrente.

14

2º) **Crâniorrhées traumatiques**. — Ce sont les plus fréquentes. Elles sont consécutives aux *fractures de l'étage antérieur de la base du crâne*. Dans un cas rapporté par le professeur Tillaux l'écoulement nasal était consécutif à une fracture de la lame criblée de l'ethmoïde occasionnée par l'extirpation d'un polype du nez.

L'écoulement par le nez du liquide cérébro-spinal après les traumatismes crâniens est toutefois moins fréquent que l'épanchement sanguin. Parfois l'écoulement du liquide « d'une façon continue mais qui, cependant, augmente lorsque le malade penche la tête, lorsqu'il tousse, se mouche, en un mot fait un effort » (Terrier), est caractéristique ; mais assez souvent, il est confondu avec la sérosité résultant de l'irritation de la pituitaire ou du sang épanché entre les os du crâne et la dure-mère et filtrant par le trait de fracture.

On le reconnaîtra aux caractères que nous lui connaissons déjà et dont la constatation est un élément précieux pour le diagnostic.

Beaucoup moins abondant que dans les formes spontanées, le liquide épanché ne dépasse guère 30 à 40 grammes dans les vingt-quatre heures ; cependant, on l'a vu atteindre plusieurs centaines de grammes. Il s'écoule lentement, avec persistance, limpide comme de l'*eau de roche* ou teinté en rose par un peu de sang. Il empèse l'oreiller sur lequel repose la tête du blessé. C'est généralement vers le deuxième ou le *troisième jour* qui suit l'accident qu'on constate nettement son apparition ; dans certains cas rares, il est vrai, l'écoulement survient très longtemps après le traumatisme, comme le prouve cette observation, relatée par Gilbert Dhercourt, et citée par Tillaux : « Il s'agit d'un jeune garçon qui, pendant l'occupation de Saint-Quentin, en 1870 (il avait alors 11 ans), fut saisi par les pieds et brutalement lancé en l'air par un soldat prussien ; il retomba tête première sur le sol, où il resta inanimé pendant deux heures. A la suite de cet acte barbare, survinrent des crises épileptiformes, une céphalalgie violente, et trois mois après le pauvre garçon perdait complètement la vue. Les crises nerveuses disparurent en 1875. En décembre 1878, *il se fit tout à coup par la narine droite un écoulement abondant de liquide* que l'analyse, pratiquée par Méhu, démontra être du liquide céphalo-rachidien. L'écoulement a persisté depuis cette époque avec une intensité et des intermittences variables. » « J'ai observé, dit Tillaux, ce garçon dans mon service, en 1880, pendant un mois environ, il est complètement idiot. »

Il est inutile d'insister sur la gravité du pronostic de la crâniorrhée traumatique dont l'apparition est l'indice d'une fracture de la base du crâne au niveau de l'ethmoïde.

Traitement. — En présence d'une crâniorrhée *spontanée*, on recherchera avec soin, afin d'y remédier par une médication appropriée, la *tuberculose* ou l'*hérédosyphilis* qui ont une part si importante dans l'étiologie de cette affection.

Dans les formes avec hypertension du liquide cérébro-spinal, je suis convaincu que la *rachicentèse* en abaissant la tension céphalo-rachidienne est susceptible d'amener une amélioration notable.

La technique en est des plus simples ; nous la résumerons brièvement :

On fait asseoir le malade en lui conseillant de porter le thorax en avant et de faire « le gros dos » afin d'écarter l'espace intervertébral qui doit être ponctionné. La région lombaire ayant été soigneusement savonnée et frottée ensuite à l'alcool et à l'éther, on repère le point à opérer. Pour cela, on réunit les deux crêtes iliaques droite et gauche par une ligne transversale qui passe sur l'*apophyse épineuse de la 4ᵉ vertèbre lombaire*. C'est immédiatement au-dessus de cette apophyse que l'on plante l'aiguille, soit directement entre les deux apophyses épineuses, soit à 1 centimètre à droite ou à gauche de la saillie apophysaire, mais alors en dirigeant l'aiguille un peu en haut et en dedans. La pointe traverse la paroi, les masses musculaires, et parfois heurte la lame vertébrale ; dans ce cas, il faut la retirer en partie et la porter un peu plus haut ou un peu plus bas. L'aiguille, après quelques tâtonnements, perfore la lame élastique résistante et entre dans une cavité dans laquelle elle se meut librement. On retire alors le mandrin qui obstrue sa lumière et le liquide céphalo-rachidien sort goutte à goutte ou sous la forme d'un jet plus ou moins rapide.

La seringue stérilisable de Malassez, munie d'une aiguille en platine iridié, longue de 7 à 8 centimètres et bien obturée par un fil d'acier, constitue l'instrument de choix.

La quantité de liquide retiré en une seule séance est très variable, elle oscille entre 10 *et* 100 *centimètres cubes ;* souvent même elle dépasse cette limite, surtout dans les cas de crâniorrhée avec hydrocéphalie.

La rhinorrhée cérébro-spinale traumatique est, nous l'avons dit, l'indice d'une solution de continuité intéressant l'étage antérieur de la base du crâne et mettant en communication les espaces arachnoïdiens avec les cavités nasales. Elle indique donc une fracture ouverte menaçant à brève échéance les enveloppes du cerveau. On fera, par conséquent, tout pour prévenir l'infection méningée par une *antisepsie naso-pharyngienne* très rigoureuse. On la réalisera par des lavages avec une solution tiède de sublimé à 1/10.000ᵉ additionnée d'un peu de chlorure de sodium et par un tamponnement, renouvelé tous les jours, avec de la gaze iodoformée stérilisée, afin d'assurer l'occlusion aseptique de la fracture ouverte. Mais si, en dépit de ces précautions, on constate une menace de méningo-encéphalite, on pratiquera sans retard la *résection crânienne* au-dessus de la glabelle permettant d'explorer la fosse antérieure, de la déterger des caillots qui la tapissent et de faire un drainage intra et extradural susceptible de prévenir ou de limiter l'infection cérébro-méningée.

c) SINUSO-HYDRORRHÉES

La rhinorrhée peut avoir sa source dans les cavités annexes des fosses nasales. Elle provient alors presque toujours de *l'antre d'Highmore.* En effet, on ne connaît qu'un seul cas d'hydrorrhée sphénoïdale et jusqu'ici nous n'avons pu relever aucune observation de sinuso-hydrorrhée frontale ou ethmoïdale. (Castex.)

1° **Sinuso-hydrorrhée maxillaire.** — La première observation a été rapportée en 1879 par Paget. Elle concerne un malade qui présenta pendant huit mois consécutifs un écoulement continuel d'un liquide clair par une des narines. A l'autopsie, ou trouva le sinus maxillaire rempli de productions *myxomateuses*.

Plus tard, des cas analogues furent signalés par Anderson, Arslan, Spiers et Meyer (Castex).

Chez un malade de Delie, l'hydrorrhée était occasionnée par une *hydropisie* de l'antre.

Cliniquement, l'hydrorrhée maxillaire se manifeste ordinairement sous la forme d'un écoulement *intermittent*, plus abondant le matin au réveil. Elle augmente pendant l'inclinaison de la tête en avant ou lorsque le malade la penche sur le côté opposé à l'écoulement.

Dans certains cas rares, cependant, le flux est continuel, comme chez le malade de Paget où l'écoulement se produisait jour et nuit. La quantité de liquide émis est très variable, elle oscille entre 100 et 300 grammes.

Ce liquide est généralement clair et visqueux ; il renferme souvent de l'albumine et quelquefois la présence de cristaux de cholestérine lui donne un aspect opalescent qui permet d'affirmer son origine sinusienne.

L'examen rhinoscopique ne fournit aucun renseignement intéressant ; dans un cas, cependant, Arslan put constater nettement la présence d'une nappe de liquide dans le méat moyen.

La translumination du sinus ne donne pas d'opacité, seuls le cathétérisme explorateur par l'ostium (Hartmann, Jurasz) ou la ponction par le méat inférieur (Schmidt) restent généralement l'unique moyen d'affirmer un diagnostic hésitant.

2° **Sinuso-hydrorrhée sphénoïdale.** — Le seul cas qui a été observé jusqu'ici est celui de Berg. Il s'agissait d'une jeune femme qui présentait un écoulement intermittent de liquide clair par le nez. Elle avait éprouvé antérieurement des crises de céphalée très violentes accompagnées de troubles oculaires.

Berg ayant dû pratiquer l'énucléation du globe de l'œil ouvrit le sinus sphénoïdal après résection de la lame papyracée. Il le trouva rempli d'une sécrétion

14.

claire et limpide analogue au liquide rhinorrhéique (1).

Diagnostic. — Le diagnostic de ces hydrorrhées *ectopiques* est des plus délicats. Les caractères du liquide : consistance visqueuse, présence fréquente d'une petite quantité d'albumine, de cristaux de cholestérine, pauvreté en chlorure de sodium et absence de pyrocatéchine, permettront de le différencier du liquide cérébro-spinal dont nous connaissons les propriétés chimiques.

Toutefois, ce sont là des distinctions bien subtiles qui sont loin d'être constantes et par cela même beaucoup moins précieuses pour le diagnostic que la *ponction exploratrice* qui, seule, peut lever les doutes sur l'origine sinusienne de la rhinorrhée.

Traitement. — Il se résume tout entier dans la *ponction* du sinus suivie d'une injection modificatrice avec une solution de *chlorure de zinc* au 1/20ᵉ ou de nitrate d'argent au 1/25ᵉ.

Dans les cas de myxomes de l'antre d'Highmore, on procédera au *curettage* de ses parois après une ouverture large de la cavité par la fosse canine.

3º **CORYZA SPASMODIQUE**

SYN. : RHINO-BRONCHITE HYPERESTHÉSIQUE PÉRIODIQUE, RHUME DES FOINS, HAY-FEVER, ASTHME D'ÉTÉ.

On peut définir cette affection *une inflammation catarrhale aiguë des muqueuses nasale, oculaire et bronchique, se traduisant sous la forme d'accès périodiques et accompagnée souvent d'une dyspnée intense simulant l'asthme vulgaire sans modification de l'état général.*

Aussi à la dénomination de coryza spasmodique préférons-nous de beaucoup celle de *rhino-bronchite hyperesthésique périodique* qui met plus en relief les caractères saillants de cette affection.

Etiologie et pathogénie. — *Causes prédisposantes.* — La rhino-bronchite périodique est une maladie de l'âge

(1) A. CASTEX, *Maladies du larynx, du nez et des oreilles*, 2ᵉ édition.

adulte et de l'âge *mûr* ; elle est exceptionnelle chez le vieillard.

D'après la statistique consciencieuse dressée par Phœbus et Beard, les *hommes* seraient plus souvent atteints que les femmes dans la proportion de 3 à 1 (Castex). L'influence de la *race* semble avoir une importance étiologique incontestable ; ainsi la race anglo-saxonne serait particulièrement prédisposée à cette affection. Toutefois, celle-ci est loin d'être rare en France et les cas observés deviennent plus nombreux à mesure que la maladie est mieux connue des médecins et des malades.

Plus grande encore est l'influence de certaines *diathèses* qui créent une susceptibilité toute spéciale, une sorte d'état idiosyncrasique favorisant le développement de la rhino-bronchite annuelle. Celle-ci apparaît, en effet, comme une manifestation du *neuro-arthritisme* à l'instar de la goutte et des affections lithiasiques ; d'ailleurs, ces diverses maladies peuvent se grouper, s'associer de mille façons, se succéder ou alterner, constituant de véritables *équivalents pathologiques*. A la base de l'édifice, c'est toujours l'arthritisme que l'on découvre, *l'uricémie* avec toutes ses manifestations.

L'asthme des foins, par la place qu'il occupe dans la nomenclature des affections arthritiques, prend ainsi une double valeur : maladie *autonome* d'une part et, en même temps, signe très net d'un certain type morbide de la nutrition. C'est pour cette raison qu'on l'observe surtout chez les riches à vie sédentaire et à nutrition ralentie et qu'il est si rare pour ne pas dire inconnu chez les malades des hôpitaux.

Ces considérations étiologiques permettent d'expliquer le caractère héréditaire de cette *arthritide muqueuse* qui se transmet de génération en génération comme se transmettent toutes les autres manifestations de la diathèse.

Causes occasionnelles. — La majorité des auteurs est d'accord pour incriminer l'action sur la muqueuse nasale des particules solides ou des vapeurs irritantes en suspension dans l'atmosphère.

L'influence toute spéciale du *pollen* de certaines plantes sur la pituitaire est incontestable et, de toutes les théories invoquées jusqu'à ce jour pour expliquer la genèse du coryza spasmodique, la *théorie pollinique* défendue par Blackley est, sans nul doute, celle qui a réuni le plus de suffrages.

Des nombreuses expériences faites avec le pollen de diverses *graminées* et de plantes appartenant à des familles différentes, Blackley conclut que le pollen du seigle, du froment, de l'avoine et de l'orge a sur la muqueuse nasale une action irritante très énergique et que c'est précisément au moment de la floraison de ces graminées que l'hay-fever sévit avec rigueur

Toutefois, Morell-Mackenzie rapporte plusieurs observations où la présence des *roses* provoqua une attaque très caractéristique de coryza (coryza des roses). Une de ses malades en était toujours atteinte quand elle respirait le parfum de ses fleurs : « Tout traitement devint inutile et elle dut bannir les roses de son jardin (1). »

De son côté, Hünerswolff a cité un cas analogue et le célèbre Broussais paraît avoir été arrêté dans ses études de botanique par cette idiosyncrasie.

La théorie de Blackley permet d'expliquer les différentes particularités étiologiques de cette rhinopathie et notamment son apparition régulière à certaines époques fixes de l'année, au printemps et à l'automne et surtout du 15 mai à la fin de juin, c'est-à-dire à une période où les graminées fleurissent et répandent leur pollen dans l'atmosphère.

Si le mode d'action des corpuscules polliniques sur la pituitaire n'a pu encore être établi, il existe cependant un fait acquis, indiscutable, c'est la susceptibilité toute spéciale de la muqueuse vis-à-vis de certains agents extérieurs, c'est son hyperesthésie créée par une prédisposition individuelle et souvent provoquée et exaltée par une *lésion endo-nasale*, telle que l'hypertrophie des cornets, la dégénérescence myxomateuse de la muqueuse, les épaississements du septum, etc.

Cette coexistence des altérations nasales avec la rhinite spasmodique a servi de base à la *théorie de Hack* d'après laquelle la rhino-bronchite annuelle aurait une

(1) MORELL-MACKENZIE, *Traité pratique des maladies du nez.*

origine *endogène* et ne serait autre chose qu'un *syndrome réflexe* dont le point de départ réside tout entier dans une lésion de la pituitaire.

Symptômes. — Les crises de la rhino-bronchite annuelle affectent généralement un début brusque rappelant celui d'un violent *coryza*. Le malade éprouve un chatouillement et des picotements insupportables dans les fosses nasales, bientôt suivis d'*éternuements* répétés et accompagnés d'une hypersécrétion de mucus. La tuméfaction de la muqueuse et l'abondance des sécrétions amènent rapidement un *enchifrènement* très prononcé qui peut aller jusqu'à l'obstruction nasale.

Les conjonctives sont rouges et injectées, elles sont le siège d'un prurit intense et d'un larmoiement abondant ; la photophobie est fréquemment observée.

Ces symptômes *oculaires* s'apaisent généralement pendant la nuit ou lorsque le sujet séjourne dans un endroit obscur ; par contre, ils atteignent leur maximum d'intensité sous l'influence d'une lumière vive.

Il n'est pas rare qu'à ces manifestations oculo-nasales viennent se joindre des troubles *broncho-pulmonaires* caractérisés surtout par une *dyspnée* intense avec hypersécrétion de la muqueuse trachéo-bronchique rappelant à s'y méprendre l'asthme vulgaire.

Au moment de l'accès, le malade est assis, le tronc courbé en avant, les bras arc-boutés aux objets environnants ; l'inspiration est courte et l'expiration longue et pénible.

Le visage est bouffi, cyanosé, anxieux, les yeux hagards témoignent de la violence de la dyspnée. Des râles sibilants encombrent la poitrine. Une expectoration perlée, abondante, marque la fin de l'accès qui se calme insensiblement pour revenir peu de temps après.

Ces crises reviennent pendant plusieurs jours consécutifs et quelquefois même durant plusieurs semaines ; elles finissent par disparaître comme elles étaient venues, c'est-à-dire brusquement sans laisser aucun vestige de leur passage.

Les *phénomènes généraux* sont insignifiants et c'est à peine si, au moment des paroxysmes, on a pu constater une légère élévation thermique. Toutefois, Leflaive a signalé au cours des recherches qu'il a faites chez les malades atteints de coryza spasmodique des modifications importantes de la nutrition analogues à celles que l'on observe à la suite des crises de rhumatisme aigu ou des accès de goutte. Elles se traduisent par de l'*oligurie*, de l'*hypoazoturie* et une *augmentation de l'excrétion de l'acide urique*.

EXAMEN RHINOSCOPIQUE. — Il révèle une *congestion* généralisée de toute la muqueuse, plus marquée cependant au niveau des parties riches en tissu érectile, c'est-à-dire dans la zone des cornets inférieurs et dans le segment antéro-inférieur de la cloison. La tuméfaction de la pituitaire peut être assez marquée pour entraver l'examen endo-nasal ; mais comme elle relève d'un trouble purement vaso-moteur, elle cède facilement à l'action vaso-constrictive de la cocaïne et de l'adrénaline. Très souvent, on constate des lésions de la muqueuse nasale (hypertrophie, dégénérescence myxomateuse, crête du septum, etc.), et, en l'absence d'altérations apparentes, l'exploration avec le stylet révèle parfois sur certains points de la pituitaire et, en particulier sur le cornet inférieur, l'existence de zones *æsthésiogènes* dont l'excitation réveille la crise de coryza.

Evolution. — L'affection a une durée d'environ un mois à six semaines, procédant par *accès* séparés par des accalmies plus ou moins longues ; les rechutes sont fréquentes, principalement à l'époque de la fenaison, c'est-à-dire en *juin* et en *juillet*. Le rhume des foins apparaît généralement tous les ans, pendant plusieurs années consécutives et à une période à peu près fixe qui correspond ordinairement, comme nous l'avons dit, à l'époque de la floraison des graminées.

Traitement. — Il devra être avant tout *prophylactique*. « Dans aucune maladie, écrit Mackenzie, le vieil adage : « *il vaut mieux prévenir que guérir* », ne m'a paru plus à propos que dans la fièvre des foins. » Dès lors, la première mesure à prendre au moment de la saison des foins doit être de fuir la campagne pour séjourner dans une ville. Si un changement de résidence est impossible les malades devront ne pas quitter leur appartement ou n'en sortir que le soir, à la tombée de la nuit. Pendant le jour, on évitera une lumière trop vive ; le port de *lunettes à verres fumés* et l'introduction dans les narines d'un tampon d'ouate pour empêcher la pénétration dans les fosses nasales des particules irritantes, constituent également un excellent moyen préventif. Lermoyez conseille les pulvérisations dans les cavités du nez *d'huile de vaseline*, qui forme sur la pituitaire un vernis protecteur.

Un voyage sur mer ou un séjour sur une plage ou dans les montagnes, à une altitude élevée, me paraissent être la mesure prophylactique la plus parfaite que l'on puisse adopter.

AU MOMENT DE L'ACCÈS, on conseillera des inhalations répétées de vapeurs de *chloroforme mentholé* à 1 p. 15 ou des insufflations *d'orthoforme* qui, d'après Lichtwitz, constitue un excellent analgésique dans la rhinite spasmodique.

La *cocaïne*, par son action décongestive, exerce une heureuse influence sur la muqueuse tuméfiée ; mais l'accoutumance devient rapide, et le malade, obligé de recourir à des doses de plus en plus élevées, ne tarde pas à présenter les signes de l'intoxication cocaïnique.

On peut recourir soit aux pulvérisations d'une solution à 1/100, soit aux insufflations de poudre dont la cocaïne fait toujours partie intégrante :

> Hydrochlorate de cocaïne , . . 10 centigrammes.
> Benjoin pulv. 20   —
> Sous-nitrate de bismuth. . . . 5 grammes.

ou :

> Chlorhydrate de cocaïne. . . . 15 centigrammes.
> Acide borique. . . . . 2 gr. »
> Salicylate de soude . . . . . 2 — 50

Toutefois, *l'adrénaline*, grâce à son pouvoir vaso-constricteur énergique, est de beaucoup préférable ; son action est merveilleuse contre la rhinite vaso-motrice annuelle, à la condition, bien entendu, que celle-ci ne soit pas sous la dépendance d'une lésion locale.

Les pulvérisations intra-nasales, avec l'appareil de Reuter, d'une solution à 1/2000ᵉ, peuvent conjurer la crise et même l'enrayer définitivement.

Grünbaum conseille de se servir d'un spray alcalin pour le nez et la gorge ; il fait ensuite une application locale de cocaïne accompagnée d'un spray d'adrénaline au 1/5000ᵉ, et termine par un tamponnement des narines avec du coton hydrophile imbibé d'une solution au 1/1000ᵉ qu'il laisse en place pendant dix minutes.

Gleason est aussi très partisan de la médication surrénale. Il déclare avoir retiré de bons effets des applications locales et de l'usage interne de *l'extrait de capsules surrénales*.

Contre les accidents oculaires et, notamment, contre la photophobie, on emploiera les antimydriatiques. On prescrira un collyre à l'*ésérine* ou à la *pilocarpine* :

> Sulfate d'ésérine. . . . .   2 centigrammes.
> Eau distillée. . . . .   10 grammes.

Instiller une goutte de cette solution dans chaque œil ;

ou :

> Nitrate de pilocarpine . . . . .   5 centigrammes.
> Eau distillée. . . . .   10 grammes.

Même mode d'emploi.

Dans les formes asthmatiques, on combattra la dyspnée par les antispasmodiques.

Dans les cas légers, l'usage de la *belladone* ou des *valérianates* est indiqué :

> Extrait de belladone. . . . . .   5 centigrammes.
> Sirop diacode. . . . .   40 grammes.
> Eau de laurier-cerise   10   —
> Eau de tilleul   80   —

A prendre dans la journée ;

ou :

> Valérianate de zinc ou d'ammo-
> niaque . . . .
> Extrait de valériane . . . . . . } 5 àà centigrammes,

pour une pilule n° 20.

Quatre à six pilules dans les vingt-quatre heures.

Quand l'accès d'asthme est d'intensité modérée, on peut encore recourir aux *bromures* :

Bromure de potassium.	20	grammes.
Teinture de lobélie.	15	—
Teinture de grindelia robusta.	4	—
— d'opium camphrée	10	—
Sirop d'éc. d'or. amères	40	—
Décoction de polygala.	200	—

Trois cuillerées à soupe par jour ;

ou aux *fumigations de feuilles sèches de solanées vireuses* (datura stramonium, belladone, jusquiame). On fait habituellement fumer au malade des cigarettes composées de ces diverses substances.

Germain Sée a proposé des inhalations de *pyridine* dont on verse une cuillerée à café sur une assiette placée près du malade qui en respire les vapeurs pendant une demi-heure environ.

Mais quand la crise d'asthme est très intense, il n'existe qu'un seul remède réellement efficace, c'est la *morphine* ou l'*héroïne* dont on injectera un centigramme sous la peau.

Si la morphine provoque des vomissements, on peut lui associer l'atropine :

Eau distillée de laurier-cerise.	10	grammes.
Chlorhydrate de morphine	10	centigrammes.
Sulfate neutre d'atropine	1	—

Injecter d'abord une demi-seringue.

En dehors de l'accès. — On devra explorer avec soin les cavités nasales et on recherchera les *lésions* de la muqueuse qui ont une part importante dans la genèse

15

du coryza spasmodique puisqu'elles servent ordinairement de *trait d'union* entre la cause déterminante et la cause prédisposante. Aussi s'efforcera-t-on de disjoindre ces deux éléments étiologiques « dont la conjonction est nécessaire à la production du rhume des foins » (1) en traitant la lésion nasale.

En l'absence d'altérations de la muqueuse, l'exploration avec le stylet révèle parfois la présence sur certains points de la pituitaire d'une *zone hyperesthésique* dont l'excitation provoque la crise d'asthme ; on la détruira à l'aide des caustiques.

A l'exemple de Garel, certains auteurs conseillent les *cautérisations* nasales avec le cautère galvanique même dans le cas d'intégrité de la pituitaire. Ces cautérisations seront faites sur toute l'étendue des cornets inférieurs après anesthésie à la cocaïne. Aux attouchements superficiels avec le cautère plat proposés par Hack, nous préférons les cautérisations *profondes* avec le cautère pointu qui amènent à leur suite une rétraction cicatricielle des tissus ayant pour effet de diminuer l'érectilité de la muqueuse. Elles doivent être répétées tous les quinze jours et souvent trois ou quatre séances suffisent pour déterminer une amélioration définitive.

Le *traitement général* ne sera pas négligé. On prescrira une médication antispasmodique pour calmer l'éréthisme nerveux et on luttera contre le neuro-arthritisme qui est à la base de cette affection. A cet effet, on doit recommander un régime alimentaire composé surtout de végétaux et l'usage des alcalins et des sels de lithine chez les goutteux et les lithiasiques.

L'hydrothérapie suivie d'un massage général trouve ici ses indications.

Dans les formes asthmatiques, les eaux *arsenicales* du Mont-Dore et de la Bourboule sont très efficaces ; les eaux *bicarbonatées sodiques* (Vals, Vichy, Ems, Néris, Saint-Nectaire) conviendront mieux aux uricémiques.

---

(1) LERMOYEZ, *loco citato*.

CHAPITRE XI

CORYZA CHRONIQUE

C'est l'inflammation chronique de la muqueuse pituitaire caractérisée cliniquement par une hypersécrétion muco-purulente et par une obstruction plus ou moins marquée des cavités nasales.

Étiologie. — Cette affection apparaît rarement d'emblée, elle succède généralement à des atteintes répétées de coryza aigu.

Elle s'observe avec un maximum de fréquence aux périodes extrêmes de la vie : dans le *jeune âge*, elle frappe surtout les sujets issus de souche scrofuleuse et, chez les *vieillards* artério-scléreux, elle accompagne ordinairement le catarrhe bronchique si commun au déclin de la vie; elle prend alors les caractères d'un flux léger continuel produisant au bout du nez la *goutte* que les caricaturistes ont rendue populaire.

Les *malformations nasales*, telles que l'atrésie et les déviations du septum, les *lésions endo-nasales ou extra-nasales* comme les sinusites, les pharyngites chroniques et l'adénoïdite avec ou sans hypertrophie de l'amygdale pharyngée favorisent également la rhinite chronique.

Certaines *professions* nécessitant la manipulation de substances dont les vapeurs ou les poussières caustiques irritent la muqueuse nasale sont une cause fréquente de coryza. C'est ainsi qu'on le rencontre assez souvent chez les ouvriers qui décapent le zinc, chez les chaufourniers, les cimentiers, les soudeurs, les doreurs, les typographes, les menuisiers et chez ceux qui manipulent le vert de Schweinfurth ou le bichromate de potasse.

Nous en dirons autant de certaines *intoxications* parmi lesquelles nous citerons en première ligne *l'alcoolisme*, le saturnisme, l'hydrargyrisme et le tabagisme.

Enfin, chez certains sujets, la rhinite chronique n'est qu'une manifestation éloignée d'une *lésion viscérale* (affection cardiaque, gastro-intestinale, rénale ou utéro-ovarienne), ou d'une *dyscrasie* comme l'*albuminurie* ou le *diabète* dont elle est quelquefois l'unique symptôme. Il importe de bien connaître ces diverses notions étiologiques qui serviront de base au traitement.

Symptômes. — Une *abondante sécrétion* de muco-pus obligeant le malade à se moucher sans cesse, tel est le symptôme le plus frappant du coryza chronique.

Plus marquée le matin, au réveil, elle diminue pendant le sommeil et son accumulation dans le pharynx nécessite chaque matin de violents efforts pour expulser les exsudats visqueux qui adhèrent aux parois du cavum.

L'enchifrènement est la règle; toutefois il est plus ou moins accusé et présente une variabilité extrême. Il est généralement influencé par les changements brusques de la température; il augmente sous l'action des particules irritantes en suspension dans l'atmosphère et charriées par l'air inspiré, et certaines modifications de l'état général ne sont pas étrangères à sa production.

L'obstruction nasale peut être assez prononcée pour obliger le malade à respirer par la bouche, déterminant ainsi une véritable *dyspnée nasale*; la voix subit parallèlement une altération très caractéristique qui lui donne un timbre *nasonné*.

L'odorat et le goût sont souvent obnubilés et quelquefois même totalement abolis.

Certains sujets accusent de la céphalée frontale, de la lourdeur de tête et présentent des troubles psychiques caractérisés par de la paresse intellectuelle, par un affaiblissement de la mémoire et même par de l'hypochondrie.

La participation du rhino-pharynx à la phlegmasie explique la fréquence du *catarrhe tubo-tympanique* avec toutes ses complications observé au cours de cette rhinopathie; elle explique aussi les inflammations *laryn-*

gées si rebelles qui décident le malade à consulter le médecin « et, bien souvent, la bronchite chronique qui se termine dans les angoisses de l'asystolie n'est que la dernière étape d'un coryza chronique dont on n'avait eu souci jadis (1) ».

EXAMEN RHINOSCOPIQUE. — La muqueuse est recouverte d'une sécrétion muco-purulente et visqueuse obstruant la lumière des cavités nasales.

La pituitaire est tuméfiée, notamment au niveau du cornet inférieur et du segment antérieur de la cloison. Elle présente une coloration *rouge vif* et un aspect inégal et légèrement velvétique, mais on n'y rencontre *jamais d'ulcération*.

Dans les formes anciennes, la muqueuse est, au contraire, pâle, décolorée, *comme lavée*, « mais épaisse et offrant une surface irrégulière comme parcheminée, ou bien encore, l'une des fosses nasales présente cet apect particulier qui indique la transformation de la maladie en coryza atrophique, tandis que, du côté opposé, la muqueuse se boursoufle, venant rétrécir notablement la lumière de la cavité nasale. Ce gonflement est plus ou moins marqué suivant les périodes où l'on examine les malades (2) ».

La rhinoscopie postérieure montre l'envahissement du cavum par le processus inflammatoire; elle y révèle souvent une hypertrophie du tissu adénoïde toujours plus prononcée dans le jeune âge.

Evolution. — La marche de la rhinite chronique est excessivement *lente* et la maladie n'a aucune tendance à la guérison spontanée. Au cours de son évolution, on peut observer des phases de *rémission* plus ou moins longues auxquelles succède une recrudescence très marquée des symptômes sous l'influence des causes les plus variées.

La perspective d'une affection aussi gênante qui menace de s'éterniser et aussi la crainte des complications qu'elle est susceptible d'entraîner, à plus ou moins

(1) LERMOYEZ, *Thérapeutique des maladies des fosses nasales*, t Ier.

(2) J. MOURE, *Manuel pratique des maladies des fosses nasales*, 2e édition.

brève échéance, sont des indications suffisantes en
faveur d'une thérapeutique énergique.

Traitement. — On ne l'entreprendra qu'après s'être
bien assuré, par une rhinoscopie minutieuse, de la nature
exacte et du point de départ de l'affection.

La rhinite est-elle symptomatique d'une lésion *nasale*
(myxomes, déviation ou épaisissement de la cloison,
corps étranger) ou *juxta-nasale* (sinusite, adénoïdite,
catarrhe pharyngien)? On traitera la lésion causale dont
la disparition doit entraîner nécessairement celle du
coryza.

Nous connaissons aussi l'importance du rôle joué
par certaines *affections viscérales* et certaines *diathèses*
dans la genèse de la rhinite chronique. L'hyperhémie
dont la pituitaire est le siège peut, en effet, avoir son
origine soit dans une lésion cardiaque ou rénale, soit
dans une affection gastro-intestinale ou utéro-ovarienne,
soit encore dans un mauvais état général, comme c'est
le cas dans la scrofule, le *diabète* ou l'*albuminurie*.
Pénétré de ces notions étiologiques trop souvent méconnues, vous interrogerez avec soin le malade, vous
explorerez les différents viscères, analyserez les urines
et, vous comportant moins en spécialiste qu'en médecin, vous subordonnerez votre thérapeutique aux
données de la clinique en reléguant au second plan le
traitement local qui ne peut avoir ici qu'un effet illusoire.

Dans une communication récente faite à la Société
médicale des hôpitaux, Jacquet a signalé l'action de la
cure de *déchloruration* sur le coryza albuminurique.
Suivant cet auteur, l'hypochloruration agirait en déterminant une résorption de l'œdème de la pituitaire qui
est la caractéristique de la rhinite albuminurique. « Je
me demande, dit-il, si le coryza vulgaire avec son flux
nasal *salé*, la périodicité qu'il présente chez quelques
personnes n'est pas, pour une part au moins, une sorte
d'émonctoire chloruré ? En tout cas, étant personnelle-
ment très coryzaïque, j'ai diminué la teneur en sel de
mes aliments et j'ai depuis lors une période de calme
pituitaire qui me semble insolite. »

Dans tous les autres cas, qui relèvent d'une lésion

inflammatoire cantonnée à la muqueuse nasale, un traitement local doit être institué.

La première indication est de combattre l'obstruction des fosses nasales en chassant les mucosités qui les encombrent. « Pour débarrasser leur nez, les malades se mouchent aussi fort que possible ; il faut le leur défendre, car les efforts exagérés qu'ils font ainsi augmentent l'hyperhémie nasale et éternisent le coryza. Il faut leur apprendre à se moucher rationnellement : alternativement fermer une narine en l'aplatissant avec un doigt et souffler fortement par l'autre côté largement béant. » (Lermoyez.)

Dans les formes non hypertrophiques les *lavages* constituent une des meilleures médications, mais il importe de se rappeler que la muqueuse des fosses nasales est moins tolérante pour les médicaments que le pharynx et le larynx.

De simples solutions *alcalines* ou *faiblement antiseptiques* rempliront parfaitement le but qu'on se propose. Généralement, on se sert d'eau bouillie tiède additionnée de deux cuillerées à café de chlorure de sodium, de bicarbonate de soude, de borax ou de chlorate de soude par litre de liquide.

Si les sécrétions ont une tendance à subir la transformation purulente, mieux vaut faire usage de solutions antiseptiques à un faible degré. A cet effet, on emploiera les solutions *résorcinées, salicylées* à 1/500ᵉ ou *naphtolées* à 1/4000ᵉ.

Naphtol. . . . . 4 grammes
Alcool à 90°. . . . . 60 —

Verser une cuillerée à café dans un litre d'eau bouillie tiède.

Les douches naso-pharyngiennes devront être répétées tous les matins pendant plusieurs semaines, mais elles devront être suspendues de temps à autre pendant une courte période dans la crainte qu'elles n'entraînent de l'*anosmie.*

On pourra faire suivre les irrigations de *pulvérisations* avec de l'huile de vaseline additionnée de menthol et de résorcine, cette dernière dans la proportion de

1 gramme pour 20 ou avec une solution de *sulfate de zinc* ou d'*acide tannique* au 1/100ᵉ ; mais on usera modérément de ces derniers topiques dont l'emploi prolongé peut déterminer une altération de la pituitaire.

Les *pommades*, d'un usage si facile, rendent quelques services comme palliatifs, mais leur efficacité est bien inférieure à celle des *topiques pulvérulents*, qui peuvent être projetés uniformément sur toute la surface de la muqueuse malade.

Les pommades à base de *menthol* et d'*iodol* amènent une diminution notable de l'enchifrènement, à la condition, toutefois, qu'on en répète l'application :

Menthol	0 gr. 30
Iodol.	2 50
Vaseline boriquée	30 »

Parmi les poudres, vous conseillerez surtout l'*acide tannique* et le *tannate d'alumine* dans les formes hyperhémiques du coryza :

Tannate d'alumine	4 gr. »
Menthol	0 20
Lactose	6 »

Aux astringents, vous préférerez les *antiseptiques* quand les sécrétions ont un caractère purulent :

Iodol.	
Aristol	ââ 2 gr. 50
Lactose.	5 grammes

Dermatol.	
Salicylate de bismuth.	
Acide borique	ââ 2 gr. 50
Sucre de lait	

Dans les formes rebelles, lorsque le malade peut rester à la disposition du médecin, il est préférable de recourir aux *badigeonnages* de la muqueuse qui ont une action beaucoup plus rapide. Ces badigeonnages seront faits avec l'aide du spéculum et sous le contrôle de la vue avec du *nitrate d'argent* qui est le meilleur modificateur de la muqueuse malade.

On commencera par l'emploi d'une solution à 1/5o, dont on augmentera progressivement le titre sans jamais dépasser la proportion de 1 p. 20. Les cautérisations argentiques seront répétées deux fois par semaine pendant deux mois au moins et, dans l'intervalle des badigeonnages, le malade se soumettra aux prescriptions que nous avons tracées plus haut.

Enfin, un séjour un peu prolongé au *bord de la mer*, une saison passée à *Allevard*, à *Uriage*, au *Mont-Dore*, à *Saint-Honoré* ou dans une station thermale pyrénéenne seront souvent le complément indispensable du traitement.

CHAPITRE XII

RHINITE HYPERTROPHIQUE

Cette affection est caractérisée par *une hyperplasie de la muqueuse nasale avec prédominance des lésions au niveau des cornets inférieurs.*

Etiologie. — Le coryza hypertrophique est généralement l'aboutissant des congestions répétées de la pituitaire et, toutes les causes susceptibles de déterminer une hyperhémie de cette membrane, qu'elle relève d'un trouble inflammatoire, mécanique ou réflexe, peuvent à un moment donné engendrer l'hypertrophie nasale.

Cependant, de toutes les rhinopathies, le *coryza chronique* est celle qui joue le rôle prépondérant dans la genèse de cette affection. D'ailleurs, ne réalise-t-il pas la première étape de la rhinite hypertrophique dont l'étiologie se confond entièrement avec celle du catarrhe chronique ?

De part et d'autre, en effet, nous retrouvons les mêmes causes d'ordre local ou général, les mêmes lésions nasales ou juxta-nasales, les mêmes affections organiques et, comme substratum étiologique, un état diathésique identique.

Anatomie pathologique. — Il y a deux phases à considérer dans le coryza hypertrophique :

Dans la première phase, la muqueuse est le siège d'une *hyperhémie* caractérisée par une *ectasie vasculaire* très marquée surtout dans la zone du cornet inférieur. C'est la période vaso-motrice qui est le prélude des lésions définitives que nous retrouverons à un stade plus avancé.

Dans la seconde phase, la pituitaire est le siège d'altérations manifestes consistant en une *hyperplasie* de l'élément conjonctivo-vasculaire sous-muqueux avec hypertrophie glandulaire et dégénérescence myxomateuse de la muqueuse. Il s'agit, en réalité, d'un *adéno-myxome angiomateux*.

L'hypertrophie peut être *diffuse* et intéresser toute l'étendue d'un cornet ; dans les variétés *circonscrites*, au contraire, elle se localise à une zone du cornet et, notamment, à la tête ou à la *queue* du cornet inférieur. Par sa constitution histologique, cette hypertrophie circonscrite se rapproche beaucoup du tissu myxomateux, marquant ainsi une phase de transition entre la rhinite hypertrophique et les polypes muqueux des fosses nasales.

Symptômes. — A. FONCTIONNELS. — Ils sont les mêmes que ceux du coryza chronique avec cette particularité cependant qu'ils sont ici plus prononcés.

Le phénomène dominant est l'*obstruction nasale* qui peut être unilatérale ou bilatérale ; dans certains cas, elle est assez marquée pour obliger le malade à respirer par la bouche, entraînant de ce fait une sécheresse de la gorge fort pénible et plus accentuée le matin, au réveil.

Lorsque l'enchifrènement est bilatéral, il est accompagné d'une obtusion de l'odorat et du goût et d'une altération du timbre de la voix qui prend une consonance nasonnée très caractéristique.

Pendant le sommeil, le malade fait entendre un ronflement bruyant, insupportable, interrompu souvent chez les jeunes sujets par des accès de suffocation qui jettent l'alarme dans l'entourage.

La gêne de la respiration nasale est sujette à des variations notables chez le même individu ; cette *variabilité* plus marquée dans les premières phases de l'affection est nettement sous la dépendance de poussées congestives locales provoquées par certaines influences *extérieures*, telles que les changements brusques de la température, l'augmentation de l'état hygrométrique de l'air et la présence dans l'atmosphère de particules irritantes, ou par des influences *intérieures* ayant pour point de départ une perturbation organique intéressant soit l'appareil gastro-intestinal, soit le système circulatoire, soit encore les organes génito-urinaires.

Dans les formes anciennes alors que l'hypertrophie est constituée, l'obstruction nasale est permanente et l'on conçoit aisément que lorsque ce symptôme se manifeste dans le jeune âge, il constitue une entrave sérieuse au développement du sujet par l'obstacle qu'il apporte à la respiration. La suppression des fonctions du nez amène dans l'enfance la *déformation* de la face due à l'atrophie des maxillaires supérieurs, l'excavation de la voûte palatine qui prend une forme en ogive caractéristique, des malformations thoraciques dont les plus connues sont les déformations *en carène* et en poitrine de pigeon (Dupuytren, Shaw) et des incurvations scoliotiques du rachis.

L'*écoulement nasal* est généralement augmenté ; il procède, dans certains cas, par crises constituant une véritable rhino-hydrorrhée qui augmente l'enchifrènement. Les sécrétions sont formées d'un liquide aqueux ou visqueux ; d'autres fois, elles sont muco-purulentes ou même franchement purulentes. L'épistaxis a été signalée : elle est peu abondante et paraît liée à l'hyperhémie de la pituitaire.

Il n'est pas rare d'observer des *accidents réflexes* au cours de l'hypertrophie nasale.

Dans certains cas et, notamment chez les nerveux hyperesthésiques, ils peuvent acquérir une intensité inquiétante et dominer toute la symptomatologie de l'affection.

Tantôt, ce sont de véritables accès d'*asthme* simulant à s'y méprendre l'asthme classique ; tantôt, ce sont des *quintes de toux* allant jusqu'à la suffocation ; d'autres fois, on assiste à des crises d'*éternuement* que réveille la moindre irritation de la muqueuse. Ailleurs, le malade se plaint de douleurs *névralgiques* dans la sphère du trijumeau, de migraines ou de céphalées frontales gravatives dont la signification échappe généralement au médecin si peu familiarisé avec la rhinologie.

B. Symptômes objectifs. — La rhinoscopie antérieure montre une augmentation de volume du cornet

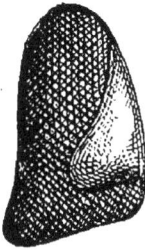

FIG. 115

Cornet inférieur
normal.

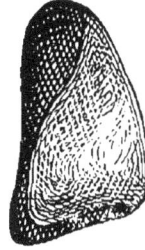

Cornet inférieur
hypertrophié.

inférieur ; dans certains cas, cette hypertrophie peut
être assez marquée pour obstruer le méat inférieur et
la lumière des cavités nasales.

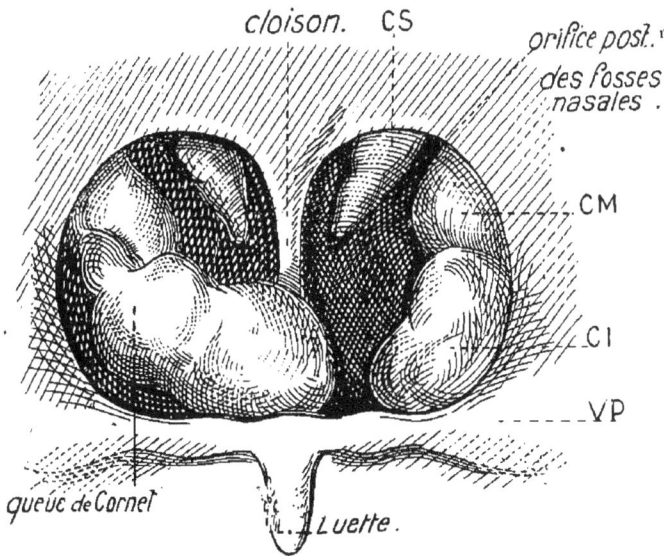

FIG. 116. — Hypertrophie de l'extrémité postérieure
du cornet inférieur (queue de cornet).

CS, Cornet supérieur. — CM, Cornet moyen. — CI, Cornet inférieur.
VP, Voile du palais.

Dans l'hypertrophie *diffuse*, le gonflement s'étend

uniformément à la totalité du cornet dont la muqueuse présente une surface lisse et une coloration rouge ou légèrement rosée.

Dans la forme *circonscrite*, l'hypertrophie siège généralement à l'extrémité du cornet, à la tête ou à l'extrémité postérieure où elle constitue la *queue de*

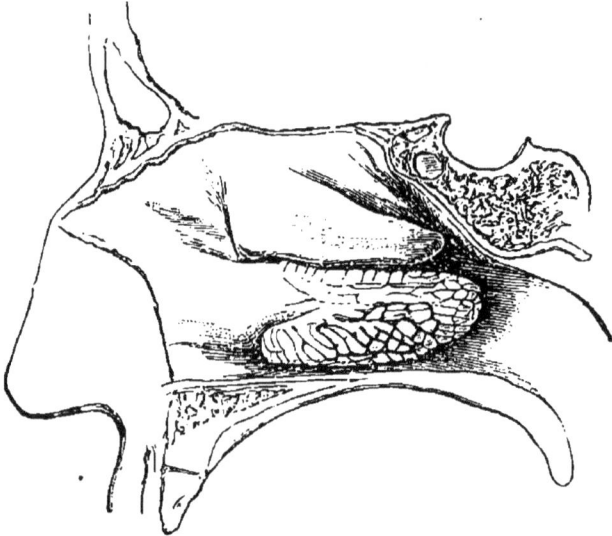

Fig. 117. — Hypertrophie de l'extrémité postérieure du cornet inférieur. (D'après Morell-Mackenzie.)

cornet nettement perceptible par la rhinoscopie postérieure et le toucher rétro-nasal (fig. 116-117).

L'exploration avec le stylet pratiquée après une légère anesthésie cocaïnique révèle un certain degré d'épaississement de la muqueuse qui offre une consistance élastique dans l'hypertrophie diffuse ; dans les formes circonscrites avec *hyperplasie conjonctivo-vasculaire*, la pituitaire présente une résistance plus grande au stylet qui mobilise des néoformations myxomateuses appendues aux bords libres des cornets et entravant l'examen endo-nasal. Le contact de la sonde avec la muqueuse dégénérée permet de constater une *diminution* très marquée de la sensibilité et ne provoque plus les réflexes habituels. La cocaïne n'a plus ici la même action vaso-constrictive que dans les formes hyperhémiques, et c'est à peine si on observe une légère rétraction des cornets après une cocaïnisation énergique. Cette absence de rétraction de la muqueuse sous l'influence des agents vaso-constricteurs est un signe précieux en faveur de l'hypertrophie par hyperplasie.

Nous avons dit que le cornet inférieur était le siège d'élection du coryza hypertrophique ; il existe cependant des cas où les lésions s'étendent au cornet moyen et, notamment, à sa partie antérieure ascendante et à la portion antéro-inférieure du septum dont la muqueuse épaissie et tomenteuse vient s'accoler aux cornets hypertrophiés.

Évolution. — La marche de l'affection est essentiellement *chronique* et il est exceptionnel qu'elle rétrocède spontanément.

Elle est souvent entrecoupée de poussées aiguës au cours desquelles l'obstruction nasale et les phénomènes qui en découlent acquièrent leur maximum d'acuité, et c'est généralement au moment de ces paroxysmes que le malade se décide à consulter le médecin.

Pronostic. — L'affection ne comporte pas un pronostic grave en ce sens qu'elle ne compromet pas la vie du malade ; toutefois, il est *sérieux* non tant à cause de la ténacité des lésions qu'en raison des complications qu'elles sont susceptibles d'entraîner.

A côté des accidents réflexes et des troubles de croissance qu'elle peut déterminer dans le jeune âge et sur l'énumération desquels nous ne reviendrons pas, nous retrouvons toutes les complications du coryza chronique : le *catarrhe tubo-tympanique* avec toutes ses conséquences, les pharyngites chroniques et les affections broncho-pulmonaires dont la persistance et le retour incessant sont une menace continuelle pour la santé du malade.

Traitement. — Dans l'hypertrophie nasale, le traitement *chirurgical* seul est rationnel. Il doit viser à lever l'obstacle qui s'oppose à la perméabilité nasale en réduisant les portions de la muqueuse hypertrophiées.

S'agit-il de lésions *diffuses* intéressant toute l'étendue

du cornet ? On procèdera à une *cautérisation* énergique qui permet d'obtenir le résultat cherché en réduisant le volume des tissus hyperplasiés.

On la réalisera avec des *caustiques chimiques* ou avec la *méthode galvano-caustique*.

La cautérisation chimique est bien inférieure à la cautérisation *galvanique* parce qu'elle est moins efficace que cette dernière, qu'elle est plus difficile à localiser et qu'elle est suivie d'une réaction inflammatoire très vive. Lermoyez conseille de n'y recourir que chez les jeunes enfants ou chez les adultes qu'effraie la vue du cautère électrique : « L'*acide trichloracétique* chez les premiers, l'*acide chromique* chez les seconds seront appliqués sur les épaississements en stries parallèles. » Pour leur emploi, on se conformera à la technique que nous avons tracée dans la deuxième partie de cet ouvrage.

L'électro-cautérisation *linéaire* est le procédé de choix. On la pratique avec le couteau galvanique qui permet d'agir en profondeur et de tracer une raie de feu sur toute la longueur du cornet hypertrophié.

Il est indispensable d'avoir à sa disposition deux cautères, un pour le côté droit et un autre pour le côté gauche.

TECHNIQUE. — Le couteau galvanique fixé sur le manche galvano-caustique est introduit à froid avec l'aide du spéculum dans la fosse nasale préalablement *cocaïnisée* avec la solution à 1/10. Après l'avoir appliqué sur l'extrémité postérieure du cornet inférieur, on fait passer le courant dont l'intensité aura été réglée de telle façon que la lame du cautère soit portée à la température du *rouge cerise*. L'instrument ramené lentement d'arrière en avant trace sur le cornet un sillon horizontal jusqu'à son extrémité antérieure. Si c'est nécessaire, on peut faire une deuxième et même une troisième cautérisation linéaire, *parallèles* à la première et à une certaine distance d'elle.

Ces cautérisations doivent être faites sous le contrôle permanent de la vue. Elles pénétreront *jusqu'à l'os*, afin de produire une cicatrice persistante.

Deux ou trois séances suffisent habituellement pour

réduire les hypertrophies les plus volumineuses ; un intervalle de trois semaines entre chaque cautérisation est nécessaire pour permettre à l'eschare de se détacher et à la cicatrice de se former.

On ne traitera qu'une seule fosse nasale et non pas les deux à la fois, en raison de la réaction inflammatoire qui succède à la cautérisation.

Les pansements consécutifs consistent en insufflations répétées de poudres ou en applications de pommades à base d'aristol, de dermatol, d'europhène ou de menthol.

Dans l'hypertrophie diffuse, Garel préfère à la galvanocaustie la *méthode électrolytique* qui, en une ou deux séances, réduit les cornets les plus volumineux.

Dans les formes *circonscrites* et, notamment dans les hypertrophies pédiculées ou lobulées, on a généralement recours à l'anse galvanique montée sur le manche universel de Küttner, de Moritz-Schmidt, ou de Gaiffe. (V. fig. 41, 42, 43.)

L'anse qui doit opérer la section des tissus malades est composée d'un fil d'acier élastique et suffisamment rigide. Lermoyez conseille de se servir d'un fil de mandoline n° 7. Les extrémités du fil d'acier sont passées dans un *tube guide-anse* formé de deux canons en cuivre disposés parallèlement et isolés par des fils de soie.

Afin de ne pas détremper l'anse métallique par le passage du courant, on règlera d'avance son intensité en l'essayant d'abord sur une anse semblable destinée à être sacrifiée. Sa puissance augmentant à mesure que l'anse se raccourcit et que la résistance diminue, on ne dépassera pas la température du *rouge sombre* au départ, car, autrement, on s'exposerait à volatiliser le fil d'acier au milieu de sa course.

La section des tissus sera faite très *lentement, par intermittences*, grâce à l'interrupteur du manche galvano-caustique qui permet de procéder par « à-coups ». Ce n'est qu'à cette seule condition que vous parviendrez à éviter l'effusion de sang qui est le seul accident à craindre et que vous arriverez à réaliser une section blanche.

La résection des extrémités des cornets hypertrophiés est assez difficultueuse.

Lorsque la queue de cornet est volumineuse, elle fait saillie en dehors des choanes et proémine dans le rhino-pharynx, et quand ces lésions sont bilatérales, les deux tumeurs peuvent arriver au contact l'une de l'autre et se croiser derrière le septum nasal. Elles reposent alors sur la face convexe du voile palatin qu'elles surplombent, obstruant plus ou moins complètement l'orifice postérieur des fosses nasales et les orifices tubaires. Il importe de bien connaître le siège pharyngien de ces queues de cornet, afin de ne pas les confondre avec les néoplasmes du cavum et les polypes choanaux qu'elles simulent parfaitement.

Le traitement de ces hypertrophies circonscrites réclame une technique toute spéciale que nous allons exposer.

a) RÉSECTION DE L'EXTRÉMITÉ ANTÉRIEURE DU CORNET INFÉRIEUR. — Pour la pratiquer, on doit employer la méthode galvano-caustique. Il faut avoir soin de diriger verticalement l'anse qui doit saisir les tissus hypertrophiés. Comme le fil a une tendance à déraper, Lermoyez conseille de recourir au procédé de Jarvis : « On trans-fixe, de part en part, la tête du cornet avec une aiguille ; on fait passer l'anse par-dessus l'aiguille, puis derrière elle ; le fil ainsi maintenu par les deux extrémités qui dépassent, enserre la partie hypertrophiée, la pédiculise et la sectionne facilement. »

b) RÉSECTION DE L'EXTRÉMITÉ POSTÉRIEURE DU CORNET INFÉRIEUR. — Vous opérerez par la voie nasale, la voie buccale offrant de trop grandes difficultés.

Après vous être assuré qu'il n'existe ni déviation, ni épaississement de la cloison susceptibles d'entraver l'introduction de l'anse, faites une cocaïnisation énergique de la muqueuse naso-pharyngienne et, au bout de dix minutes, commencez la résection.

L'anse métallique est poussée de champ dans la fosse nasale à opérer, mais, au préalable, vous lui avez donné une certaine inclinaison *en bas et en dehors*, afin de lui permettre d'accrocher la queue de cornet au moment opportun. Pour l'introduction de l'anse, on fait usage du spéculum de Moure ou de celui de Vacher lesquels, en raison de l'indépendance de leurs valves, peuvent être dégagés de l'instrument mis en place.

Le serre-nœud étant alors poussé doucement le long du cornet inférieur jusqu'à la paroi postérieure du pharynx, on le ramène à soi en portant le manche galvanique fortement *en haut et en dedans*, afin d'accrocher l'extrémité pharyngienne du cornet ; c'est le temps délicat; On s'assure que la prise est bonne en introduisant l'index dans le cavum qui repère la position de l'anse. Celle-ci étant serrée lentement jusqu'à sensation de résistance fait sur le pédicule hypertrophié une constriction de quelques minutes, et prépare la thrombose des vaisseaux.

On établit alors le courant qui devra être faible et dont l'intensité aura été réglée à l'avance sur une autre anse semblable à l'aide du rhéostat. Vous sectionnerez *lentement*, mais *très lentement*, avec des interruptions fréquentes du circuit, et bientôt, vous ramènerez l'instrument chargé de l'extrémité du cornet réséquée. Avec ce procédé habilement conduit, l'effusion sanguine est habituellement modérée et, pour prévenir l'hémorrhagie secondaire, il est d'usage de pratiquer un tamponnement serré antérieur et postérieur avec de la gaze iodoformée ou du coton à la ferripyrine.

Mon collègue Ruault préconise l'*ignipuncture* des queues de cornet sous le contrôle d'un bon éclairage. Pour faciliter la manœuvre, l'auteur applique le releveur du voile après cocaïnisation de l'arrière-cavité nasale. Il se sert d'un cautère à long manche, dont l'extrémité est recourbée d'arrière en avant. Cette méthode a l'avantage de mettre à l'abri de l'hémorrhagie, mais elle a l'inconvénient de nécessiter plusieurs séances et d'être d'une application difficile et même impossible chez les sujets à pharynx irritable. Elle n'est indiquée que dans les cas où la queue du cornet ne peut être saisie avec l'anse galvano-caustique.

Dans certaines formes d'hypertrophie diffuse très prononcée, quelques auteurs ont proposé la *turbinectomie totale* avec l'anse chaude ou plus simplement avec la pince coupante après un badigeonnage de la muqueuse

avec la solution de cocaïne-adrénaline qui est à la fois
anesthésique et hémostatique (fig. 118). Pour ma part, je

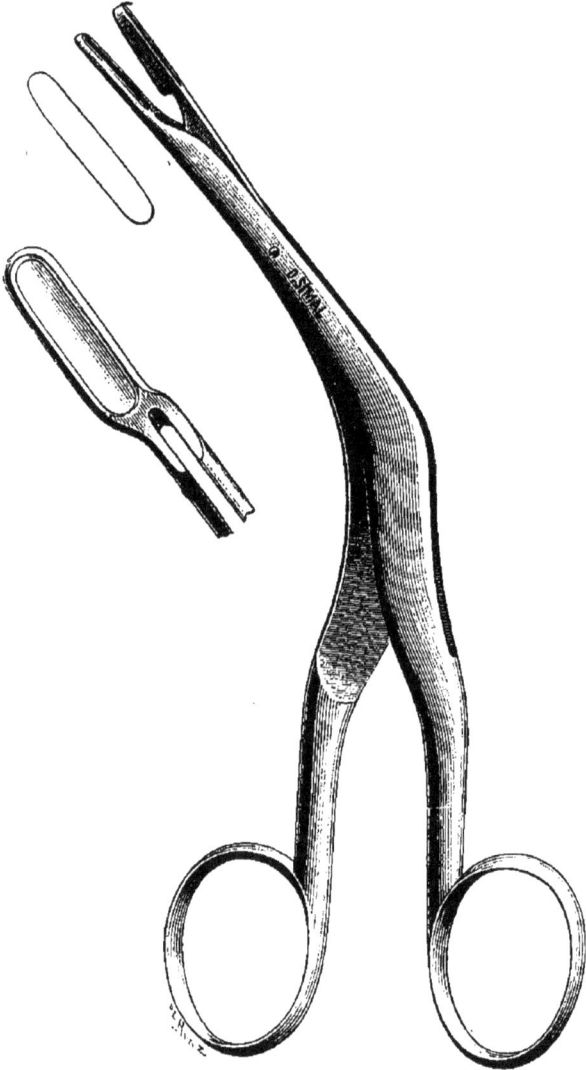

FIG. 118. — Pince turbinotome de Laurens.

ne vous conseille pas ce mode d'exérèse en raison des
hémorrhagies secondaires graves qu'il peut entraîner et

des pharyngo-laryngites sèches rebelles qui en sont fréquemment la conséquence.

c) Résection du cornet moyen. — On ne pratique ordinairement que la résection partielle pour combattre l'hypertrophie qui siège le plus souvent au niveau de l'*extrémité antérieure*, et qui, en dehors des troubles fonctionnels qu'elle entraîne, met souvent obstacle au cathétérisme et au drainage des sinus. Ici, encore, on peut recourir à l'usage de l'anse galvanique : « Il faut

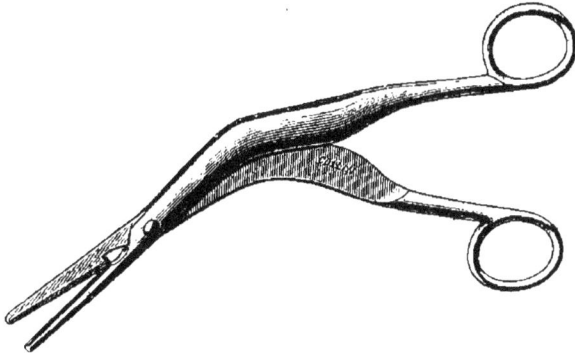

Fig. 119. — Pince turbinotome de Mahu.

employer un fil de platine souple, ou de préférence un fil d'acier. Les deux tubes du guide-anse doivent être sur un plan horizontal; l'anse sera préalablement recourbée à angle droit sur l'extrémité de la tige et dirigée en bas. On porte alors l'instrument dans la fosse nasale de façon que l'anse entoure le bord inférieur de la partie antérieure du cornet moyen ; puis, relevant le manche autant que le permet la largeur de l'orifice des narines, on amène la tête de ce cornet à s'engager dans l'anse qui, lentement, la sectionne obliquement de bas en haut et d'arrière en avant, avec des interruptions fréquentes du courant. La mince lamelle osseuse qui forme le squelette du cornet n'oppose aucune résistance à la section (1). »

(1) Lermoyez, *Thérapeutique des maladies des fosses nasales*, t. I.

Lorsque les tissus sont trop résistants ou lorsque la masse hypertrophiée ne peut être saisie avec le serre-nœud, on peut se contenter de creuser dans la tête du cornet une large brèche verticale avec la pointe de l'électro-cautère. Cette intervention répétée plusieurs fois donne d'excellents résultats en ramenant très vite le cornet à ses dimensions normales ; mais si l'hypertrophie atteint un volume très considérable on profitera de l'ouverture faite avec le cautère pour y introduire les mors d'une pince emporte-pièce, telle que la pince de Grünwald (fig. 89) ou le conchotome d'Hartmann, qui sectionnent des deux côtés de la brèche la tête du cornet malade. On peut encore faire usage avec avantage de *fraises* ou de *trépans* actionnés par un électro-moteur qui tunnelisent rapidement la masse hypertrophiée. Il importe de ne pas oublier que toutes ces interventions pratiquées sur le cornet moyen doivent être faites sous le contrôle d'un bon éclairage et avec une très grande légèreté de main ; car elles se passent dans une zone dangereuse limitée, en haut, par la frêle voûte nasale qui la sépare des méninges et, en dehors, par le labyrinthe ethmoïdal dont l'ouverture peut être la source d'accidents septiques graves.

CHAPITRE XIII

RHINITE ATROPHIQUE

Nous la définirons : *une affection caractérisée histologiquement par une sclérose diffuse de la pituitaire et des tissus sous-muqueux, anatomiquement par l'atrophie des cornets et par l'absence d'ulcérations et de nécroses et cliniquement par l'expulsion de croûtes et la fétidité particulièrement tenace de l'expiration nasale.* Ce dernier caractère lui a valu le nom de rhinite ozéneuse ou de *punaisie* qui, dans les ouvrages classiques, est synonyme de coryza atrophique. Toutefois, c'est bien à tort, suivant nous, que certains auteurs ont cru devoir confondre dans une même description la rhinite atrophique et l'ozène.

Le mot *ozène*, en effet, dont l'étymologie, οζαινά, signifie puanteur, n'est pas une entité morbide, mais un symptôme commun à plusieurs affections nasales ; c'est ainsi que nous le retrouvons dans certaines rhinites purulentes chroniques, dans les nécroses osseuses de la syphilis et de l'ostéomyélite et dans les suppurations liées au séjour prolongé dans les cavités du nez de corps étrangers, de rhinolithes, de larves parasitaires, ou à une sinusite de voisinage.

D'autre part, nous verrons qu'il peut exister des rhinites atrophiques sans ozène. Cependant, il faut reconnaître que la fétidité est ici un symptôme dominant et qu'elle atteint dans cette affection une intensité telle qu'elle constitue une véritable infirmité masquant les autres manifestations de cette rhinopathie.

Étiologie. — Le coryza atrophique est rarement primitif, il est généralement consécutif aux rhinites chroniques et notamment aux variétés *purulentes infantiles* qui marquent la première étape de l'affection.

L'*âge* du sujet a ici une influence indéniable et tous les auteurs s'accordent à reconnaître que c'est à l'époque de la *puberté* qu'on l'observe avec son maximum de fréquence.

Le *sexe* féminin y est plus particulièrement exposé.

L'*hérédité* joue également un rôle incontestable et nombreuses sont les observations où des familles entières furent atteintes de la même maladie.

D'après Moure, l'hérédité agirait en transmettant la diathèse *scrofuleuse* qui rend le terrain apte à recevoir les germes du mal. C'est à tort que certains rhinologistes ont cru devoir ranger l'hérédo-syphilis au nombre des principaux facteurs étiologiques du coryza atrophique ; les patientes recherches qui ont été dirigées dans ce sens ont appris, en effet, que cette influence est encore loin d'être démontrée.

Symptômes. — Ce qui frappe tout d'abord chez les malades atteints de rhinite atrophique, c'est l'aspect du visage et notamment la *conformation du nez*.

Sur un facies strumeux si aisément reconnaissable aux lèvres épaisses, aux joues bouffies et colorées, aux traits mal esquissés et aux pléiades ganglionnaires échelonnées dans les régions sous-maxillaire et cervicale, s'étale un nez large, aplati et déprimé à sa racine, tel un nez de cire molle que la pulpe du pouce aurait écrasé à sa base. Son lobule relevé met à découvert des narines démesurément béantes achevant de lui donner tous les caractères du nez *camard*, du nez dit en « *selle anglaise* ».

Toutefois, l'organe peut ne présenter aucune difformité extérieure et les cas où il garde son aspect normal ne sont pas rares.

Les *sécrétions* nasales sont peu abondantes; d'abord visqueuses, elles deviennent plus tard muco-purulentes ; elles sont accompagnées à certains intervalles de l'expulsion de *croûtes* sèches, verdâtres ou noirâtres, horriblement fétides, encombrant les cavités nasales au point de les obstruer presque entièrement.

La *fétidité* de l'air expiré est le signe capital qui

domine à lui seul la symptomatologie de l'affection. Le malade exhale une odeur fade, pénétrante, *sui generis*, rappelant de très près celle de la putréfaction cadavérique ou de la punaise écrasée, d'où le nom de *punaisie* donné encore à la rhinite atrophique. Cette puanteur qui est plus prononcée le matin, au réveil, et chez la femme pendant la période cataméniale, peut atteindre une intensité telle qu'elle devient dans l'entourage du malade l'objet d'une répulsion irrésistible.

C'est alors que, relégué au loin, dans un coin de la société qui le fuit et l'abhorre, et tenu constamment à l'écart par son entourage, qui ne peut surmonter le dégoût qu'une telle infirmité lui inspire, l'ozéneux verse rapidement dans l'hypochondrie la plus noire, bien heureux encore quand l'affection par sa ténacité désespérante ne jette pas le trouble dans l'âme du malade au point d'y faire germer l'idée du suicide !

L'intensité de l'ozène est, en général, d'autant plus marquée qu'il y a une plus grande quantité de croûtes accumulées dans les cavités nasales.

Ce symptôme, bien que très fréquent, n'est cependant pas la conséquence fatale de l'atrophie nasale, et les cas ne sont pas rares où celle-ci évolue sans ozène. Ainsi, on ne le rencontre pas dans le *coryza atrophique sec* des adultes d'origine vasculaire qui est le partage des herpétiques et des artério-scléreux.

PATHOGÉNIE DE L'OZÈNE. — La *pathogénie* de l'ozène atrophique a été l'objet de discussions sans nombre et, en dépit de toutes les théories invoquées jusqu'ici pour l'expliquer, la solution du problème n'est pas encore résolue.

Pour les uns, l'ozène serait dû à une *malformation* des cavités nasales, dont le développement exagéré, en facilitant la sortie de l'air expiré, empêcherait l'expulsion du mucus, provoquerait sa stagnation dans les replis de la muqueuse et, par suite, favoriserait la production des croûtes qui sont la source de la fétidité (Zaufal).

Pour d'autres (Guy-Patin, Boyer), l'aplatissement des os propres entretiendrait la rétention du mucus nasal et déterminerait sa décomposition putride.

16

A côté de ces théories mécaniques qui sont les plus anciennes, vient se ranger la théorie *histologique*, défendue par Volkmann qui attribue l'altération des sécrétions aux modifications pathologiques de la muqueuse dont l'épithélium vibratile se transforme en épithélium pavimenteux.

Selon Vieussens et Rouge, la fétidité aurait son origine dans une inflammation des *sinus* de la face qui déverseraient leur contenu putride dans les cavités nasales. De même, Grünwald ne considère pas l'ozène comme une entité morbide ; il donne ce nom à un syndrome constitué par une suppuration fétide dans des fosses nasales élargies. D'après lui, cette suppuration aurait sa source dans une infection circonscrite, ayant son siège dans les sinus de la face : « Ainsi, on peut dire que si on fait un examen complet, on trouvera toujours à l'origine de la sécrétion dans tous les cas d'ozène un foyer de suppuration localisée. Si on ne trouve pas ce foyer, ce n'est pas qu'il manque, mais c'est qu'on ne peut le déceler. »

Enfin, les nombreuses recherches bactériologiques pratiquées pendant ces dernières années ont fait naître la théorie *microbienne* qui semble avoir réuni aujourd'hui la majorité des suffrages.

D'après cette théorie, l'ozène serait occasionné par un micro-organisme spécifique, le *diplobacille encapsulé de Löwenberg* qui est considéré généralement comme l'agent pathogène de la maladie.

Moins importants sont le *bacille court* (*Bacillus fœtidus ozenæ*) décrit par Hajek, le *Bacillus mucosus* d'Abel, le *Coccobacillus fœtidus* de Perez, et le *bacille pseudo-diphtérique* de Belfanti et de Della Vedova, dont l'étroite parenté morphologique avec le bacille de Loeffler devait conduire ces auteurs à une nouvelle conception thérapeutique.

Chacun de ces micro-organismes est regardé comme la cause de l'ozène, mais aucun n'a répondu aux exigences d'une saine critique, car, avec aucun d'eux, on n'a pu reproduire la maladie dans toutes ses modalités.

Suivant nous, la fétidité doit être attribuée à une *modification* du mucus nasal consécutive à la dégénérescence de l'épithélium glandulaire. Cette altération des sécrétions, en les privant de leur propriété bactéricide, d'une part, et, d'autre part, leur stagnation dans les anfractuosités de la muqueuse, en les transformant en un excellent milieu de culture, sont autant de conditions favorables à la pullulation des germes saprophytes qui sont la source de la putridité.

Chez l'ozéneux, la sensibilité olfactive est diminuée au point d'engendrer une *anosmie* assez marquée pour mettre le malade dans l'impossibilité de percevoir la mauvaise odeur qu'il répand autour de lui.

En dehors d'une *céphalée frontale* souvent rebelle, le sujet se plaint à de fréquents intervalles, au niveau de l'arrière-gorge, d'une sensation très pénible de *sécheresse* qui entrave le sommeil, et qui est surtout accusée le matin, au réveil.

Enfin, la propagation au larynx des lésions rhinopharyngées explique les troubles de la phonation observés au cours de cette variété de coryza.

EXAMEN RHINOSCOPIQUE. — Sans toilette préalable des fosses nasales, la rhinoscopie nous les montre encombrées de mucosités épaisses et de *croûtes* verdâtres, desséchées, adhérentes, masquant les cornets et les anfractuosités de la muqueuse.

Après un déblayage par une irrigation très abondante et chaude, leur aspect est caractéristique.

Tout d'abord, l'œil est frappé de la largeur considérable de leur cavité qui lui permet de plonger jusque dans le cavum qu'il peut explorer sans difficulté.

La lésion dominante est *l'atrophie des cornets* qui est la caractéristique de l'affection. Elle atteint un degré tel que le cornet inférieur est souvent réduit à une simple bandelette accolée à la paroi externe des fosses nasales.

La muqueuse qui tapisse les cornets est pâle, sèche, dépolie, saignant là où les croûtes adhéraient, mais on n'y voit *ni ulcérations, ni pertes de substance.*

La rhinoscopie postérieure montre la coexistence d'une *pharyngite sèche atrophique* avec production de croûtes adhérentes à la paroi postérieure du cavum et la laryngoscopie celle de lésions identiques étendues au

larynx et à la trachée. Cet *ozène laryngo-trachéal* a été
très bien étudié par mon collègue Luc.

Anatomie pathologique. — Les recherches histologiques de Gottstein, Chatellier, Volkmann et Zuckerkandl ont révélé une altération manifeste des différentes couches de la paroi nasale, consistant en une
transformation de l'épithélium cylindrique vibratile en
épithélium *pavimenteux* et en une *sclérose atrophique* du
chorion muqueux et du tissu érectile, caractérisée par une
abondante infiltration de cellules rondes. Cette sclérose
diffuse amène la raréfaction, voire même la disparition
complète des glandes dont l'épithélium a subi la dégénérescence graisseuse. La résorption du tissu osseux consécutive au processus ischémique de la sclérose marque
le stade ultime des altérations révélées par l'examen
microscopique.

Evolution. — Elle est essentiellement chronique,
comme le faisait d'ailleurs prévoir la nature des altérations décelées par l'étude histologique.

La maladie dure des années et sa marche *progressive*
ne s'arrête le plus souvent que lorsque les lésions ont
déterminé l'atrophie complète de la muqueuse, qui entraîne la cessation des sécrétions et de la fétidité. Il
existe donc une guérison spontanée des symptômes les
plus pénibles, mais il ne saurait être question ici de la
disparition des lésions qui sont *définitives* et de la régé-
nération de la muqueuse en dépit même de la thérapeutique la mieux dirigée.

Complications. — Nous retrouvons ici toutes les complications du coryza chronique : même menace du côté
du *pharynx* qui participe, lui aussi, au processus atrophique, du côté de *l'appareil auditif* qui devient le
siège d'un catarrhe chronique, intéressant les trompes
et l'oreille moyenne et fort rebelle au traitement direct,
et du côté du *larynx* et de la *trachée* dont les lésions
ont été signalées par Luc.

La muqueuse des cordes vocales et de la trachée
a perdu son aspect normal, elle est luisante, sèche et
épaissie, sa coloration est grisâtre et sa surface tapissée
de croûtes verdâtres, adhérentes que le malade expulse
péniblement par de violents efforts de toux. Les troubles

de la phonation sont la conséquence inévitable de ces lésions.

Les *sinus* de la face peuvent être atteints au cours du coryza atrophique, et Moure insiste sur la fréquence de cette complication : « Depuis que les affections des sinus sont mieux connues, j'ai eu, dit-il, plusieurs fois l'occasion de constater, soit sur le vivant, soit sur le cadavre (Chatellier), l'existence d'une suppuration des cavités maxillaires ou sphénoïdales, et il n'est pas douteux que, dans bien des cas, les cellules ethmoïdales ne déversent, elles aussi, dans le nez le trop-plein de leur sécrétion putride. Donc, sans admettre la participation absolue et constante des cavités accessoires au processus inflammatoire de la rhinite atrophique, je pense que ces cavités sont assez souvent atteintes pour mériter parfois un traitement spécial. »

Les *voies lacrymales* sont également menacées.

D'après Terson et Cuénod, il s'agirait d'une infection ascendante due au rhino-bacille de Löwenberg qu'on retrouve dans le pus des dacryocystites et des conjonctivites observées chez les malades atteints de coryza atrophique.

Enfin, il n'est pas rare de rencontrer chez les ozéneux des *troubles dyspeptiques* qui, par leur persistance, sont susceptibles d'altérer la santé générale.

Ils sont engendrés par la déglutition incessante des sécrétions putrides qui, pendant le sommeil, s'écoulent du rhino-pharynx dans le tube digestif.

Pronostic. — L'affection n'est pas très grave en ce sens qu'elle ne met pas la vie du malade en danger, du moins directement, mais elle est *sérieuse* en raison de la fétidité particulièrement tenace qui la caractérise et qui constitue une véritable infirmité capable d'affecter profondément le moral du patient. D'autre part, son évolution fatalement *progressive*, les lésions irrémédiables qu'elle entraîne du côté de la muqueuse et les nombreuses complications qui en résultent sont autant de considérations qu'il importe d'envisager et qui en assombrissent singulièrement le pronostic.

Traitement. — *a*) Palliatif. — Les médications sans nombre qui ont été proposées contre cette affection sont

16.

une preuve de l'efficacité douteuse de nos moyens thérapeutiques qui ne peuvent avoir malheureusement ici qu'un rôle purement *palliatif.*

Toutefois, en présence d'une rhinite atrophique, nous ne devons pas rester désarmé et il est du devoir du médecin de lutter énergiquement contre ses symptômes si pénibles et notamment contre la *fétidité* qui pousse généralement le malade à consulter.

Avant d'entreprendre le traitement, vous préviendrez le patient qu'il sera *long, très long,* en lui conseillant de s'armer de patience s'il veut guérir de son infirmité.

Tous vos efforts tendront à déterger les fosses nasales des mucosités et des croûtes qui les encombrent et qui sont la source de la puanteur.

Vous y arriverez par des *irrigations* naso-pharyngiennes *très abondantes,* de 2 ou 3 litres de liquide, répétées plusieurs fois dans les 24 heures pendant plusieurs semaines.

Les lavages peuvent être faits avec le siphon de Weber ou mieux avec un simple bock muni d'une canule spéciale. Toutefois, nous préférons ici l'usage de l'enema qui assure un déblayage plus complet des fosses nasales en permettant de faire varier à volonté la pression du liquide injecté et de réaliser une véritable *chasse d'eau,* seule capable d'entraîner les croûtes au dehors.

Outre cette action mécanique qui est l'objet principal de l'irrigation naso-pharyngienne, la douche nasale peut agir encore par son pouvoir *antiparasitaire* grâce à l'adjonction d'une substance antiseptique à l'eau du lavage.

C'est ainsi qu'on emploiera l'eau *boriquée* à 4 p. 100, l'eau *naphtolée* à 0 gr. 20 p. 1.000, la solution *résorcinée* à 5 p. 1.000 ou *phénosalylée* au 1/1000°.

Nous conseillons de faire précéder le lavage antiseptique d'une première irrigation très abondante avec une solution *sulfureuse* ou *alcaline* qui détache les mucosités et que l'on prépare en faisant dissoudre dans un litre d'eau bouillie deux cuillerées à café de bicarbonate de soude, de chlorate de potasse, de sel marin ou de borax. On fera toujours usage de solutions *tièdes* stérilisées au préalable par l'ébullition.

Chez les malades qui ne supportent pas les irrigations ou chez lesquels celles-ci offrent des inconvénients sérieux, on peut leur substituer le *bain nasal* par le procédé suivant : la tête étant fortement renversée en arrière, on verse lentement la solution dans une des narines avec un vase spécial dont la contenance équivaut à peu près à la capacité des fosses nasales, tel le vase de Fränkel, par exemple. Lorsque le liquide ressort par la narine opposée, on est certain que les cavités du nez sont complètement remplies. Pendant toute la durée du bain, qui doit être aussi longue que possible, le malade respirera par la bouche pour retenir la solution dans le naso-pharynx par la contraction du voile du palais. Pour terminer, on porte vivement la tête en avant et le liquide est rejeté par les narines.

Moure est partisan de la *douche rétro-nasale*, car, mieux que l'irrigation antérieure, elle nettoie les fosses nasales supérieures et le cavum tout en mettant à l'abri des complications otiques, qui sont le grand danger de la douche de Weber. On la pratique avec l'enema muni de la canule rétro-nasale de Vacher ou de Moure. La technique en est malheureusement trop délicate pour être appliquée indifféremment chez tous les malades. (V. p. 43.)

Dix minutes avant chaque lavage, il est préférable de provoquer une sécrétion abondante de la muqueuse, afin de faciliter la chute des croûtes. Dans ce but, on fera soit une *insufflation* avec :

Menthol cristallisé	0 gr. 30	
Chlorhydrate d'ammoniaque. .	2	»
Acide borique	8	»

M. s. a. et tamiser ;   (GAREL)

ou bien

Iodol	ââ 5 grammes
Sucre de lait	
Menthol	0 gr. 20

soit une *pulvérisation* de vaseline liquide mentholée

—

à 1/3o à l'aide de l'appareil de Ruault ou du glymol ato-
misé.

Lermoyez conseille de pulvériser un quart d'heure
avant l'irrigation la solution suivante :

Glycérine pure . . . .   70 grammes
Eau distillée.   30   —
Biborate de soude.   20   —

et de vaporiser dans l'intervalle des lavages de la vaseline liquide sur toute l'étendue de la pituitaire, afin de
prévenir la formation des croûtes par l'application sur
la muqueuse d'un enduit protecteur :

Vaseline liquide . . . .   30 grammes
Salol   1   —
Essence de géranium . . . . .   5 gouttes

Cette méthode des lavages et des pulvérisations ayant
pour effet d'assurer la propreté des fosses nasales et de
mettre le malade à l'abri de l'horrible fétidité qui
résulte d'une hygiène défectueuse et qui est son unique
préoccupation, ne peut en aucune façon modifier la
nature des lésions du coryza atrophique ; elle constitue
simplement une médication *palliative* à laquelle le malade doit se soumettre patiemment pendant de longues
années, jusqu'à la disparition spontanée des symptômes
les plus gênants de son coryza.

b) Curatif. — Nous n'énumèrerons pas toutes les
médications qui ont été proposées pour guérir la rhinite
atrophique, tant elles sont nombreuses. D'ailleurs, l'expérience nous a appris ce que nous devons attendre
des résultats, ô combien illusoires ! de ces divers modes
de traitement.

Nous les rappellerons en commençant par l'énumération des topiques réputés jusqu'ici comme étant les plus
efficaces.

Si le malade se soigne lui-même, on donnera la préférence aux poudres à base d'*iode* ou d'*iodol* administrées après chaque lavage sous forme d'insufflations
intra-nasales :

Iode métalloïde . . . .   0 gr. 10
Talc   10   »

Iodol. . . . .⎱
Acide tannique . . . .⎰ ãã 3 grammes
Acide borique . . . .⎰

ou encore

Sozoiodol de zinc. . . . . . .   2 grammes
Aristol   10   —
Lactose.   10   —

(LERMOYEZ)

Le malade est-il soigné par le médecin ? Les *badi-geonnages* de la muqueuse exécutés sous le contrôle du miroir sont préférables.

On les pratique à l'aide d'un tampon monté sur un stylet nasal avec le mélange suivant :

Iode métalloïde . . . .   0 gr. 10 à 0 gr. 25
KI. 0   20 à 0   30
Acide trichloracétique . 0   15
Glycérine neutre. . . . 60   »

(MOURE)

ou avec :

Baume du Pérou . . . .⎱
Lanoline . . . .⎰ ãã 20 grammes
Vaseline . . . .⎰

Les badigeonnages avec une solution de *nitrate d'ar-gent* au 1/100ᵉ, dont on élève progressivement le titre jusqu'au 1/10ᵉ donnent d'assez bons résultats. En cas de douleurs vives, on les fera suivre d'une irrigation d'eau salée qui neutralise l'acide en excès. Ces applications doivent être faites au début tous les jours, puis tous les deux jours, et enfin une seule fois par semaine, à mesure qu'on approche du terme du traitement qui ne doit pas excéder six semaines.

Moure conseille l'emploi du *chlorure de zinc* suivant la même technique qu'avec l'azotate d'argent : « Sans donner ce traitement comme le remède infaillible du coryza atrophique fétide, je le considère, dit-il, comme digne d'être recommandé, d'après les résultats encourageants qu'il m'a donnés jusqu'à ce jour (1). »

(1) J. MOURE, *Manuel pratique des maladies des fosses nasales*, 2ᵉ édit.

Hartmann prétend avoir obtenu des succès avec un *courant continu* de 4 à 7 milliampères, pendant dix minutes. Le pôle positif est appliqué sur le cou et le pôle négatif, représenté par un tampon de coton monté sur une tige métallique, est introduit dans le nez et promené sur la muqueuse malade.

Les Belges emploient l'*électrolyse interstitielle cuprique*, mais en raison des résultats contradictoires que cette méthode a donnés, nous n'oserions en recommander l'emploi.

D'après Braun et Garnault le *massage vibratoire* de la pituitaire serait le meilleur moyen de modifier la muqueuse dégénérée. On le réalise avec des petits tampons destinés à pénétrer dans le méat moyen et la fente olfactive. Les tampons sont imprégnés au début de *baume du Pérou* ou de *glycérine iodée* au 1/10e et ensuite de *lanoline mentholée* au 1/20e. La durée d'une séance ne doit pas excéder une minute par fosse nasale. Le traitement sera bi-quotidien pendant le premier mois, puis quotidien pendant les deux autres mois.

En cas de rechute après la cessation du traitement, on recommencera les mêmes séances avec la même régularité, et il n'est pas rare qu'un massage de six mois soit nécessaire pour guérir ou améliorer l'ozène.

Belfanti et Della Vedova, se basant sur l'analogie du bacille de l'ozène avec l'agent spécifique de la diphtérie, ont eu l'idée de lui opposer un traitement identique par les injections de l'*antitoxine de Roux*. Malgré les quelques résultats encourageants qu'elle donna, cette méthode de traitement basée sur une interprétation pathogénique erronée ne réunit que fort peu d'adeptes et doit être délaissée.

J'en dirai autant du procédé prôné tout récemment encore par Brœckaert, Moure et Brindel et consistant dans la restauration des cornets atrophiés par des *injections prothétiques de paraffine* dans le tissu sousmuqueux.

Après cocaïnisation préalable de la pituitaire, avec l'aide du spéculum et sous le contrôle d'un bon éclairage, on pousse dans les tissus une injection de paraffine dont la température ne doit pas dépasser 50°.

On procèdera à la réfection du cornet inférieur *d'arrière en avant*, en plusieurs séances, et on n'injectera pas plus d'un centimètre cube à la fois de liquide prothétique. Malheureusement, la seule perspective des accidents graves que ce procédé est susceptible d'entraîner et sur l'énumération desquels je me suis déjà étendu (V. p. 123) suffit pour condamner à jamais cette méthode dont les résultats sont d'ailleurs, très aléatoires.

Le *traitement général* joue dans la thérapeutique de l'ozène un rôle prépondérant. Aux scrofuleux on prescrira une médication *tonique* à base d'iode ou d'huile de foie de morue, et aux anémiques les préparations ferrugineuses et arsenicales.

Un long séjour au *bord de la mer* amène souvent une amélioration remarquable, surtout lorsqu'il est précédé d'une cure à *Salies-de-Béarn*, à *Cauterets* ou dans toute autre station pyrénéenne.

CHAPITRE XIV

CORPS ÉTRANGERS DES FOSSES NASALES RHINOLITHES

A l'exemple des auteurs classiques, nous étudierons simultanément les corps étrangers et les rhinolithes ou calculs des fosses nasales, ces derniers étant la conséquence habituelle des premiers.

Étiologie. — A. — Corps étrangers. — Ils viennent en général de l'*extérieur* et c'est accidentellement qu'ils pénètrent dans les cavités du nez. Le mécanisme est presque toujours le même : c'est un enfant qui, en jouant, introduit par mégarde dans une des narines un objet quelconque qu'il essaie ensuite vainement de retirer. Sous l'influence des tentatives d'extraction et aussi grâce aux impulsions successives que lui imprime la colonne d'air inspirée, le corps étranger s'enfonce de plus en plus dans les fosses nasales où il s'enclave bientôt dans un des replis de la muqueuse.

Bien que très fréquent, ce mode de pénétration par les narines n'est cependant pas le seul. Il n'est pas rare, en effet, que sous l'influence des efforts de la toux ou du vomissement des parcelles alimentaires non digérées soient projetées dans le rhinopharynx et, de là, dans les cavités nasales par leurs orifices postérieurs si largement béants.

On conçoit aisément que les sujets atteints de malformation palatine, de destruction ou de paralysie du voile, comme c'est le cas à la suite de la diphtérie (Didsbury) ou au cours des affections bulbaires, soient particulièrement exposés à cet accident.

Enfin, les corps étrangers, au lieu de suivre les voies naturelles, peuvent pénétrer dans les cavités nasales par *effraction*, tels les projectiles des armes à feu (balles, éclats d'obus, etc.).

B.— CALCULS OU RHINOLITHES.— A l'encontre des corps étrangers, ils peuvent se développer spontanément dans l'intérieur du nez; toutefois, ils reconnaissent le plus souvent la même étiologie que ces derniers dont ils sont ordinairement la conséquence, comme nous le verrons plus loin.

Anatomie pathologique. — La *nature* des corps étrangers qui ont été rencontrés dans les fosses nasales est des plus variables. Tantôt, ce sont des substances *inorganiques*, telles que boutons, pierres, perles, épingles, clous, pièces de monnaie, etc.; tantôt, ce sont des corps *organiques* parmi lesquels nous citerons surtout les graines (haricots, pois, lentilles, fèves), les noyaux, les éponges, etc. Quelquefois, on a signalé des pièces de pansement (mèches, tampons) oubliées par le malade ou par le médecin.

Après un séjour prolongé dans les cavités du nez, les corps étrangers subissent certaines modifications qui varient suivant leur nature.

S'agit-il d'un corps *organique*? Il s'imbibe, se ramollit et se gonfle au point de doubler et même de tripler de volume (Czarda). On a vu des cas où des graines avaient germé (Jacquemin, Smith) et « Boyer rapporte le fait presque invraisemblable d'un pois introduit dans les fosses nasales d'un enfant qui germa et poussa dix à douze racines dont la plus longue mesurait trois pouces et quatre lignes. » (Castex.)

S'agit-il, au contraire, d'un corps *inorganique*? Celui-ci ne subit aucune altération au contact des sécrétions nasales, mais, à l'instar des corps étrangers de la vessie et du vagin, il s'incruste de sels calcaires donnant ainsi naissance à un calcul secondaire dont il constitue le noyau.

Le siège du corps étranger est très variable, il dépend de son mode de pénétration dans les cavités du nez. Introduit par les narines, il chemine habituellement le long du plancher nasal et s'enclave dans le segment

17

antérieur du méat inférieur où l'immobilise bientôt le bourrelet tuméfié du troisième cornet.

Pénètre-t-il par les choanes ? Il se dirige le plus souvent vers le méat moyen très accessible par cette voie et se fixe dans sa partie la plus reculée. Plus rare est sa pénétration dans le méat inférieur, et ce n'est qu'à titre exceptionnel qu'on l'a vu s'engager dans le méat supérieur, trop étroit et trop élevé.

Le *nombre* des corps étrangers est sujet à des variations. Ils sont généralement uniques et unilatéraux et les cas où leur multiplicité a été signalée sont en réalité fort rares.

Axmann et Kern en ont observé plusieurs dans une même fosse nasale et Cozzolino rapporte maints exemples où leur siège était bilatéral.

Ce que nous venons de dire des corps étrangers s'applique également aux rhinolithes qui en sont habituellement la conséquence.

Nous avons vu, en effet, que ceux-ci résultent dans la majorité des cas de l'incrustation calcaire d'un corps étranger qui leur sert de noyau.

Leur *forme* diffère suivant le siège qu'ils occupent dans les fosses nasales ; tantôt, elle est arrondie ou allongée suivant un axe antéro-postérieur ; tantôt, elle est losangique ou pyramidale ; tantôt, enfin, elle affecte un aspect ramifié rappelant d'assez près celui d'une branche de corail.

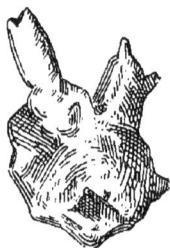

FIG. 120. Rhinolithe ramifié.

La *surface* des calculs est rarement lisse, plus souvent elle est chagrinée, tomenteuse et sillonnée de dépressions et de crevasses que masque un magma formé de matière muco-purulente et caséeuse et de cellules épithéliales dégénérées.

Leur *coloration* est blanc grisâtre, elle est quelquefois brunâtre ou complètement noire.

Leur *consistance* est habituellement faible et leur friabilité s'explique par la nature même des dépôts calcaires qui ont présidé à leur formation.

Cependant Clauder et Didsbury ont rapporté des observations où la consistance des rhinolithes atteignit un degré tel qu'on dut recourir à une lithotritie pour les broyer.

Leur *volume* est peu considérable en raison même de l'exiguïté des cavités dans lesquelles ils se développent. Il varie entre celui d'un grain de millet et celui d'une noisette. Lorsqu'ils dépassent cette dernière limite, ils refoulent les cornets et le septum qu'ils peuvent perforer (Cozzolino, Clauder).

Leur *poids* est généralement faible. Il oscille entre quelques centigrammes et plusieurs grammes, et dépasse rarement 15 ou 20 grammes.

La *constitution chimique* des calculs est intéressante à étudier. Elle présente une très grande analogie avec celle du mucus nasal, comme le démontrent les analyses très précises de Bouchardat, de Girard et de Berlioz.

L'analyse quantitative pratiquée par Berlioz y révèle une prédominance du phosphate et du carbonate de chaux associés à une proportion notable de matières organiques :

	MINIMUM		MAXIMUM	
Eau	4 gr.	»	6 gr.	90
Matières organiques. .	16	»	18	20
Phosphate de chaux . .	47	63	62	02
Carbonate de chaux . .	3	93	9	68
Phosphate de magnésie.	9	81	20	69
Traces de fer	douteuses.		appréciables.	

Une coupe transversale de ces calculs permet de se rendre compte de leur *configuration intérieure*. Elle fait constater une disposition concentrique des stratifications calcaires qui constituent l'écorce du rhinolithe et la présence au milieu de ces imbrications successives du corps étranger qui leur a servi de centre de formation.

Le mécanisme qui préside à la constitution des rhinolithes peut s'interpréter de la façon suivante : la pituitaire, irritée par la présence d'un corps étranger, devient le siège d'une vive réaction inflammatoire et d'une suppuration abondante; sous l'influence des micro-organismes, il se produit une décomposition du pus qui entraîne la précipitation des sels calcaires autour du corps étranger : c'est en somme la répétition des phénomènes que l'on observe dans la production de certains calculs urinaires.

Tels sont du moins les caractères des rhinolithes *secondaires* de Cozzolino.

Les rhinolithes *primitifs* ou *spontanés* de Cozzolino sont rarement observés. Ils se distinguent des précédents par l'absence d'un noyau central apparent et de stratifications.

Avec Monnié, nous pensons que ces formations calculeuses spontanées doivent être exceptionnelles, si toutefois elles existent. Presque toujours il s'agit, en réalité, de productions *secondaires* dont le noyau généralement formé de matières organiques telles qu'un peloton de muco-pus ou un caillot sanguin se serait insensiblement résorbé. « Diverses circonstances aident, d'ailleurs, à la formation de ces rhinolithes ; parmi les causes générales prédisposantes, nous signalerons avec de Graefe la diathèse goutteuse. Parmi les causes locales, l'étroitesse congénitale ou acquise du méat (Demarquay), et les diverses rhinites (atrophique ou hypertrophique) tiennent le premier rang (1). »

Lésions de la muqueuse. — Nous retrouvons ici toutes les altérations du coryza purulent chronique.

La muqueuse est rouge et tuméfiée ; elle est le siège d'une vascularisation intense et de productions fongueuses qui, avec le gonflement, enclavent et immobilisent le corps étranger.

Dans la zone malade, il n'est pas rare de constater la présence d'*ulcérations* qui marquent le début d'un processus nécrotique, lequel peut gagner en profondeur au point d'intéresser les cartilages et les os. Les perforations du septum signalées par Cozzolino et Clauder ne reconnaissent d'ailleurs pas d'autre origine.

Symptômes. — Les uns sont d'ordre fonctionnel et les autres d'ordre objectif.

a) SIGNES FONCTIONNELS. — Dans leur étude, nous envisagerons successivement trois périodes :

(1) A. CASTEX, *Maladies du larynx, du nez et des oreilles.*

1° Période initiale caractérisée surtout par l'apparition d'accidents réflexes ;

2ᵒ Période de tolérance dont la durée est excessivement variable ;

3° Période de réaction inflammatoire.

1ʳᵉ *période.* — Le début de l'accident peut passer inaperçu, notamment chez l'enfant qui, soit par inadvertance, soit par crainte d'être grondé, le laisse ignorer.

Chez l'adulte, la pénétration du corps étranger dans les fosses nasales peut aussi rester méconnue lorsqu'elle s'est effectuée par les choanes, pendant les efforts de la toux et du vomissement. Ce mode de pénétration est surtout fréquent chez les sujets atteints de destruction du voile du palais ou de paralysie palatine, comme c'est le cas à la suite de la *diphtérie* ou au cours des affections bulbaires, telles que la *paralysie glosso-labio-laryngée.*

Cette insidiosité du début n'est cependant pas la règle ; il est bien rare, en effet, que le contact du corps étranger avec la muqueuse nasale ne donne pas naissance à un ensemble de phénomènes réactionnels caractérisés principalement par l'apparition d'accidents *réflexes* liés à l'hyperesthésie de la pituitaire.

Ils consistent en une sensation fort pénible de chatouillement et de picotement bientôt suivie d'éternuements répétés, d'une sécrétion abondante et de larmoiement.

Une *céphalée frontale* persistante avec névralgie péri-orbitaire marque aussi cette première période.

Dans le jeune âge, il n'est pas rare d'observer des accès de suffocation avec *spasmes glottiques* qui, par leur intensité, jettent l'alarme dans l'entourage (Ruault, Moure).

C'est également par un mécanisme purement réflexe que s'expliquent les *palpitations cardiaques* avec ou sans arythmie et les *crises vaso-motrices* se traduisant par une congestion de la face et des conjonctives accompagnée d'une sudation abondante de la moitié du visage avec hypersécrétion nasale et larmoiement.

Pour expliquer la genèse de ces phénomènes nerveux

à point de départ nasal, il suffit de s'en rapporter aux expériences si concluantes de François Franck montrant l'influence des excitations de la pituitaire dans la production de certains troubles respiratoires, cardiaques et vaso-moteurs (1).

Quelques malades accusent des *tics douloureux de la face* et même de véritables crises *choréiformes* ou *épileptiformes* rappelant en tous points les grandes phases du mal comitial.

Doit-on attribuer, à l'exemple de certains auteurs, ces manifestations convulsives à une infection méningitique par les lymphatiques qui vont de la muqueuse aux espaces sous-arachnoïdiens ? Je ne le pense pas. A mon avis, il s'agit là encore de phénomènes réflexes semblables à ceux que l'on observe avec les corps étrangers de l'intestin (helminthiase, lithiase, etc.).

Cette phase bruyante, toujours plus marquée chez les nerveux hyperesthésiques, cesse peu à peu à mesure que s'établit l'accoutumance de la pituitaire à l'égard du corps étranger qui, d'ailleurs, finit par s'enclaver et s'immobiliser dans une anfractuosité de la muqueuse.

2e période. — Les accidents réflexes du début se sont amendés ou ont disparu, et c'est à peine si le sujet se plaint d'une gêne légère du côté lésé. Cette phase de tolérance et d'accalmie est généralement de courte durée; dans certains cas, cependant, on l'a vue se prolonger des mois, voire même des années, sans qu'on puisse relever le moindre phénomène inquiétant.

Le plus souvent, elle n'excède guère quelques jours, faisant bientôt place à des troubles d'une gravité croissante qui sont sous la dépendance de l'irritation septique de la muqueuse.

3e période. — Elle est caractérisée par l'entrée en scène de phénomènes inflammatoires d'une intensité inquiétante. Ceux-ci sont annoncés par un *écoulement* abondant se manifestant d'un seul côté, du *côté malade*, particularité très importante au point de vue du diagnostic.

D'abord muqueuses, les sécrétions deviennent rapi-

(1) François Franck, *Arch. de physiologie*, juillet 1889.

dement muco-purulentes, puis franchement purulentes, et exhalent une odeur fétide.

« Hays rapporte à ce propos une observation très instructive ; il s'agit d'une dame de vingt-cinq ans, que des soins multipliés n'avaient pas guérie d'un ozène qu'elle avait depuis l'âge de cinq ans, c'est-à-dire depuis vingt années ; un jour, elle rendit une perle de verre dans des efforts d'éternuements, et la guérison spontanée suivit l'expulsion de ce corps étranger (1). »

Cette *pyorrhée* nasale, par son abondance, entraîne à la longue un érythème très douloureux de l'orifice narinal et de la lèvre supérieure. Des épistaxis ont été signalées ; mais elles sont généralement peu abondantes.

A ce premier symptôme s'en ajoute un second non moins important, l'*obstruction du nez*, qui est due moins à la présence du corps étranger qu'au gonflement inflammatoire de la muqueuse et à l'accumulation des sécrétions.

L'enchifrènement peut être assez marqué pour entraver complètement la respiration nasale du côté malade, et mettre le patient dans l'obligation de respirer la bouche ouverte. Il est plus ou moins accentué, et cette variabilité s'explique par les poussées congestives dont la pituitaire est parfois le siège au voisinage de la zone enflammée.

Les *troubles de la sensibilité* sont presque la règle à cette période de la maladie. Ils affectent une intensité très inégale, suivant les individus ; toutefois, dans certaines circonstances, ils peuvent acquérir un degré tel qu'ils dominent les autres symptômes. Tantôt c'est une *céphalée frontale* gravative (Hack, Heymann) rebelle aux sédatifs les plus énergiques, tantôt c'est une *hémicrânie* périodique, correspondant au côté malade ; ailleurs, ce sont des *crises névralgiques* intéressant de préférence, soit la zone du nerf maxillaire supérieur (branche sus-orbitaire ou rameaux sous-orbitaires), soit celle de la septième paire ou même le territoire du grand nerf occipital, et dont la signification reste malheureusement méconnue.

(1) A. CASTEX, *loc. cit.*

La sensibilité spéciale est quelquefois compromise. L'*hyposmie* est assez fréquente, elle peut aller jusqu'à l'*anosmie* la plus complète.

L'état général reste indemne pendant toute la durée des accidents ; dans certains cas cependant et, notamment chez les enfants, il arrive assez souvent d'observer de la *fièvre* avec exacerbation vespérale et des troubles *gastro-intestinaux*, occasionnés par la déglutition des liquides septiques que les fosses nasales déversent dans le pharynx.

b) SIGNES OBJECTIFS. — Ils sont fournis par l'examen rhinoscopique qui, seul, permet d'affirmer l'existence du corps étranger ou du calcul.

Quand le corps du délit est volumineux et situé à la partie antérieure d'une fosse nasale largement béante, l'inspection directe peut suffire à la rigueur, mais ordinairement, l'exiguïté de son volume et sa situation profonde dans les replis d'une muqueuse tuméfiée nécessitent l'emploi du spéculum et d'un bon éclairage.

Par un lavage alcalin tiède, on procèdera au préalable à un déblayage aussi complet que possible de la cavité nasale, afin d'en chasser les mucosités et les croûtes qui entravent l'examen. En cas de tuméfaction gênante de la muqueuse, on provoquera sa rétraction par un badigeonnage de toute sa surface avec la solution faible d'adrénaline.

La recherche du corps étranger demande à être faite avec beaucoup de soin, et c'est parce qu'elle est pratiquée superficiellement, qu'elle reste si souvent infructueuse. Je me rappelle l'histoire d'une petite malade de cinq ans qui, pendant plusieurs mois, garda à l'insu de son entourage un bouton de bottine dans ses fosses nasales.

Un écoulement purulent accompagné de fièvre vespérale et de troubles gastro-intestinaux s'étant déclaré, l'enfant fut conduite chez un spécialiste des plus distingués qui, après un examen *sommaire*, diagnostiqua un coryza strumeux qu'il traita par une médication locale antiseptique et l'administration d'un reconstituant.

Les symptômes persistèrent sans aucune modification, jusqu'au jour où un lavage abondant amena l'expulsion du corps étranger, dont la présence avait été jusque-là ignorée.

Le plus souvent, c'est vers le *méat inférieur* qu'il faut diriger ses investigations ; c'est là, en effet, que vous verrez presque toujours le corps étranger enclavé et immobilisé par une muqueuse rouge, tuméfiée, inégale, bosselée, bourgeonnante, d'aspect papillomateux et parfois ulcérée. Un magma caséeux ou un exsudat pseudo-membraneux masque généralement le rhinolithe qui, une fois détergé, laisse voir sa surface rugueuse, de coloration blanc grisâtre, contrastant avec la teinte rouge sombre de la muqueuse voisine.

Lorsqu'il atteint de notables dimensions, il refoule le septum qu'il ulcère et peut même perforer (Cozzolino).

L'exploration avec le stylet permet de se rendre compte du siège exact, du volume, du degré de mobilité et de la consistance du calcul, dont la percussion provoque un son mat et sec, caractéristique. Très rares sont les cas où le rhinolithe, en raison de sa très grande friabilité, se laisse traverser par la pointe de l'instrument.

La rhinoscopie postérieure est souvent le complément nécessaire de la rhinoscopie antérieure. Combinée au toucher rhino-pharyngien, elle fournit de précieux renseignements dans les cas de rhinolithe situé dans le segment postérieur des fosses nasales, à la partie la plus reculée du méat inférieur et surtout du méat moyen où on le trouve le plus communément.

Complications. — Ce sont celles des coryzas purulents chroniques : même menace pour les sinus de la face, le rhino-pharynx, l'appareil tubo-tympanique et l'arbre respiratoire.

Toutefois, signalons cette particularité que les corps étrangers peuvent, à la longue, être le point de départ d'un processus nécrotique, entraînant la production de perforations et de séquestres, bientôt suivis d'accidents phlegmoneux ou méningo-encéphaliques mortels.

Nous ne rappellerons pas le complexus névropathique, signalé déjà dans l'étude des symptômes; nous dirons simplement que, dans certains cas, les phénomènes nerveux revêtent une intensité telle qu'ils consti-

17.

tuent alors une véritable complication pouvant masquer les autres symptômes et égarer le diagnostic.

Diagnostic. — Ce chapitre mérite toute notre attention en raison du grand intérêt qu'il présente au point de vue du pronostic et du traitement.

Lorsque la pénétration du corps étranger est récente et qu'elle a été constatée par le malade ou par quelqu'un de son entourage, le diagnostic ne présente évidemment aucune difficulté, mais il en est différemment lorsque l'accident est ancien et surtout lorsqu'il s'est produit à l'insu du malade, ce qui est généralement la règle chez les jeunes enfants et chez les aliénés.

L'unilatéralité de la pyorhinorrhée et de l'obstruction nasale sont, il est vrai, deux éléments précieux pour le diagnostic, mais ils ne constituent qu'une présomption et non une certitude que seule peut donner une rhinoscopie minutieuse aidée d'une exploration attentive à l'aide du stylet.

La rhinite *hypertrophique* se reconnaîtra à la bilatéralité des lésions et à leur localisation au niveau des cornets inférieurs. Une exploration sommaire avec le stylet permettra de distinguer les hypertrophies *circonscrites* et les productions *myxomateuses* que leur aspect grisâtre, leur consistance molle et gélatineuse, leur mobilité et leur pédiculisation empêchent de confondre avec les rhinolithes. Les *enchondromes* par leur siège sur le septum, par leur surface lisse et uniforme que tapisse une muqueuse rosée, les *ostéomes* par leur volume sans cesse croissant qui obstrue les fosses nasales et les déforme et par les phénomènes de compression qu'ils déterminent, les *exostoses* par leur siège sur le plancher des fosses nasales et les *tumeurs malignes* (sarcomes, épithéliomes) par leur surface végétante, ulcérée et saignante, par leur consistance inégale, leur marche rapide, leur diffusion vers l'étage supérieur, l'adénopathie qui les accompagne, les douleurs vives et les hémorrhagies inquiétantes qu'elles occasionnent, seront facilement différenciés avec un peu d'attention des corps étrangers et des rhinolithes.

L'erreur n'est guère possible avec les *déviations* et les *épaississements* du septum dont la forme prismatique et allongée dans le sens antéro-postérieur fait corps avec la cloison qui présente une déformation inverse du côté opposé à la malformation.

La fétidité des sécrétions observée dans certaines circonstances peut simuler, à s'y méprendre, *l'ozène atrophique*, mais l'atrophie nasale bilatérale et la présence sur la muqueuse de croûtes verdâtres et fétides lèveront les doutes.

Avec les *séquestres* le diagnostic est plus délicat.

On tiendra compte des commémoratifs tels que traumatisme ancien, ostéomyélite, *syphilis*, et, en cas d'hésitation, on procédera à l'examen d'une parcelle du corps suspect qui, seul, permettra d'en déterminer la nature exacte (Didsbury).

Traitement. — Il se résume tout entier dans l'extraction du corps étranger. Le procédé à employer variera suivant le siège et le volume du rhinolithe.

Occupe-t-il le segment antérieur des fosses nasales? Une forte expiration par la narine obstruée, l'autre narine étant fermée, suffit quelquefois dans les cas récents pour en détermier l'expulsion. Chez le jeune enfant, on pourra tenter la douche d'air avec la poire de Politzer pratiquée du côté libre. Chez l'adulte, un lavage abondant avec l'enema détermine une véritable *chasse d'eau* qui peut entraîner au dehors le corps étranger. Son expulsion sera quelquefois facilitée par un badigeonnage préalable de la muqueuse avec la solution faible d'adrénaline qui, en amenant une rétraction des tissus, désenclave le calcul et tend à le mobiliser.

En cas d'échec, il faut en pratiquer l'extraction à l'aide des instruments après anesthésie de la muqueuse avec la solution de cocaïne au 1/20e. Si le corps étranger a une consistance molle, une curette (fig. 121) ou un simple crochet suffisent quelquefois pour l'amener au dehors. S'agit-il, au contraire, d'un corps dur? On le saisira délicatement avec une longue pince à griffes coudée à angle obtus ou on le ramènera avec une petite curette courbe.

Lorsque le corps étranger est volumineux et de date ancienne, comme c'est la règle pour les calculs, on le déterge des exsudats muco-purulents et des dépôts caséeux qui le recouvrent par un nettoyage abondant et soigné et on procède à son broiement par une véritable *lithotritie* avec une forte pince à polypes.

Si le calcul est très volumineux et si sa consistance extrême s'oppose à sa fragmentation, l'intervention

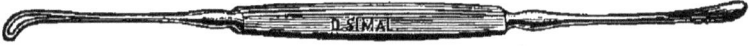

Fig. 121. — Curette mousse pour l'extraction des corps étrangers.

chirurgicale en créant une voie artificielle large reste la seule détermination à prendre.

On aura le choix entre la voie *naso-génienne* et la voie *palatine*.

Le rhinolithe occupe-t-il le segment le plus reculé des fosses nasales? On pourra tenter de le refouler avec

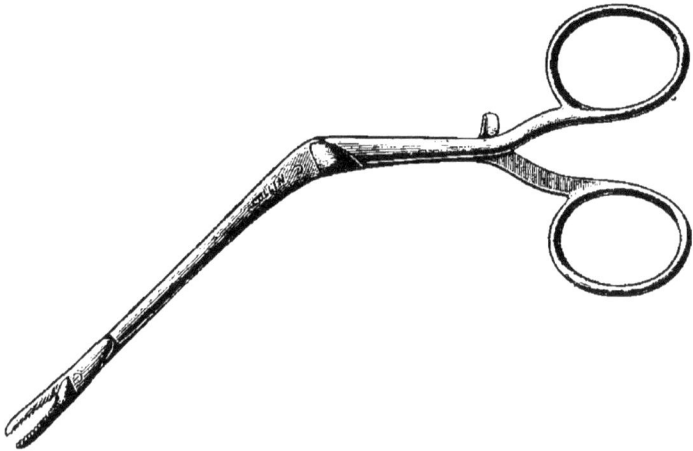

Fig. 122. — Pince pour l'extraction des corps étrangers.

un stylet ou une sonde rigide dans le cavum (Bérard), en ayant soin de renverser fortement en arrière la tête du malade pour éviter la chute du corps étranger dans les voies aériennes.

Hickmann conseille de le saisir en arrière avec une pince fortement recourbée après application du releveur du voile en s'aidant de l'index qui prévient la chute du calcul dans les voies respiratoires ou dans l'œsophage.

L'extraction pratiquée, on prescrira un traitement local antiseptique consistant en *irrigations* tièdes avec de l'eau oxygénée étendue de son volume d'eau alcaline et en *insufflations* répétées plusieurs fois par jour de poudres à base d'acide borique et de menthol.

CHAPITRE XV

PARASITES DES FOSSES NASALES

Cette affection fort rare dans nos contrées s'observe surtout dans les pays chauds et notamment dans la *Guyane*, aux *Indes*, aux *Antilles* et au *Pérou*.

Nombreuses sont les variétés parasitaires qui ont été rencontrées dans les fosses nasales. C'est ainsi qu'on a signalé la présence de scolopendres, d'ascarides, d'oxyures, de chenilles, de sangsues et de perce-oreilles, mais c'est surtout à la famille des *Muscidés*, et, en particulier, à l'ordre des *Diptères* qu'appartiennent les principaux agents de la « myase nasale ».

Les espèces de mouches qui s'attaquent à l'homme et aux animaux vivants pour y déposer leurs larves sont relativement peu nombreuses.

A part la tribu des œstrides, dont toutes les larves sont réellement parasites des mammifères vivants, il n'y a de positivement connu jusqu'à ce jour que *Lucilia hominivorax* de Coquerel, dans la Guyane et l'Amérique centrale, *Calliphora anthropophaga* dans l'Amérique méridionale, *Sarcophila Wohlfarti* dans la Russie et aussi en France, *Sarcophaga georgina* aux Antilles et *Calliphora vomitoria* ou mouche bleue de la viande dans nos régions.

De tous les diptères, c'est sans contredit *Lucilia hominivorax* qui, dans les pays chauds, se comporte comme le principal agent du parasitisme nasal (Coquerel, Bonnet, Chapuis, Pierre).

Coquerel, le premier, a fait de cet insecte une étude approfondie. Il en donne la description suivante : « Longueur

9 millimètres ; palpes fauves, face et joues d'un jaune clair, couvertes d'un duvet jaune doré : tête très grande, plus large à la base qu'à la partie voisine du thorax, celui-ci bleu foncé, très brillant, à reflets pourprés ; de chaque côté du corselet et dans son milieu, une bande transversale d'un noir bleu ; la médiane plus étroite, séparée des latérales par une ligne d'un jaune doré, peu brillant et présentant quelques reflets pourpres. Abdomen de la couleur du thorax, reflets pourprés suivant le bord de chaque segment. Pattes noires, ailes transparentes un peu enfumées, surtout à la base, nervures noires. »

Le mode de pénétration du parasite dans les fosses nasales est intéressant à connaître : ce n'est pas l'insecte lui-même qui s'introduit dans les cavités du nez, mais ses *larves* qui proviennent de l'éclosion des œufs déposés par la mouche à l'entrée des narines.

Ceux-ci transportés par la colonne d'air inspirée dans la profondeur des fosses nasales y trouvent les éléments indispensables à leur développement, la chaleur et l'humidité. Toutefois, la rapidité foudroyante avec laquelle se manifestent les accidents du début et l'absence complète de la période d'incubation qui caractérise l'oviparité a fait dire à Bonnet que la Lucilie était *vivipare* au même titre qu'*Echynomia rubescens* et d'autres sarcophagiens chez lesquels Réaumur et Dufour ont constaté la présence d'un sac larvigène, réceptacle cylindrique faisant suite à l'oviducte et s'ouvrant à la vulve.

On conçoit aisément que c'est à l'époque de la ponte des muscidés, c'est-à-dire pendant la période de chaleur qui s'étend de *juin à septembre*, que la myase nasale sévit avec le maximum de fréquence.

Il faut reconnaître cependant que tous les sujets ne sont pas également exposés à ses atteintes. Les observations que nous avons recueillies s'accordent toutes à démontrer l'influence d'une prédisposition spéciale de l'individu créée par une hygiène défectueuse et, en particulier, par l'existence d'une *blennhorrée nasale* ou d'une rhinite ozéneuse. La pénétration du parasite dans les cavités du nez est également favorisée par la

détestable habitude qu'ont les indigènes des pays
chauds de s'endormir en plein air ou dans un carbet
malpropre où l'accumulation des détritus organiques
en putréfaction attire les mouches par l'odeur infecte
qui s'en dégage.

La béance exagérée des narines dans la race nègre
constituerait aussi, d'après Odrozola, une prédisposition à contracter la maladie.

Symptômes. — *a*) Période de début. — A part quelques cas rares où la pénétration de l'insecte lui-même
dans les fosses nasales détermine une réaction violente
de la muqueuse entraînant son expulsion immédiate,
le début de l'affection est ordinairement *insidieux*.
C'est à peine si un chatouillement et un picotement
légers et intermittents révèlent l'apparition des larves
à la surface de la pituitaire. Cependant, à mesure que
celles-ci se développent et se multiplient, la sensation
de *fourmillement* s'accentue au point de devenir fort
pénible. Pierre, dans sa thèse inaugurale(1), insiste sur
la valeur diagnostique de ce symptôme qu'on peut
provoquer à la rigueur par des inhalations de vapeurs
de benzine, qui ont la propriété d'activer les mouvements des larves en les incommodant.

Chez certains malades et notamment chez les nerveux hyperesthésiques, il acquiert une intensité telle
qu'il peut provoquer des accidents réflexes réellement
inquiétants, tels que spasmes glottiques, dyspnée,
tachycardie, névralgies du trijumeau et même de véritables crises épileptiformes, témoin le jeune malade de
Legrand du Saulle qui présenta des accès subintrants
d'hystéro-épilepsie, lesquels ne cessèrent qu'après l'expulsion par le nez de larves vivantes (S. Duplay).

b) Période d'état (dite de réaction inflammatoire). —
Elle se manifeste rapidement quelques jours à peine
après le début de la maladie.

Elle est marquée par l'apparition d'une *céphalée*
gravative à siège frontal et à irradiations péri-orbi-
taires simulant, à s'y méprendre, la sinusite frontale. La
pression sur la racine du nez et au niveau des *sinus*

(1) Ed. Pierre, Thèse de Paris, juillet 1888.

frontaux réveille une douleur vive. Bientôt les téguments de cette région et des paupières deviennent le siège d'un *œdème* considérable, de coloration rouge sombre, rappelant d'assez près les caractères de l'érysipèle. Ce gonflement, qui est l'indice de l'envahissement par les larves des cavités accessoires des fosses nasales, peut envahir toute la face qui prend alors un aspect repoussant.

Le nez est le siège d'un *écoulement* abondant qui de séreux à l'origine devient rapidement muco-purulent, sanieux, sanguinolent et horriblement fétide. Cette *pyorrhée* nasale charrie souvent des débris d'insectes ou des amas de larves dont la constatation est si précieuse pour le diagnostic.

Vous reconnaîtrez les larves de la Lucilie aux caractères suivants : Coloration blanc opaque et longueur de 14 à 15 millimètres sur 3 ou 4 millimètres de largeur. Formées de 11 segments dont le premier se confond avec l'extrémité céphalique, elles sont dépourvues d'yeux. Leur bouche offre deux mamelons munis de deux mandibules cornées placées l'une à côté de l'autre. De chaque côté du premier segment se voit une plaque brune cornée qui recouvre les orifices des stigmates supérieurs. Chaque segment est pourvu à sa base d'un bourrelet saillant garni de petites épines nombreuses et serrées. Le dernier est muni vers sa partie inférieure de deux appendices triangulaires et divergents peu consistants. Au-dessous, on remarque une excavation au fond de laquelle se trouvent les stigmates postérieurs formés, de chaque côté, par trois ostioles discoïdaux, linéaires, parallèles et protégés par un bord corné d'un brun roussâtre, commun à chaque série latérale.

Il n'est pas rare d'observer au cours de cette période des *épistaxis* qui, par leur répétition, peuvent créer une situation inquiétante.

L'*enchifrènement* est complet mettant le malade dans l'obligation de respirer par la bouche. La gêne de la respiration est souvent très marquée ; associée aux troubles de la déglutition engendrés par l'œdème du pharynx et du voile du palais, elle peut induire en erreur et faire croire à un phlegmon rétro-pharyngien (cas de Desgranges).

Il est exceptionnel qu'arrivées à ce degré les lésions rétrocèdent ; généralement elles continuent à évoluer et l'affection passe à la dernière période.

c) PÉRIODE TERMINALE dite de nécrose et d'accidents cérébraux). — Cette phase ultime est caractérisée par l'aggravation des phénomènes précédents et l'entrée en scène d'accidents mortels.

Les douleurs céphaliques ont redoublé d'intensité, elles sont atroces, continues et étendues à toute la tête. L'insomnie est complète.

L'écoulement purulent a augmenté charriant des *fragments d'os* et de *cartilage* nécrosés, et rappelant à s'y tromper tous les caractères de la syphilis tertiaire.

L'œdème naso-palpébral s'est accru considérablement revêtant une coloration livide ; les téguments amincis *s'ulcèrent*, se perforent et donnent issue à une matière séro-purulente, fétide, chargée de larves et de séquestres.

Cependant, le processus nécrotique gagne la profondeur, détruisant les parois sinusiennes, l'ethmoïde et le sphénoïde et déterminant des fusées purulentes vers la fosse orbitaire et la cavité crânienne.Chez un malade de Desgranges qui mourut d'accidents cérébraux à l'hôpital de Cayenne, on trouva, à l'autopsie, une carie partielle des vertèbres cervicales et une perforation de la lame criblée de l'ethmoïde dans laquelle on put constater la présence des larves de Lucilia.

L'état général est gravement compromis et l'élévation croissante de la courbe thermique est l'indice des progrès incessants de la toxémie.

Examen rhinoscopique. — Il est indispensable pour le diagnostic, car lui seul permet de se rendre compte de la nature et du degré des lésions.

Lorsque le parasite est un insecte volumineux, la rhinoscopie en décèle aisément la présence, mais comme il ne s'agit, dans la majorité des cas, que de larves minuscules cachées dans les anfractuosités de la muqueuse et enfouies dans un magma muco-purulent, une exploration attentive est indispensable. Celle-ci présente souvent de grandes difficultés en raison de l'énorme tuméfaction de la pituitaire et des sécrétions abondantes qui la tapissent ; aussi un déblayage préalable des cavités nasales par un lavage abondant est-il nécessaire.

L'inspection de l'étage supérieur et, en particulier, des méats supérieur et moyen, y indiquera nettement la présence d'une masse *grisâtre, putrilagineuse*, animée de mouvements vermiculaires. En cas d'hésitation, on prélèvera une parcelle de cet amas suspect et on la soumettra à un examen attentif : la constatation de larves agglutinées lèvera le doute sur la nature des lésions.

Evolution. — Elle est *très rapide*, comme l'est d'ailleurs le développement des larves auquel elle reste subordonnée. Dans certains cas, elle est pour ainsi dire *foudroyante* (10 à 15 jours), surtout lorsque l'affection est engendrée par les larves de *Lucilia hominivorax*.

Le malade meurt généralement d'accidents *méningo-encéphaliques* qui sont la conséquence presque fatale de l'extension des lésions à la base du crâne.

De l'opportunité d'une bonne thérapeutique dépend le pronostic de l'affection. Appliquée dès le début, elle est couronnée de succès ; par contre, une intervention trop tardive est vouée à un échec presque certain.

Traitement. — Il doit être avant tout *prophylactique*. On protègera les fosses nasales contre l'accès des mouches.

Les sujets qui habitent la zone tropicale où sévit plus spécialement cette terrible maladie éviteront de dormir en plein air et les rhinites purulentes qui offrent un milieu si favorable à la pullulation des larves seront l'objet de soins minutieux.

Le traitement *curatif* ne sera efficace, nous l'avons déjà dit, que s'il est appliqué dès le début des accidents, surtout lorsque l'agent parasitaire est la larve de *Lucilia hominivorax*.

On prescrira des *lavages antiseptiques* abondants et répétés avec une solution de *sublimé* au 1/2000e, d'*hypo-*

chlorite de soude, ou avec de l'*eau chloroformée* ou *chloralée*. Certains auteurs recommandent plus particulièrement l'emploi d'infusions de feuilles de belladone ou de tabac dont les propriétés narcotiques favorisent l'expulsion des larves. Les irrigations seront pratiquées avec l'enema et on aura recours de préférence à la douche rétro-nasale qui réalise le meilleur mode de lavage des cavités du nez.

On conseille également les inhalations de *chlorure d'éthyle*, *d'éther* ou de *chloroforme* qui, en anesthésiant et en tuant les parasites, arrêtent leur œuvre de destruction.

Pierre, dans sa thèse, recommande tout particulièrement l'emploi de la *benzine* qui a été préconisé par Riou Kerangal et Audouit. Cette substance aurait la propriété d'incommoder fortement les larves sans les tuer et de provoquer ainsi leur expulsion spontanée.

Grâce à son innocuité, la benzine peut être employée pure en injection ou en inhalation. Audouit relate le cas d'un malade qui, se sachant atteint de cette affection, s'empara d'un flacon contenant de la benzine et en respira les vapeurs jusqu'à ce qu'il fût débarrassé des larves. Il guérit sans accident consécutif.

Toutefois, bien qu'efficace, ce mode de traitement me paraît insuffisant pour peu qu'on intervienne quelques jours après le début de la maladie.

L'invasion précoce des sinus et notamment des sinus frontaux par les larves réclame une conduite plus énergique qui se résume tout entière dans la *trépanation* de ces cavités, seule capable d'assurer, par un large drainage, l'expulsion du parasite.

Vous interviendrez donc *dans le plus bref délai* sans vous attarder trop longuement à une médication qui ne peut avoir ici qu'un effet illusoire : les accidents cérébraux sont proches, une opération seule peut les conjurer.

CHAPITRE XVI

SYPHILIS NASALE

Quel chapitre intéressant que celui de la syphilis nasale et pourtant combien peu connu ! C'est à peine, dois-je le dire, si les traités classiques de pathologie daignent consacrer une mention à cette importante localisation de la syphilis, et l'enseignement officiel toujours fidèle aux vieilles traditions reste presque muet sur cette question.

Il en résulte que la majorité des médecins peu familiarisée avec ce genre de lésions en soupçonne à peine l'existence étant habituée à voir la syphilis partout ailleurs que dans les fosses nasales. On n'y pense seulement que lorsque les dégâts sont irrémédiables, alors qu'il est trop tard pour intervenir utilement.

Pourtant rien ne manque ici au tableau classique de la syphilis : nous la retrouvons avec tous ses caractères et toutes ses modalités, avec ses trois stades successifs. C'est aussi le même début et la même insidiosité des lésions qui aboutissent finalement au processus destructif qui marque la phase ultime du tertiarisme.

Conformément à l'usage, nous étudierons successivement les trois périodes de la syphilis nasale.

PREMIÈRE PÉRIODE

Elle est caractérisée par l'apparition du *chancre* qui, nous le savons, constitue l'accident initial de l'infection syphilitique. Cette syphilis primaire n'est qu'exceptionnellement observée puisqu'on n'a pu en relever jusqu'ici qu'une vingtaine d'exemples dans la littérature médicale (cas de Mac Carthy, de Spencer Watson, de Moure, de Rasori, de Cozzolino, de Hicquet, de Chapuis, de Lermoyez, de Castex).

Le chancre peut occuper l'extérieur ou l'intérieur du nez. Il est donc *extra* ou *intranasal*.

Le chancre extra-nasal, bien que réalisant une rareté pathologique, est huit fois plus fréquent que la variété intranasale. Il occupe soit le *lobule*, soit *l'aile*, soit encore le *dos* de l'organe.

Le chancre des fosses nasales est surtout *vestibulaire* et siège de préférence sur le segment antéro-inférieur du septum.

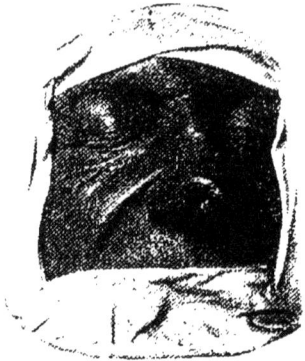

FIG. 123. — Chancre syphilitique du nez ayant entamé la narine droite. (Musée de l'hôpital St-Louis.) Collection de M. le Prof^r Fournier, n° 3o5.

Etiologie. — Le mode de contamination est extrêmement variable. Les *excoriations* et les *ulcérations* de toute nature siégeant sur les téguments peuvent constituer une porte d'entrée pour le virus spécifique.

Quant aux chancres de la muqueuse, ils proviennent d'une inoculation *directe* par contact avec une plaie virulente ou *indirecte* s'effectuant par les doigts, les mouchoirs ou des instruments contaminés tels que spéculums, pinces, stylets et sondes employés généralement pour l'exploration des fosses nasales.

Symptômes. — 1° CHANCRE EXTRA-NASAL. — Nous retrouvons ici tous les caractères du chancre classique : *exulcération* arrondie ou ovalaire, sans bords, à fond rouge chair, ne suppurant pas et à base *indurée*.

Une *adénopathie* polyganglionnaire dure, indolente, sans tendance à la suppuration l'accompagne et lui survit. Dans le cas qui nous intéresse, elle siège dans les régions sous-maxillaire et parotidienne qui sont le rendez-vous des lymphatiques du nez. Toutefois, cette variété de chancre présente certaines particularités cliniques qu'il importe de signaler. Lorsque la lésion occupe le dos du nez, elle affecte ordinairement une forme aplatie; elle prend, au contraire, les caractères de l'*ulcus elevatum* lorsqu'elle siège sur la lobule ou l'aile du nez (fig. 124). Le gonflement énorme qui l'accompagne, joint à une rougeur intense des téguments peut la faire confondre avec un érysipèle au début (Thibierge).

Le chancre de la narine, de par son siège même, entraîne une déformation de l'organe qui est refoulé du côté sain ; la narine est obstruée et la gêne de la respiration nasale qui en résulte constitue souvent avec l'enchifrènement le seul symptôme pénible qu'accuse le malade.

2° CHANCRE INTRA-NASAL. — Dans cette

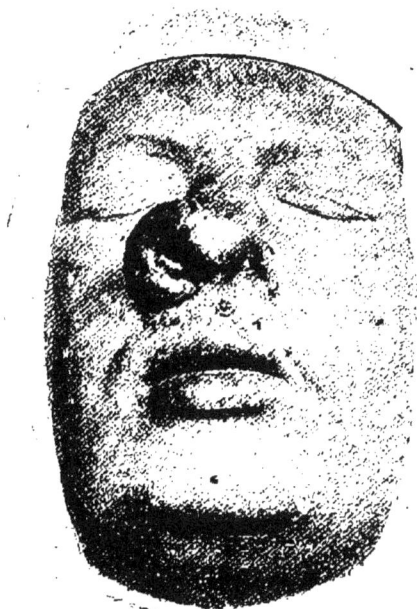

FIG. 124. — Chancre syphilitique de l'aile du nez. (Musée de l'hôpital St-Louis.) Hillairet.

variété, les signes objectifs sont, au contraire, peu marqués ; ils sont dominés par les troubles *fonctionnels* qui passent au premier plan et attirent seuls l'attention.

Presque toujours ce sont les symptômes d'un coryza que l'on constate, mais d'un coryza *unilatéral* avec obstruction nasale, écoulement séro-purulent et tuméfaction pseudo-érysipélateuse du vestibule si la lésion siège dans le segment antérieur des fosses nasales. Les *ganglions* sont tuméfiés et quelquefois douloureux à cause de l'infection superficielle qui se surajoute au chancre. Ils occupent les régions sous-maxillaire et péri-hyoïdienne et dans les cas de chancre profond, l'adéno-pathie peut être pré-axoïdienne.

Certains malades se plaignent de douleurs faciales vives, à caractère névralgique, et dont le siège corres-pond au côté lésé.

L'examen rhinoscopique, pratiqué dans les cas de chancre vestibulaire, montre le plus souvent sur la par-tie antéro-inférieure de la cloison tantôt une *tumeur* en nappe *ulcérée*, saignant facilement et recouverte d'exsu-dats pseudo-membraneux ou de mucosités blanchâtres, tantôt une masse *fongueuse*, ulcérée, tapissée de croûtes et de consistance cartilagineuse. « Son im-plantation se fait sur la cloison par un large pédicule. La narine opposée est libre ; jamais le chancre ne pro-duit de déformation du nez ni de perforation de la cloison, ce qui le distingue des tumeurs malignes qu'il peut simuler. » (Lermoyez.)

Evolution. — Elle n'a rien de spécial et la durée du chancre nasal ne diffère pas sensiblement de celle des chancres génitaux ; elle varie habituellement entre *trois et six semaines*. Comme ces derniers, il guérit spontanément ; toutefois, cette bénignité est loin d'être la règle, témoin le cas de la malade de Moure qui fut contaminée par son médecin à la suite d'un cathété-risme septique : « L'infection fut telle que les ganglions sous-maxillaires et occipitaux devinrent assez volumi-neux au point de gêner la mastication ; de plus, les accidents éclatèrent avec assez de gravité pour en-traîner en quelques mois la mort de la malade par ca-chexie. »

Cette observation est un nouvel exemple de la gravité toute spéciale des chancres céphaliques qui a été signa-lée maintes fois et qui est considérée aujourd'hui comme un fait indiscutable.

La place occupée par le chancre est marquée pendant un certain temps par une tache rouge ou pigmentée, une macule plus ou moins persistante ; lorsque la lésion a été traitée *correctement*, sans applications caustiques ni irritantes, ces traces disparaissent complètement, surtout lorsque l'accident primitif s'est développé sur la muqueuse.

Dans quelques cas, la plaie ne se répare pas dans les limites ordinaires, sa surface bourgeonne ou prend un aspect diphtéroïde : il y a transformation *in situ* en plaque muqueuse.

DEUXIÈME PÉRIODE

Les lésions de la syphilis secondaire ont été fort bien étudiées par Fournier, Jullien et P. Tissier.

Elles présentent des caractères très différents suivant qu'elles intéressent le vestibule nasal ou la muqueuse.

Les syphilides vestibulaires affectent la forme de petites *érosions* tapissées le plus souvent de croûtelles jaunâtres qui, par leur agglomération, constituent un bourrelet s'étendant à tout le pourtour de l'orifice narinal qui est rétréci. Sans cesse arrachées par le frottement du mouchoir ou par le grattage provoqué par les vives démangeaisons dont elles sont le siège, elles se reproduisent avec ténacité, entraînant après leur chute un léger suintement sanguin.

Les *fissures* linéaires, les *crevasses* reconnaissables à leur fond rouge occupent de préférence l'angle postérieur des narines ; elles sont douloureuses et rappellent en tous points celles qu'on observe au niveau des commissures labiales.

Ces lésions secondaires sont souvent le point de départ de poussées lymphangitiques, envahissant l'aile du nez et la lèvre supérieure qui se tuméfient, durcissent et prennent une couleur à reflet rouge de métal bruni.

Toutes différentes sont les altérations de la muqueuse si souvent méconnues à cette phase de la syphilis, en raison de leur insidiosité et de l'absence habituelle d'examen rhinoscopique.

Tantôt elles se présentent sous l'aspect d'un érythème *vermillon* caractéristique qui fut signalé par Moldenhauer et parfaitement décrit plus tard par

18

Tissier ; cet énanthème se manifeste sous la forme de plaques occupant, au début, le segment antéro-inférieur du septum et s'étendant dans la suite à toute la muqueuse ; tantôt elles affectent l'aspect de *plaques muqueuses* (Mackenzie, Duplay) qui diffèrent sensiblement de celles de la muqueuse bucco-pharyngée, en raison des caractères particuliers de l'épithélium nasal qui est cylindrique à cils vibratils et non pavimenteux, stratifié, comme le revêtement épithélial de la cavité buccale. Ce sont des *érosions* peu étendues, peu saillantes, à bords minces tranchant nettement sur le liseré cuivré qui les entoure. Une croûte jaunâtre souvent les tapisse et son ablation est suivie d'un écoulement de sang parfois abondant.

Lorsque les lésions siègent en arrière, on les voit principalement sur les bords des choanes, sur le dos du voile et sur les parois du cavum, là surtout où abonde le tissu adénoïde.

Les tumeurs *condylomateuses*, véritables crêtes de coq (Moure), appartiennent aussi à ce stade de la syphilis, mais elles sont exceptionnellement observées.

Les signes *fonctionnels* de la syphilis secondaire n'ont rien de saillant. Ce sont généralement les symptômes d'un coryza banal, très tenace et remarquable comme les lésions qui l'engendrent par son unilatéralité. Ces signes sont quelquefois si peu marqués qu'ils peuvent passer inaperçus.

Lorsque les syphilides occupent le vestibule ou la partie antérieure des fosses nasales, elles se traduisent habituellement par une sensation de picotement et de brûlure, par de l'enchifrènement et un écoulement par les narines d'un liquide muco-purulent parfois strié de sang. Dans certains cas, elles sont accompagnées de céphalée et de névralgies faciales dont la signification n'est que trop souvent méconnue.

TROISIÈME PÉRIODE

La syphilis tertiaire a une préférence marquée pour le nez, et cette prédilection toute particulière a fait dire au professeur Fournier que « la vérole se plaît dans les fosses nasales ». D'après Welky, ces accidents tertiaires représenteraient environ 3 p. 100 des accidents totaux de la syphilis.

Ces manifestations peuvent apparaître à une époque très variable, qui oscille entre quelques mois et plusieurs années (10, 15, 20 ans), à dater de la disparition du chancre.

Il est assez rare que le médecin assiste au début des lésions qui, en raison de leur siège habituellement profond et de leur allure insidieuse, échappent à son attention.

La plupart des malades qu'il reçoit dans son cabinet, la presque totalité de ceux qu'il voit à l'hôpital pour des accidents de ce genre ne se présentent guère à lui qu'avec des lésions très avancées, les dégâts sont tels que bien souvent ils se montrent irréparables.

Le caractère qui constitue la note dominante de ces manifestations tardives, c'est, je le répète, l'*insidiosité initiale*, c'est la bénignité apparente du début masquant l'entrée en scène d'accidents formidables sur venant comme un *coup de théâtre* et jetant l'alarme et la consternation dans l'entourage du malade.

Ces lésions cependant ne présentent ici rien de particulier, elles s'offrent à nous avec les caractères classiques que nous avons l'habitude d'observer sur les autres parties du corps ; leur gravité tient donc moins à leur nature qu'à leur siège dans une cavité de la face en rapport immédiat avec la base du crâne et par conséquent au voisinage du cerveau.

La véritable manifestation du tertiarisme, celle que l'on rencontre avec le maximum de fréquence, c'est sans contredit la *gomme* syphilitique.

Elle apparaît avec ses caractères habituels : infiltration circonscrite des tissus avec tendance à la nécrobiose qui aboutit à la destruction progressive des parties envahies.

Elle peut siéger soit à l'*extérieur*, soit à l'*intérieur* du nez et son point de départ est le tissu cellulaire, le cartilage et surtout le tissu osseux.

La cloison, les os propres, la voûte palatine, la branche montante du maxillaire, l'ethmoïde, l'unguis et le sphénoïde, telles sont, par ordre de fréquence, ses principales localisations.

Elle entame, en effet, souvent le squelette, soit primitivement, soit secondairement quand, tout d'abord sous-muqueuse, elle détruit une certaine étendue du périoste qui le tapisse.

Le *syphilome en nappe* envahit toute la muqueuse. Ici, les éléments embryonnaires, au lieu de subir un processus de régression et de nécrose aboutissant à une perte de substance, infiltrent les tissus normaux et y amènent la production d'un tissu fibreux, induré, scléreux, dont la rétraction détermine insensiblement l'atrésie des cavités nasales.

Les *ulcérations tertiaires* sont exceptionnellement observées. Elles sont superficielles et respectent le squelette, intéressant de préférence la muqueuse du septum et de la paroi externe des fosses nasales. On dirait une nécrobiose rapide et progressive ayant ici comme sur la peau, où on les rencontre le plus souvent, les caractères du phagédénisme.

Symptômes. — *a)* SUBJECTIFS. — C'est, nous le savons, *insidieusement*, presque sans douleur et sans réaction locale, que s'installent les lésions de la syphilis tertiaire, et leur présence dans les fosses nasales n'est souvent révélée au clinicien que par l'entrée en scène d'accidents graves qui trahissent seuls l'importance des dégâts.

Au début, c'est un *coryza* banal, sans manifestations bruyantes, caractérisé par de l'enchifrènement, des sécrétions muco-purulentes parfois striées de sang et qui n'a de spécial que son extrême persistance et sa localisation à une seule fosse nasale.

Au bout d'un temps très variable, plusieurs mois en général, apparaît un nouveau symptôme, la *mauvaise odeur*. D'abord à peine perceptible, légèrement fadasse, elle devient rapidement fétide, révoltante ; c'est une odeur de pourriture, de putréfaction, d'une ténacité désespérante qui caractérise l'*ozène spécifique*

Souvent, à cette période, le malade accuse une *céphalée* gravative, à *exacerbation nocturne*, accompagnée de névralgies sus-orbitaire et naso-lobaire

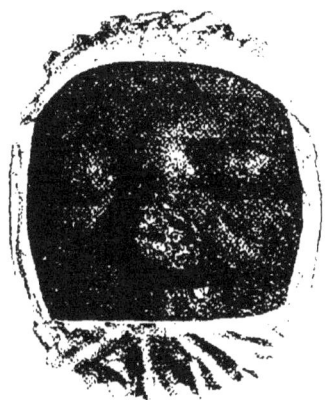

FIG. 125. — Syphilis gommeuse ulcérée. (Musée de l'hôpital Saint-Louis.) Collection de M. le Prof. Fournier.

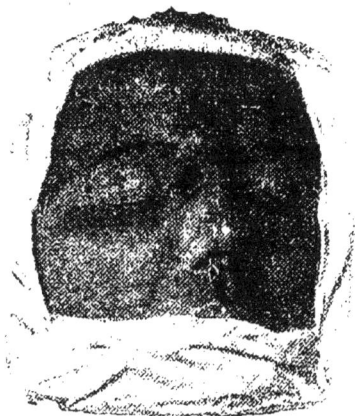

FIG. 126. — Syphilis tertiaire. — Ulcère gommeux ayant perforé l'os propre du nez et faisant communiquer la fosse nasale avec l'extérieur. (Musée de l'hôpital St-Louis.) Collection de M. le Prof. Fournier.

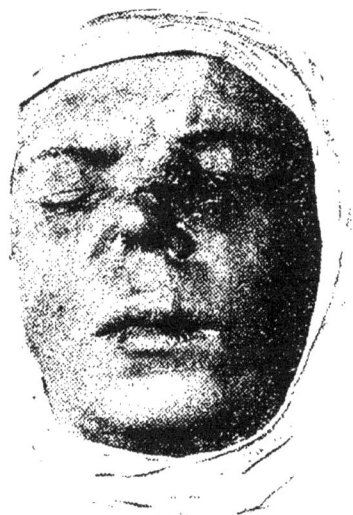

FIG. 127 — Syphilides gommeuses. — Lésions osseuses; nécrose nasale. (Musée de l'hôpital St-Louis.) Collection de M. le Prof. Fournier, nᵒ 375.

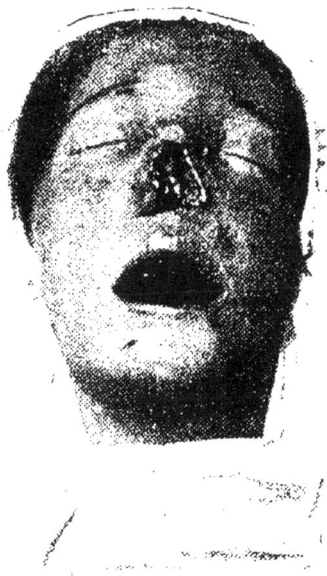

FIG. 128. — Syphilis tertiaire. — Ulcération ayant détruit la presque totalité du nez, (Musée de l'hôpital Saint-Louis.) Collection de M. le Prof. Fournier, nᵒ 188.

18

L'*hyposmie* et l'*anosmie* peuvent être aussi la conséquence de l'extension des lésions à l'étage supérieur
des cavités nasales.

C'est alors seulement que l'attention du malade est
éveillée : l'apparition de ces nouveaux symptômes l'inquiète. Comprenant qu'il s'est mépris sur la nature de
son mal qu'il avait cru jusqu'ici être un simple coryza,
il se décide enfin à consulter un médecin.

b) OBJECTIFS. — Nous avons dit que la gomme était
l'expression habituelle du tertiarisme nasal.

Elle est extra ou intra-nasale. *Extra nasale*, elle
occupe de préférence la *racine du nez*, qui devient le
siège d'une déformation particulière presque pathognomonique.

Elle est caractérisée par une tuméfaction qui envahit tout l'espace inter-oculaire, comme dans l'érysipèle de la face, dont elle diffère cependant par l'absence de rougeur des téguments et de symptômes
généraux. A ce niveau la pression éveille de la douleur.

Abandonnée à elle-même, la lésion évolue rapidement,
en quelques semaines : la tumeur subit la fonte purulente et donne naissance à une vaste *ulcération arrondie*, profonde, *cratériforme*, à *bords nettement taillés* et
sans adénopathie de voisinage, présentant, en un mot,
tous les caractères de l'ulcère spécifique (fig. 125, 126,
127).

L'infiltration gommeuse peut encore débuter au
niveau de *l'aile* du nez et, de là, s'étendre à la presque
totalité de l'organe dont elle franchit parfois les limites
pour envahir la joue et la lèvre supérieure qui sont
successivement détruites (fig. 129).

Mais ces manifestations au grand jour ne sont guère
dans les habitudes de la syphilis nasale, qui préfère
effectuer sa besogne dans l'ombre comme si cette maladie « honteuse » avait à cœur de se mettre à l'abri
des regards indiscrets. Chez elle, tout se passe généralement à l'intérieur et c'est dans les anfractuosités du
nez qu'il faut la chercher.

La gomme *intra-nasale* occupe indifféremment l'une
des parois des cavités du nez. Au début, alors que l'on
a très rarement l'occasion de l'observer, elle apparaît

sous l'aspect d'une *tumeur* indolente, d'un rouge sombre, évoluant rapidement et déterminant une oblitération complète de la fosse nasale atteinte. Sur le septum, de préférence au niveau de son tubercule, elle envahit successivement les deux côtés. On aperçoit extérieurement une rougeur diffuse de toute la région avec une tuméfaction énorme : les orifices des narines sont obstrués par un double bourrelet muqueux.

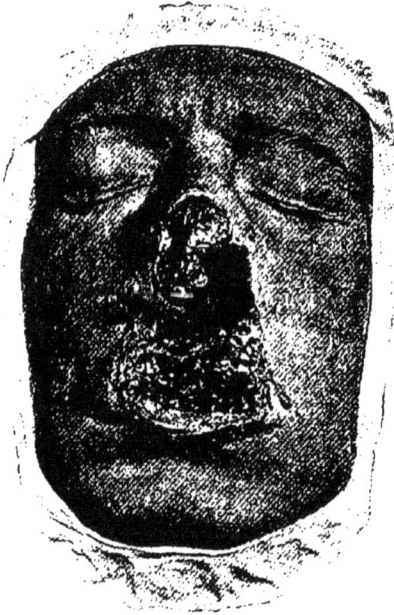

FIG. 129. — Syphilis tertiaire du nez et de la lèvre supérieure. (Musée de l'hôpital St-Louis.) Collection de M. le Dr Péan, n° 477.

A cette phase de début fait suite la période d'état. La tumeur, après une durée de quelques semaines, entre dans la phase de régression avec ou sans fonte purulente.

Quand la gomme s'*ulcère*, nous retrouvons là tous les caractères classiques de l'ulcère spécifique avec son cratère largement béant donnant issue à un magma bourbillonneux qui charrie des fragments de cartilage ou d'os sphacélés.

C'est à cette période d'ulcération et de nécrose que les signes fonctionnels acquièrent leur maximum d'intensité : les douleurs névralgiques deviennent plus violentes, un écoulement purulent et fétide apparaît entraînant des *séquestres osseux*, dont la chute incessante détermine la production de brèches énormes.

C'est, avons-nous dit, l'entrée en scène de tels accidents qui amène le malade au médecin, alors que les dégâts sont déjà considérables et que le doute sur la nature du mal n'est plus permis. Aidé d'un bon éclairage, vous reconnaîtrez l'existence et le siège des lésions ; vous les chercherez de préférence sur le septum, sur la paroi externe, au niveau du cornet inférieur, sur le plancher nasal et dans la *fente olfactive* où elles se dissimulent si aisément dans les anfractuosités de la muqueuse sous une carapace de *croûtes* brunâtres ; le stylet promené au fond des ulcérations, au milieu des masses fongueuses et condylomateuses qui les tapissent, révèlera souvent l'existence d'une dénudation osseuse ou d'un *séquestre* mobile plus ou moins adhérent, facilement reconnaissable à sa teinte grisâtre ou noirâtre et à ses rugosités.

Dans les cas avancés, vous constaterez parfois d'énormes pertes de substance occasionnées par de vastes nécroses osseuses capables, comme dans le cas de Besnier, de faire communiquer entre elles toutes les cavités de la face par un véritable évidement des fosses nasales.

Généralement, ces sphacèles sont plus limités et n'atteignent qu'une portion de la paroi nasale. Ainsi se forment les *perforations* qui ont leur siège d'élection sur le septum et le plancher nasal.

Les *perforations du septum* se produisent habituellement à l'insu du malade chez lequel elles sont fréquemment une révélation de la rhinoscopie.

Elles occupent surtout le *cartilage quadrangulaire* et intéressent parfois le vomer.

Leurs dimensions varient entre celles d'une lentille et celles d'une pièce de vingt centimes et même de deux francs.

Dans certains cas, la totalité de la cloison est détruite.

Pour bien voir ces perforations, il suffit de projeter un faisceau lumineux dans l'une des fosses nasales pendant qu'on regarde dans l'autre cavité ; la moindre perforation se traduira sous la forme d'une *lucarne lumineuse.*

Les *perforations palatines* sont, elles aussi, presque toutes syphilitiques (19 sur 20). On a cru pendant longtemps qu'elles se faisaient de la bouche vers le nez, c'est une erreur ; c'est par le nez que débute la lésion et c'est du nez vers la bouche que se fait la perforation ; *l'étape nasale précède l'étape buccale.* Cette opinion a été émise

par Fournier et par Duplay qui donnent de la pathogénie de la perforation palatine l'interprétation suivante :
Consécutivement à des syphilides *tuberculo-ulcéreuses*
ou à des *périostoses gommeuses* du plancher des fosses
nasales, un segment plus ou moins large du maxillaire
supérieur se trouve dénudé au niveau de ces lésions et
se nécrose. Survient une phlegmasie éliminatrice
périphérique, comme à propos de toute nécrose, un
abcès se constitue alors sous la muqueuse qui tapisse
la face inférieure de l'os malade, c'est-à-dire sous la
muqueuse palatine. Cet abcès s'accuse dans la bouche
sous forme d'une petite tumeur hémisphérique du volume d'un noyau de cerise, puis d'une noisette. A un
moment donné, il s'ouvre spontanément ou est ouvert
par la main du chirurgien. Bientôt son orifice s'élargit
par ulcération excentrique et alors apparaît à nu, sur la
voûte palatine, une partie du segment nécrosé. Finalement, le segment de nécrose se sépare, tombe, et alors,
en un instant, se trouve constituée, à la grande stupé-
faction du malade, une perforation palatine plus ou
moins étendue, avec les deux troubles majeurs qui en
sont la conséquence nécessaire, à savoir: altération de
la voix et reflux nasal des aliments ou des liquides
introduits dans la bouche.

Le trou n'existe donc réellement que lorsque le
séquestre a été éliminé. Cette élimination peut être
lente ou brusque, le fragment sphacélé étant évincé en
bloc, comme chez le joueur de cornet à piston.

La lésion occupe habituellement la *ligne médiane* de
la voûte palatine, un peu en avant des os palatins:
elle succède à la nécrose partielle, soit d'un maxillaire,
soit des deux maxillaires et du vomer à leur point de
convergence.

La perforation est *arrondie* ou *ovalaire* ; au début elle
offre les dimensions d'une tête d'épingle, d'une lentille,
plus tard elle est grande comme une pièce de cinquante
centimes et, dans certains cas, elle envahit toute la
voûte palatine.

Généralement la perforation du palais abandonnée à
elle-même tend à s'accroître Le processus syphilitique
ulcéro-nécrosant, qui rappelle à la fois l'ostéite raré-

fiante et le phagédénisme, poursuit lentement ses progrès; dans sa marche envahissante, la perte de substance acquiert en deux ou trois ans la dimension d'une pièce de cinquante centimes que plus tard elle peut dépasser de beaucoup.

Comme les perforations, les *déformations* nasales sont la conséquence des nécroses osseuses de la syphilis tertiaire dont elles sont les stigmates indéniables. Elles constituent un vestige indélébile des ravages énormes que la diathèse a exercés sur le squelette de la région.

Elles sont dues pour la plupart à la *rétraction cicatricielle* consécutive au processus ulcéro-nécrosant des syphilides gommeuses et non pas uniquement, comme on l'a cru longtemps, à l'effondrement de la région occasionné par les nécroses osseuses.

Elles intéressent soit l'*extérieur*, soit l'*intérieur* du nez.

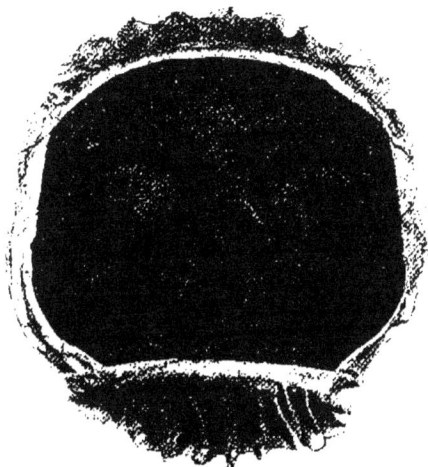

FIG. 130. — Rétraction cicatricielle des tissus consécutive à la nécrose des os propres. (Musée de l'hôpital Saint-Louis.) Collection de M. le Dr Péan, n° 325.

Au dehors, la déformation consiste fréquemment en un *aplatissement* et en un *élargissement* de la racine de l'organe, absolument analogue à celle qu'on obtiendrait en écrasant, avec la pulpe du pouce, la racine du nez d'un buste en cire molle. Sous l'influence du tiraillement exercé sur lui par les téguments de la base du nez, le segment inférieur de l'organe bascule, le lobule se relève, imprimant aux narines une direction oblique d'arrière en avant et de bas en haut, c'est le nez *camard* dit encore « nez en selle » (fig. 78).

Dans un autre cas, c'est un *affaissement* et un *recul* de la portion inférieure du nez dus à l'effondrement de son

segment inférieur. Nous savons que ce segment cartilagineux est soutenu par le cartilage du septum qui est la
clef de voûte supportant l'édifice ; or, que ce pilier
vienne à disparaître, le tout s'écroule, l'édifice s'effondre et la portion cartilagineuse de l'organe, subissant un mouvement de recul, s'enchâsse et s'invagine
dans le segment osseux des fosses nasales.

« Le profil du nez figure une ligne brisée dont l'angle
de retrait se trouve au-dessous des os propres. » (Fournier.) C'est le nez *en lorgnette.*

Ailleurs, la perte de la sous-cloison détermine l'abaissement de la pointe du nez qui entraîne une déformation
très caractéristique désignée par Fournier sous le nom
de nez de *perroquet.*

Dans les fosses nasales, on observe soit la disparition du septum, soit une atrophie diffuse des cornets
créant une véritable *rhinite atrophique spécifique,* où
les cavités du nez sont transformées en un cloaque dans
lequel stagnent et fermentent les sécrétions d'une muqueuse altérée.

Complications. — Elles sont nombreuses ; elles peuvent être *graves* en raison de la nature essentiellement destructive des lésions tertiaires de la syphilis
nasale et de leur voisinage immédiat avec les méninges et le cerveau.

L'évolution insidieuse de semblables lésions, n'éveillant à aucun moment l'attention du malade et du médecin, explique la fréquence des accidents observés au
cours de l'affection.

Nous n'insisterons pas sur les complications inflammatoires qui résultent de l'extension aux organes
voisins du processus phlegmasique engendré par l'infection secondaire des lésions syphilitiques, ce sont là
des manifestations banales qui ne traduisent en aucune
façon l'influence spécifique dont elles dérivent. A cette
catégorie d'accidents appartiennent le catarrhe chronique du rhino-pharynx et de l'appareil tubo-tympanique, les dacryocystites, les sinusites, etc.

Les perforations et les déformations nasales, en raison
des troubles fonctionnels qu'elles engendrent et des
infirmités souvent irréparables qui en sont la consé-

quence, peuvent également figurer parmi les complications, mais les ayant étudiées déjà dans la symptomatologie, nous n'y reviendrons pas.

Nous signalerons, en passant, les *hémorrhagies* survenant au moment de l'élimination des séquestres et les accidents résultant de la chute de ces derniers dans les voies respiratoires ou le pharynx, mais ce sont là des complications fort rares sur lesquelles il n'y a pas lieu d'insister.

Par contre, il est un groupe d'accidents sur lesquels nous désirons attirer l'attention, car leur connaissance peut éclairer le diagnostic et servir de base à la fois au pronostic et au traitement, nous voulons parler des complications *cérébro-méningées* consécutives à l'*ostéite naso-crânienne* de la syphilis.

A côté des phénomènes méningo-encéphaliques, tels que les méningites, les thrombo-phlébites des sinus de la dure-mère et les abcès du cerveau, qui sont, en somme, les manifestations banales d'un processus infectieux quelconque, il y a place pour toute une catégorie d'accidents cérébraux qui, cette fois, relèvent plus spécialement de la diathèse spécifique.

Ces manifestations, dont l'ensemble constitue l'*encéphalopathie syphilitique*, se présentent avec une variété inépuisable et c'est bien vainement que, dans cette profusion de troubles morbides, vous en chercheriez un qui soit l'apanage exclusif de la maladie. Aussi est-ce avec raison qu'on a pu dire que la syphilis cérébrale est de nature essentiellement *protéiforme*.

Toutefois, le professeur Fournier, en clinicien sagace, a pu démontrer que cette diversité de phénomènes morbides est plus apparente que réelle, que les symptômes initiaux de l'affection, si nombreux qu'ils soient, ne sont pas multiples à l'infini et que ces formes morbides, une fois constituées, représentent des types génériques où viennent naturellement prendre place toutes les observations particulières, toutes les modalités symptomatologiques de la maladie.

Ces types génériques ont été ramenés par Fournier à *quatre formes*, que nous allons énumérer brièvement en observant la classification de l'auteur.

19

1° FORME ÉPILEPTIQUE. — Elle est caractérisée par des crises d'*épilepsie jacksonnienne* ou de *grande épilepsie* qui rappellent en tous points celles du mal comitial.

Dans certains cas, l'épilepsie est associée à d'autres phénomènes cérébraux. Les uns d'ordre *congestif* se traduisent par de la céphalée, de l'obnubilation, des vertiges, des bourdonnements et de la défaillance ; les autres, d'ordre *psychique*, se manifestent par de l'apathie, de la torpeur, de la morosité et de l'amnésie ; enfin, des troubles *paralytiques* (parésie, monoplégie, hémiplégie) peuvent compliquer cette forme d'encéphalopathie syphilitique.

2° FORME CÉPHALALGIQUE. — La céphalée sert fréquemment d'exorde à la syphilis cérébrale. Elle est générale, plutôt gravative que lancinante ; elle est persistante, rebelle avec *exacerbation nocturne.*

3° FORME MENTALE. — Le caractère dominant de cette variété c'est l'*asthénie* des facultés intellectuelles.

L'intellect est peu développé lorsqu'elle affecte le jeune âge et l'inappétence pour le travail est complète. Ce symptôme joint aux troubles de la mémoire et à l'hypochondrie fait craindre chez l'enfant l'invasion d'une méningite tuberculeuse.

4° FORME PARALYTIQUE. — Les paralysies intéressent surtout la motricité et se localisent de préférence aux nerfs moteurs de l'œil, et en particulier à la 3e *paire.* Dans certains cas cependant, elles affectent les membres et se traduisent sous la forme de monoplégies, de paraplégies ou d'hémiplégies.

En clinique, ces différentes formes de l'encéphalopathie syphilitique ne sont pas toujours aussi nettement tranchées, il arrive assez souvent qu'elles se surajoutent et se combinent de mille manières différentes au point d'induire en erreur l'esprit le mieux prévenu.

Telles sont, en résumé, les principales manifestations morbides qui marquent l'action de la syphilis sur le cerveau. Rappelons qu'elles n'ont rien de spécial à la diathèse spécifique et qu'elles peuvent se rencontrer avec les autres variétés d'encéphalite. « Et comment en serait-il autrement ? Le cerveau, en effet, n'est qu'un instrument, une machine qui, lésée dans un de ses rouages par une cause quelconque, traduit ce trouble par un seul et même ordre de phénomènes à savoir, par un désordre ou un arrêt des fonctions qui lui sont dévolues. » (Fournier.)

Toutefois ces phénomènes pathologiques ont une signification autrement précise lorsqu'ils coïncident avec la notion d'antécédents spécifiques et, en particulier, avec un coryza syphilitique.

Peut-être l'examen rhinoscopique qui s'impose en pareil cas vous permettra-t-il de constater alors seulement la lésion causale révélatrice, l'*ostéite naso-crânienne* qui sert si souvent d'exorde au syndrome cérébral ?

Diagnostic. — 1° Du chancre. — L'accident primitif est généralement méconnu en raison de sa localisation exceptionnelle. Habituellement, c'est l'apparition des accidents secondaires qui permet de se rendre compte de la nature véritable de la lésion et de porter un diagnostic rétrospectif.

Dans la plupart des cas, elle est prise pour un accident banal, une plaie ou une écorchure infectées.

On la reconnaîtra à ses caractères particuliers : *érosion* indolente, à base indurée, ne suppurant pas et accompagnée d'une polyadénopathie ligneuse et sans réaction inflammatoire des régions sous-maxillaire et pré-auriculaire.

Toutefois ces signes classiques peuvent manquer dans le chancre nasal. C'est ainsi que, dans la symptomatologie, nous l'avons vu affecter l'aspect de l'*ulcus elevatum* et entraîner une déformation considérable de la région.

Lorsque l'accident initial siège dans la profondeur des fosses nasales, le diagnostic est encore plus difficile pour ne pas dire impossible. Moure et Lermoyez commirent une erreur semblable en croyant à un coryza fibrineux.

Les *ulcérations* de la *syphilis tertiaire* peuvent rappeler de très près le chancre spécifique et faire croire à tort à une réinfection syphilitique. Ces syphilides chancriformes se développent quelquefois au siège même occupé autrefois par le chancre. Arrondies et indurées comme lui, elles en diffèrent par leur profondeur, l'aspect irrégulier de leur fond, l'absence d'adénopathie et des accidents consécutifs de la syphilis secondaire.

L'ulcère *lupique* présente à première vue une certaine analogie avec les lésions syphilitiques ; plus loin, au chapitre du lupus, nous étudierons les caractères distinctifs de cette affection.

Les tumeurs *malignes* (sarcome, épithéliome) se reconnaîtront à leur évolution lente et progressive, à la présence, à leur surface, d'une ulcération irrégulière, anfractueuse et saignante, sécrétant un ichor sanieux et fétide. L'adénopathie est ici moins précoce, moins rapide, et l'état général qui accompagne ces néoplasmes est profondément altéré.

Dans certaines formes cependant, le diagnostic reste hésitant comme en témoignent les observations rapportées par Moure : « Dans les trois cas rencontrés dans ma pratique, dit cet auteur, le chancre avait toujours un aspect bourgeonnant qui eût fait songer à une tumeur maligne, si l'âge des malades et l'apparition rapide des néoplasmes n'eussent fait exclure d'emblée ce diagnostic. » Chez un de ses malades, Garel crut à une tumeur du septum qu'il tenta d'enlever avec l'anse galvanique.

2° DES ACCIDENTS SECONDAIRES. — Comme le chancre, les manifestations secondaires de la syphilis nasale prêtent souvent à l'erreur.

Le catarrhe de la muqueuse qui accompagne leur évolution fait penser généralement à un *coryza* vulgaire, d'apparence bénigne, et dont l'extrême ténacité retient seule l'attention du médecin.

Lorsqu'elles ont un siège vestibulaire, c'est surtout avec les *dermatoses* de cette région que le diagnostic doit être fait.

On reconnaîtra l'*impétigo sycosiforme* à la présence de petites pustules rapidement remplacées par des ulcérations que recouvrent des croûtes grises ou jaunâtres, à l'extension de ces lésions à la lèvre supérieure, à leur persistance et à la tuméfaction des téguments qui offrent une coloration rouge vif et une sensibilité très grande.

Les *herpétides* des narines offrent également des caractères spéciaux permettant de ne pas les confondre avec les syphilides vestibulaires. On sait avec quelle fréquence elles se localisent, elles aussi, au pourtour des narines et des lèvres; mais, contrairement aux ulcérations spécifiques, elles sont douloureuses, et leur développement est précédé d'une sensation de brûlure ou de prurit. Elles sont annoncées par l'apparition d'une plaque rouge, de forme arrondie ou allongée et s'effaçant par la pression. Très rapidement cette zone érythémateuse devient le siège de petites vésicules qui se réunissent et bientôt font place à des ulcérations de forme irrégulière et à contour *polycyclique.*

On se rappellera que, dans la majorité des cas, l'herpès nasal est symptomatique d'un état général infectieux (intoxication gastro-intestinale, pneumonie, méningite cérébro-spinale, etc.).

Les syphilides *fissuraires* de l'angle postérieur des narines peuvent simuler les fissures de l'*eczéma chronique* du vestibule. Mais on reconnaîtra la nature de ces dernières à la coexistence dans leur voisinage de lésions eczémateuses très anciennes, aux troubles nerveux qui les accompagnent et à leur résistance au traitement.

Enfin, en cas de doute, on recherchera les autres manifestations de la syphilis secondaire et notamment les syphilides bucco-pharyngées qui manquent rarement, la roséole, la céphalée gravative à *exacerbation vespérale* et la micro-polyadénopathie généralisée. La constatation de tels symptômes permet d'affirmer un diagnostic encore hésitant.

3° DES ACCIDENTS TERTIAIRES. — Lorsque leur siège est extra-nasal, la confusion avec l'*ulcère lupique* et l'*épithélioma* est chose possible.

Plus loin, à l'étude du lupus nasal, nous verrons à l'aide de quels symptômes on peut établir le diagnostic différentiel de ces deux états morbides.

L'*épithélioma* se reconnaîtra à ses caractères habituels : ulcération irrégulière, anfractueuse, bourgeonnante, douloureuse, saignant au moindre contact, accompagnée d'*adénopathie* et survenant à un âge avancé, autant de signes qu'on ne retrouve pas dans l'ulcère tertiaire si facilement reconnaissable à sa forme arrondie, à ses bords nettement taillés, à son fond bourbillonneux, à son indolence, à l'absence d'adénopathie et à son apparition à toutes les périodes de la vie.

Lorsqu'elles occupent les fosses nasales, le diagnostic de ces lésions est plus délicat. On ne confondra pas l'*ozène spécifique* avec l'ozène vrai, qui est la principale manifestation du coryza atrophique : l'atrophie bilatérale de la muqueuse, la présence à sa surface de croûtes verdâtres très adhérentes et l'absence d'ulcérations et d'altérations osseuses permettront de distinguer cette dernière affection.

Les *empyèmes sinusiens* sont accompagnés assez souvent d'une grande fétidité analogue à celle qu'exhalent les nécroses de la syphilis, mais la localisation de la douleur, la présence du pus dans le méat moyen, l'abondance de la pyorhinorrhée et les renseignements fournis par la translumination des cavités de la face empêcheront toute confusion.

Le diagnostic sera quelquefois hésitant entre les ulcères spécifiques de la muqueuse et les ulcérations de la *tuberculose* et des *néoplasmes malins*. L'ulcère *tuberculeux* est plat, son fond offre une coloration jaunâtre, ses bords atones et déchiquetés sont parsemés de granulations miliaires qui ne tardent pas à s'ulcérer, et son siège est souvent vestibulaire ; ces caractères n'ont rien de commun avec les lésions tertiaires qui, au contraire, creusent en profondeur et se dissimulent dans les parties les plus reculées des fosses nasales. En cas de doute, on tentera le traitement spécifique et, si l'on soupçonne la bacillose, on procèdera à l'examen histologique d'une parcelle des tissus malades et, au besoin, on fera une inoculation au cobaye.

Les ulcérations *néoplasiques* (sarcome, épithéliome) sont, nous l'avons déjà dit, irrégulières, anfractueuses, fongueuses et saignent au moindre contact. Elles ont une marche lente et progressive et affectent le système ganglionnaire de la région. Les douleurs qu'elles occasionnent sont vives et parfois atroces et l'état général est profondément altéré. D'après Moure, « la seule présence d'une ulcération étendue et profonde chez un malade que sa profession n'expose pas, du reste, aux lésions de cette nature, sera déjà une présomption en faveur de l'origine spécifique de la maladie ».

Les *rhinolithes*, par leur aspect grisâtre et leur consistance dure, par les sécrétions purulentes et fétides qu'ils engendrent, peuvent simuler les séquestres de la syphilis, mais une rhinoscopie minutieuse révèlera leur présence presque exclusive dans le méat inférieur ; l'exploration avec le stylet fera constater leur forme régulière et arrondie et l'absence, dans leur voisinage, d'un trajet fistuleux. En outre, contrairement à ce que l'on observe dans les nécroses osseuses, il n'y a, dans la lithiase nasale, aucune déformation de la région.

Dans les cas difficiles, l'examen de parcelles prélevées sur le corps suspect fournira le seul signe capable d'entraîner la conviction (Didsbury).

Nous savons que les perforations du septum ne sont pas toutes syphilitiques. Hajek, dans une excellente leçon résumée par Lermoyez, a décrit, en dehors des perforations par abcès, trois principaux types de perforation du septum : 1° l'*ulcère perforant* ; 2° la *perforation tuberculeuse* ; 3° la *perforation syphilitique*.

Tandis que l'*ulcère perforant* a une évolution insidieuse, d'une lenteur extrême, qui passe par trois phases successives bien distinctes : la première d'exulcération, la seconde de perforation et la troisième de cicatrisation, la perforation syphilitique, au contraire, a une marche plus rapide et est accompagnée d'une réaction plus vive qui se traduit par des signes de coryza avec sécrétion purulente et fétide bientôt suivie de l'effondrement du nez. Celle-ci atteint à la fois le cartilage et le vomer, celui-là a son siège exclusif sur le cartilage qu'il ne franchit jamais.

La perforation *tuberculeuse* se reconnaîtra à ses bords irréguliers et fongueux, au semis de *granulations miliaires* qui l'entourent et à la présence dans les tissus infiltrés d'éléments embryonnaires et de cellules géantes renfermant parfois des bacilles de Koch.

Les perforations palatines ne relèvent également pas toutes de la diathèse spécifique. Elles peuvent être dues à la *tuberculose* et au *mal perforant* ; mais nous devons ajouter que ces deux facteurs ont un rôle très effacé dans l'étiologie des perforations de cette région. Sur vingt cas de perforation palatine, dit Fournier, on peut en attribuer dix-neuf à la syphilis. Malgré cette disproportion considérable, le diagnostic pathogénique de cette lésion doit être fait, car il a une importance capitale au point de vue du traitement.

La perforation palatine *tuberculeuse* a son siège habituel plus en avant que la perforation syphilitique ; on la rencontre généralement derrière les incisives ; elle est en outre irrégulière, contrairement à la lésion spécifique qui, elle, est taillée nettement comme avec l'emporte-pièce. Elle est limitée par des bords épais et fongueux dont les sinuosités semblent indiquer que la perte de substance provient de la réunion d'ulcérations plus petites. La zone inflammatoire qui la circonscrit est semée de *granulations* grisâtres dont la constatation, nous le savons, est si précieuse pour le diagnostic étiologique. Enfin, elle est très douloureuse et la coexistence fréquente de *lésions pulmonaires* avancées ne laisse aucun doute sur sa nature tuberculeuse.

On reconnaîtra le *mal perforant buccal* aux *troubles trophiques* qui le précèdent, à la chute des dents, à la résorption des bords alvéolaires des deux maxillaires, à son siège à la périphérie de la voûte palatine, à l'insensibilité de ses bords et aux manifestations avérées ou frustes du *tabes* dont il constitue un symptôme au même titre que le mal perforant plantaire.

Il faut avouer cependant que les accidents tertiaires ne présentent pas toujours des caractères aussi nettement tranchés et nombreux sont les cas où le diagnostic reste en suspens. Vous devez alors chercher ailleurs les éléments qui lui sont nécessaires : vous interrogerez le malade, vous le questionnerez sur son passé en fouillant ses antécédents, vous chercherez sur les diverses parties du corps les vestiges de la diathèse spécifique et, au besoin, vous instituerez un traitement *d'épreuve* qui, seul, dans bien des cas, tranchera la question.

Traitement — Nous envisagerons successivement le traitement *local* et le traitement *général* de la syphilis à ses différentes périodes.

a) TRAITEMENT LOCAL. — 1° DU CHANCRE. — L'*excision* du chancre ne doit pas être conseillée pour deux raisons : d'abord parce qu'elle est le plus souvent irréalisable en raison de son siège, ensuite et surtout parce qu'elle n'est d'aucune efficacité, puisqu'elle n'entrave ni ne modifie l'évolution ultérieure de la maladie. L'échec des tentatives d'abortion s'explique aisément si l'on admet que le chancre est non pas la localisation initiale de l'infection, mais la *première manifestation tangible* d'une infection déjà généralisée.

Si l'accident primitif se présente sans aucune complication septique, il n'exige pour ainsi dire aucun traitement, puisqu'il tend naturellement vers la guérison. « Il y a moins, dit Fournier, à chercher un remède pour guérir le chancre qu'à s'abstenir de toutes les interventions qui pourraient contrecarrer cette disposition naturelle. »

Le traitement consistera donc surtout à prévenir ou à combattre les infections pyogènes secondaires par des *bains* locaux ou des *lotions* des parties malades avec des solutions antiseptiques faibles (liqueur de *Van Swieten* dédoublée, solution de *phénosalyl* à 1 p. 200 ou d'*hydrate de chloral* à 10 p. 1.000).

Dans l'intervalle des lavages, on saupoudrera la plaie avec de l'*aristol*, de l'*iodol*, ou mieux encore avec la poudre suivante :

> Calomel.   . . . . ⎫
> Diiodoforme . . . . ⎬ *ââ* 4 grammes
> Salicylate de bismuth. ⎭

mais on évitera l'application de topiques irritants comme le nitrate d'argent, le chlorure de zinc, etc. Contre le chancre intra-nasal, on conseillera l'usage des *pommades* qui favorisent la chute des croûtes :

> Calomel. . . . . 1 gr. 50
> Vaseline neutre. 20   »
> Essence de géranium rose. . IV gouttes

19.

On procédera ensuite à des *insufflations* répétées de poudres antiseptiques à base d'*iodol* ou de *calomel*.

Calomel précipité.	2 gr.	50
Acide borique.	7	50
Menthol	0	15

Contre la gêne due à l'obstruction nasale, les *fumigations* mentholées pratiquées plusieurs fois par jour sont très indiquées.

2° DES ACCIDENTS SECONDAIRES. — Ici encore le traitement local n'a qu'un rôle accessoire, on y a recours simplement pour pallier les symptômes pénibles qu'éprouve le malade et pour hâter la cicatrisation des ulcérations de la muqueuse.

On se bornera à des applications fréquentes de *pommade* borico-mentholée ou à base d'iodol ou de calomel.

Les *irrigations* nasales ne seront autorisées qu'à titre évacuateur, pour déblayer les cavités du nez des sécrétions purulentes et des croûtes qui les encombrent. On fera usage de solutions antiseptiques faibles de *sublimé* au 1/10.000° ou de *résorcine* à 3 p 1000.

Enfin, on activera la cicatrisation des plaques muqueuses et des ulcérations par des attouchements pratiqués, une ou deux fois par semaine, avec la solution de *nitrate d'argent* au 1/10°, avec de la teinture d'iode ou avec le *nitrate acide de mercure* au 1/10°.

3° DES ACCIDENTS TERTIAIRES. — Bien que subordonné à la médication générale, le traitement local joue ici un rôle important à cause des infections secondaires dont ces accidents sont parfois l'origine.

Il comporte deux grandes indications :

1° *La désinfection des fosses nasales* ;
2° *L'extirpation des séquestres non adhérents.*

On remplira la première indication par des *lavages* naso-pharyngiens abondants pratiqués avec l'enema et répétés 2 ou 3 fois dans les 24 heures.

On se servira de solutions faiblement antiseptiques, soit de sublimé à 1/10.000. soit de permanganate de potasse à 1/3.000, soit encore de phénosalyl à 2/1.000.

Ces irrigations seront suivies d'*insufflations* avec
l'une des poudres suivantes :

Iodol . . . . ⎫ *ââ* 5 gr. »
Acide borique . . . . . ⎭
Menthol   0   15

ou :

Iodoforme . . . .   10 grammes
Essence de menthe . . .   VI gouttes.

Contre les ulcérations, je conseille des attouchements avec la *glycérine iodée* à 1 p. 100 et, contre les
bourgeons charnus exubérants, des *cautérisations* avec
une perle de nitrate d'argent ou avec la pointe galvano-
caustique.

La seconde indication consiste, avons-nous dit, dans
l'*extirpation des séquestres* qui sont une source de
fétidité et parfois le point de départ d'accidents septiques graves.

Avant de procéder à l'extraction des fragments d'os
nécrosé, on doit s'informer de leur siège exact, de leurs
dimensions et de leur *degré de mobilité*. Ces renseignements réclament un examen minutieux des cavités
nasales, lequel sera facilité par un badigeonnage préalable de la muqueuse avec la solution de *cocaïne-adrénaline* qui amène sa rétraction et désenclave le séquestre.

Si le fragment nécrosé est totalement adhérent, on
s'abstiendra de toute intervention et on attendra *patiém-
ment* sa mobilisation spontanée.

S'il est mobile ou partiellement adhérent, on tentera
de l'extraire par des mouvements de traction et de torsion exercés sur lui à l'aide d'une pince à mors larges.

Lorsque le séquestre est trop volumineux pour être
extirpé en bloc, on le *morcellera* avec un lithotriteur
approprié et on retirera successivement les différents
fragments. Mais si cette fragmentation est impossible
rendant irréalisable l'extraction par les voies naturelles,
il est indiqué alors de pratiquer une grande brèche, soit
par le *procédé de Rouge*, soit par le *procédé d'Ollier*
qui donnent un plus large accès dans les fosses nasales.

Dans les cas de déformation consécutive aux nécroses de la syphilis, nous pensons avec Tillaux et

Lermoyez qu'une intervention n'est légitime que si la fonction physiologique de l'organe est compromise et que s'il s'agit moins d'une difformité que d'une infirmité.

Nous avons décrit plus haut, dans le chapitre des

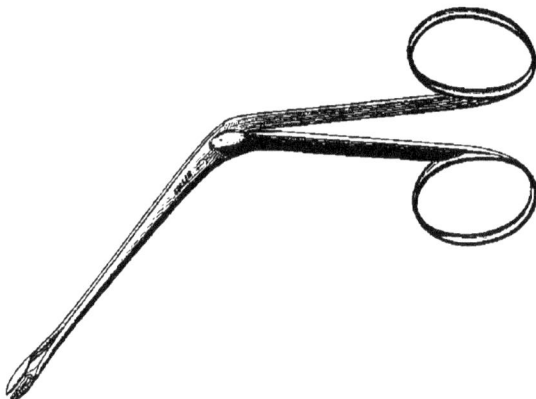

Fig. 131. — Pince coudée à mors larges pour l'extraction des séquestres.

rhinoplasties, les différents procédés qui ont été conseillés pour remédier à ces déformations.

b) Traitement général. — Nous savons quelle place importante il occupe dans le traitement des accidents syphilitiques. Il se résume tout entier dans l'emploi de la médication spécifique qui a une influence si marquée sur la marche des lésions et sur l'évolution ultérieure du mal vénérien. Le *mercure* et l'*iodure* constituent la base de ce traitement que nous allons étudier aux différentes périodes de la maladie.

1re et 2e Période. — D'après les syphiligraphes les plus autorisés, la médication spécifique doit être instituée dès que la nature du chancre est nettement établie. « Il est prouvé par l'expérience, dit Fournier, que les syphilis traitées dès l'origine sont facilement accessibles, bénignes comme symptômes actuels et peu redoutables comme manifestations éloignées. »

La première intervention du mercure, au *seuil* même de la diathèse, doit être une intervention énergique et énergique à un double point de vue, à savoir : d'une part, comme intensité thérapeutique, et, d'autre part, comme durée.

Le *protoiodure d'hydrargyre* est la préparation la plus usitée parce qu'elle est la mieux tolérée d'une façon générale.

A la dose quotidienne de 5 *centigrammes*, le proto-iodure est inoffensif dans la majorité des cas ; une dose de 10 centigrammes est tolérée sans dommage par l'homme à la condition d'observer une bonne hygiène buccale.

Chez la femme, la limite de tolérance s'arrête vers 6 ou 8 centigrammes.

Le médicament sera toujours pris au moment des repas. Il est des cas cependant où les préparations mercurielles, quelles qu'elles soient, sont mal supportées par les voies digestives. S'agit-il d'un enfant, d'une femme en état de grossesse, d'un dyspeptique, d'un débilité? Gardez-vous de donner le *coup de grâce* à leur estomac en lui imposant le supplice du mercure et optez carrément pour les frictions ou les injections hypodermiques.

Les *frictions* constituent un excellent moyen de faire pénétrer le mercure dans l'organisme. On en fera quinze à vingt tous les deux jours, avec quatre grammes d'*onguent napolitain* ; la durée totale de la cure sera donc de 3o à 4o jours.

Par la voie *hypodermique*, j'emploie de préférence, dans les cas bénins, l'*huile biiodurée* et j'injecte environ un centimètre cube de la préparation suivante dans la masse musculaire :

Biiodure d'Hg	0 gr. 40
Huile d'olives stérilisée . . .	100 cmc.

Mais le *benzoate de mercure* particulièrement recommandé par Gaucher, en raison de sa teneur élevée en mercure (45 p. 100), est plus indiqué dans les formes graves:

Benzoate d'Hg	0 gr. 25
Eau stérilisée.	30 »
Chlorhydrate de cocaïne. .	ââ 0 06
Chlorure de sodium . . .	

pour injections intra-musculaires de 1 à 5 centimètres cubes par jour.

Il faut, en général, de 25 à 30 injections de un centimètre cube pratiquées quotidiennement pour faire disparaître des accidents en cours d'évolution.

D'après le professeur Fournier, le traitement mercuriel du début, pour agir efficacement sur la marche
ultérieure de la maladie, doit être prolongé pendant *six
semaines*, puis, après un répit de quelques semaines, il
sera repris pour six semaines encore. En sorte qu'au
seuil de la diathèse, on institue un traitement d'au
moins *trois mois* interrompu par un entr'acte assez court.

3e PÉRIODE. — C'est malheureusement souvent à cette
phase ultime qu'on est appelé à intervenir, et comme
les dégâts sont déjà considérables, il importe de frapper
énergiquement par une médication intensive et d'attaquer le mal par un traitement « *d'assaut* ».

On administrera parallèlement le *mercure* et l'*iodure*,
car l'iode est pour ainsi dire le spécifique de la gomme
qui est la manifestation habituelle du tertiarisme nasal.

L'*iodure de potassium*, d'abord prescrit à la dose de
2 *grammes*, est rapidement porté à 8, 10 et 12 grammes
par jour.

Le malade sera en même temps soumis aux frictions
mercurielles et, si l'on veut agir très vite, aux injections
hypodermiques de benzoate de mercure pratiquées tous
les jours.

SYPHILIS HÉRÉDITAIRE

Il importe que nous sachions que pour le nez
comme pour les autres organes l'influence héréditaire
de la syphilis ne se restreint pas aux premiers mois ni
même aux premières années de la vie. Nombre de
rhinopathies qui avaient été jusqu'à ces derniers temps
attribuées à la scrofule ou à la syphilis acquise, en
raison de leur développement dans l'adolescence, relèvent, en réalité, de la syphilis héréditaire, comme
l'ont démontré surabondamment les recherches de Parrot, de Lannelongue et de Fournier.

Dans l'étude de la syphilis nasale héréditaire, nous
distinguerons donc l'hérédo-syphilis *précoce* et l'hérédo-
syphilis *tardive*.

HÉRÉDO-SYPHILIS PRÉCOCE

Ses manifestations apparaissent, chez le nouveau-né, dans le cours des premières semaines ou des premiers mois qui suivent la naissance.

Les symptômes sont généralement ceux d'un *coryza* vulgaire et aucune particularité de ce côté ne permet, au début du moins, de soupçonner la véritable nature des lésions. C'est la même gêne et le même enchifrènement que dans la rhinite simple, et le médecin confiant en la bénignité de telles manifestations porte un pronostic favorable et s'en désintéresse entièrement ou tout au plus prescrit une médication anodine. Mais, bientôt, entrent en scène des symptômes plus significatifs : c'est d'abord la *ténacité* désespérante du coryza, puis l'apparition d'un *écoulement muco-purulent* et, dans la suite, franchement *purulent* et parfois strié de sang. La persistance de cet écoulement détermine à la longue un érythème douloureux des narines et de la lèvre supérieure qui s'érodent et se recouvrent de croûtes grisâtres

Fig. 132. — Hérédo-syphilis. — Cicatrices des lèvres et dépression du nez.(Musée de l'hôpital Saint-Louis.) Collection de M. le Dr Parrot, n° 10.

prises souvent pour des manifestations strumeuses.

Cette pyorrhée nasale exhale une *odeur fétide* révélatrice, qui est souvent l'indice d'un processus nécrotique dont l'aboutissant peut être l'effondrement de la charpente du nez.

Chez le nouveau-né, la rhinoscopie est impossible et le diagnostic pathogénique ne pourra être posé qu'en se basant sur ces symptômes objectifs et notamment sur la constatation en divers points du corps des autres manifestations de la diathèse spécifique : plaques ou

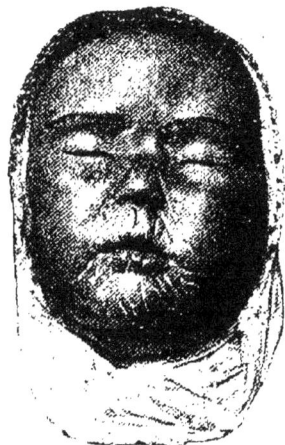

fissures au niveau des commissures labiales, psoriasis ou pemphigus palmaire ou plantaire, syphilides psoriasiformes des téguments, micro-polyadénopathie généralisée, etc.

Dans les cas cependant où le siège des lésions syphilitiques occupe l'extérieur du nez ou le vestibule, leur diagnostic est plus aisé et il devient alors possible d'en suivre l'évolution. Elles représentent sur les narines, la muqueuse des ailes du nez et du septum, les syphilides *tuberculeuses* et *tuberculo-ulcéreuses* du tégument cutané. Elles sont constituées par de petits nodules hémisphériques, plus souvent irréguliers, grenus ; généralement multiples et agminées, elles figurent « un groupe de lésions excoriatives ou ulcéreuses, soit recouvertes de croûtes, soit dénudées et irritées par de continuels attouchements. Quand elles sont confluentes, il n'est pas rare de trouver les narines encombrées de croûtes jaunâtres, brunes ou noirâtres que les malades arrachent, mais qui se reproduisent incessamment. » (Fournier.)

Ces lésions spécifiques, destructives d'essence, créent des ulcérations, des entamures profondes des tissus, constituant de véritables mutilations qui intéressent à la fois l'aile du nez, la sous-cloison et le lobule.

Les deux narines sont alors fusionnées en une seule ouverture triangulaire, béante, à base postérieure.

HÉRÉDO-SYPHILIS TARDIVE

Ses manifestations s'observent avec un maximum de fréquence vers l'âge de la *puberté* et, en particulier, dans le sexe féminin. Toutefois, on peut les rencontrer aussi au cours de l'âge adulte.

Elles offrent des caractères très variés reproduisant exactement ceux que nous avons signalés à propos de la syphilis acquise. D'une façon générale, elles sont constituées comme les lésions de la syphilis tertiaire par un processus *gommeux* ou *scléro-gommeux* aboutissant finalement aux mêmes conséquences graves, c'est-à-dire déformation et destruction de l'organe atteint et possibilité de complications méningo-encéphaliques.

On reconnaîtra la nature de ces lésions à leurs carac-

tères particuliers et à la coïncidence fréquente de la
triade symptomatique de Hutchinson.

Traitement. — Nous n'envisagerons dans ce chapitre que le traitement du coryza syphilitique du nouveau-né, la rhinite spécifique tardive étant justiciable de
la même médication que celle de la syphilis acquise de
l'adulte.

A cette étude se rattache celle de la *prophylaxie* de
la syphilis héréditaire en général. Nous rappellerons,
à ce propos, que le mariage ne peut être permis aux
syphilitiques qu'après un traitement *régulier* d'au moins
trois années et que toute femme enceinte dont les accidents ne remontent pas à plus de quatre ans doit être
soumise au traitement mercuriel. Nous en dirons autant
pour toute femme saine qui a été fécondée par un
homme en état de syphilis active.

En ce qui concerne le traitement *curatif* chez l'enfant qui vient de naître, la *médication mercurielle* est
celle qui doit être adoptée, parce qu'à cet âge, elle est
généralement bien supportée. On choisira, suivant les
cas, entre la méthode d'*ingestion*, les *frictions* et les
injections.

Par la bouche, on administre habituellement la
liqueur de Van Swieten en commençant par XX gouttes
par jour prises dans du lait, en quatre fois, puis on
augmentera progressivement jusqu'à L gouttes chez le
nouveau-né.

A deux ans, on peut donner une cuillerée à café de
cette solution qui représente 5 *milligrammes* de sublimé.

Les frictions seront préférées chez les enfants dyspeptiques ; on les pratiquera sur le thorax avec
1 gramme d'*onguent napolitain* additionné de 2 ou
3 grammes de vaseline.

Les injections les plus fréquemment employées sont
celles de *benzoate d'hydrargyre* à la dose de 1 ou 2 *milligrammes* par centimètre cube.

Lorsqu'un traitement *mixte* est indiqué, on aura
recours avec avantage au *sirop de Gibert*, dont on administrera, en quatre fois, le quart d'une cuillerée à café,
s'il s'agit d'un nouveau-né, ou bien, si les circonstances
l'exigent, on fera des *frictions mercurielles* à l'enfant

tout en prescrivant de l'iodure à la mère ou à la nourrice.

Le coryza doit être l'objet de soins spéciaux. On rétablira la perméabilité des cavités nasales en chassant les
sécrétions qui y sont accumulées à l'aide d'*injections
boriquées* tièdes faites avec une poire élastique, la
tête de l'enfant étant maintenue en position déclive et
inclinée latéralement au-dessus d'un récipient.

Les instillations dans les fosses nasales d'*eau oxygénée* étendue de 3 ou 4 fois son volume d'eau tiède
facilitent également la chute des croûtes.

Enfin, dans l'intervalle des irrigations, on prescrira
des applications intra-nasales de pommade au *calomel*
à 1/40 répétées deux fois par jour.

CHAPITRE XVII

TUBERCULOSE NASALE

Historique. — La tuberculose nasale était considérée autrefois comme exceptionnelle, mais depuis que les recherches bactériologiques ont révélé à l'attention des rhinologistes la véritable nature de ces lésions, les observations se sont multipliées rapidement.

C'est Cartaz qui, le premier, en 1887, trace dans une excellente monographie une étude complète sur cette importante question. Après avoir résumé les différentes observations signalées jusqu'à cette époque, il fait un exposé clinique de cette affection à laquelle il reconnaît deux formes bien distinctes : la forme *pseudo-polypeuse* et la forme *ulcéreuse* qui devaient servir de base aux descriptions ultérieures.

Deux années plus tard, elle devient, en Allemagne, l'objet de nouvelles recherches, d'abord avec Hajek qui parvient à réunir 27 observations, puis avec Peter Mertens qui fait de cette maladie le sujet de sa thèse inaugurale.

En 1890, Olympitis compulse tous les documents épars parus sur cette affection et signale 39 cas non douteux de tuberculose nasale.

Enfin, la même année, Millard et Plicque décrivent une troisième variété : la tuberculose *miliaire rhino-pharyngienne* déjà admise par le professeur Chiari et analogue en tous points à la *maladie d'Isambert*.

Toutefois, malgré ces travaux, la tuberculose nasale n'en est pas moins restée une affection rare puisque

Willingk et Weichselbaum n'ont rencontré que 9 fois cette lésion sur plus de 1.000 cadavres.

Etude clinique. — La tuberculose des fosses nasales par son étiologie, par son allure clinique et son pronostic se présente habituellement sous deux formes nettement tranchées :

1° La forme *primitive* (forme *végétante* de Cartaz) ;

2° La forme *secondaire* (forme *ulcéreuse* de Cartaz).

On pourrait à la rigueur avec Chiari, de Vienne, en admettre une troisième, la forme *granuleuse*, mais elle est tellement rare que nous ne la choisirons pas comme base de notre classification.

1° FORME PRIMITIVE.

Elle correspond, avons-nous dit, à la tuberculose *végétante* signalée par Cartaz. Elle est considérée comme étant la plus rare (Tornwaldt, Riedel), aussi ne partageons-nous pas l'avis de Garel lorsqu'il admet que « il y a égalité entre la forme primitive et la forme se- « condaire au point de vue de la fréquence ».

Symptômes. — Cette variété atteint surtout les sujets bien portants et ne présentant aucune autre manifestation bacillaire.

Elle se comporte, en général, comme une tuberculose *locale*, relativement bénigne.

La lésion occupe de préférence la portion antéro-inférieure de la cloison, au niveau du cartilage *quadrangulaire*, ou la partie antérieure du plancher des fosses nasales.

Lermoyez donne de cette localisation l'explication suivante : « C'est dans tout le nez, dit-il, en parlant de la cloison cartilagineuse, le lieu le plus exposé aux infections venues de l'extérieur : *a*) parce que là se déposent en masse les poussières charriées par l'air inspiré ; *b*) parce que là se produisent les érosions consécutives à l'introduction des doigts dans le nez. »

C'est donc une tuberculose *exogène*.

L'affection est habituellement *unilatérale*, mais elle peut être bilatérale, témoin le cas de cette jeune malade rapporté par Bar et Texier, où le néoplasme s'insérait sur les deux côtés du septum dans l'angle qu'il forme avec le plancher nasal.

Les lésions présentent un aspect *végétant polypoïde* rappelant d'assez près la tuberculose polypeuse laryngée de Gouguenheim et Tissier. Elles affectent, le plus souvent, la forme d'une masse néoplasique (Kœnig, Hahn, Schæffer) à surface irrégulière, bosselée, mamelonnée, d'apparence papillomateuse (fig. 133). D'une coloration rosée ou grisâtre, elles saignent au moindre contact.

Le volume de la tumeur est excessivement variable,

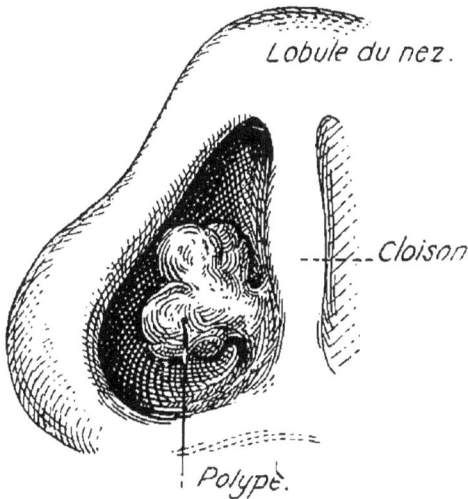

FIG. 133. — Tuberculose végétante du septum.

il oscille entre celui d'un grain de chènevis et celui d'une noisette. Dans certaines circonstances, on l'a vue atteindre les dimensions d'une noix obstruant complètement la cavité nasale (cas de Schaeffer).

L'exploration avec le stylet révèle une consistance *élastique* et la présence à la base du néoplasme d'un large pédicule s'insérant ordinairement sur la zone cartilagineuse de la cloison.

Lentement, mais très lentement, la lésion devient le siège d'un *processus ulcératif* qui creuse en profondeur au point de perforer le septum.

Cette perforation que masque un tissu exubérant et

fongueux, ne peut être reconnue qu'avec l'aide du stylet et son irrégularité ne rappelle en rien la perte de
substance à bords nettement taillés de la gomme syphilitique.

La phase ulcéreuse est accompagnée d'*adénopathie*
ayant son siège dans la région sous-maxillaire correspondante.

Les troubles *fonctionnels* sont, en général, peu marqués. A part un léger *suintement sanguinolent* provoqué
par le contact du mouchoir et des doigts et un certain
degré d'obstruction nasale du côté lésé, le malade n'accuse aucune douleur appréciable et sa santé reste indemne. Cette intégrité de l'état général, jointe à l'absence de symptômes locaux, suffit à expliquer l'indiffé-
rence du patient vis-à-vis de telles lésions et l'époque
tardive à laquelle il se décide à consulter un médecin.

Anatomie pathologique. — L'examen microscopique
pratiqué sur une parcelle de la tumeur y révèle tous
les éléments du tissu tuberculeux : un stroma avec
cellules géantes, *cellules épithélioïdes* et riche en éléments arrondis et confluents pourvus d'un noyau volumineux par rapport au protoplasma et appartenant au
type *embryonnaire*. La présence des *bacilles de Koch*
enlève tous les doutes sur la nature des lésions, mais
comme ils sont rares et souvent absents, ils demandent
à être recherchés avec attention.

Ces données histologiques démontrent nettement
qu'il s'agit, en réalité, d'une néoformation tuberculeuse
ou plutôt d'un véritable *tuberculome* de la muqueuse
nasale.

Pronostic. — Il est relativement *bénin*, parce que la
lésion reste locale et ne compromet pas l'état général,
parce qu'elle évolue très lentement et surtout parce
que son *éradication totale* est possible et généralement
suivie d'une guérison définitive.

2º FORME SECONDAIRE.

C'est la variété *ulcéreuse* de Cartaz.

Elle constitue la manifestation habituelle de la tuberculose nasale.

Elle apparaît ordinairement comme un *épiphénomène* de la tuberculose pulmonaire ou laryngée, chez les malades cachectiques, au même titre que la bacillose bucco-pharyngée.

Ces lésions ulcéreuses furent longtemps confondues avec les accidents de la scrofule et de la syphilis, et c'est encore grâce aux récentes recherches bactériologiques que leur nature tuberculeuse fut nettement établie.

L'inoculation de la muqueuse nasale peut se faire soit par les doigts ou les linges souillés de crachats bacillifères, soit par la voie sanguine. Cette variété de tuberculose est donc, suivant les cas, *exogène* ou *endogène*.

Symptômes. — Ici encore les lésions occupent de préférence le *segment antérieur de la cloison* ou le *plancher* des fosses nasales. Toutefois, elles peuvent se localiser à la partie antérieure du cornet inférieur (Luc). Il arrive assez fréquemment qu'elles franchissent la zone vestibulaire pour s'étendre sur les téguments de la lèvre supérieure.

Dès le début, on observe sur la pituitaire qui présente une teinte rouge violacée une agglomération de *tubercules miliaires* offrant un aspect jaunâtre. Bientôt, ces tubercules se ramollissent et s'ulcèrent ; ces petites ulcérations par leur réunion constituent une perte de substance plus ou moins étendue qui a tous les caractères de l'ulcère tuberculeux. On reconnaîtra d'ailleurs celui-ci à sa forme *ovalaire* et *irrégulière*, à ses bords *dentelés* et *taillés à pic*, à son fond *atone et fongueux* tapissé de muco-pus et de détritus sanieux. La muqueuse environnante est injectée, œdématiée, exubérante et parfois semée de petites *granulations* jaunâtres analogues aux grains jaunes que Trélat a signalés autour des ulcérations tuberculeuses de la langue.

Ces granulations ont une grande valeur diagnostique, malheureusement elles ne sont pas constantes : elles manquaient chez une malade que j'ai eu l'occasion d'observer tout récemment. Il s'agissait d'une jeune femme de 38 ans atteinte de phtisie laryngée et présentant sur la partie inférieure du septum une ulcération nettement tuberculeuse qui avait franchi le vestibule nasal pour envahir la lèvre supérieure.

Dans certains cas, les tubercules miliaires qui infiltrent la muqueuse occasionnent de petites pertes de substance cupuliformes qui lui donnent l'aspect d'une étoffe rongée par les mites. *La pituitaire est en quelque sorte mitée.* (J. Moure.)

Il arrive assez souvent que la lésion creuse en profondeur entraînant une *perforation* du cartilage septal généralement masquée par un amas de fongosités.

Un léger suintement muco-purulent, quelques épistaxis légères provoquées par l'arrachement des croûtes qui encombrent la narine, une douleur insignifiante éveillant à peine l'attention du malade, tels sont les symptômes fonctionnels qui caractérisent cette forme secondaire.

En terminant cette étude clinique des différentes variétés de la tuberculose nasale, nous signalerons simplement la *forme granuleuse* admise par le professeur Chiari et caractérisée par la coexistence de tubercules miliaires dans le rhino-pharynx et d'une *infiltration pseudo-œdémateuse* tuberculeuse des fosses nasales antérieures. Cette troisième variété reconnue également par Millard et Plicque est exceptionnelle ; elle ne serait autre chose, d'après Bar et Texier, qu'une tuberculose miliaire pharyngée, véritable *maladie d'Isambert*, se surajoutant à la tuberculose des voies nasales.

Pronostic. — L'extrême rapidité avec laquelle évolue l'affection, la signification de cette localisation secondaire indiquant une extension du processus bacillaire et l'apparition de telles lésions chez un malade épuisé arrivé à la phase ultime de la cachexie tuberculeuse, disent assez nettement combien grave est le pronostic de cette complication. Etant l'indice de la défaillance de l'organisme dans sa lutte contre l'invasion bacillaire, elle constitue un signe précurseur d'une mort prochaine.

Diagnostic. — *a) de la forme primitive.* — A chacune de ses phases, dit Lermoyez, correspond une erreur de diagnostic.

« Y a-t-il tumeur végétante ? On pense au *sarcome.*

Seul, l'examen histologique lève les doutes. Et cependant le microscope ne révèle pas de lésions tuberculeuses nettement constituées ; au milieu d'un amas de cellules embryonnaires se montrent espacées quelques cellules géantes ; les follicules tuberculeux y sont des plus rares, les bacilles presque introuvables, ce qui explique l'évolution lente de cette lésion. »

En présence d'une perforation du septum, on songe naturellement à la *syphilis*. Mais la spécificité détermine une perte de substance qui intéresse à la fois le cartilage et les os, ses bords sont nettement taillés, comme avec l'emporte-pièce; d'autre part, les nécroses de la syphilis sont accompagnées d'un écoulement purulent fétide et entraînent à leur suite un effondrement de la charpente nasale, ce que ne fait jamais la tuberculose.

En cas de doute, on procédera à l'examen biopsique d'une parcelle des tissus suspects ou on tentera le traitement *d'épreuve* qui influence si favorablement les lésions tertiaires, sans trop insister cependant, car vous savez combien la médication mercurielle est préjudiciable aux tuberculeux.

b) de la forme secondaire. — La nature des lésions est ici plus facile à reconnaître. L'état de tuberculose avancée du malade met sur la voie du diagnostic et la coïncidence de lésions franchement tuberculeuses de la muqueuse bucco-pharyngée achève de dissiper le doute.

La nature de l'ulcération se révélera, d'ailleurs, à ses caractères particuliers et notamment, à la présence d'un semis de granulations jaunâtres qui cercle ses bords.

La confusion avec le *lupus* est la seule difficile à éviter parce qu'il existe entre ces deux affections des signes identiques tant au point de vue anatomo-pathologique qu'au point de vue expérimental. Il faut remarquer cependant que ces états morbides étant tous deux généralement secondaires, l'examen minutieux des différents organes (poumons, larynx, ganglions, testicules) fixe en pareil cas le diagnostic, et ceci d'autant mieux que, dans le lupus, il y a extérieurement des signes indélébiles et visibles de ses manifestations primitives.

20

Le lupus et la tuberculose nasale débutent fréquemment par la forme pseudo-polypeuse ; mais cette forme évolue vers l'ulcération dans la tuberculose et vers l'ulcération et la sclérose dans le lupus. Tandis que les lésions tuberculeuses sont entourées de tubercules miliaires noyés dans une zone congestive qui borde la perte de substance, celles du lupus sont environnées de tubercules lupiques et s'extériorisent sous forme d'ulcères qui s'étendent aux téguments voisins qu'elles détruisent lentement (v. p. 354).

Traitement. — 1° *De la forme primitive.* — L'indication qui se pose avant tout, c'est l'*ablation totale* du néoplasme tuberculeux.

A la rigueur, chez les sujets pusillanimes, on peut le détruire par des cautérisations fréquentes avec le *cautère plat* ou l'*électrolyse bipolaire*, mais ces procédés sont moins certains, plus lents, moins logiques, en un mot, que l'éradication totale.

La masse extirpée, on fera un *curettage* énergique qui enlève les tissus infiltrés au-delà de la zone malade, jusqu'au cartilage sous-jacent qui doit être mis à nu et réséqué au besoin.

La surface ainsi détergée sera cautérisée avec la solution d'*acide lactique* à 1/3 pendant plusieurs jours consécutifs. On la saupoudrera ensuite d'iodol ou d'iodoforme et on terminera par l'application d'un tampon de gaze iodoformée.

D'après Lermoyez, deux ou trois séances de curettage sont nécessaires, elles seront pratiquées tous les huit jours : « Elles doivent être répétées jusqu'à ce que tout tissu fongueux ait disparu et que la plaie tende à se recouvrir d'une muqueuse ferme qui ne saigne plus au contact du stylet. »

S'il y a tendance à la formation de croûtes, on prescrira entre les séances des applications de pommade iodoformée ou iodolée à 1/15.

2° *De la forme secondaire.* — Ici, abstenez-vous de toute exérèse, parce qu'elle est inutile puisqu'elle ne peut être qu'incomplète, et parce qu'elle est illogique, ne s'adressant qu'à une localisation d'un processus infectieux généralisé.

La médication devra donc être purement *palliative* et se bornera à des *insufflations* de poudre d'ortho-forme, d'iodol ou d'iodoforme.

On provoquera la chute des croûtes par l'introduction dans la narine de tampons imbibés d'eau boriquée chaude ou par des onctions de pommade *iodolée* et *mentholée* :

Iodol . . . . 2 gr. 50
Menthol crist. 0   20
Vaseline boriquée 30   »

Les attouchements avec du naphtol camphré ou avec une solution d'*acide lactique* d'abord à 1/5, puis à 1/3, donnent également de bons résultats.

TRAITEMENT GÉNÉRAL. — Il est surtout indiqué dans la forme secondaire où il est appelé à relever les forces chancelantes du malade.

Suralimentation, repos et séjour au grand air, tels sont les principaux moyens à opposer à l'infection tuberculeuse. « Après des travaux sans nombre, a dit Peter, la médecine moderne, d'accord avec le bon sens, en arrive à conclure que la meilleure médication des tuberculeux est l'*hygiène*; l'hygiène qui empêche le tuberculisable de devenir tuberculeux, et le tuberculeux de devenir plus tuberculisable. »

Parmi les rares médicaments qui doivent être prescrits, le meilleur est encore l'*huile de foie de morue* qui, prise à haute dose, réussit à merveille, parce qu'elle est moins un médicament qu'un excellent aliment qui agit par les substances grasses et les composés phosphorés qu'il renferme.

CHAPITRE XVIII

LUPUS

Syn : *Lupus tuberculeux, lupus de Willan.*

Nous ne rappellerons pas les discussions sans nombre soulevées par l'histoire du lupus. Considéré d'abord comme une manifestation de la scrofule par Bazin, il fut longtemps confondu dans la suite avec les accidents de la syphilis, et ce n'est, en réalité, que plus tard que sa véritable nature fut reconnue.

Les recherches histologiques de Grancher, Köster, Cornil, Virchow et Charcot, en montrant l'étroite analogie qui existe entre le nodule lupique et le tubercule, parenté déjà pressentie par Besnier, la constatation par les mêmes auteurs de la présence du *bacille de Koch* et les inoculations en série entreprises par Max Schüller, Cornil, Leloir, Hyp. Martin, Pfeiffer et Koch établirent définitivement la signification exacte de ces lésions.

Tous ces travaux tendent à démontrer que le lupus est une modalité du *processus tuberculeux chronique*, à bacilles rares, et, cliniquement parlant, une tubercu lose *atténuée*, à faible virulence, comme le sont, en général, les tuberculoses cutanées.

On peut donc définir cette affection : *Une tuberculose chronique de la peau et des muqueuses adjacentes caractérisée par le développement de petites nodosités intra-dermiques de coloration rouge qui se terminent par l'ulcération ou l'atrophie cicatricielle des tissus.*

Bien qu'il eût été préférable, au point de vue de la pathologie générale et de l'évolution des conceptions nosologiques, de grouper dans un même chapitre la tuberculose et le lupus du nez qui ne sont, en somme, que l'expression différente d'un même état infectieux, nous avons cru indispensable pour la clarté de notre description de suivre l'exemple des auteurs classiques, en consacrant une étude spéciale aux diverses manifestations cutanéo-muqueuses de la tuberculose lupique de la région nasale.

Les lésions du lupus peuvent occuper l'*extérieur* ou l'*intérieur* du nez et, suivant qu'elles intéressent la peau ou la pituitaire, elles affectent des caractères différents. Nous étudierons donc successivement le lupus cutané et le lupus de la muqueuse.

A. — **LUPUS CUTANÉ**

Sa description se confond avec celle du lupus de la face et, comme ses lésions n'ont ici rien de spécial, nous les rappellerons brièvement.

Etiologie. — Il débute ordinairement dans le *jeune âge*, mais l'extrême lenteur de son évolution fait qu'il se prolonge jusqu'à une époque avancée de la vie.

C'est, en général, vers l'âge de 4 à 6 ans qu'il apparaît pour la première fois; on le voit encore débuter chez des sujets de 12 à 17 ans, mais, à partir de 30 ans, il est rare qu'il se développe chez un individu jusquelà indemne.

Les lupiques appartiennent presque tous à la grande famille des *lymphatiques* qui ont présenté dans leur enfance des manifestations scrofuleuses ; beaucoup même sont de souche nettement *tuberculeuse*.

Parmi les causes locales qui favorisent son développement, nous citerons surtout les *excoriations* des téguments et certaines *dermatoses* telles que l'impétigo et l'eczéma si fréquemment observés à l'entrée des narines dans le jeune âge. Ces causes occasionnelles agissent en ouvrant une porte d'entrée à l'invasion bacillaire.

Le lupus cutané se comporte donc ici comme une affection *exogène*.

Toutefois, il peut être consécutif au lupus de la muqueuse et c'est généralement par la voie lymphatique profonde que se fait de proche en proche l'infection des tissus superficiels (Werrhner, Neisser, Bresgen, Raulin).

Anatomie pathologique. — Les caractères histologiques du lupus nasal n'ont rien de spécial. Comme dans celui des autres régions, le derme est le siège d'une infiltration d'éléments *embryonnaires* qui, dans les parties profondes, se groupent en îlots disposés autour des follicules pileux et des glandes sébacées.

Ces îlots renferment, soit à leur centre, soit à leur périphérie, des *cellules géantes* qui ont permis de consi dérer les nodules embryonnaires comme des follicules tuberculeux (Friedländer, Vidal, Leloir, etc.). « Il est difficile, dit Cornil, de trouver des tubercules plus typiques et contenant plus de cellules géantes que ceux du lupus. »

Ces nodules n'ont aucune tendance à la caséification ; ils peuvent s'ulcérer ou subir une transformation scléreuse ; cette dernière métamorphose est un mode de guérison du lupus qui cesse alors d'être virulent. Elle doit être distinguée du lupus scléreux dans lequel la production du tissu fibreux ne supprime pas la virulence des lésions et n'empêche pas leur évolution ultérieure ; cette forme constitue, en somme, une variété anatomo-clinique bien distincte du lupus vulgaire.

La présence du bacille de Koch dans les tissus lupiques nettement constatée par Cornil, Leloir, Pfeiffer, Schuchardt et Krause est une preuve irréfutable de leur nature tuberculeuse ; mais le bacille est toujours peu abondant : sur 11 cas, Cornil et Leloir ne le trouvèrent qu'une seule fois. Koch, cependant, dans un cas de lupus, obtint une culture pure de bacilles tuberculeux qu'il inocula à des animaux chez lesquels elle développa une tuberculose typique.

Description. — *L'insidiosité* est la caractéristique du début de l'affection qui s'annonce par l'apparition de petits *nodules* dont les dimensions varient de celles d'un grain de mil à celles d'une lentille. Ces éléments se présentent sous la forme d'une petite saillie convexe, arrondie ou ovalaire, de consistance molle, de coloration rouge brun ou rouge jaunâtre, surtout apparente lorsque la peau a été enduite de vaseline.

Par la pression, le tubercule pâlit, mais sans disparaître entièrement, et quand les lupomes sont dissimulés au milieu d'une nappe érythémateuse on les rend plus apparents par la pression avec une mince lame de verre.

Ils sont *isolés* ou *confluents* et souvent noyés dans un tissu de coloration foncée, parfois violacée et livide.

Lorsque les lupomes sont profonds, on les perçoit mieux à la palpation qu'à la vue ; la pression avec le doigt éveille une sensibilité très légère mais qui, d'ailleurs, n'est pas constante.

Peu à peu, mais très lentement, ces éléments sont le siège de modifications importantes : tantôt ils sont mis à nu et deviennent l'occasion d'ulcérations d'étendue variable qui, par leur confluence, déterminent des pertes de substance plus ou moins vastes entraînant à leur suite des *mutilations* considérables ; tantôt ils

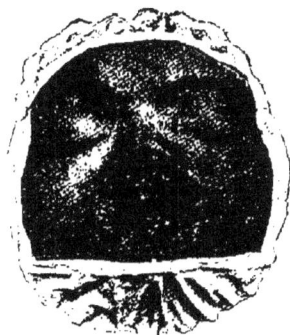

Fig. 134. — Lupus tuberculo-ulcéreux. — Dr Hallopeau. (Musée de l'hôpital Saint-Louis.) N° 1167.

disparaissent par un processus de résorption interstitielle laissant après eux des *cicatrices* blanches, déprimées ; tantôt, enfin, ils subissent la transformation scléreuse qui est leur mode de guérison.

Tels sont les caractères cliniques du tubercule lupique.

Les lupomes sont susceptibles de se grouper de différentes façons et de figurer des dispositions diverses, dans lesquelles les éléments peuvent se présenter sous le même aspect ou, au contraire, revêtir des apparences très variées (1). Il résulte de ces combinaisons des *formes cliniques* très nombreuses, mais dont les principales sont au nombre de trois.

La forme la plus simple du lupus nasal est caractérisée par la présence d'une *plaque* de coloration rouge, arrondie ou ovalaire, formée d'éléments superficiels confluents ou séparés par des intervalles plus ou moins grands de peau saine.

(1) G. Thibierge, *Traité de médecine*, t. II.

Ces lésions procèdent par poussées successives, par extension *centrifuge*, mais elles ont peu de tendance à s'ulcérer.

Tel est le type du *lupus plan* qui est la variété la plus bénigne. On l'observe plus fréquemment sur les joues que sur le nez.

Ailleurs, les lupomes offrent une coloration foncée et un développement exubérant, c'est le *lupus végétant*, *hypertrophique* qui diffère de la variété plane en ce qu'il évolue plus rapidement et aboutit habituellement à l'*ulcération* (fig. 135).

Cette marche est évidemment liée à une virulence particulière du bacille plus élevée certainement que dans la forme précédente.

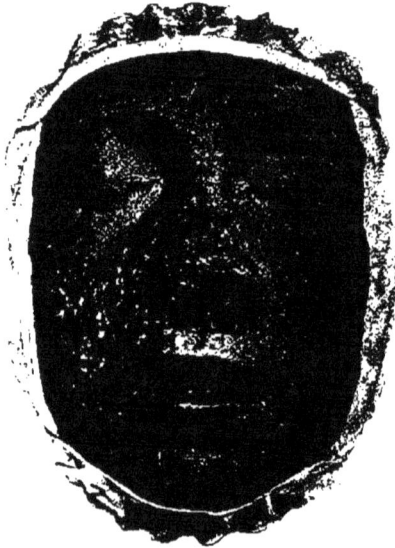

FIG. 135. — Lupus excedens végétant. (Musée de l'hôpital Saint-Louis.) N° 1560.

Le lupus hypertrophique s'observe surtout à l'extrémité du nez, sur le bord des narines qu'il entame au point de les détruire entièrement.

C'est à ce niveau qu'on rencontre généralement ces vastes pertes de substance qui, après avoir fait disparaître l'auvent nasal, transforment les cavités du nez en un cloaque donnant à l'organe l'aspect du nez de *tête de mort*. Ces larges ulcérations, qui caractérisent le lupus *vorax*, sont liées en partie à l'infection superficielle qui vient se surajouter aux lésions primitives dont elle exalte la virulence (fig. 136).

L'ulcère lupique présente une forme irrégulière, ses bords sont tuméfiés, livides et son fond de coloration rougeâtre est tomenteux et tapissé de *granulations* volumineuses et mollasses. Il est le siège d'une sécrétion de sérosité ; celle-ci, en se desséchant, forme des croûtes jaunâtres lesquelles, par leur agglomération, obstruent l'orifice des fosses nasales.

L'*adénopathie* est la règle, elle atteint plusieurs ganglions qui s'indurent ou se ramollissent et s'abcèdent. Elle affecte le système ganglionnaire de la région sous-maxillaire qui est le rendez-vous des lymphatiques de l'extrémité du nez.

En général, la forme *scléreuse* ne constitue pas à proprement parler un type distinct, elle est l'aboutissant de la variété précédente et le résultat de l'évolution naturelle du processus tuberculeux dont elle marque la terminaison.

Le tubercule, à la face comme ailleurs, est une lésion fibro-caséeuse : tantôt la caséification et le processus destructif sont prédominants, tantôt c'est la sclérose qui l'emporte. Mais même

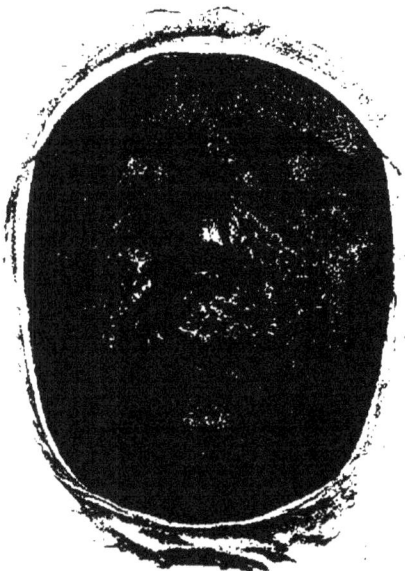

Fig. 136. — Lupus tuberculeux en groupe du centre de la face. (Musée de l'hôpital Saint-Louis.) N° 963. — (Dr Besnier.)

dans le premier cas, aux pertes de substance, on voit succéder des phénomènes de cicatrisation, après l'élimination du tissu morbide. Le lupus dans toutes ses modalités a donc une tendance *vers la sclérose*. Ces manifestations scléreuses ne sont pas, comme on serait tenté de le croire, d'origine thérapeutique, mais bien l'effet d'une évolution normale, d'un processus de réparation.

Elles se traduisent par la production de *cicatrices* d'abord rouges, puis blanches sillonnées par des brides saillantes qui déforment le nez et défigurent le malade.

Les narines ont subi l'atrésie cicatricielle et, dans
certains cas graves, le nez entièrement détruit est remplacé par une bride fibreuse perforée d'un ou de deux
orifices rétrécis qui restent les seuls vestiges de l'organe
disparu.

Tels sont brièvement exposés les principaux caractères du lupus cutané dont les manifestations à l'extrémité du nez sont souvent le prélude d'altérations analogues au niveau de la pituitaire quand elles n'en sont
pas la conséquence.

B. — **LUPUS DE LA MUQUEUSE**

Le lupus de la muqueuse nasale est, nous l'avons dit,
souvent consécutif au lupus de la face dont il n'est
alors qu'un mode d'extension.

Mais, à côté de cette forme secondaire, il existe une
orme *primitive* qui a été, dans la thèse de Raulin, l'objet d'un travail consciencieux (1). Cette étude complète
celle que publia Cartaz dans la *France médicale* sur la
tuberculose nasale. Cet auteur n'a décrit, en effet, que
la forme la plus ordinaire de la bacillose de la pituitaire ; il a cru devoir passer sous silence le lupus qui
n'est cependant qu'une modalité différente d'un même
processus morbide.

Dans cet exposé, nous aurons en vue le lupus *primitif*, c'est-à-dire celui qui débute par la muqueuse nasale.

Etiologie. — Les causes du lupus des fosses nasales
sont de deux ordres : les unes, *prédisposantes*, ont pour
but de modifier la muqueuse, d'augmenter sa récepti-
vité pour les germes morbides, enfin de la rendre apte
à servir de terrain de culture aux colonies microbiennes ; les autres, *déterminantes*, sont celles qui favorisent le contage.

Au nombre des premières, nous citerons l'*âge*. Contrairement au lupus cutané, le lupus de la pituitaire
n'est pas une affection de l'enfance ; c'est principalement de 20 à 40 ans qu'on le rencontre en général.

(1) V. RAULIN, Thèse de Paris, 1889.

Les deux *sexes* sont à peu près également frappés, avec une légère préférence toutefois pour le sexe masculin.

Les *professions* qui exposent aux vapeurs ou aux poussières irritantes et qui, de ce fait, déterminent des altérations de la pituitaire, prédisposent particulièrement aux atteintes de la maladie.

Nous en dirons autant de toutes les *inflammations chroniques* de la muqueuse nasale et des *traumatismes* qui, en produisant une érosion de la muqueuse, créent une porte d'entrée à l'invasion microbienne. Pour se rendre compte de l'importance étiologique de ce dernier facteur il suffit de se rappeler que le septum cartilagineux, qui est le siège presque exclusif du lupus, correspond à la zone de la muqueuse la plus exposée aux traumatismes.

Mais la condition essentielle, indispensable, *déterminante*, c'est la pénétration dans les tissus du *bacille de Koch* que charrie l'air inspiré, que déposent sur la muqueuse des linges contaminés ou les doigts souillés de crachats bacillifères.

Le cas suivant rapporté par Bresgen démontre d'une façon irréfutable la possibilité de ce dernier mode de contagion : il s'agissait d'une jeune malade qui avait puisé les germes morbides auprès de sa belle-sœur atteinte de phtisie pulmonaire. « Cette personne, qui souffrait depuis longtemps d'un coryza chronique accompagné de prurit, se grattait souvent l'intérieur du nez ; elle avait érodé avec son ongle sa muqueuse nasale, elle s'était inoculé ainsi les microbes contenus dans les crachats expectorés autour d'elle. Quelque temps après, le lupus s'était développé sur la cloison cartilagineuse. » (Raulin.)

Anatomie pathologique. — Nous retrouvons ici les caractères du lupus cutané avec ses *nodules* renfermant des cellules géantes et épithélioïdes noyées au milieu d'éléments embryonnaires.

Les bacilles de Koch qui siègent dans les cellules géantes y sont également très rares, et ce n'est qu'au prix de patientes recherches que leur présence peut être décelée.

Les lésions de la muqueuse sont les suivantes : sur des coupes passant près de la périphérie du tubercule lupique, on constate une infiltration du chorion par des cellules embryonnaires qui augmentent de nombre à mesure qu'on se rapproche du foyer lupique. Mais sur des coupes pratiquées au centre des lésions, on trouve dans cette infiltration de jeunes éléments des *nodules miliaires* circonscrits par du tissu conjonctif et dont nous connaissons la constitution histologique et la signification.

Assez souvent, le lupus franchit la muqueuse pour envahir le tissu sous-muqueux et le périchondre de la cloison, mais ces dernières lésions sont toujours moins avancées que celles de la pituitaire qui les précèdent.

Symptômes. — 1° *Fonctionnels.* — Comme dans la variété cutanée, le lupus des fosses nasales a un début *silencieux* ; il s'annonce par les signes vagues d'un coryza chronique auquel le malade n'attache d'ailleurs qu'une faible importance.

L'enchifrènement, d'abord léger, s'accentue graduellement au point d'altérer le timbre de la voix qui prend une consonnance nasonnée.

Lorsque les lésions sont bilatérales, le sujet est obligé de respirer la bouche ouverte.

Le lupus respectant la zone olfactive, l'anosmie est exceptionnelle et lorsque ce symptôme se manifeste, il ne peut provenir que d'un obstacle mécanique.

L'absence de douleur, de sécrétion muco-purulente et d'ozène est la règle ; l'épistaxis est également fort rare.

L'épiphora a été maintes fois signalée; elle résulte de la propagation à la partie antérieure du cornet inférieur et du méat correspondant des lésions qui finissent par obstruer l'orifice du canal nasal.

2° *Objectifs.* — Ces symptômes ont une importance autrement considérable ; ils sont très variables, car les lésions se présentent sous des aspects différents suivant la modalité que revêt le processus morbide.

Le lupus de la muqueuse nasale affecte généralement une forme *végétante* qui évolue tantôt vers l'*ulcération*, tantôt vers la *sclérose*.

Comme dans la tuberculose nasale primitive, les lésions ont leur siège presque exclusif sur la partie antérieure du *cartilage quadrangulaire* dont elles envahissent souvent les deux côtés. Cette prédilection pour le septum cartilagineux s'explique parfaitement : ne correspond-il pas, en effet, à la zone de la muqueuse la plus exposée aux infections venues du dehors? C'est à ce niveau que se déposent de préférence les poussières bacillifères charriées par l'air inspiré, et que se produisent les érosions consécutives à l'introduction des doigts dans le nez.

D'après Raulin, une des raisons de cette localisation réside encore dans la structure de la muqueuse qui, dans cette région, se rapproche de celle de la peau ; or, nous connaissons la préférence du lupus pour le tégument externe.

Pour se rendre un compte exact de l'étendue et du caractère des lésions lupiques, l'examen rhinoscopique est indispensable. On le fera avec le concours d'un bon éclairage et du spéculum de Palmer qui permet d'explorer les parois du vestibule nasal.

Avant de procéder à ce mode d'examen, il est souvent nécessaire de provoquer la chute des croûtes qui tapissent l'orifice des narines et masquent les lésions. Comme elles sont sèches et très adhérentes, on les ramollira par l'introduction dans la narine d'un tampon imbibé de glycérine bicarbonatée tiède qu'on laissera en place pendant un quart d'heure environ :

Bicarbonate de soude . .   0 gr. 10
Glycérine neutre 15   »

(RAULIN.)

Le tampon enlevé, on fera un lavage alcalin qui achève de déterger la muqueuse.

La lésion se présente généralement sous la forme d'une *tuméfaction* rouge vif, bosselée, mamelonnée, due à la confluence des nodules lupiques qui donnent à la muqueuse un aspect fongueux. De consistance friable, ces saillies ont une base commune sur le septum d'où elles émergent parfois en forme de choux-fleurs, affectant un aspect nettement *polypoïde.*

21

Ces tumeurs végétantes atteignent le volume d'un pois et même celui d'une noisette; elles ne sont pas douloureuses au toucher et ne saignent pas facilement.

Elles peuvent encore siéger sur la portion adjacente du plancher nasal ou sur le segment antérieur des cornets inférieur et moyen ou des méats correspondants, mais elles sont alors moins accentuées.

Lorsque le lupus envahit le vestibule nasal, il intéresse surtout la face interne des narines qui sont boursouflées, saillantes, infiltrées jusqu'à leur périphérie qui est festonnée et tomenteuse au point de déformer et d'atrésier l'orifice narinal.

Ces lésions aboutissent habituellement à l'*ulcération*. Tantôt ce sont de petites exulcérations multiples qui restent longtemps isolées, tantôt et plus souvent ce sont de vastes pertes de substance qui résultent de la confluence successive d'ulcérations plus petites.

L'ulcère lupique est *peu profond*, il est de niveau avec la muqueuse avoisinante, parfois même il est *surélevé* et bourgeonnant. Ses bords sont irréguliers, dentelés, décollés, taillés à pic, et son fond grisâtre, mamelonné, *granuleux*, est souvent tapissé de fongosités qui masquent parfois une *perforation* du septum. Le contact du stylet révèle une indolence absolue des surfaces ulcérées. A la périphérie de l'ulcère, la pituitaire est hypertrophiée et hérissée de nodosités en voie d'évolution; cette infiltration tuberculeuse s'atténue progressivement à mesure qu'on s'éloigne de la zone primitivement atteinte.

En règle générale, le processus morbide ne franchit jamais la portion respiratoire des cavités nasales. Comme dans la variété précédente, l'*adénopathie* sous-maxillaire est un symptôme habituel de cette affection.

Ces lésions ulcéreuses sont susceptibles d'une guérison spontanée par transformation fibreuse des tissus infiltrés. Le processus de sclérose, qui marque la fin de l'évolution tuberculeuse, détermine la formation d'un tissu cicatriciel susceptible d'atrésier notablement l'orifice de la narine. « Cette cicatrice présente ceci de particulier qu'au lieu d'être atrophique, rétractée, elle est *hyperplasiée* et hypertrophique, rappelant assez bien les caractères d'une *chéloïde*. » (Raulin.)

Le lupus, contrairement à la syphilis, respecte la charpente osseuse des fosses nasales et n'entraîne pas l'effondrement du squelette. Les os propres, au lieu d'être augmentés de volume, comme le prétendent Moinel et Cozzolino, ne présentent aucune altération manifeste.

Diagnostic. — 1° *Du lupus cutané.* — La marche essentiellement chronique de la maladie et la présence constante, en même temps que d'altérations plus avancées dans leur évolution, de *nodules* offrant les caractères des lésions initiales du lupus, tels sont les deux éléments primordiaux du diagnostic.

Avec le lupus *érythémateux*, la confusion est assez facile en raison de la ressemblance parfaite de ses lésions avec certaines formes superficielles de lupus tuberculeux. Le premier se reconnaîtra toutefois aux caractères suivants: apparition à un âge plus avancé, extension moins régulièrement centrifuge, consistance plus ferme des lésions qui résistent à la façon du tissu fibreux, enfin siège symétrique sur le dos du nez et la partie adjacente des joues.

Il importe cependant de savoir que le lupus vulgaire peut s'associer au lupus érythémateux et constituer une forme mixte ou *érythémato-tuberculeuse* (E. Besnier) qui comporte tous les dangers et toute l'importance nosologique du lupus vulgaire.

Avec les *syphilides tuberculeuses*, le diagnostic est des plus délicats.

Ces manifestations spécifiques sont caractérisées par la production de tubercules de volume et de configuration identiques à ceux du lupus. Ces éléments sont isolés ou groupés d'une façon similaire, de sorte qu'il est difficile de les différencier de ceux de la tuberculose, mais, tandis que les syphilides ont une coloration rouge sombre, les lupomes sont plutôt jaunâtres ; les premières ont une consistance ferme, les seconds sont mous et se laissent dilacérer par l'aiguille à scarification (1). Les syphilides ont une évolution rapide, le

(1) G. THIBIERGE, *Traité de médecine*, t. II.

lupus, au contraire, persiste pendant des années ;
enfin, la notion des antécédents du malade et la coexistence d'autres lésions spécifiques aideront à la différenciation de ces éléments.

Les *ulcères* lupiques se reconnaîtront à leur forme
irrégulière, à leurs bords mous, décollés, dentelés, à
leur fond grisâtre, mamelonné et *granuleux*, caractères bien différents de ceux des ulcères *spécifiques*
qui, au contraire, sont arrondis ou polycycliques ;
leurs bords nettement taillés sont durs, adhérents ; leur
fond, anfractueux, est tapissé d'un enduit bourbillonneux masquant fréquemment des lésions profondes, souvent osseuses, qu'on ne rencontre pas
dans l'ulcération tuberculeuse. En cas de doute, on
tentera le traitement d'épreuve qui, bien souvent, tranchera un diagnostic encore hésitant.

Certaines variétés d'*épithélioma* cutané en nappe,
avec ulcérations étendues et peu profondes, peuvent
simuler un lupus ulcéré, mais elles en diffèrent par une
évolution plus rapide et un début à un âge avancé, par
les caractères de l'ulcère dont les bords abrupts, durs,
en ourlet, ne rappellent en rien les bords mous, décollés et infiltrés de nodules tuberculeux de l'ulcère lupique.

Quand un épithéliome se greffe sur un lupus ancien, le
diagnostic est moins aisé ; toutefois, on reconnaîtra le
néoplasme à ses bourgeons exubérants, durs et sai-
gnants, à sa marche précipitée et à la coexistence de
lésions nettes de lupus remontant à une époque éloignée.

2° *Du lupus de la muqueuse.* — La forme *végétante*, qui est le type habituel du lupus des fosses nasales, peut en imposer pour une *dégénérescence myxomateuse* de la muqueuse ; mais les polypes muqueux
s'implantent sur le cornet moyen, très rarement sur
la cloison ; la consistance du tissu myxomateux est
élastique, celle des végétations lupiques est, au contraire, molle ; les polypes muqueux ont une surface
lisse, celle-ci est mamelonnée dans le lupus ; les premiers augmentent de volume sous l'influence de l'humidité atmosphérique, tandis que le second n'est au-

cunement modifié par les variations de l'état hygrométrique de l'air.

Avec la *tuberculose végétante*, la différenciation est
assez aisée. On reconnaîtra le tuberculome à son unilatéralité, à sa coloration grisâtre et à sa consistance élastique ; les végétations lupiques, au contraire, se distingueront par leur siège bilatéral, par leur aspect rouge
sombre, par leur consistance molle et friable et par la
coexistence de lésions identiques sur le vestibule nasal
et sur les téguments qui bordent les narines.

Le lupus ulcéré par son siège habituel sur la cloison
peut être également confondu avec les ulcérations de la
forme secondaire de la tuberculose nasale. Nous rappellerons que l'ulcère tuberculeux a un aspect grisâtre, atone, que ses bords sont taillés à pic et cerclés d'un semis de petites granulations jaunâtres ; et,
signe capital, son apparition coïncide habituellement
avec des lésions bacillaires laryngées ou pulmonaires.

Avec le *papillome* qui, comme le lupus, a son siège
sur le septum, la distinction ne pourra être nettement
établie que par l'examen histologique.

Les tumeurs *érectiles* de la cloison sont généralement
solitaires, elles offrent le volume d'un pois ou d'une
cerise et sont dépourvues de pédicule ; elles présentent
une coloration rouge sombre et sont parfois animées d'un
mouvement pulsatile synchrone à la systole cardiaque.

Les *tumeurs malignes* (sarcome, épithélioma), par
leurs bourgeons exubérants, peuvent faire croire à première vue à un lupus de la muqueuse, mais leur siège
sur la closion osseuse, dans l'étage supérieur des fosses
nasales, leur marche rapide, l'écoulement sanieux et
fétide qui les accompagne, les hémorrhagies et les vives
douleurs qu'elles occasionnent, l'adénopathie volumineuse qu'elles déterminent sont autant de signes particuliers dont la constatation permettra d'éviter l'erreur.

La seule maladie, en somme, dont le diagnostic avec
le lupus présente de réelles difficultés, c'est la *syphilis*.

Les premières données différentielles nous sont fournies par les caractères qu'offrent ces deux affections
dans leur évolution.

Le lupus débute par la muqueuse et s'y localise ; la syphilis, au contraire, s'attaque au tissu osseux qu'elle détruit, amenant ainsi la formation de *séquestres* dont l'expulsion est suivie de l'effondrement de la charpente nasale.

La marche du lupus est lente, celle de la syphilis est rapide ; « elle opère en un mois ce que le lupus demande des années pour faire ». (Fournier.)

Le premier se cantonne à l'extrémité du nez, la seconde a une marche envahissante et gagne en quelques semaines l'étage supérieur des cavités nasales que n'atteint jamais la tuberculose lupique.

Les ulcérations du tertiarisme se reconnaîtront, avons-nous dit, à leurs anfractuosités, à leurs bords durs, adhérents et nettement taillés ; tandis que les ulcères lupiques s'étendent en surface, ceux de la syphilis sont *térébrants* et creusent les tissus qu'ils perforent comme avec un emporte-pièce.

Ces ravages de la syphilis s'accompagnent assez fréquemment de douleurs violentes, parfois atroces, à exacerbation nocturne, avec écoulement purulent extrêmement fétide ; le lupus, lui, évolue en silence sans déterminer aucune réaction locale.

En cas d'hésitation, on procédera à l'interrogatoire du malade : ses antécédents héréditaires et personnels seront l'objet d'un examen minutieux ; on cherchera sur le corps les stigmates de la diathèse spécifique et, si les renseignements recueillis sont insuffisants, on tentera le traitement *d'épreuve* qui souvent seul peut lever les doutes.

Evolution. — Que le lupus siège sur les téguments du nez ou sur sa muqueuse, sa marche est sensiblement la même, c'est-à-dire d'une *lenteur extrême*, et c'est par années que se chiffre la durée de la maladie. Bazin est donc dans l'erreur lorsqu'il prétend que le lupus des muqueuses se différencie de celui de la peau par son allure précipitée.

Quelle que soit sa localisation, le processus morbide avance par *poussées* successives séparées par un temps d'arrêt plus ou moins long faisant souvent croire à une guérison définitive.

Généralement, le lupus se cantonne à une portion de

l'organe pendant des années et, suivant l'expression heureuse de Fournier, il se comporte comme une affection essentiellement *casanière*. Dans certains cas cependant, il prend tous les caractères du phagédénisme : soit que le bacille ait exalté sa virulence, soit qu'une infection secondaire soit venue se greffer sur les lésions initiales, le lupus franchit la zone primitivement atteinte et envahit les régions voisines au point de défigurer complètement le malade. Plus rarement, il s'étend à toute la muqueuse, gagnant de proche en proche le pharynx et le larynx (Cozzolino, Luc).

Nous avons vu que le tubercule lupique avait une tendance à évoluer vers la *sclérose*, qui est son mode de guérison habituel ; malheureusement cette terminaison favorable est très précaire ; les surfaces les plus nettes, les cicatrices les plus régulières peuvent toujours, même après plusieurs années d'intégrité apparente, redevenir le siège de nouvelles nodosités qui traverseront les mêmes phases qu'au début.

Complications. — Qu'il siège à l'extérieur ou à l'intérieur des fosses nasales, le lupus peut évoluer pendant une assez longue période sans compromettre l'état général du sujet, sans donner lieu à d'autre altération que *l'adénopathie* de voisinage.

Cependant, si on suit les lupiques pendant de longues années, on voit au bout d'un certain temps leur santé s'ébranler et on ne tarde pas à constater très nettement une *localisation viscérale* de l'agent tuberculeux. Il s'agit là, en réalité, moins d'une complication du lupus que d'une des nombreuses manifestations de la maladie causale.

D'autres accidents peuvent relever d'un processus infectieux secondaire, qui se surajoute aux lésions bacillaires. Tel est *l'érysipèle*, qui prend ici un caractère récidivant et peut conduire à un état éléphantiasique des tissus; telles sont encore les infections à microbes *pyogènes* qui ont une si grande part dans le phagédénisme.

L'épithélioma peut aussi, à un moment donné, compliquer le lupus nasal. Observé par Rayer, Devergie, Hébra, Kaposi, Lang, Leloir, Verneuil et Raulin, il apparaît soit au niveau du tissu lupeux lui-même, soit sur la cicatrice d'un lupus en voie d'évolution.

Pronostic. — D'après Brocq, « le lupus n'est pas, en somme, une maladie très dangereuse, parce qu'il n'entraîne la mort que dans des cas exceptionnels, parce qu'il est presque toujours susceptible de guérir quand on le soumet à temps à un traitement approprié, parce qu'il n'est pas douloureux et que, en réalité, sauf l'éventualité toujours menaçante d'une infection viscérale, toute sa gravité résulte de l'aspect hideux de ses lésions et de la répulsion qu'inspirent autour d'eux les malades qui en sont atteints ».

Sa résistance toute particulière à un traitement même très bien dirigé, ses récidives incessantes à une période où l'on croyait le processus morbide complètement éteint en font néanmoins une affection redoutable.

Traitement. — Le traitement du lupus nasal doit être *local* et *général*.

Le traitement *local* a pour but de détruire les nodules lupiques, et le traitement *général* celui d'empêcher la dissémination dans l'économie du bacille tuberculeux, en augmentant la résistance de l'organisme ; le premier est donc *curatif*, et le second *prophylactique.*

I. — *Traitement local.* — Variable dans ses indications suivant le siège, la forme, l'étendue, et l'âge des lésions, ce traitement comprend plusieurs méthodes : méthodes *sanglantes*, méthodes *caustiques*, méthodes *sclérogènes* (1).

A. Méthodes sanglantes. — *a*) *Curettage.* — C'est un procédé rapide, expéditif; mais, en raison des cicatrices indélébiles qu'il laisse à sa suite, il ne doit être réservé qu'aux lésions de la muqueuse.

On le pratique avec des curettes tranchantes de Volkmann, de calibre différent, après un badigeonnage énergique de la pituitaire avec la solution *forte* de cocaïne-adrénaline qui agit à la fois comme anesthésique et hémostatique. Le tissu friable devant être complètement enlevé, on ruginera profondément et largement,

(1) Leredde, *Thérapeutique des maladies de la peau*, 1904.

sans crainte d'empiéter sur les parties saines, qu'on reconnaîtra à la sensation de résistance qu'elles opposent à la curette.

Plusieurs séances étant habituellement nécessaires, on ne les répétera que tous les huit ou dix jours. Chez les sujets pusillanimes qu'effraie la vue du sang et qui redoutent la douleur que l'anesthésie superficielle de la cocaïne n'est pas toujours capable d'empêcher, il est préférable de recourir à la chloroformisation, qui a l'avantage d'écarter toute appréhension de la part du malade, toute lutte avec lui, et de permettre d'agir avec l'énergie nécessaire pour une exérèse complète.

b) Ablation chirurgicale (méthode de Lang). — Ce procédé trouve rarement son application dans le lupus nasal, et notamment dans le lupus des narines, où les considérations esthétiques interviennent là plus que partout ailleurs.

Il n'est indiqué, en somme, que dans les formes de lupus cutané assez peu étendues pour permettre d'obtenir une réunion par première intention, *sans déformation du masque* (Leredde).

Technique. — Après anesthésie locale ou générale, on circonscrit les lésions par une incision menée à un centimètre des bords de la zone malade et pénétrant jusqu'à l'hypoderme. Le lambeau lupique est ensuite disséqué délicatement et relevé à l'aide d'une pince afin d'éviter les inoculations secondaires dans le tissu cruenté. Une fois l'hémostase réalisée, on suture les bords de la plaie, sinon on procède à l'application de greffes de Thiersch. Le pansement doit être fait à l'aide de sérum physiologique et de compresses aseptiques.

B. MÉTHODES CAUSTIQUES. — Elles agissent en déterminant la destruction *chimique* ou *thermique* du nodule lupique.

Parmi les caustiques chimiques, on a employé successivement le nitrate d'argent en solution concentrée, l'acide lactique, l'acide chromique (méthode de Hering), le chlorure de zinc sous forme de pâte de Canquoin, le caustique de Vienne (chaux et potasse), l'acide arsénieux (méthode de Cerny et Trunecek), etc.

21.

Toutefois, le meilleur de ces agents est encore le *permanganate de potasse*, qui a été préconisé par Kaczanowski, Hallopeau et Butte.

On fait sur les régions lupiques des applications de compresses imbibées d'une solution de permanganate dont le titre varie de 20 à 40 p. 100 et qui doivent rester en place pendant une heure et même davantage.

L'emploi de ces différents caustiques est surtout indiqué dans les formes molles et végétantes du lupus cutané. Mais, en raison de leur action généralement lente et superficielle, ils doivent être considérés comme de simples adjuvants et non pas comme des agents réellement curateurs. S'ils ont l'avantage de réaliser un procédé essentiellement simpliste, à la portée de tous les praticiens, ils ont, en revanche, l'inconvénient de diffuser au-delà de leur point d'application, d'engendrer des douleurs vives et parfois des accidents toxiques survenant à la suite de leur absorption.

Les cautérisations ignées sont uniquement pratiquées avec le *galvanocautère*. Le thermocautère dégage trop de chaleur rayonnante pour être utilisé dans une région aussi délicate.

La méthode galvanocaustique qui est très rapide et aujourd'hui très répandue, consiste à détruire successivement les nodules lupiques à l'aide d'une pointe fine de platine portée au rouge sombre par le courant électrique.

Mais ne pouvant atteindre tous les éléments tuberculeux qui ne sont pas tous apparents, ni les traînées lymphangitiques bacillaires qui les unissent, elle constitue malheureusement un mode de traitement forcément incomplet, lequel, en dépit des applications nombreuses qu'il nécessite, est suivi de récidives fréquentes.

La galvanocautérisation est surtout indiquée dans le lupus de la pituitaire, mais comme elle détermine des cicatrices rétractiles, parfois même chéloïdiennes, elle est contre-indiquée dans le lupus vestibulaire.

C. MÉTHODES SCLÉROGÈNES. — Elles comprennent les procédés thérapeutiques suivants : les *scarifications* et la *photothérapie*.

a) *Scarifications.* — Les scarifications, très employées
en dermatologie par Vidal et Brocq, consistent à faire
sur les téguments des incisions fines et superficielles,
régulièrement orientées les unes par rapport aux autres
et destinées à déterminer dans l'épaisseur des tissus un
processus de sclérose progressive.

Avec le scarificateur de Vidal, on pratique une série
d'incisions parallèles, de véritables *hachures*, distantes
de 1 millimètre et demi, qu'on couvre d'une seconde
série d'incisions, également parallèles, croisant les premières à angle aigu et formant avec elles un *quadrillage*
serré.

Les scarifications doivent franchir la zone malade et
empiéter de 3 ou 4 millimètres au moins sur les parties
saines ; elles doivent pénétrer dans la profondeur jusqu'aux tissus non infiltrés.

« C'est merveille, dit Lermoyez, de voir quelles restaurations inespérées du nez on obtient avec des scarifications profondes qui semblaient avoir réduit en bouillie toute l'entrée des narines. »

Cette méthode joint donc, aux avantages d'une technique simple, celui de donner des cicatrices parfaites,
ne compromettant pas l'esthétique du visage.

On voit par là combien elle est précieuse lorsqu'elle
s'adresse à des lésions occupant le lobule ou les ailes
du nez.

b) *Photothérapie* (méthode de Finsen). — Bien que
jeune encore, cette méthode a fait maintes fois la preuve
de son efficacité en donnant des guérisons *définitives*
dans des cas où les autres procédés avaient échoué (1).

Les statistiques scrupuleuses de Finsen établissent,
en effet, une moyenne d'au moins 80 p. 100 de guérisons réelles.

Ces résultats doivent être attribués à ce fait que les
réactions inflammatoires produites par les rayons chimiques sur les tissus (réactions photogénétiques)
s'étendent à une très grande profondeur, jusque dans
l'hypoderme où l'on rencontre parfois des nodules tuberculeux.

(1) LEREDDE, *Thérapeutique des maladies de la peau*, 1904.

En dehors de son efficacité curative non douteuse, la photothérapie a encore pour elle l'absence de douleur et la perfection des résultats esthétiques (*v. fig. ci-contre*). Les cicatrices photogénétiques, en effet, sont parfaites, parce qu'elles résultent d'une transformation fibro-scléreuse de la peau, sans atrophie épidermique et sans atrophie dermique importante.

Il s'agit, en somme, d'une *excellente* méthode qui est appelée à rendre des services précieux dans le traitement des lupus de la face, mais, en raison des grandes difficultés de sa technique et de l'installation onéreuse que son application exige, elle n'est malheureusement pas à la portée de tous les praticiens.

II. — *Traitement général.* — Il est le complément indispensable du traitement local. Il agit à la fois comme *adjuvant* en augmentant la résistance de l'organisme et comme *prophylactique* puisqu'il est destiné à prévenir les complications viscérales toujours possibles dues à la dissémination du bacille de Koch dans l'économie.

Nous ne rappellerons pas les préceptes d'hygiène que nous avons formulés dans le chapitre précédent et qui, nous le savons, constituent la base de la médication antituberculeuse, nous nous bornerons simplement à signaler dans le cas particulier l'influence salutaire d'un séjour *prolongé* dans une station maritime, comme Biarritz, Arcachon et Royan.

Les eaux *chlorurées sodiques* de Salins-en-Jura, de Salins-les-Moutiers, de Salies-de-Béarn, les eaux *arsenicales* de La Bourboule constituent également d'excellents adjuvants dans la thérapeutique générale de ces tuberculoses locales.

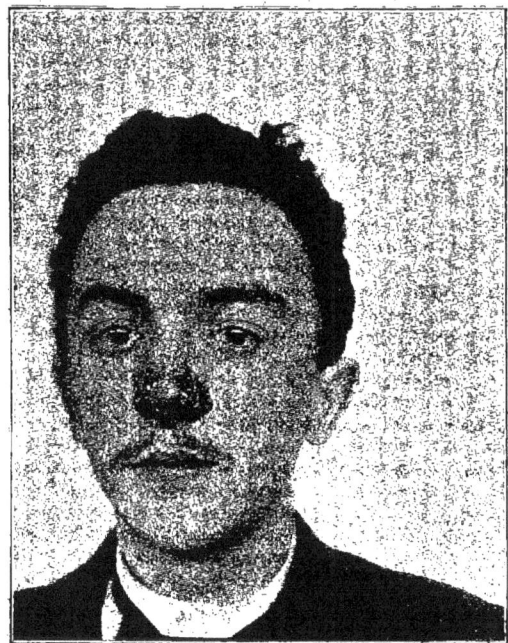 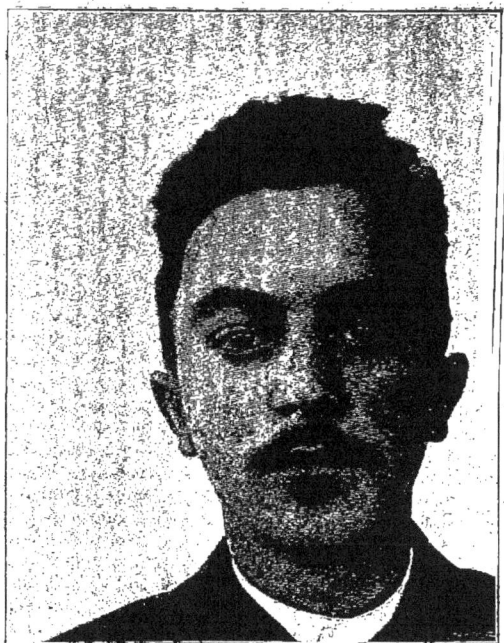

Fig. 137   Fig. 138

Photographies de lupus cutané du nez guéri par la photothérapie (*dues à l'obligeance du Dr Leredde*).

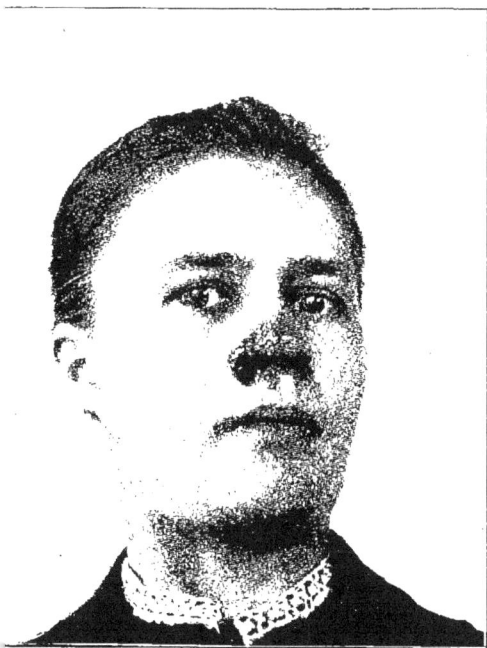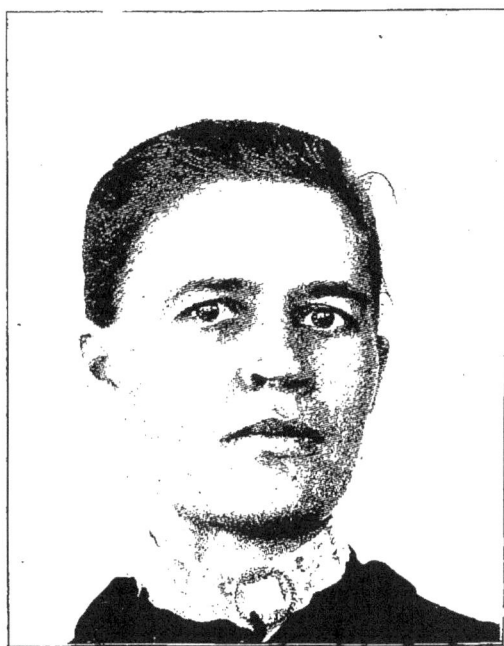

FIG. 139   FIG. 140

Photographies de lupus cutané du nez guéri par la photothérapie (*dues à l'obligeance du Dr Leredde*).

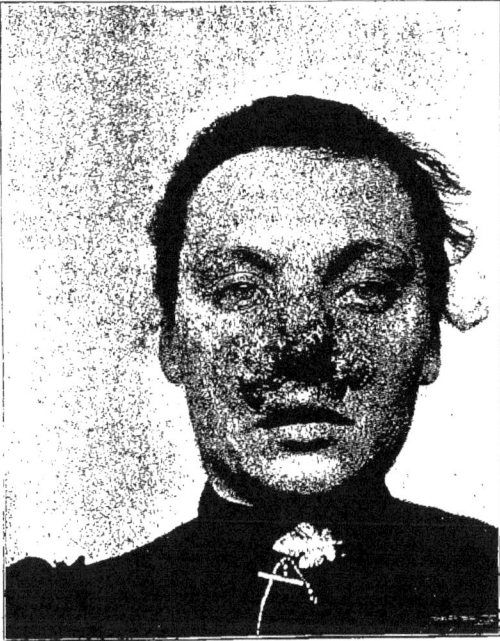 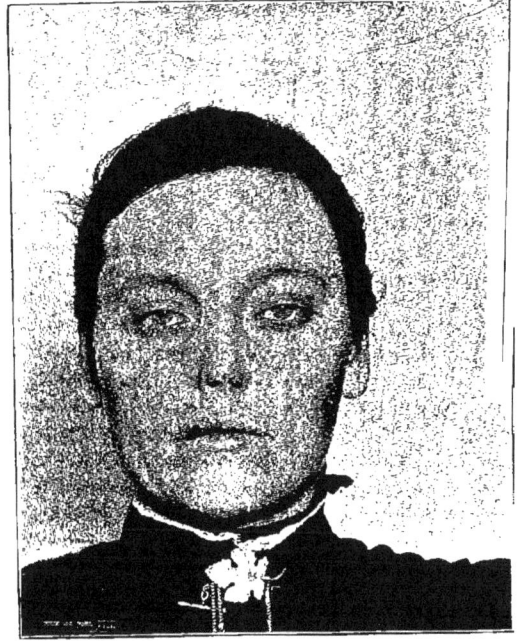

Fig. 141 — Fig. 142

Photographies de lupus cutané du nez guéri par la photothérapie (*dues à l'obligeance du Dr Leredde*).

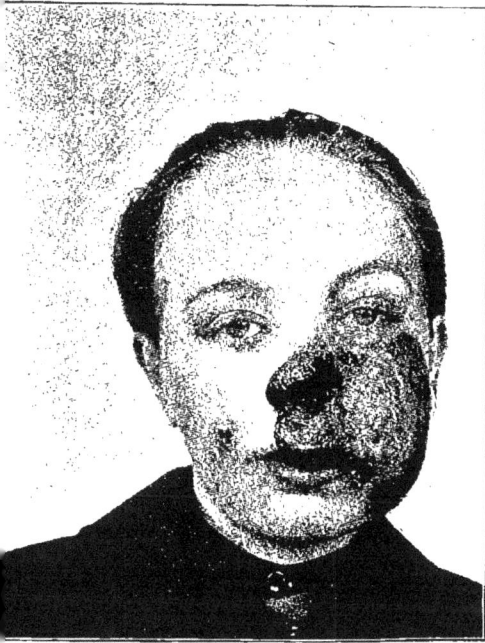

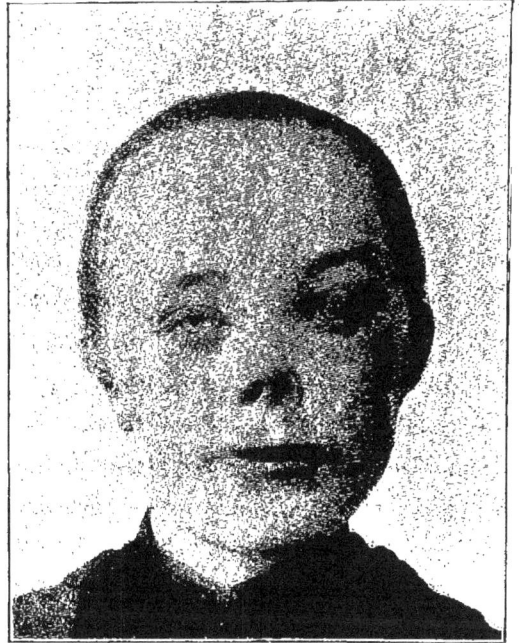

FIG. 143   FIG. 144

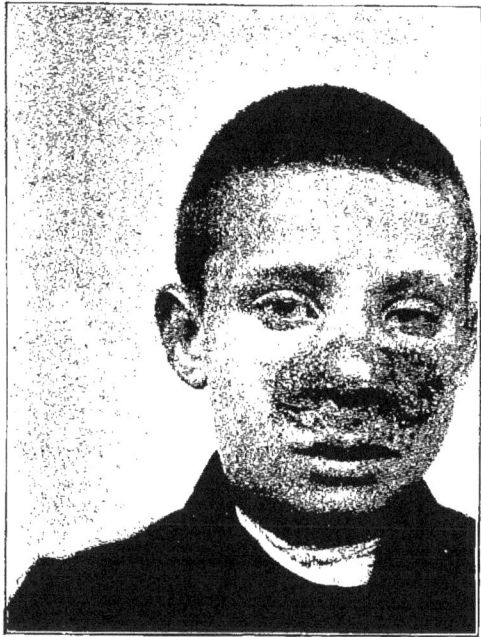 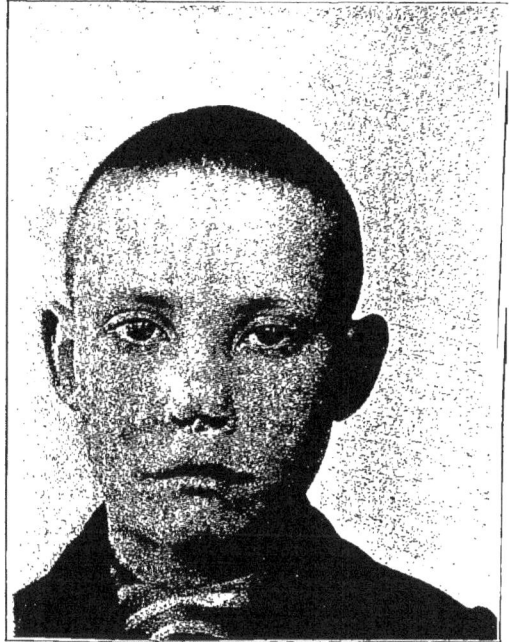

FIG. 145   FIG. 146

Photographies de lupus cutané du nez guéri par la photothérapie (*dues à l'obligeance du Dr Leredde*).

CHAPITRE XIX

RHINOSCLÉROME

Syn. : *Rhino-pharyngo-sclérome de Kœbner.*

DÉFINITION. — Hébra et Kaposi ont donné ce nom à une affection caractérisée par une *infiltration des tissus avec productions néoplasiques intéressant de préférence les voies aériennes supérieures et aboutissant fatalement à une asphyxie mortelle par sténose progressive de ces conduits.*

Le terme « rhinosclérome », en ne signalant qu'une des localisations des lésions scléromateuses, est insuffisant, et c'est pour combler cette lacune que Kœbner proposa la dénomination plus complète de *rhino-pharyngo-sclérome* à laquelle Wolkowitsch devait substituer plus tard celle de *scleroma respiratorium.*

C'est en 1870 que cette singulière affection, jusqu'alors confondue avec la syphilis, la tuberculose et le cancer, fut nettement identifiée par Hébra et son élève Kaposi dont les travaux devaient servir de base aux études plus documentées de Ganghofer, Masséi, Chiari, Riehl, Mickulicz, Bilroth, Bornhaupt et E. Besnier.

Quelques années après, les patientes recherches de Frisch (1882), de Cornil et Alvarez (1885) sur les caractères microbiologiques et histologiques du sclérome et les expériences encore plus récentes, *in anima vili*, de Pawlowski et de Stepanow, en révélant la véritable nature des lésions, assignèrent à cette affection une place à part dans le cadre nosologique de notre spécialité.

Etiologie. — CAUSES GÉNÉRALES. a) *Répartition géographique.* — Le foyer principal du rhinosclérome est l'Europe orientale, c'est-à-dire l'*Autriche* et, en particulier, les rives du Danube et la *Petite Russie* : « On a relevé jusqu'à ce jour 10 cas en Galicie, 10 en Moravie, 5 en Bohème, 5 en Hongrie, 2 en Bukowine. En Russie, nous connaissons 4 cas dans le gouvernement de Wolhynie, 4 à Kiew, 2 en Pologne, 3 en Podolie, 2 dans le gouvernement de Tchernigew, 1 en Podlasie et 1 à Odessa (1). »

A Saint-Pétersbourg, le professeur Brueff en a observé un seul cas.

Après l'Autriche et la Russie, c'est dans l'*Amérique centrale* qu'on le rencontre le plus souvent, témoin les 23 observations personnelles rapportées par Alvarez de San-Salvador.

La *France* et l'*Angleterre* jouissent vis-à-vis de cette affection d'une immunité remarquable et les quelques rares cas qui ont été signalés en France par Hébra, Verneuil et E. Besnier, et en Angleterre par Lennox-Browne, sont tous d'origine étrangère.

En *Italie*, Massei, Barduzzi, Melle, Pellizari en ont rapporté 8 exemples non douteux ; en *Suisse*, 2 cas seulement ont été publiés : le premier concernant un habitant de Schaffouse et le second un homme du canton du Valais.

En *Allemagne*, en *Belgique*, en *Suède* et en *Espagne*, le rhinosclérome n'est qu'exceptionnellement observé.

b) *Race*. — Bien qu'on ait signalé le rhinosclérome chez les nègres du Brésil, de récentes statistiques tendent à démontrer que la race blanche serait plus particulièrement atteinte par cette maladie.

A mon avis, cette différence en faveur de la race noire est plus apparente que réelle, elle doit être attribuée à ce seul fait que l'affection étant moins bien connue chez les nègres reste ignorée quant à sa véritable nature et est confondue avec des états morbides à peu près similaires.

c) *Age*. — D'après Cornil et Alvarez, le rhinosclérome est surtout une maladie du jeune âge et notamment de l'adolescence. C'est, en effet, principalement

(1) C. QUIGNARD. Thèse de Paris, avril 1892.

de 18 à 25 ans qu'apparaissent ses premières manifestations ; cependant, Alvarez l'aurait observé chez un enfant de 6 ans et chez un autre de 12 ans.

d) *Sexe*. — D'après Wolkowitsch, l'affection aurait une faible préférence pour le sexe masculin qui serait atteint dans la proportion de 8 à 6. Cette différence serait moins marquée, d'après Quignard, qui la réduit au rapport de 5 à 4.

e) *État social*. — C'est surtout la classe pauvre qui fournit au rhinosclérome son plus gros contingent. Ainsi, sur les 23 malades observés par Alvarez, 22 appartiennent à la classe ouvrière et sont pour la plupart de condition misérable.

Anatomie pathologique. — *Examen macroscopique.* — Malgré leur consistance cartilagineuse, les tissus infiltrés ne présentent aucune résistance à la section. Sur une coupe, ils offrent un aspect blanc grisâtre, comme lardacé, donnant par le raclage un suc visqueux, transparent, jaunâtre.

Examen microscopique. — L'*épithélium* a conservé ses caractères normaux ; on y constate cependant une grande prolifération cellulaire et une augmentation considérable des éléments qui le constituent.

Le *derme*, au contraire, est le siège d'altérations caractéristiques.

Il est infiltré de nombreux éléments cellulaires ; les papilles sont hypertrophiées, vascularisées et remplies de cellules migratrices.

Le système *glandulaire* en partie étouffé par le processus de sclérose périphérique disparaît peu à peu.

Les *vaisseaux* sanguins et lymphatiques, plus nombreux qu'à l'état normal, sont entourés d'une couronne de cellules rondes qui infiltrent leurs parois et rétrécissent leur lumière au point de l'oblitérer.

« Ce processus commence dans la tunique adventice, gagne la tunique moyenne, envahit enfin l'endothélium qui, après avoir longtemps résisté, s'hypertrophie et prolifère. » (Quignard.)

Les *nerfs*, longtemps indemnes, finissent par subir des altérations analogues aux tissus ambiants, de même les muscles, les cartilages et les os.

« Au milieu de cette infiltration, on rencontre des fibres du tissu conjonctif plus lâches, plus ténues qu'à l'état sain, disposées en petits faisceaux qui, allant dans toutes les directions, forment un véritable feutrage ou des mailles quelquefois assez régulières. Avec le tissu conjonctif, on trouve quelques rares fibres élastiques qui restent normales au début. Les travées formées par ces différentes fibres sont aussi entourées par des

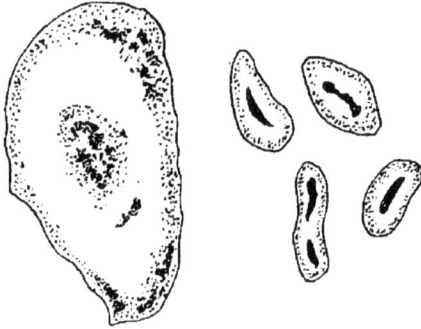

Fig. 147. — Bacilles de Frisch.

cellules rondes disposées concentriquement. » (Quignard.)

Parmi les faisceaux conjonctifs et les petites cellules rondes, on constate de *grandes cellules sphéroïdales* d'environ 20 µ, possédant un ou plusieurs noyaux (Cornil). La présence de ces éléments caractérise le rhinosclérome, car c'est surtout dans leur protoplasma qu'on rencontre le micro-organisme pathogène de cette affection, le *bacille de Frisch*.

Bactériologie. — C'est en 1882 que la bactérie du rhinosclérome fut étudiée et cultivée par Frisch. Pour la bien voir, on emploie généralement la méthode de Cornil et Alvarez.

« En laissant pendant vingt-quatre ou quarante-huit heures les coupes dans une solution d'huile d'aniline, colorée au violet de méthyle 1 B de Bâle ou 6B de Berlin, en les passant pendant quelques minutes dans une solution d'iodure de potassium iodée par le procédé de Gram, puis en décolorant les coupes par l'alcool et l'essence, on colore parfaitement les bactéries et on les trouve constamment dans toutes les coupes en assez grande quantité... Après la déshydratation par l'alcool et l'essence de girofle, on monte les coupes dans le baume de Canada (1). »

Le bacille de Frisch apparaît alors sous la forme d'un bâtonnet très court dont la longueur n'excède guère 3 μ et dont les extrémités sont arrondies (fig. 147).

Ces bâtonnets examinés à un fort grossissement sont entourés d'une capsule anhiste ovoïde. Les bactéries occupent les grosses cellules où l'on en compte quelquefois jusqu'à vingt dans un seul élément. On peut aussi les rencontrer dans les espaces intercellulaires et dans les vaisseaux lymphatiques (Alvarez).

Culture. — Sur gélatine, le bacille du rhinosclérome se cultive *en traînée* si l'on a procédé à un ensemencement superficiel, et *en clou* si on a ensemencé en profondeur, par la ponction du milieu de culture (fig. 148).

« Parloff et Stepanow ont obtenu l'inoculation aux animaux du bacille de Frisch ; ils ont ensemencé la chambre antérieure de l'œil du cobaye, tantôt avec des fragments du néoplasme, tantôt avec des cultures pures.

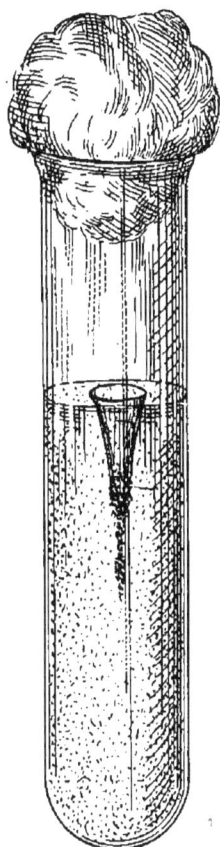

Fig. 148. — Culture en clou du bacille de Frisch.

Deux mois après, les animaux étant sacrifiés, les expérimentateurs purent constater derrière la cornée une petite masse jaunâtre rappelant une cataracte. Ensemençant à nouveau des fragments de cette masse, ils obtinrent des cultures pures du microbe de Frisch. » (Castex.)

(1) Cornil et Alvarez, *Arch. de physiol.*, juin 1885.

Analogie du bacille de Frisch et du pneumo-bacille de Friedländer. — Au point de vue morphologique, il existe entre ces deux micro-organismes une ressemblance frappante, au point que Netter les considère comme absolument identiques. D'ailleurs, ne les rencontre-t-on pas également tous les deux dans les sécrétions nasales et buccales et Palizzari ne les a-t-il pas vus associés dans la blennorrhée de Stoerk et dans l'ozène ?

Malgré cette analogie, l'identité entre ces deux éléments bactériens ne saurait être admise pour les raisons suivantes :

1° Le bacille de Frisch se développe dans des milieux acides, alors que celui de Friedländer n'y croît que difficilement ;

2° Les colonies du pneumo-bacille obtenues sur gélatine sont moins opalescentes et moins transparentes que celles du bacille de Frisch ;

3° Les colonies de ce dernier, d'abord homogènes, se divisent bientôt en deux parties dont l'une est plus dense et l'autre plus liquide ; celles du pneumo-bacille, au contraire, conservent toujours un aspect uniforme et finement grenu dans toute leur étendue.

Enfin, « le pneumo-bacille est *ubiquitaire*, tandis que le bacille du rhinosclérome a une individualité propre établie par ce fait que le rhinosclérome est une maladie localisée aux régions que nous avons indiquées. » (Quignard.)

Toutefois, Cornil, Babès et Jacquet (1) sont loin d'être affirmatifs en ce qui concerne l'action pathogène du bacille de Frisch. D'après ces auteurs, il est fort possible qu'il se comporte ici comme une bactérie banale susceptible d'engendrer la maladie sous l'influence de certaines conditions climatériques et telluriques nettement déterminées.

Symptômes. — *Période de début.* — Dans sa première phase, l'affection, en raison de l'insidiosité de ses symptômes, éveille à peine l'attention du malade qui croit généralement à un vulgaire coryza chronique dont il se

(1) JACQUET, *Arch. de dermatologie et syphiligraphie*, 1891.

préoccupe d'ailleurs fort peu. Ce n'est seulement qu'après de longs mois, alors que la gêne respiratoire a acquis une certaine intensité, qu'il se décide enfin à consulter un médecin.

Une *obstruction nasale* assez marquée obligeant le patient à respirer la bouche ouverte, un *nasonnement* du timbre de la voix et une *hypersécrétion* abondante de la muqueuse, telles sont, à cette période, les seules manifestations subjectives qui appellent l'attention.

Les sécrétions, d'abord muqueuses, deviennent peu à peu muco-purulentes, visqueuses et sont parfois striées de sang. Leur odeur fade et souvent horriblement fétide rappelle, à s'y méprendre, celle de l'ozène, et leur concrétion, à l'entrée des fosses nasales, détermine la production de croûtes d'un gris jaunâtre, qui obstruent l'orifice des narines et masquent les lésions de la pituitaire. Ces symptômes évoluent *sans douleur* et persistent pendant des années sans compromettre l'état général du malade.

Période d'état. — Les lésions sont alors devenues manifestes et c'est dans le segment antérieur des fosses nasales qu'il faut les chercher. Toutefois, les auteurs ne sont pas d'accord sur leur point de départ. D'après Kaposi, elles débuteraient sur la portion antérieure du septum et à la face interne de l'aile du nez ; pour d'autres, au contraire (Chiari, Riehl), elles partiraient de la muqueuse du rhino-pharynx, et en particulier de celle des choanes, pour se propager en avant vers les fosses nasales et, en bas, vers le pharynx et le conduit laryngo-trachéal.

La muqueuse atteinte est tuméfiée, épaissie et infiltrée sous forme de *plaques* dures, de consistance cartilagineuse, occupant toute l'épaisseur du derme. Celles-ci présentent un aspect luisant et une coloration rosée ou *cuivrée* rappelant les caractères du tissu chéloïdien.

A mesure qu'elle se développe, cette infiltration gagne la profondeur au point d'intéresser la charpente ostéo-cartilagineuse du nez et notamment le cartilage de la cloison et les os propres.

Elle franchit les zones primitivement atteintes s'étendant en arrière au pharynx, au larynx et à la trachée

22.

et, en avant, à la lèvre supérieure qui est envahie dans sa totalité (fig. 149).

Les régions infiltrées deviennent peu à peu le siège de petites *nodosités* arrondies ou acuminées, d'aspect lisse et cuivré, de consistance ligneuse, lesquelles par leur confluence arrivent à constituer des *tumeurs* mamelonnées, en *choux-fleurs*. Ces néoplasmes sont surtout manifestes sur les téguments qui tapissent l'entrée des fosses nasales et en particulier sur ceux qui recouvrent le bord libre des narines et la partie adjacente de la lèvre supérieure.

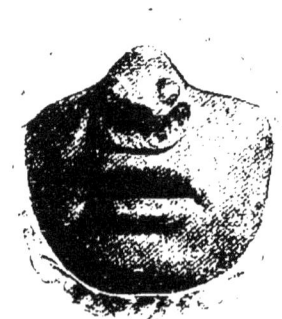

Fig. 149. — Rhinosclérome (Musée de l'hôpital St-Louis), n° 1615. D' Besnier.

Ce n'est que bien plus tard, après des années, que ces néoformations se crevassent et s'*ulcèrent*, donnant issue à un ichor d'odeur fade et visqueux qui, en se desséchant, amène la formation de croûtes noirâtres fétides.

Au niveau de la muqueuse, les néoplasies offrent les mêmes caractères, et c'est surtout dans son segment antérieur que siège le maximum des lésions. D'abord dissimulées dans les replis de la pituitaire, elles apparaissent bientôt sous la forme de masses *mamelonnées*, *polypoïdes*, susceptibles d'oblitérer par leur volume la lumière des cavités nasales. L'absence d'adénopathie est la règle.

Le développement progressif des tumeurs scléromateuses joint à l'épaississement des tissus entraîne fatalement des *déformations* nasales qui constituent un des symptômes les plus frappants de cette phase de la maladie.

Le nez est hypertrophié dans sa totalité ; il est élargi à sa base et présente un aspect inégal et bosselé. Les téguments qui le recouvrent ont une teinte luisante, rouge sombre, et sont le siège d'un *œdème* dur non douloureux.

Les narines infiltrées par le néoplasme sont étalées et soulevées, donnant à l'organe l'aspect du *museau de bœuf* (Massei).

« Le nez est immobile, comme congelé ; les ailes
restent fixes dans les mouvements physiologiques. Si
on presse cet organe entre les doigts, il résiste et il est
impossible de rapprocher les parois l'une de l'autre,
comme si les cavités avaient été comblées par une masse
dure. A la palpation, on perçoit une dureté ligneuse,
plutôt éburnée, et c'est là un des caractères principaux
du rhinosclérome (1). »

Nous avons dit déjà que les lésions scléromateuses
restaient rarement cantonnées aux cavités du nez qu'elles
peuvent franchir pour envahir successivement le pharynx, le larynx et la trachée.

C'est par le voile du palais et ses piliers que progressent les lésions. Ces organes s'épaississent, s'indurent, se déforment et se rétractent au point d'entraîner une sténose des cavités qu'ils circonscrivent. Le
voile du palais finit par adhérer à la paroi postérieure
du pharynx (Kœbner, Kaposi, Mickulicz) et l'isthme du
gosier se rétrécit au point de ne plus laisser passer une
sonde uréthrale de calibre moyen (Alvarez).

La muqueuse infiltrée est le siège de *nodosités* multiples et de *taches* arrondies, livides, qui parfois s'ulcèrent
sous l'action des traumatismes répétés dus au passage
du bol alimentaire. Ces ulcérations sont généralement
superficielles et n'excèdent pas les dimensions d'une
pièce de cinquante centimes. Leur cicatrisation amène
la formation de brides cicatricielles dont la rétraction
contribue à augmenter l'atrésie pharyngienne.

Le toucher permet de constater la consistance *éburnée*
des tissus envahis par le sclérome.

On conçoit aisément que ces lésions pharyngées soient
le point de départ de troubles *fonctionnels* sérieux.
Ceux-ci sont caractérisés surtout par une altération de la
voix qui prend un timbre nasonné, par une dysphagie
douloureuse et par une diminution de l'ouïe consécutive
à l'atrésie des orifices tubaires.

Le *larynx* et la *trachée* n'échappent pas au processus
pathologique.

L'*épiglotte* tuméfiée, rétractée, déformée et rigide,

(1) C. QUIGNARD, *loco citato*.

reste figée dans sa situation ; le vestibule du larynx est rétréci et les bandes ventriculaires infiltrées se rapprochent au point de masquer les cordes vocales.

La *glotte* est sténosée par l'épaississement des cordes vocales qui présentent une teinte gris rosé et un aspect chéloïdien et qui, peu à peu, perdent leur mobilité.

Mais c'est surtout dans la région *sous-glottique* et dans le segment supérieur de la trachée que les lésions atteignent un degré très marqué. La sténose du conduit laryngo-trachéal est parfois telle que les cathéters les plus fins passent avec difficulté. Si on n'intervient pas en temps opportun par la dilatation avec les sondes de Schrötter ou par la trachéotomie, l'*asphyxie* mortelle peut être la conséquence du progrès des lésions.

La localisation laryngo-trachéale du sclérome a pour effet d'augmenter les *troubles de la voix* qui devient rauque, étouffée et qui peut s'éteindre jusqu'à l'aphonie complète. Elle engendre aussi de la *dyspnée laryngée* souvent interrompue par des accès de suffocation et du *cornage* occasionné par la difficulté du passage de l'air inspiré au niveau du rétrécissement du conduit respiratoire.

Symptômes généraux. — En dépit de la progression des lésions, l'état général reste longtemps *indemne*, et c'est seulement après de nombreuses années que la santé du malade commence à s'ébranler en raison des troubles apportés à la nutrition par la dysphagie et à la respiration par la sténose progressive des voies aériennes.

Diagnostic. — « J'ai pu constater moi-même, dit Moure, que le diagnostic de cette affection était facile à faire pour quiconque a eu l'occasion de voir une seule fois les lésions si caractéristiques du rhinosclérome. »

En France, la nature de la maladie est généralement méconnue, en raison de son excessive rareté, et c'est le plus souvent l'examen bactériologique qui, seul, peut la révéler.

L'induration des tissus, l'infiltration diffuse des téguments et de la muqueuse, la marche progressive des lésions, leur aspect bourgeonnant, font penser nécessairement à une *tumeur maligne* et notamment au *sar-*

come ou à *l'épithélioma* et, cependant, ni l'examen histologique, ni la marche de l'affection, ni les symptômes
généraux ne plaident en faveur d'un néoplasme malin.

Les *myxomes* par leur forme arrondie, leur pédiculisation, leur aspect blanc grisâtre, leur consistance gélatineuse et leur siège dans le méat moyen ne sauraient
être confondus davantage avec les néoformations scléromateuses qui sont diffuses, indurées, ulcérées et qui
occupent l'entrée des fosses nasales.

L'analogie est plus frappante avec le *syphilome* en nappe
qui présente des caractères presque identiques : infiltration diffuse des tissus s'effectuant progressivement sans
adénopathie et bientôt suivie d'une sténose des cavités
rhino-pharyngées.

Cependant, en dehors des antécédents spécifiques du
malade et des stigmates révélateurs qui la trahissent
sur certaines parties du corps, la syphilis se reconnaîtra
à sa marche plus rapide et plus bruyante, à son processus *ulcéro-nécrosant* qui aboutit à des mutilations
irréparables dont elle a seule le secret, processus bien
différent des lésions scléromateuses, lesquelles sont essentiellement proliférantes et sténosantes. D'autre part,
il y a loin entre les difformités nasales spécifiques (*nez
en selle*) et les déformations du rhinosclérome (*nez en
museau de bœuf*).

Néanmoins, en cas de doute, on tentera le traitement
d'épreuve, sans toutefois trop insister, en raison de son
influence nocive sur la marche des néoplasmes en général.

Evolution. — Elle est longue et c'est par années que
se chiffre la durée de la maladie. Kœhler rapporte le cas
d'une femme de 53 ans qui était atteinte depuis 23 ans.

Pronostic. — Il est grave en raison de l'évolution
fatalement progressive des lésions. En déterminant la
sténose des voies respiratoires, elles aboutissent finalement à l'asphyxie mortelle si une intervention prompte
ne rétablit pas le passage de l'air.

Traitement. — En vérité, nous ne connaissons aucune
médication capable de modifier favorablement les
lésions scléromateuses, et je crois qu'il y a lieu de révo-
quer en doute les quelques cas de guérison définitive

signalés par certains auteurs et notamment par Kœhler et Lang.

Le traitement ne peut avoir ici qu'un rôle purement *palliatif*. Autrefois, on avait recours comme moyen curatif aux *caustiques chimiques* tels que la potasse caustique, le chlorure de zinc, le nitrate d'argent, l'acide lactique, etc.; mais, en raison de leur inefficacité, on dut renoncer à leur emploi.

Besnier cependant aurait retiré de bons effets de l'introduction dans les néoplasmes de flèches de *chlorure de zinc*.

Dans la suite, ces cautérisations profondes étaient suivies, après la chute des eschares, de badigeonnages répétés de chlorure de zinc pur, déliquescent. L'introduction dans chaque fosse nasale de sondes en caoutchouc de calibre croissant achevait d'augmenter la perméabilité de ces cavités.

La méthode *antiparasitaire*, inaugurée par Lang en 1882, aurait donné également des résultats encourageants. Elle est basée sur ce principe que les cultures du bacille de Frisch sont arrêtées par l'addition d'une solution d'*acide salicylique* à 1/200e. Guidé par cette constatation, Lang pratiquait tous les deux jours, en trois ou quatre points de la zone infiltrée, des injections interstitielles avec une solution de *salicylate de soude* à 2 p. 100.

En même temps, il laissait à demeure dans chaque fosse nasale des tubes métalliques enduits de pommade salicylée qu'il retirait à certaines heures de la journée pour faire des irrigations rhino-pharyngiennes avec une solution de salicylate de soude. Enfin, les lésions du pharynx étaient badigeonnées avec une solution alcoolique d'acide salicylique pendant que ce médicament était administré à l'intérieur à la dose quotidienne de 2 grammes.

Plus tard, Lang devait remplacer l'acide salicylique par l'*acide phénique* en solution à 1 p. 100 employée en injections intra-parenchymateuses.

L'usage de cet antiseptique lui aurait donné des résultats encore plus favorables.

La *galvanocaustie* conseillée par Kœhler qui, par ce procédé, aurait obtenu une guérison définitive, ne peut être utilisée que pour la destruction des bourgeons exubérants, mais elle ne saurait avoir d'efficacité sur l'évolution des lésions.

Reste le traitement *chirurgical* qui est le seul curatif dans le sens propre du mot, mais qui n'est indiqué que dans les formes *circonscrites* du rhinosclérome. Il doit être radical, et cependant les cas ne sont pas rares où les exérèses les plus complètes furent suivies de récidive.

On a conseillé tour à tour le *curettage* suivi d'une cautérisation avec l'acide lactique pur et l'*extirpation totale* qui ne peut être pratiquée que lorsque le sclérome est limité à un segment de l'organe.

En résumé, en raison des effets illusoires obtenus généralement par les méthodes dites curatives, le rôle du médecin devra se borner le plus souvent à recourir aux moyens *palliatifs* susceptibles d'entraver la marche progressive des lésions et de mettre ainsi le malade à l'abri des accidents terribles de la sténose des voies respiratoires. Ils consistent dans la destruction à l'aide du galvanocautère ou de la curette des bourgeons néoplasiques qui obstruent les cavités aériennes et dans la *dilatation* lente avec des bougies métalliques des organes atrésiés.

Par le cathétérisme laryngien avec les tubes de Schrötter, on maintiendra la béance de la glotte, afin d'éviter la *trachéotomie* qui reste parfois la seule ressources dans les forme menaçantes de sténose laryngée.

CHAPITRE XX

LÈPRE

Définition. — *Maladie contagieuse engendrée par un micro-organisme spécifique, le bacille de Hansen, et caractérisée cliniquement par le développement de néoplasies sur les téguments et les nerfs.*

Historique et répartition géographique. — On s'accorde en général à considérer la lèpre comme une maladie biblique, mais il est probable que la lèpre des Hébreux répondait aux affections cutanées les plus disparates.

Il est certain néanmoins que l'affection remonte à la plus haute antiquité et qu'elle fut importée en Europe de l'Inde et de l'Egypte plusieurs siècles avant l'ère chrétienne.

Au temps des croisades, elle constitua un véritable fléau, et nous avons encore présentes à la mémoire les mesures sévères qui furent édictées contre les malheureux lépreux pour préserver l'Europe de la terrible contagion.

Bien qu'observée actuellement sur tous les points du globe, cette affection n'y est pas uniformément répandue.

Tandis qu'en effet elle est exceptionnelle en France, en Angleterre et dans l'Europe centrale, elle est, au contraire, relativement commune en Espagne, en Italie, en Turquie et surtout en *Norvège* qui est un de ses principaux foyers. On la rencontre à l'état sporadique en *Asie*, et notamment dans la Chine, les Indes, le Tonkin et la Perse.

En *Afrique*, elle est surtout fréquente au Sénégal, au Maroc, dans le Congo et la Tripolitaine.

En *Amérique*, ce sont principalement les peuplades de la Guyane, du Brésil, du Mexique, du Vénézuela et des Antilles qui paient à la maladie le plus lourd tribut.

L'*étiologie* de la lèpre est celle de toutes les affections contagieuses : rappelons qu'elle sévit avec la plus grande fréquence dans les milieux encombrés et malpropres où l'inobservation des règles de l'hygiène rend illusoire toute prophylaxie.

Description. — Nous n'énumérerons pas les différents symptômes de la lèpre en général dont on trouvera la description complète dans les traités de dermatologie. Nous nous bornerons simplement à rappeler les deux formes cliniques sous lesquelles cette maladie se présente habituellement : la première correspond à la lèpre *tuberculeuse* ou *léonine* (lèpre systématisée tégumentaire de Leloir), et la seconde à la lèpre *anesthésique* (lèpre systématisée nerveuse de Leloir).

Toutefois, il importe de savoir que ces deux types morbides ne sont pas toujours aussi nettement tranchés dans la pratique ; ils peuvent s'associer, se combiner de mille manières différentes pour constituer une troisième forme, une forme *mixte* très communément observée.

C'est surtout la lèpre *tuberculeuse* qui affecte la région nasale.

Pour la clarté de la description, nous distinguerons trois périodes dans l'évolution de la lèpre nasale :

1re *période* dite d'*infiltration papuleuse*. — Au début, la maladie s'annonce par les signes vagues du *coryza* chronique consistant en un enchifrènement persistant avec sensation de picotement et sécrétion très modérée de la muqueuse. A cette période, la pituitaire ne présente aucune lésion manifeste, et ce n'est seulement qu'au bout de plusieurs mois qu'elle devient le siège d'altérations caractéristiques.

Celles-ci se traduisent, comme sur les téguments, par l'apparition de *lépromes* sur la muqueuse des deux fosses nasales dont ils occupent le chorion.

23

Les lépromes se présentent sous la forme de *papules* arrondies, à surface lisse, qui deviennent de plus en plus proéminentes. Ils ont une coloration rouge brun, cuivrée, parfois violacée et livide. Leur consistance est molle et, détail important, ils sont le siège d'une *anesthésie* complète.

Isolés et disséminés au début, ces éléments peuvent à la longue, par leur confluence, infiltrer une grande étendue de la muqueuse qui s'épaissit et devient tomenteuse au point de rétrécir et même d'obstruer la lumière des cavités nasales. Parallèlement aux lésions de la muqueuse, le revêtement cutané de l'organe est le siège d'altérations identiques consistant en tubercules volumineux, arrondis, présentant un aspect luisant, rouge sombre et une certaine résistance à la pression du doigt. Ces éléments cutanés rappellent à s'y méprendre les saillies papuleuses de l'acné rosacée.

2ᵉ période dite d'*ulcération*. — Qu'ils se localisent sur la muqueuse ou sur le tégument externe, les lépromes ont une évolution analogue à celle qu'on observe sur les autres parties du corps. Ils ont une marche *lente* et progressive, subissant parfois un temps d'arrêt ; dans certains cas cependant, ils procèdent par poussées aiguës accompagnées de réaction fébrile à type vespéral et de phénomènes généraux d'intensité variable simulant l'érysipèle à répétition.

Il est assez rare que les tubercules lépreux se sclérosent ou se résorbent ; plus souvent ils *s'abcèdent* faisant place à des *ulcérations* profondes, à fond grisâtre, atone, à bords surélevés, sécrétant un *ichor sanieux*, sanguinolent et parfois horriblement fétide qui renferme le bacille spécifique (1). Ces sécrétions en se desséchant au contact de l'air se concrètent en *croûtes* brunâtres qui obstruent les fosses nasales et dont la chute détermine l'*épistaxis*.

---

(1) Lorsqu'on ne trouve pas de bacilles dans les sécrétions nasales, il suffit de prescrire l'absorption de 4 grammes d'iodure de potassium dans les 24 heures pour les faire apparaître (LEREDDE et PAUTRIER).

Le processus éminemment *destructif* qui préside à l'évolution du léprome s'étend en surface et en profondeur ; il creuse les tissus sans respecter les cartilages et les os.

La destruction de la charpente ostéo-cartilagineuse du nez a pour effet d'entraîner l'effondrement de l'organe qui prend une forme " *en selle* " comme à la suite des nécroses spécifiques.

La rhinoscopie permet de constater le plus souvent une large *perforation* du septum qui intéresse à la fois des le cartilage et le vomer.

Chez les deux malades que j'ai eu l'occasion d'examiner à l'hôpital Saint-Louis, dans le service du Dr Hallopeau, et dont la photographie est reproduite ci-après (*fig.* 150 *et* 151), j'ai observé une vaste perforation de la cloison dont les dimensions dépassaient celles d'une pièce d'un franc. On remarquera que, chez l'un d'eux, la destruction du septum a eu pour conséquence, un effondrement des plus nets de l'organe tout entier.

Les ganglions sous-maxillaires sont tuméfiés et indurés.

3e *période* dite de *réparation*. — Sous l'influence de modifications favorables survenues dans l'organisme, le processus de nécrose peut s'arrêter et les pertes de substance consécutives à la fonte des lépromes se réparer et laisser à leur place des *cicatrices* multiples, irrégulières, dures qui défigurent le malade.

Lorsque le processus cicatriciel siège sur la muqueuse, la rétraction du tissu inodulaire détermine une *atrésie* permanente des cavités nasales qui peut être le point de départ d'accidents sérieux.

Diagnostic. — Il repose sur la constatation de tubercules lépreux dans les régions de prédilection et, en particulier, sur les parties découvertes du corps et notamment sur la face et les extrémités des membres.

La présence des lépromes sur le visage lui donne un aspect caractéristique : « Il paraît bouffi, le front est épaissi, irrégulier, les paupières sont à demi pendantes, le nez est élargi, épaté comme chez le nègre (*v. fig. ci-après*), le menton volumineux et élargi ; les joues sont épaisses et inégales ; les lèvres larges, lippues, sont proéminentes, les poils de la face ont presque entièrement disparu. Il en résulte un ensemble tel que, à quelques différences près dans leur degré, tous les lépreux se ressemblent quels que soient leur âge, leur sexe et leur race ; le diagnostic peut se faire, grâce à leur *uniformité d'aspect*, à première vue et à distance (1). »

On tiendra également compte, pour établir le diagnostic, des modifications de la *sensibilité* dans ses trois modalités rappelant, dans certains cas, le syndrome syringomyélique, des troubles *parétiques* parfois très marqués au niveau des muscles du visage et des membres, des troubles *trophoneurotiques* si manifestes au voisinage des extrémités et assez analogues à ceux qu'on observe dans la sclérodermie, la maladie de Raynaud, la syringomyélie (*type Morvan*), et, enfin, de la présence de léprômes échelonnés en chapelet sur le trajet des troncs nerveux et notamment du *cubital*.

Il est des cas cependant où ces symptômes ne sont pas aussi nettement accusés et où le tableau clinique de la lèpre ne se présente pas toujours avec la même évidence. La véritable nature de la maladie peut alors rester méconnue et ses manifestations nasales être confondues avec certaines affections de la région présentant avec elle des caractères communs.

Les nodules de *l'acné rosée* simulent au premier abord les tubercules lépreux, mais, outre leur localisation presque exclusive à l'extrémité du nez et sur les joues, ils ont une coloration plus claire, les téguments voisins présentent un aspect rouge violacé et sont le siège de télangiectasies caractéristiques.

Avec *l'hypertrophie nasale*, la différenciation est non moins aisée. Nous savons, en effet, que cette affection atteint généralement le cornet inférieur dont la muqueuse *uniformément* épaissie a conservé sa coloration rosée.

Ici, contrairement à ce qu'on observe dans la lèpre, la pituitaire n'est le siège d'aucune saillie papuleuse,

(1) G. THIBIERGE. *Traité de médecine*, t. II.

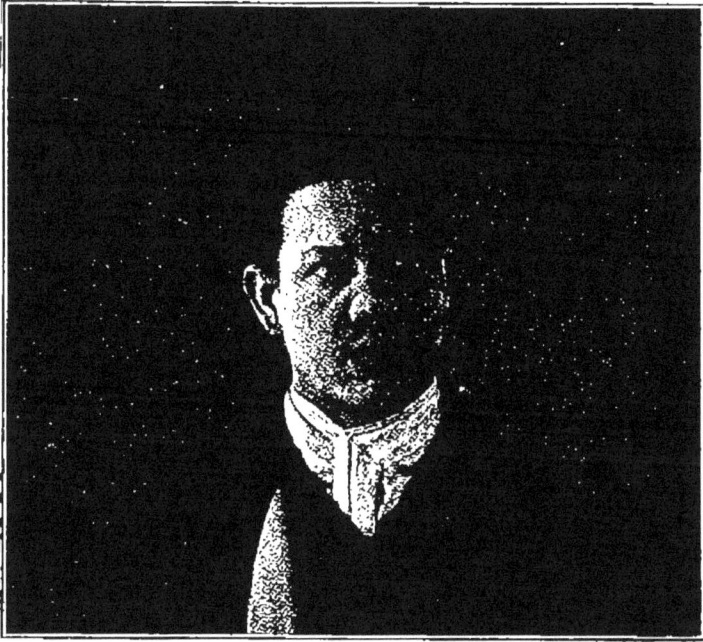

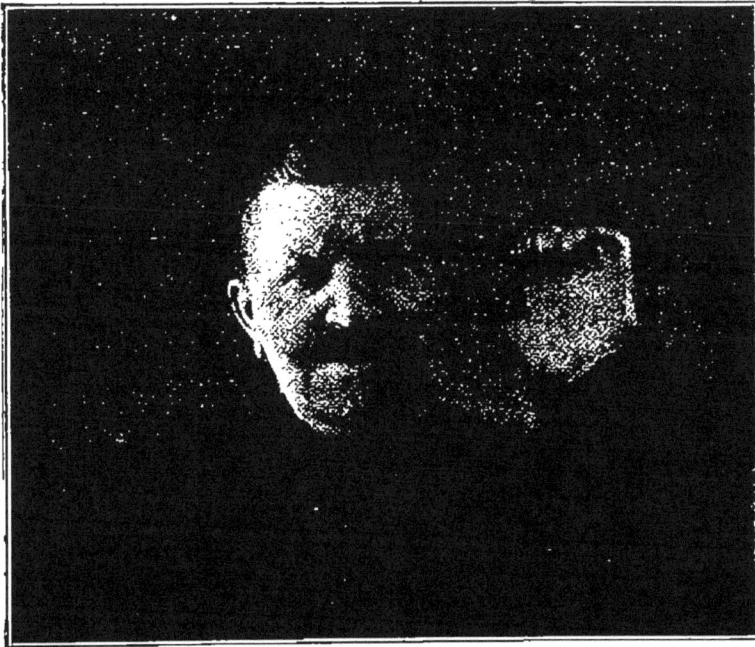

FIG. 15o et 151. — Photographies de lépreux, prises à l'hôpital
Saint-Louis, dans le service de M. le Dʳ Hallopeau.
La déformation nasale est surtout apparente dans la figure 15o.
— Le malade représenté dans la figure 151 a la main « en
griffe », comme dans le syndrôme Aran-Duchenne.

d'aucune perte de substance et sa sensibilité n'est pas modifiée.

La fétidité des sécrétions et la formation de croûtes noirâtres sur la muqueuse peuvent faire songer un moment à *l'ozène vrai*; mais on reconnaîtra ce dernier à l'atrophie des cornets et à l'absence du processus destructif qui caractérise la seconde période de la lèpre.

Avec le *lupus tuberculeux* l'analogie est plus grande, surtout au début de l'affection, en raison de l'apparition, à cette période, de petites nodosités intra-dermiques.

Toutefois, on distinguera le lupome à son volume moindre, à sa coloration jaunâtre, à sa transparence, à sa consistance molle, à sa légère sensibilité et à sa dissémination au milieu d'une nappe rouge qui le rend moins apparent.

Plus tard, à la phase d'ulcération, le diagnostic est plus aisé.

L'ulcère lépreux est *profond*, térébrant; il est limité par des bords calleux et sécrète un ichor sanieux, purulent et fétide ; l'ulcère lupique, lui, est superficiel, ses bords sont plats ; son fond granuleux et végétant est le siège d'une sécrétion séreuse peu abondante et il est circonscrit le plus souvent par une zone infiltrée, de coloration livide, parsemée de tubercules non encore ulcérés. Dans les fosses nasales, le processus destructif du lupus est généralement limité à la région vestibulaire et notamment à la portion cartilagineuse du septum qu'il perfore fréquemment; celui de la lèpre, au contraire, s'étend à toute la muqueuse et aussi à la charpente osseuse qu'il peut détruire au même degré que la syphilis.

Enfin, certaines *syphilides tertiaires* et notamment les syphilides *hypertrophiques* ou *tuberculo-ulcéreuses* présentent avec les léprômes une similitude assez frappante pour rendre la confusion possible. Mais tandis que ceux-ci persistent des années et n'arrivent qu'au bout d'une longue période à produire des destructions étendues, les syphilides ont toujours une évolution plus rapide, plus bruyante et une tendance plus grande à la nécrobiose.

La lèpre s'attaque davantage aux vaisseaux et aux troncs nerveux ; la syphilis, au contraire, détruit le squelette : à elle appartiennent surtout les vastes nécroses osseuses suivies de l'expulsion de séquestres.

En tous cas, dans le doute, on s'informera des antécédents du malade, on recherchera sur les diverses parties du corps les stigmates révélateurs de la diathèse spécifique, et au besoin on tentera le traitement *d'épreuve* qui, souvent seul, permet de trancher la question.

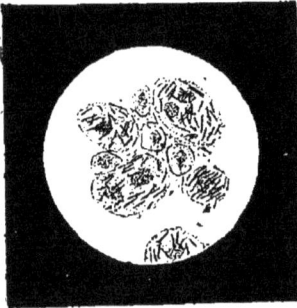

FIG. 152.
Bacilles de Hansen.

Comme on le voit, le diagnostic de la lèpre est parfois *délicat*, aussi conseillons-nous dans les cas embarrassants de procéder à la recherche par le procédé d'Erlich, dans les tissus biopsiés et dans les sécrétions nasales (Leredde), du bacille pathogène (*fig.* 148), dont la constatation permettra d'être fixé définitivement sur la véritable nature des lésions.

Evolution. — La marche de la lèpre nasale est subordonnée à celle de ses autres localisations. Elle est essentiellement *lente* et présente dans sa durée des temps d'arrêt alternant parfois avec des poussées aiguës accompagnées de fièvre et de phénomènes généraux.

Le *pronostic* de cette affection est celui de la lèpre en général. Il est *grave*, en raison de l'extension progressive des lésions aux membres et aux viscères et de leur incurabilité.

Après de longues années, le patient, horriblement mutilé par les progrès du mal, immobilisé par la parésie musculaire, épuisé par l'interminable suppuration de ses ulcères, véritable cadavre vivant, résigné et indifférent à l'évolution de sa maladie, finit par s'éteindre après une agonie fort lente dont le terme est marqué par une diarrhée profuse ou des troubles broncho-pulmonaires.

Traitement. — Il doit être *local* et *général*.

Le traitement *local* est surtout *palliatif*. On rétablira la perméabilité nasale en détruisant les lépromes avec la pointe du galvano-cautère et on luttera contre l'atrésie progressive des cavités du nez par des dilatations répétées avec des bougies métalliques de calibre graduellement croissant.

Les ulcères seront pansés avec des pommades à base de résorcine ou d'*ichthyol*, dans la proportion de 1 p. 15 :

Ichthyol.	âà 2 gr. »	
Dermatol.		
Menthol crist.	0 gr. 35	
Vaseline stérilisée . . .	30 gr. »	

Pour déblayer les fosses nasales des sécrétions purulentes et des croûtes qui les encombrent, on prescrira des lavages abondants avec une solution boratée et résorcinée à 5 p. 1.000.

Le traitement *général* est plus important, mais comme il relève plutôt de la dermatologie, nous nous bornerons à en rappeler les principes fondamentaux.

Il doit être à la fois *prophylactique* et *curatif*.

La *prophylaxie* de la lèpre consiste essentiellement dans l'isolement des lépreux et dans la création de léproseries qui constituent le seul moyen efficace de circonscrire ce terrible fléau.

Quant au traitement *curatif*, il ne donne malheureusement que des résultats bien précaires.

Les principaux facteurs d'amélioration paraissent être l'application scrupuleuse des règles de l'*hygiène* dont l'inobservation a une si grande part dans la genèse de la maladie, et le *changement de climat*.

De tous les médicaments employés jusqu'à ce jour contre la lèpre, le plus réputé est certainement l'*huile de Chaulmoogra* qui est administrée par l'estomac ou en lavement, à la dose de 20 à 200 gouttes par jour et par périodes de trois mois.

On peut la remplacer par son principe actif, l'*acide gynocardique*, à la dose quotidienne de 0,30 à 0,50 centigrammes (Z. Falcao, Vidal, Roux).

Unna prescrit, de préférence, l'*ichthyol* en pilules (0,50 centigrammes à 1 gr. 50 par jour).

23.

La médication *tonique* est également très indiquée. On relèvera les forces du malade par l'emploi de l'*arsenic*, des phosphates, de l'huile de foie de morue, et surtout par la *suralimentation* et l'aération permanente.

CHAPITRE XXI

MORVE

Définition. — La morve est une *maladie microbienne, bacillaire, assez fréquemment observée chez les solipèdes et susceptible de se transmettre à l'homme où elle se manifeste avec ses caractères habituels.*

Le *farcin*, considéré autrefois comme une entité morbide distincte de la morve, n'est qu'une modalité d'un même état infectieux que nous désignerons sous le nom d'affection *farcino-morveuse* (1).

Bactériologie. — Le microorganisme de la morve est un *bacille* qui fut isolé et cultivé presque simultanément en France par Bouchard, Capitan

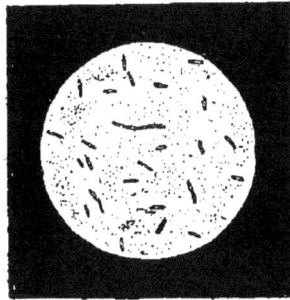

Fig. 153.
Bacilles de la morve.

et Charrin (2) et en Allemagne par Lœffler et Schütz (3). Il se présente sous la forme d'un petit *bâtonnet* allongé, rectiligne ou légèrement incurvé, ne différant du bacille de Koch que par une plus grande épaisseur (fig. 153).

Il se développe sur les milieux usuels de laboratoire, mais c'est surtout sur la *pomme de terre* qu'il donne une culture caractéristique.

(1) LABOULBÈNE, *Gazette des hôpitaux*, sept. 1893.
(2) *Bull. Acad. Méd.*, 1882 et 1883.
(3) *Deut. Med. Wochenschrift*, 1882.

Après un séjour de 3 jours dans une étuve à 37°, la culture prend une coloration d'abord jaune clair, puis ambrée ; les jours suivants, elle présente une teinte rougeâtre, puis chocolat avec des contours d'un *bleu ver-dâtre*.

Le *cobaye mâle*, par sa sensibilité toute spéciale aux inoculations, constitue le réactif par excellence du virus morveux. L'inoculation intra-péritonéale du bacille chez cet animal détermine en 48 heures une *orchite double* ; on conçoit toute l'importance de cette constatation expérimentale dans les cas de diagnostic incertain (Straus).

Etiologie. — Les deux principaux facteurs étiologiques de la morve sont l'*inoculation* et l'*infection*.

L'origine *équine* de la maladie est un fait aujourd'hui nettement établi, et c'est habituellement par les sécrétions qui s'écoulent en abondance des fosses nasales de l'animal ou par le pus des ulcères farcineux que se transmet l'infection.

La contagion peut se faire soit *directement* par une piqûre ou par le contact d'une plaie avec le virus morveux, soit *indirectement* par l'intermédiaire d'objets quelconques et notamment de pièces de pansement souillées par les sécrétions de l'animal.

Ces quelques notions étiologiques permettent d'expliquer la plus grande fréquence de la maladie chez les palefreniers, les équarrisseurs et les vétérinaires qui, par leur profession, sont souvent en contact avec des chevaux malades.

Symptomatologie. — Chez l'homme, la morve est ordinairement *aiguë* et le farcin est le plus souvent *chronique*.

Nous décrirons plus spécialement la *morve aiguë* dont l'étude est du domaine de notre spécialité.

1° *Période d'incubation.* — La durée de l'*incubation*, c'est-à-dire de la période comprise entre l'introduction dans l'économie de l'agent infectieux et l'apparition des premiers symptômes, n'est pas rigoureusement déterminée. Toutefois la plupart des auteurs s'accordent à la considérer comme fort courte, surtout dans les cas d'inoculation directe où elle n'excéderait guère *quatre à cinq jours*.

Pendant cette période d'incubation, qui est généralement *silencieuse*, le sujet contaminé n'éprouve aucun malaise appréciable, sa santé ne paraît pas altérée ; parfois cependant, le travail infectieux qui se prépare dans l'économie se traduit par un malaise indéfinissable, par un état morbide vague intermédiaire à la santé et à la maladie.

2° *Période d'invasion*. — Dans la majorité des cas, l'infection s'annonce par un cortège de *phénomènes généraux* bruyants caractérisés par des frissons, une ascension thermique assez élevée, des nausées, de la céphalalgie, de l'arthralgie avec prostration faisant croire à l'invasion d'une *septicémie* à marche rapide, d'une *dothiénentérie* ou d'un *rhumatisme aigu*.

Plus rarement, on assiste à des *accidents locaux*, d'ordre *phlegmoneux*, limités à la zone d'inoculation et se traduisant par de la lymphangite, de l'adénite et un phlegmon diffus.

On avait cru, au début, à des accidents septiques d'ordre banal, lorsque l'apparition sur les téguments de phénomènes *éruptifs* vient révéler la véritable nature de l'infection.

Ceux-ci se manifestent surtout à la *face* et au voisinage des articulations sous la forme de *plaques* érythémateuses qui, peu à peu, prennent une teinte livide et se transforment en phlyctènes avec tendance au sphacèle. La face est souvent le siège d'un *rash érysipélateux* avec œdème dur qui débute par le nez et s'étend aux paupières et aux lèvres.

Un peu plus tard, vers le huitième jour, apparaît généralement une éruption *pustuleuse* qui se généralise parfois à toute la surface du corps, mais qui est toujours plus marquée au visage. Elle consiste, au début, en petites *taches* rouges qui deviennent rapidement *papuleuses*, les papules se transforment elles-mêmes presque immédiatement en *pustules* arrondies, non ombiliquées.

Habituellement discrets, ces éléments, par leur confluence, peuvent se réunir et former de véritables placards purulents.

Après leur rupture, les pustules laissent derrière elles de petites *ulcérations* circulaires, lesquelles, par leur réunion, forment de vastes pertes de substance à bords déchiquetés, à tendance phagédénique.

C'est ordinairement à cette période que se manifestent les symptômes dus aux lésions des voies respiratoires et en particulier des *fosses nasales* qui sont le plus atteintes par l'éruption.

L'envahissement de la pituitaire s'annonce par de l'*enchifrènement* accompagné de douleur à la racine du nez et au niveau des sinus frontaux. L'*écoulement* d'abord muqueux devient rapidement *purulent*, *fétide*, strié de sang, alternant parfois avec des *épistaxis* abondantes.

La pyorrhée, par sa persistance, amène au voisinage de l'orifice des narines et sur la lèvre supérieure la production d'un érythème fort douloureux ; par son abondance, elle constitue parfois un véritable *jetage* moins marqué cependant chez l'homme que chez les animaux.

L'examen rhinoscopique montre un gonflement livide de la muqueuse qui bientôt devient le siège d'*ulcérations* localisées au segment antérieur et à la portion respiratoire des fosses nasales.

Ces manifestations nasales marquent le premier stade de l'envahissement des voies respiratoires par le processus infectieux. Peu à peu, en effet, les lésions gagnent le pharynx, le larynx et le poumon jusqu'au lobule pulmonaire, mais ici elles sont généralement moins accentuées qu'au niveau de la pituitaire.

Les glandes parotides et sous-maxillaires et les ganglions adjacents sont tuméfiés ; ces organes sont parfois le siège d'une réaction inflammatoire très vive qui peut être le point de départ d'accidents phlegmoneux graves.

3° *Période terminale.* — Elle est caractérisée par l'aggravation des phénomènes généraux.

La *fièvre* modérée au début atteint rapidement 40 et 41°. Les rémissions matinales sont moins marquées; elles peuvent même disparaître complètement, au point que la courbe thermique est remplacée par un plateau. Alors les *troubles nerveux* augmentent, accompagnés de nausées, de vomissements, de diarrhée fétide, de tous les symptômes, en un mot, qui marquent le stade ultime des infections graves.

La *mort* est la terminaison presque fatale de cette

forme aiguë, elle survient au milieu de phénomènes *ataxo-adynamiques* ou *comateux* qui marquent la fin des grandes toxémies.

La morve *chronique* est beaucoup plus rare chez l'homme. Elle est exceptionnellement primitive, plus souvent elle est consécutive au *farcin* chronique qui, disons-le en passant, est caractérisé cliniquement par l'apparition dans les différentes régions du corps d'*abcès* multiples, à évolution *torpide* et a siège superficiel ou profond.

Dans cette forme, on constate également la prédominance des *manifestations nasales*. Celles-ci se traduisent par de l'*obstruction* du nez, qui détermine une altération du timbre de la voix qui prend une consonnance nasonnée.

Par les narines s'écoulent des mucosités jaunâtres, *purulentes*, fétides, striées de sang, et parfois un liquide franchement *sanguinolent*. Contrairement à ce qu'on observe dans la forme aiguë, la pyorrhée est très modérée et il n'y a pas à proprement parler de *jetage*. La rhinoscopie permet de constater sur une muqueuse livide la présence de petits *nodules* rougeâtres qui, bientôt, sont le point de départ d'*ulcérations* cupuliformes saignant au moindre contact et souvent masquées par des croûtes brunâtres et fétides. L'exploration avec le stylet révèle parfois des dénudations osseuses et même une perforation de la cloison.

Le *rhino-pharynx* et le voile du palais sont souvent le siège de lésions identiques.

Les *symptômes généraux* sont les mêmes que dans le farcin chronique.

La *fièvre* n'a pas de cycle déterminé. Au début et même pendant tout le cours de la maladie, la courbe thermique est très irrégulière. Vers la fin, les caractères de la fièvre hectique apparaissent et persistent jusqu'à la mort.

Alors, l'état général est *lamentable*; l'amaigrissement, effrayant, donne au malade un aspect squelettique ; la peau est sèche et rugueuse ; le visage livide est marqué de grands yeux cerclés de noir, et le regard terne, sans expression, trahit un état de prostration extrême.

Une diarrhée rebelle accompagnée de vomissements est souvent le prélude de l'issue fatale qui est la terminaison habituelle de la maladie.

Farcinose mutilante du centre de la face. — En raison des lésions nasales qu'elle engendre, cette forme de l'infection farcino-morveuse mérite toute notre attention.

Elle a été signalée pour la première fois par E. Besnier, Hallopeau et Jeanselme (1).

Dans le cas de Besnier, les lésions avaient débuté par le poumon, et, suivant une marche ascendante, elles avaient envahi la face par la muqueuse des fosses nasales et le canal lacrymal.

Bientôt, apparurent de vastes ulcérations qui détruisirent une grande partie du nez, la lèvre supérieure et la voûte palatine (fig. 154).

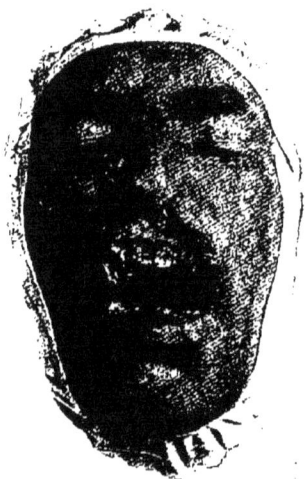

FIG. 154. — *Farcinose mutilante* de la face chez un jeune palefrenier de 25 ans (Musée de l'hôpital St-Louis), n° 1571. — Dr Besnier.

« Chez le malade de Jeanselme et d'Hallopeau, la lèvre supérieure fut le siège d'une ulcération phagédénique qui la détruisit dans sa presque totalité intéressant l'ouverture des narines. La maladie produisait des sortes de gommes qui se ramollissaient et s'ouvraient en produisant de larges ulcérations à bords très décollés. Toutes ces lésions n'occasionnaient ni douleur, ni jetage (2). »

Diagnostic. — La rareté de cette affection chez l'homme fait que sa véritable nature reste souvent méconnue. On comprend dès lors toute l'importance que peut avoir pour le diagnostic la seule notion de contamination.

(1) *Société française de dermatologie et de syphiligraphie*, avril 1891.
(2) L. JOUBERT. Thèse de Paris, juillet 1897.

Au début, avant l'apparition de l'éruption et des manifestations nasales, on songe, en raison de l'intensité des
phénomènes généraux, à une *septicémie aiguë* banale, à
une attaque de rhumatisme aigu ou à une *fièvre typhoïde* ;
seule l'évolution des lésions permet de relever l'erreur.
Les localisations nasales de la morve aiguë (pustules
et ulcérations), qui surtout nous intéressent, se reconnaîtront à la nature des sécrétions, au *jetage* qu'accompagne une tuméfaction érysipélateuse de la face et à
l'extension du processus éruptif au pharynx et à l'arbre
respiratoire.

Dans les formes chroniques et, en particulier dans la
farcinose mutilante du centre de la face, le diagnostic
avec la *syphilis* et l'*épithéliomatose* est des plus délicats.
On se basera pour l'affirmer sur les antécédents du sujet,
sur l'évolution de la maladie, sur les renseignements
fournis par les cultures, et surtout sur l'*examen bactériologique* du jetage nasal et du pus des ulcères. Coloré
avec le bleu de Lœffler ou de toluidine, le bacille apparaît nettement avec tous ses caractères morphologiques.

Enfin, dans les cas difficiles, l'*inoculation* intra-péritonéale au cobaye mâle, par la méthode de Straus, permettra d'éclairer en quelques heures le diagnostic.

Evolution. Pronostic. — Dans la forme *aiguë* d'emblée, la durée de l'affection est très courte, elle n'excède
guère deux à trois semaines. La marche est presque foudroyante dans la variété qui succède au farcin chronique, et le malade meurt généralement en 4 ou 5 jours
au plus.

Dans la morve *chronique*, l'affection peut se prolonger
pendant plusieurs mois (Morell-Mackenzie, Tardieu).
Bollinger prétend avoir observé un cas qui dura onze ans.
Comme la farcinose chronique à laquelle elle est le plus
souvent liée, cette variété n'a pas toujours une marche
continue et progressive ; elle procède assez fréquemment par *poussées* successives, à l'instar du lupus tuberculeux et de certaines formes de la lèpre.

Le *pronostic* de la morve en général est extrêmement
sombre puisque la forme aiguë conduit fatalement à la
mort en quelques jours, en trois semaines au plus, et que la
forme chronique, tout en présentant une gravité moindre

amène très souvent. quoique très lentement, la même
terminaison. Toutefois nous dirons avec Brouardel
qu' « on peut conserver quelque espoir tant que le nez
n'est pas encore atteint ».

Traitement. — *Prophylaxie.* — Il est inutile d'insister
sur l'importance des moyens prophylactiques, c'est-à-
dire sur la nécessité de l'*abatage* des animaux atteints
de morve ou de farcin. Leurs cadavres doivent être profondément enfouis loin des lieux d'habitation. Les objets
de pansement seront brûlés ainsi que la paille ayant
servi de litière à l'animal malade. Les locaux contaminés seront soumis à une désinfection rigoureuse.

Chez l'homme toute écorchure suspecte sera immédiatement cautérisée au fer rouge.

Traitement curatif. — Nous ne disposons encore
d'aucune médication susceptible d'enrayer la marche de
cette affection inexorable. On se bornera à combattre
les manifestations nasales par des irrigations antiseptiques à base de *résorcine* ou de *naphtol*.

Gerlach conseille l'emploi de l'*eau chlorée* qui aurait
une action destructive sur le bacille de la morve.

Ces lavages répétés plusieurs fois dans les 24 heures
seront suivis d'insufflations d'*iodol* ou d'*iodoforme*.

Les collections purulentes seront incisées largement,
sans retard, lavées avec une solution de *sublimé* et
drainées. Les abcès chroniques devront être curettés et
badigeonnés avec la solution de *chlorure de zinc* au
dixième ou avec de la glycérine phéniquée.

Comme traitement *interne*, de la Harpe, Remak et
Tardieu attachaient une grande valeur à l'*iode* dans les
formes chroniques.

Tardieu employait la *teinture d'iode* dont il augmen-
tait progressivement la dose jusqu'à 20 gouttes par
jour.

Le *soufre* a été également préconisé par lui. Grâce à
cette médication, Tardieu aurait obtenu une guérison
de farcinose chronique.

Bourdon administrait l'*iodure de soufre* et Bolli de
Milan les *hyposulfites*.

Quelle que soit la médication employée contre le
bacille, tous les efforts du médecin tendront à relever

les forces du malade, afin d'augmenter sa résistance
à l'infection. A une alimentation reconstituante on
joindra l'usage des *toniques* et, en particulier, celui de
l'alcool, du quinquina et du sérum artificiel.

En résumé, vous voyez combien nous sommes désar-
més contre cette terrible affection, aussi devons-nous,
pour le moment, nous borner à une thérapeutique
empirique d'une efficacité bien douteuse en attendant
les bienfaits d'un sérum spécifique réellement curateur.
« Jusqu'ici, dit Joubert, la *malléine* (1) n'a guère été employée que chez les animaux, mais elle semble avoir
amené chez eux de nombreuses guérisons. Il est cependant quelques faits (cas de Bonome de Padoue) qui
nous portent à admettre que, chez l'homme, de semblables résultats pourront être obtenus. »

(1) Sous le nom de malléine, on désigne des produits solubles
pyrétogènes extraits des cultures filtrées et stérilisées de bacilles morveux.
A l'instar de la tuberculine de Koch dans la tuberculose des
bovidés, elle constitue un excellent moyen de diagnostiquer la
morve chez les animaux suspects.

CHAPITRE XXII

XANTHOSE

Sous ce nom, Zuckerkandl décrit une *pigmentation brunâtre de la pituitaire consécutive à des hémorrhagies capillaires interstitielles*.

Le siège de prédilection de la maladie est la portion de la muqueuse qui tapisse le *septum cartilagineux*.

Elle se manifeste sous deux formes : la forme *diffuse* et la forme *circonscrite*. Cette dernière, qui est de beaucoup la plus commune, se traduit par des taches disséminées sur les différents points de la muqueuse malade.

La xanthose présente cette caractéristique qu'elle est fréquemment le prélude de troubles *trophiques* pouvant aboutir à la *perforation* de la cloison.

Cette dernière considération nous a conduit à admettre avec Hajek que, loin de constituer une entité morbide, la maladie de Zuckerkandl n'est, en réalité, qu'une dystrophie spontanée marquant le premier stade de l'ulcère perforant.

Cliniquement, elle évolue sans phénomènes douloureux, à l'insu du malade, et elle constitue habituellement une découverte de la rhinoscopie.

Ordinairement, elle est le point de départ d'*épistaxis* à répétition qui sont la seule manifestation extérieure de la maladie.

Traitement. — La *cautérisation* est ici le procédé de choix.

On la pratiquera par des attouchements légers de la zone malade avec une perle d'*acide chromique* ou mieux avec un cristal de *nitrate d'argent* fondu à l'extrémité d'un stylet.

L'eschare ainsi formée sera recouverte d'une épaisse couche protectrice de *vaseline boriquée* qu'on renouvellera pendant plusieurs jours consécutifs.

NÉOPLASMES

Ici, comme dans les autres régions du corps, l'étude des néoplasmes constitue un des chapitres les plus obscurs de la pathologie. Malgré tant de travaux accumulés, nous ne savons encore rien de précis sur leur pathogénie qui reste enveloppée d'une obscurité impénétrable.

Jusqu'ici, les auteurs classiques se basant sur leur évolution clinique ont divisé, faute de mieux, les tumeurs des fosses nasales en tumeurs *bénignes* et en tumeurs *malignes* : les premières ainsi nommées parce qu'elles évoluent sur place, sans aucune tendance à l'envahissement, sans retentissement sur l'organisme et sans manifestation de récidive après l'extirpation ; les secondes, au contraire, caractérisées par leur extension progressive aux tissus voisins, par leur généralisation sous la forme de néoformations secondaires reproduisant le type du néoplasme primitif, par leur récidive presque fatale après l'ablation et enfin par l'apparition de métastases et de troubles cachectiques qui aboutissent à la mort.

A cette classification un peu vague, nous préférons de beaucoup celle qui a été adoptée par notre maître, Pierre Delbet, pour les tumeurs en général, parce qu'elle est plus précise, étant basée à la fois sur la clinique et l'anatomie pathologique (1).

(1) *Traité de chirurgie* de LE DENTU et P. DELBET, t. I. Art. *Néoplasmes*.

Avec cet auteur, nous distinguerons donc *trois grandes classes* de tumeurs.

A la première classe appartiennent les tumeurs dont la structure semble exactement calquée sur celle des tissus normaux de l'organisme adulte. Elles ont pour type ou pour paradigme des tissus *adultes*. Au point de vue clinique, elles ont pour caractère commun la *bénignité*. Il y a bien quelques exceptions, mais elles sont plus apparentes que réelles. Ainsi, par exemple, les lymphadénomes sont très malins. « Mais ces tumeurs sont très probablement des produits inflammatoires qu'il faudra un jour ou l'autre rayer de la catégorie des néoplasmes. » (Delbet.)

Cette première classe, à son tour, comprend deux familles. L'une renferme les tumeurs dont la structure reproduit celle des organes (vaisseaux, glandes, papilles) et comme elles diffèrent histologiquement des néoplasmes vrais. P. Delbet les qualifie de *paraplasmes*.

A cette catégorie appartiennent les

Angiomes,
Papillomes,
Ostéomes,
Adénomes.

Dans l'autre se groupent les néoplasmes dits *histioïdes* qui présentent une constitution identique à celle des simples tissus.

Ce sont les

Chondromes,
Myxomes,
Fibro-myxomes,
Kystes,
Lymphadénomes.

La deuxième classe comprend les néoplasmes qui ont pour paradigme des tissus *hétéromorphes*, des tissus *embryonnaires*. Leur lien clinique est la *malignité*.

Les uns sont d'origine *mésodermique*, tels que les sarcomes, et les autres sont de provenance *ecto* ou *endodermique*, comme les épithéliomes.

CHAPITRE XXIII

I. — PARAPLASMES

Nous aurons en vue, dans ce chapitre, les tumeurs qui ont pour paradigme des tissus *adultes*.

Nous les étudierons successivement.

ANGIOMES

Définition. — Sous le nom d'angiome ou plus exactement d'hémangiome, il faut entendre, en général, une *tumeur due à l'ectasie et à la néoformation de capillaires sanguins*.

La simple dilatation des capillaires ne suffit pas, en effet, pour constituer un angiome, sinon toutes les angiectasies, et en particulier les varices, rentreraient dans le cadre de cette étude; il faut qu'à cet élément s'en ajoute un second, mais celui-ci indispensable, la *néoformation vasculaire*.

Les angiomes *vrais* de la muqueuse nasale appartiennent à la plus grande rareté et, comme nous le démontrerons plus loin dans l'étude anatomo-pathologique, nombre de néoplasmes décrits sous la rubrique « angiomes » ne sont, en réalité, que des tumeurs télangiectasiques appartenant aux variétés les plus disparates.

Ainsi Roe de Rochester (1), après avoir compulsé les

(1) Angiomes of the Nose, Newo-York, *Med. Journ.*, janv. 1886.

documents épars publiés jusqu'alors sur cette affection, parvient à grand'peine à réunir 14 cas seulement dont un lui est personnel.

Trois années plus tard, Jarvis (1), reprenant les recherches de son prédécesseur, arrive à un chiffre identique auquel il ajoute l'observation d'un cas nouveau qui lui appartient.

En 1890, mon collègue Luc, dans une excellente monographie (2) que lui suggéra l'observation de deux malades atteints d'une tumeur vasculaire du septum, conclut, après une analyse soigneuse des différents cas rapportés par les deux auteurs américains, que « cette somme de 15 faits doit être décomposée en 7 cas d'angiomes vrais de la fosse nasale proprement dite (le cas de Jarvis est du nombre) et 8 cas de fibromes vasculaires ou fibro-angiomes, nés de l'apophyse basilaire et primitivement développés, par conséquent, dans le pharynx nasal. »

A ce total de 7 cas Luc joint ses deux observations personnelles, la première concernant un homme d'une cinquantaine d'années et la seconde un adulte de 22 ans.

En 1897, Egger (3), dans une communication à la Société française de rhinologie, reprend l'étude des tumeurs vasculaires de la cloison nasale et insiste à nouveau sur la rareté relativement grande de l'angiome vrai de la pituitaire et sur la distinction à établir entre celui-ci et le *polype saignant* qui correspond à « une foule de tumeurs histologiquement différentes, par conséquent à pronostic variable, depuis le polype le plus bénin jusqu'au sarcome. »

A l'appui de son opinion, il cite cette conclusion de P. Cobb (4) basée sur l'examen histologique des différents cas publiés jusqu'en 1893 : « Les cas d'angiome rapportés jusqu'à présent, dit Cobb, sont ceux de Ver-

---

(1) *Internat. Journ. of surg. and antisept.*, janv. 1888.
(2) Angiomes des fosses nasales, *Arch. de Laryng. et de Rhinol.*, 1890, p. 341.
(3) Communication à la Société française d'otologie et de rhinologie, 6 mai 1897.
(4) P. Cobb, Congrès médical pan-américain, section de laryngologie.

neuil, Wagner, Steinbrügge, Seiler, Richet, Roe, Jarvis, Vanderpoel, Burckardt, Nélaton, Huguier, Panas, Guyon, Dumenil, Delavan, Boef et Luc. Il y a en tout 19 cas. Dans 6 cas, l'examen microscopique n'a pas été fait. Dans 5 cas, les tumeurs contenaient du tissu myxomateux et n'étaient pas, par conséquent, des angiomes purs, 3 cas étaient plutôt des fibromes que des angiomes, un cas de Richet était probablement un angiosarcome. »

Anatomie pathologique. — *Siège.* — L'angiome vrai n'occupe qu'une seule fosse nasale et plus souvent la *gauche* (2 fois le côté droit et 7 fois le côté gauche), [Luc, Schadewaldt]. Son siège de prédilection est la *cloison* et notamment son tiers antérieur.

D'après Luc, le point d'implantation du néoplasme serait surtout la partie supérieure du septum et parfois aussi la voûte et le cornet moyen où il s'insère par une large base.

L'affection peut encore prendre naissance sur le cornet inférieur. Ainsi dans les six observations personnelles d'angiome rapportées en 1893 par Schwager (1), le néoplasme occupait le cornet inférieur. Il avait également un siège identique chez un des deux malades cités par Jurasz (2).

Forme. — La tumeur présente une surface lisse, arrondie, rarement mamelonnée ; elle offre une coloration *rouge sombre* qui s'accentue sous l'influence des efforts. Son implantation sur la muqueuse par une large base explique son peu de mobilité.

Volume. — Il est très variable ; il oscille entre les dimensions d'un grain de chènevis et celles d'une noisette.

Le néoplasme présente une consistance uniformément *élastique* et le stylet qui l'explore perçoit une sensation de rénitence plus marquée pendant l'effort qui augmente la tension veineuse.

Structure. — Lorsque, sur le vivant, on incise la tumeur, il se produit une hémorrhagie généralement abon-

(1) SCHWAGER, Ueber cavernose Angiome der Nasenschleimhaut. *Arch. f. Laryngol*, Bd I, Heft, I, 1893.
(2) JURASZ, Die Krankheiten der oberen Luftwege.

dante, parfois même inquiétante. D'ordinaire, le sang
s'écoule en bavant et d'une manière continue, quelquefois on observe un jet très net, mais il est bien rare
qu'il soit intermittent et saccadé comme celui d'une artère.

Si, après l'excision, on examine la tumeur, on s'aperçoit
qu'elle est formée de travées blanchâtres ou rougeâtres
dont l'anastomose donne à la coupe un aspect aérolaire
et spongieux présentant une grande analogie avec celui
des corps caverneux. Ces travées circonscrivent des lacunes de dimensions variables (P. Delbet).

Histologiquement ce sont les mêmes caractères que
dans les angiomes des autres régions. On y constate, en
effet, la présence de *lobules* constitués par un amas de
capillaires allongés dont la paroi bosselée et épaissie est
formée de strates hyalines superposées. Les vaisseaux
sont séparés par du tissu conjonctif embryonnaire qui
est différent du tissu conjonctif adulte des espaces interlobulaires.

Tels sont les caractères histologiques les plus saillants de l'angiome *simple*.

L'angiome *caverneux* n'est que l'aboutissant de la
forme précédente dont il constitue un degré plus avancé. Ici les vaisseaux sont fortement dilatés au point de
se mettre en contact et les trabécules amincies et irrégulières circonscrivent des *lacunes* de dimensions variables et gorgées de sang.

Nous avons dit que l'angiome vrai était rarement observé dans les fosses nasales. Grâce aux recherches histologiques, il a été facile de se convaincre, en effet, que bon
nombre de tumeurs décrites sous cette rubrique n'appartiennent pas à cette catégorie et qu'il y a lieu d'établir
une distinction entre les angiomes vrais et certaines
tumeurs vasculaires désignées sous le nom vague de
« *polype saignant.* » (Schadewaldt, Alexander, Max
Scheier, Heymann, Egger.)

La plupart de ces néoformations sont, en réalité,
des *fibromes* simples plus ou moins œdémateux ; mais
c'est en raison de la prépondérance des ectasies veineu-
ses et de la formation de cavernes au sein de la masse
néoplasique qu'elles revêtent sur la cloison nasale où

elles siègent généralement une apparence angiomateuse.

Suivant le développement du tissu conjonctif ou des vaisseaux sanguins, on peut décrire des types différents de ces fibromes.

Le plus ressemblant au polype nasal ordinaire est le *fibrome télangiectasique* qui consiste en tissu conjonctif très léger comme le fibrome œdémateux, dont il ne se distingue que par la quantité énorme de vaisseaux veineux dilatés à parois épaisses partiellement entourés d'infiltration parvicellulaire.

Un peu plus riche en éléments conjonctifs, spécialement en cellules étoilées, est le *myxome télangiectasique*.

Par la transformation d'un tissu conjonctif fibreux et dense traversé par des vaisseaux extrêmement nombreux, le polype prend tous les caractères d'un *fibroangiome caverneux*. « Il n'existe aucune différence importante entre ces formes, exception faite pour l'angiome caverneux comme tumeur *sui generis*.

« Les autres formes descendent du prototype : du fibrome mou ordinaire. Les différences entre elles sont produites par le développement plus ou moins prononcé des vaisseaux qui empêchent et modifient la formation du tissu conjonctif. Ce rôle important des vaisseaux sanguins s'explique logiquement par la constitution particulière de la muqueuse de la cloison antérieure prédisposée elle-même à la production des varicosités. » (Nadoleczny.)

Tels sont les principaux caractères histologiques des polypes hémorrhagiques du septum. On voit qu'ils ne sont pas de véritables angiomes qu'ils simulent parfois, mais des fibromes ou des myxomes ayant revêtu progressivement tous les caractères des tumeurs télangiectasiques en raison de leur siège même dans une zone très vasculaire correspondant au segment antérieur de la cloison.

Etiologie. — Nous distinguerons successivement les causes *prédisposantes* et les causes *déterminantes*.

A. CAUSES PRÉDISPOSANTES. — Ici, nous devons signaler en première ligne l'influence de *l'âge*. C'est, en effet, principalement de 15 à 40 ans qu'on observe

24.

l'angiome de la pituitaire. L'affection est beaucoup
plus rare aux périodes extrêmes de la vie ; elle est
surtout exceptionnelle après 60 ans. Toutefois Egger
rapporte le cas d'une malade qui était âgée de 71 ans ;
mais si l'on s'en rapporte à l'analyse histologique que
l'auteur a donnée de la tumeur, on constate qu'il s'agit
ici non pas d'un angiome, mais d'un polype hémorrhagique ayant simulé un néoplasme angiomateux. (1).

Le *sexe* a également un rôle important dans la genèse
de l'hémangiome.

Loin de partager l'opinion de Luc qui signale une
plus grande fréquence de la maladie dans le sexe masculin (7 hommes et 2 femmes), je crois au contraire,
avec Schadewaldt et Nadoleczny, qu'elle est le privilège
du sexe féminin (16 hommes et 35 femmes). Il est possible que certaines conditions physiologiques spéciales
à la femme, comme la menstruation et la grossesse,
exercent une certaine influence sur le développement
de la tumeur en modifiant la tension sanguine.

D'autre part, le siège fréquent des lésions sur le
segment antérieur de la cloison permet de supposer que
certaines dispositions *anatomiques* ne sont pas étrangères à leur production : l'extrême vascularisation de la
muqueuse dans cette zone irriguée par les terminaisons
de la branche interne de la sphéno-palatine et ses nombreuses anastomoses explique, en même temps que la
fréquence et l'abondance des hémorrhagies, une certaine
prédisposition de la région à la formation des tumeurs
vasculaires.

B. Causes déterminantes. — *Le traumatisme* joue
un rôle indéniable dans la genèse de l'angiome (Porta,
Dupuytren). On admet ordinairement que bon nombre
des tumeurs vasculaires de la cloison sont consécutives
à des traumatismes répétés occasionnés le plus souvent
par le grattage de la muqueuse avec l'ongle. Ce facteur
étiologique a été invoqué dans les cas rapportés par
Freudental, Luc et Suchannek.

(1) L. Egger, Contribution à l'étude des tumeurs vasculaires
de la cloison nasale. *Annales des maladies de l'oreille, du larynx
et du nez*, juin 1897.

Chez la femme déjà prédisposée de par sa constitution
à ces néoformations vasculaires, il n'est pas rare que la
menstruation et la *grossesse* influent sur leur développement. (Nadoleczny.) La malade de Schadewaldt le con-
sulta en attendant l'accouchement ; celle de Hasslauer
était au huitième mois de sa grossesse et celle de Nadoleczny a été observée pour la première fois vers la fin du
sixième mois.

Une malade de Garel fut exposée pendant trois
mois consécutifs à des hémorrhagies nasales coïncidant
avec l'époque des menstrues et durant plusieurs heures,
et c'est l'obstruction nasale qui fit soupçonner la présence de la tumeur.

« Certes le nombre de ces cas qui démontrent une con-
nexité entre le développement de la tumeur et la grossesse ou la menstruation n'est pas grand, mais pourtant
je suis porté à attribuer une certaine importance à cette
relation. Il me semble très probable que l'augmentation
de la tension vasculaire, des modifications de la circulation et des altérations vasculaires encore insuffisamment connues pendant la grossesse pourraient exercer
une influence dans ce sens. » (Nadoleczny.)

Symptômes. — Dans la majorité des cas, la tumeur
évolue lentement, *insidieusement*, à l'insu du malade, et
ce n'est qu'au bout de plusieurs années, lorsque par son
volume sans cesse grossissant elle détermine de l'obstruction nasale, qu'elle révèle sa présence.

Cependant il n'est pas rare que l'affection se traduise
par l'apparition d'*hémorrhagies* rebelles à tout traitement,
lesquelles, par leur abondance et leur répétition, peuvent compromettre sérieusement la santé du malade.
(Verneuil, Chiari, Moure, Voltolini.)

L'épistaxis constitue, en effet, assez souvent le symptôme dominant de la maladie. Toutes les modifications survenant dans l'état général du sujet et susceptibles d'augmenter la tension sanguine en provoquent le retour ; elle peut se produire également à la
suite d'une exploration même légère avec le stylet ou
même à la suite de la simple application du spéculum.

C'est pour cette raison que la rhinoscopie devra tou-

jours être pratiquée avec les plus grandes précautions.

Celle-ci renseignera sur les caractères objectifs des
lésions qui se révèlent sous l'aspect d'une tumeur *arrondie*, à surface *lisse*, uniforme, s'implantant par une large
base, le plus souvent sur le septum, parfois aussi sur la
voûte ou sur l'un des trois cornets.

Le *volume* de la tumeur oscille entre celui d'un grain
de chènevis et celui d'une noisette. Elle présente une
coloration rouge sombre ou violacée.

L'exploration avec le stylet dénote, en même temps
qu'une consistance *élastique* du néoplasme, son absence
de mobilité.

Verneuil (1) et Roe ont signalé des *battements* expan-
sifs synchrones avec la systole cardiaque. Toutefois, ce
symptôme manque dans la plupart des observations ; il
est aussi rare que la coexistence d'autres tumeurs érectiles sur le reste du corps, comme c'était le cas chez le
malade de Verneuil.

Diagnostic. — Avec le *polype muqueux* la confusion
n'est guère possible.

On reconnaîtra celui ci à sa pédiculisation, à sa coloration blanc-grisâtre, à sa consistance gélatineuse, à
l'absence d'hémorrhagies, à la multiplicité des lésions, à
leur bilatéralité et à leur siège presque exclusif dans le
méat moyen.

Avec un peu d'attention, on distinguera les *nodules
variqueux* de la cloison qui sont souvent, eux aussi, le
point de départ d'épistaxis répétées (Luc).

Le *polype saignant*, par sa forme irrégulière, sa pédiculisation et son siège presque exclusif sur le segment
antérieur de la cloison, se différenciera de l'angiome
vrai, tumeur lisse, sessile, pouvant occuper l'étage supérieur et la paroi externe des fosses nasales. En cas
de doute, on aura recours à l'examen histologique d'une
parcelle du néoplasme, car lui seul peut renseigner sur
la nature exacte des lésions.

Les *tumeurs malignes* et, en particulier le *sarcome*,

---

(1) VERNEUIL, *Annales des maladies de l'oreille, du larynx et du
nez*, t. I, p. 169.

se reconnaîtront à leur aspect bosselé, végétant, à leur consistance inégale, à l'ulcération de leur surface, à leur marche rapide, aux déformations et aux douleurs vives qu'elles entraînent, à l'engorgement ganglionnaire des régions sous-maxillaires et à la cachexie qui marque la période terminale de l'affection.

En somme, la seule tumeur qui pourrait prêter à l'erreur est le *papillome*, mais celui-ci est caractérisé par son aspect grisâtre, mûriforme, par sa pédiculisation fréquente et par son siège habituel dans l'étage inférieur des fosses nasales.

Pronostic. — L'angiome est une affection *sérieuse*. Nous avons vu, en effet. qu'il exposait le malade à des hémorrhagies inquiétantes, lesquelles, par leur abondance et leur répétition, peuvent compromettre d'une façon inquiétante la santé du sujet.

Un autre facteur de gravité, c'est la fréquence relative des *récidives* après l'extirpation. « Des cinq malades cités par Roe qui continuèrent d'être observés ou suivis de loin, trois parurent jouir d'une guérison durable ; l'un d'eux, un malade de Clinton Wagner, était indemne de récidive au bout de 8 ans, mais celui de Verneuil mourait, au bout de 4 ans, dans un état d'extrême cachexie, et celui de Delavan conservait une érosion de la cloison saignant au moindre contact. » (Luc.) Garel a vu jusqu'à quatre récidives chez le même malade.

Enfin, on aura constamment présente à l'esprit la possibilité d'une transformation *sarcomateuse* que ne prévient pas toujours l'exérèse la mieux conduite.

Traitement. — Lorsque vous vous disposez à pratiquer l'extirpation d'un angiome de la pituitaire, vous n'oublierez pas que vous allez avoir affaire à une tumeur gorgée de sang, dont l'ablation est susceptible d'entraîner une hémorrhagie grave et souvent difficile à conjurer.

Pendant toute la durée de l'exérèse la plus grande prudence est donc recommandée à l'opérateur qui, en conséquence, disposera des moyens d'hémostase les plus énergiques.

Si l'angiome est d'un très petit volume, on pourra le

détruire lentement avec le cautère plat porté au *rouge
sombre*.

Pour les tumeurs plus volumineuses, Moure recommande l'usage du *couteau galvanique* chauffé à une
température peu élevée. La majorité des auteurs conseille l'emploi de *l'anse galvano-caustique* en raison de
son pouvoir hémostatique. « En réalité, dit Lermoyez,
il n'en est rien ; et que l'anse soit un peu trop chaude
ou que, pour un instant, elle soit refroidie par le courant sanguin qui la baigne, elle cesse d'être hémostatique

« *L'anse froide* donne une sécurité plus grande, à la
condition d'être manœuvrée avec une lenteur extrême ;
l'écrasement doit durer *plusieurs heures* : avant de le
commencer, on aura préparé tout ce qui est nécessaire
au tamponnement de la fosse nasale. »

L'électrolyse, par la sécurité qu'elle donne, constitue de
beaucoup le meilleur mode de traitement des angiomes.
On n'aura recours ici qu'à un seul pôle, le pôle *positif*,
dont l'action destructive est doublée d'un effet *hémostatique* : l'électrolyse sera donc ici *monopolaire positive*.
On choisira de préférence une aiguille en platine et,
pour obtenir une action plus marquée, on fera usage
de plusieurs aiguilles, afin d'augmenter la surface de
l'électrode active Le pôle négatif sera représenté par
une large plaque qu'on appliquera humectée sur un
point quelconque du corps, de préférence sur le bras.

L'intensité du courant ne doit pas excéder 25 *milliampères* et la durée d'une séance ne dépassera pas 10 *minutes*.

Plusieurs séances sont généralement nécessaires pour
la destruction complète du néoplasme, et comme elles
doivent être espacées par un intervalle d'au moins vingt
jours, il en résulte que ce procédé de traitement est fort
long.

Quand la tumeur occupe l'étage supérieur des fosses
nasales et se dissimule dans les anfractuosités de la
muqueuse, on ne peut en pratiquer l'extirpation qu'après
l'avoir mise à nu par l'opération préliminaire d'Ollier
(*ostéotomie verticale bilatérale*) qui ouvre une large voie
à l'opérateur (*v. plus loin*). Il va sans dire que l'exérèse

devra alors être faite en une seule séance, soit avec le *galvano-cautère* si les lésions sont peu étendues, soit, au contraire, par une *résection* large des parties envahies si elles sont diffuses.

PAPILLOMES

Définition. — Les papillomes sont des *tumeurs formées par l'hypertrophie et la néoformation de papilles.*

Historique. — Fréquemment observé dans les autres régions du corps, le papillome constitue ici une affection peu commune, comme le prouve d'ailleurs le petit nombre d'observations authentiques publiées jusqu'à ce jour sur ce sujet.

En effet, si l'on parcourt les divers traités de pathologie externe, on constate qu'aucun d'eux n'en fait mention. Follin et Duplay (1871), Jamain et Terrier (1876), le passent sous silence ; et c'est vainement qu'on chercherait une allusion quelconque à cette affection dans le *Dictionnaire encyclopédique des sciences médicales.* Seule, *l'Encyclopédie de Chirurgie*, publiée par Gosselin (1885), se borne à signaler dans l'article « *Papillomes* » la possibilité de semblables lésions au niveau de la pituitaire : « ... Les papillomes siègent aussi sur les muqueuses et dans des cas rares on peut les rencontrer dans les fosses nasales. »

« Tout en admettant pour la plupart la rareté de ces néoplasmes, dit Lecoarret (1), les auteurs spéciaux font dans leurs ouvrages une place aux papillomes des fosses nasales. Michel, de Cologne, dans son traité, dit n'avoir rencontré qu'un seul cas de papillome du nez. Zuckerkandl constate que ce genre de néoplasmes est très rare et que, parmi le grand nombre de fosses nasales atteintes de tumeurs diverses qu'il a examinées, il n'a rencontré qu'une fois un papillome siégeant vers le milieu du cornet inférieur. E.-J. Moure, dans son *Manuel des maladies des fosses nasales* (1886), leur consacre un chapitre et Morell-Mackenzie déclare que, parmi tous les malades qu'il a soignés, il n'en a

(1) Contribution à l'étude des papillomes des fosses nasales. *Revue de Laryngologie* de Moure, sept. 1889.

vu que cinq atteints de papillomes vrais (1). Quatre de ces malades présentaient en même temps des polypes muqueux. Moldenhauer enfin, dans son ouvrage, traduit et annoté par le docteur Potiquet (1888), rappelle la rareté de ces tumeurs. »

En dehors des ouvrages classiques, les papillomes ont été l'objet d'études spéciales, au nombre desquelles nous citerons surtout les recherches d'Hopmann (2) qui, à l'encontre des autres auteurs, conclut à la fréquence relativement grande de cette affection. D'après lui, on la rencontre plus souvent qu'on le croit généralement, puisque, sur une série de 100 cas de tumeurs endo-nasales, il a pu constater 14 fois des papillomes et que Schæffer de Brême, pour sa part, est parvenu à réunir à lui seul 20 cas de papillomes sur 182 observations de polypes du nez. A cette nomenclature nous ajouterons le cas rapporté par le professeur Tillaux et dont l'examen histologique a été pratiqué par Cornil (3), les deux observations d'Aysaguer (4), les deux papillomes de la cloison et du cornet inférieur signalés par Chiari (5) et le cas très intéressant de Verneuil, sur lequel nous reviendrons ultérieurement, et qui est consigné tout au long dans les *Bulletins et Mémoires de la Société de Chirurgie de Paris*, 1886.

Enfin, ne terminons pas cet aperçu historique sans rappeler les travaux plus récents de Noquet et de L. Lecoarret (6) qui sont une mise au point très documentée de cet intéressant chapitre de pathologie nasale.

Ces auteurs s'accordent à reconnaître, contrairement à l'opinion d'Hopmann, que les papillomes de la pituitaire constituent une rareté pathologique et que la plupart des cas rapportés par l'auteur allemand ne sont, en réalité, que des *hypertrophies papillomateuses* de la muqueuse des cornets et notamment du cornet inférieur.

« Hopmann paraît, d'ailleurs, fort embarrassé pour

(1) *Traité des maladies des fosses nasales*, 1887.
(2) *Archives de Virchow*, 1883.
(3) *Traité d'anatomie pathologique de* Cornil et Ranvier, 1883.
(4) *Annales des maladies de l'oreille*, etc. nov. 1885.
(5) *Rev. men. de Laryng.*, mars 1886.
(6) L. Lecoarret, *loc. cit.*

donner un nom aux tumeurs qu'il a observées. La proportion, dit-il, des glandes ou des vaisseaux n'est pas
assez grande pour faire de ces néoplasmes des adénomes ou des angiomes, tandis que leur aspect et leur
forme sont assez caractéristiques pour justifier le nom
de papillomes.

« Il ne suffit pas cependant qu'une tumeur présente
l'aspect papillaire pour que l'on puisse la classer parmi
les papillomes ; il est de toute évidence que la marche
et surtout les caractères anatomiques de la tumeur doivent répondre à l'idée que l'on se fait généralement
du développement et de la structure du néoplasme (1). »

C'est aussi l'avis d'Aysaguer qui fait remarquer que,
parmi les cas rapportés par Hopmann et par Schæffer,
nombre d'entre eux ne sont pas des papillomes purs,
mais vraisemblablement des *adénomes papillaires*, des
angiomes papillaires, des *sarcomes papillaires*.

Moure et Garel (2) émettent une opinion identique :
« Pour notre part, dit Garel, nous admettons aussi que
cette confusion est fort possible, car nous n'avons eu
qu'une fois un véritable papillome du cornet *histologiquement* prouvé. Nous en avons observé un autre cas
sur la cloison... Nous avons rencontré un cas de tumeur
simulant cliniquement le papillome et saignant au moindre contact; néanmoins, l'examen histologique a fait rejeter le papillome. »

Anatomie pathologique. — Histologiquement, les papillomes de la pituitaire ne présentent aucun caractère
particulier à cette région. Comme ceux des autres parties du corps, ils sont formés par l'*hypertrophie* et la *néoformation* de papilles qui, nous le savons, sont constituées par une saillie du mésoderme vasculaire tapissée
d'épithélium.

Les papillomes ne sont donc pas des néoplasmes histioïdes, c'est-à-dire ayant leur paradigme dans un seul
tissu.Ce sont des produits *complexes* dus à l'hypergenèse
simultanée de tous les tissus qui entrent dans la com-

(1) LECOARRET, *loc. cit.*
(2) J. GAREL, *Diagnostic et traitement des maladies du nez*, 1901.

position des papilles. Leur paradigme est non pas un tissu, mais bien un *organe*, la papille. Aussi les rangerons-nous dans la classe des *paraplasmes organoïdes* de Pierre Delbet (1).

En clinique, on emploie quelquefois le terme de papillome dans des acceptions qui ne sont pas justifiées ; il importe donc de savoir que toute tumeur d'aspect papillaire n'est pas forcément un papillome. Les adénomes, les myxomes, les sarcomes et les épithéliomes peuvent prendre, à un moment donné, une apparence papillomateuse et c'est ce qui permet d'expliquer la confusion regrettable créée par certains auteurs (Hopmann, Schæffer, Schech) entre les papillomes vrais et les néoplasies papillaires.

Structure. — *Histologiquement*, le papillome pur est constitué par des anses vasculaires formant des houppes dont le siège très superficiel explique la fréquence des hémorrhagies. Les capillaires nombreux et dilatés sont enfouis dans une gangue de tissu conjonctif adulte ou embryonnaire.

Le revêtement épithélial de la tumeur est *cylindrique* à cils vibratils, quelquefois cependant il prend les caractères de l'épithélium pavimenteux lorsque le papillome a un siège vestibulaire ou lorsqu'il est soumis à une irritation répétée.

Siège. — Les papillomes occupent de préférence la portion respiratoire de la muqueuse nasale sur laquelle ils s'implantent par un *pédicule* grêle et parfois par une base largement sessile. Ils prennent ordinairement naissance sur la portion convexe ou sur le bord libre du cornet inférieur, dans le méat inférieur, sur la partie antéro-inférieure de la cloison ou sur le segment antérieur du plancher nasal. Morell-Mackenzie les a vus s'insérer sur la face interne du cartilage de l'aile du nez au voisinage de la pointe de l'organe.

Ces néoplasmes ont généralement un siège *unilatéral*, toutefois les cas ne sont pas très rares où ils occupaient les deux fosses nasales.

Forme. — D'aspect grisâtre, rosé ou rouge sombre, le

(1) P. DELBET, *Traité de chirurgie*, Art. « Néoplasmes ».

papillome affecte une forme irrégulièrement *arrondie*, parfois allongée dans le sens antéro-postérieur. Lorsque la tumeur acquiert des dimensions considérables, elle épouse les contours des cavités du nez sur lesquels elle se moule exactement.

Elle présente une surface mamelonnée, *mûriforme*, rappelant par son arborescence celle d'une tête de chou-fleur.

Volume. — Habituellement petite au point de passer inaperçue, la néoplasie papillaire offre des dimensions qui varient de celles d'un pois à celles d'une amande verte. Verneuil rapporte un cas où elle atteignait le volume d'un œuf de poule. Chez un malade d'Aysaguer, le néoplasme obstruait la fosse nasale, arrivait près de l'orifice antérieur des narines et adhérait d'un côté au cornet inférieur, de l'autre à la cloison et au plancher. En arrière, il s'étendait jusqu'à un centimètre du bord postérieur du septum au point que le cornet inférieur et le plancher n'étaient libres que dans leur tiers postérieur.

Nombre. — Le plus souvent, le papillome est une tumeur *solitaire*, toutefois Morell-Mackenzie relate plusieurs observations de néoplasies multiples et, dans un cas de Verneuil, les végétations papillaires envahissaient toute l'étendue de la pituitaire jusqu'à la voûte des fosses nasales.

Consistance. — Plus ferme que le myxome, le papillome présente une consistance *élastique* et une certaine friabilité qui explique les hémorrhagies dont il est fréquemment le siège.

Symptômes. — A. FONCTIONNELS. — La symptomatologie est la même que celle des polypes muqueux. Comme le myxome, le papillome s'installe sans bruit et cette *insidiosité* explique la raison pour laquelle l'affection reste si longtemps méconnue.

L'*épistaxis* est souvent le seul signe qui, au début, arrête l'attention. Elle survient spontanément ou à la suite d'un attouchement léger de la muqueuse malade, constituant ainsi une entrave assez sérieuse à l'exploration avec le stylet.

Elle coïncide assez fréquemment avec des poussées de

coryza dont l'intensité augmente à mesure que progressent les lésions.

Mais ce n'est, en réalité, qu'à une époque très avancée de la maladie, alors que le néoplasme a acquis un volume notable, que se manifestent les phénomènes d'*obstruction nasale*. Celle-ci se traduit par de l'enchifrènement, du nasonnement de la voix (rhinolalie), par l'obligation de respirer constamment la bouche ouverte, par du ronflement pendant le sommeil et par de l'anosmie.

Lorsque la tumeur est pédiculée, l'imperméabilité nasale n'est que passagère à cause du déplacement du néoplasme sous l'influence de la colonne d'air inspirée et expirée. Le malade éprouve alors très nettement la sensation d'un corps étranger qui se mobilise et qui fait l'office d'un clapet obstruant par intermittences la cavité nasale.

L'enchifrènement est augmenté par la congestion de la pituitaire, qui est généralement accompagnée d'une sécrétion muqueuse rarement purulente.

Dans la majorité des cas, l'inflammation de la pituitaire gagne le cavum et, de là, elle peut se propager à l'appareil auditif ou au larynx occasionnant alors de la *dysphonie*.

Comme avec les myxomes, on assiste quelquefois à l'éclosion d'*accidents nerveux* les plus disparates et dont l'origine nasale n'est que trop souvent méconnue. Ces phénomènes résultent de la mise en jeu d'actions *réflexes* à distance.

Parmi eux, nous citerons surtout la *céphalée*, l'hémicrânie, les *névralgies* du trijumeau, les spasmes glottiques, les éternuements, la toux et *l'asthme*.

Nous nous bornerons pour le moment à signaler ces accidents sur l'étude desquels nous reviendrons ultérieurement dans le chapitre des « Névropathies d'origine nasale ».

B. OBJECTIFS. — Ces symptômes ont plus d'importance, en clinique, car eux seuls permettent de se rendre compte des caractères des lésions.

A part les cas rares où le néoplasme est procident et franchit l'orifice narinal, l'examen rhinoscopique est indispensable.

On devra s'aider d'un bon éclairage et procéder à une exploration attentive avec le stylet qui renseigne sur le volume de la tumeur, sur sa consistance, sur son point d'attache et son mode d'insertion.

Connaissant déjà les caractères objectifs du papillome, nous n'avons plus à les décrire. Ce sont des signes d'ordre banal dont la constatation permet tout au plus de soupçonner la véritable nature des lésions.

C'est donc à l'histologie seule qu'appartient le privilège de résoudre ce problème délicat.

Diagnostic. — La différenciation est à faire avec les autres tumeurs de la muqueuse et notamment avec les myxomes, les angiomes, l'hypertrophie papillaire de la pituitaire, l'hypertrophie mûriforme de l'extrémité postérieure des cornets inférieurs, la tuberculose végétante, le sarcome et les rhinolithes.

Les *myxomes* se reconnaîtront à leur siège dans le méat moyen, à leur aspect blanc grisâtre, à leur consistance gélatineuse, à la multiplicité et à la bilatéralité des lésions et enfin à l'absence d'hémorrhagies.

L'*angiome* occupe de préférence le segment cartilagineux du septum et, contrairement au papillome, il se présente sous l'aspect d'une tumeur lisse, sessile, d'un rouge violacé, animée parfois de battements synchrones à la systole cardiaque et accompagnée souvent d'hémorrhagies profuses difficiles à arrêter.

L'*hypertrophie papillaire* du cornet inférieur peut simuler à s'y méprendre le papillome. Elle se traduit, en effet, sous la forme de mamelons irréguliers, de saillies verruqueuses occupant principalement les parties antérieures ou moyennes des cornets inférieurs.

« S'il est parfois difficile de reconnaître cliniquement l'affection, l'examen microscopique démontre néanmoins qu'elle ne diffère pas de l'hyperplasie ordinaire de la muqueuse et qu'on y rencontre également les différents éléments constitutifs de la membrane de Schneider. » (Lecoarret.)

L'*hypertrophie mûriforme*, par son siège habituel sur le segment postérieur du cornet inférieur où elle constitue la *queue de cornet*, par sa bilatéralité, sa coloration blanc grisâtre et sa coexistence avec un coryza hypertrophique, ne saurait être confondue avec la néoplasie papillaire.

Avec la *tuberculose végétante*, le diagnostic reste parfois hésitant. Comme le papillome, en effet, le tuberculome siège de préférence sur le septum cartilagineux; comme lui, il saigne au moindre attouchement et son évolution très lente s'effectue également sans manifestations douloureuses. Toutefois, on reconnaîtra la lésion tuberculeuse à la présence d'ulcérations et de fongosités masquant souvent une large perforation du cartilage quadrangulaire, cerclée d'un tissu végétant, exubérant. Enfin, le microscope, en révélant au milieu d'éléments embryonnaires la présence de cellules géantes et de follicules tuberculeux, permettra, en cas de doute, de trancher la question.

Le *sarcome*, au début, présente aussi une analogie frappante avec la tumeur papillaire : même localisation de la tumeur sur le septum, même coloration, même aspect lobulé, même consistance élastique et enfin même tendance aux hémorrhagies. Dans le sarcome, cependant, la lésion évolue rapidement vers l'ulcération; la constatation d'un jetage sanieux et fétide, entrecoupé d'épistaxis spontanées et accompagné d'obstruction nasale et de déformation considérable de la région, l'apparition de douleurs vives avec altération manifeste de l'état général constituent des éléments très précieux en faveur d'un néoplasme malin.

Le diagnostic d'ailleurs sera singulièrement facilité par l'examen histologique d'une parcelle néoplasique.

Avec les *rhinolithes*, la différenciation est parfois délicate. L'erreur est surtout possible lorsque le calcul est enfoui au milieu de bourgeons papillomateux inflammatoires. Elle ne pourra être évitée que par une exploration attentive avec le stylet qui reconnaîtra, parmi les végétations de la muqueuse, un corps dur, rugueux et de forme arrondie enclavé dans un des méats.

Evolution. Pronostic. — La marche de l'affection est d'une lenteur extrême et ce n'est le plus souvent qu'après de longues années qu'apparaissent les premières manifestations de la maladie.

Il est rare qu'après l'ablation le papillome se repro-

duise. Même en admettant cette récidive (cas de Verneuil
et de Tillaux), celle-ci ne saurait être comparée à celle
des tumeurs malignes. D'ailleurs, il est un fait fort
curieux, qui ne se produit que dans cette classe de
tumeurs et qui est en opposition absolue avec tout
ce qu'on observe dans les néoplasmes vrais : les papillomes, même ceux qui ont récidivé, peuvent *rétrocéder*
et *disparaître* spontanément sans laisser aucune trace.

Les papillomes de la pituitaire peuvent devenir à une
certaine période de leur évolution le siège d'*épithéliome*.
C'est là un fait rare mais indéniable. Je ne parle pas des
épithéliomes à forme papillaire qui sont des épithéliomes d'emblée, mais des papillomes vulgaires.

L'épithéliome doit-il être considéré comme l'aboutissant du papillome, ou, en d'autres termes, le papillome est-il une tumeur épithéliale ? A cette question
nous répondrons que non seulement le papillome n'est
pas un néoplasme épithélial, mais ce n'est même pas
un néoplasme vrai. Ce n'est qu'un produit *inflammatoire*
(P. Delbet) et le rôle du papillome est ici purement étiologique. L'épithéliome se développe sur lui, comme il se
greffe sur un vieil ulcère ou une vieille cicatrice.

En dehors de cette éventualité toujours redoutable
chez un sujet âgé, l'affection, en elle-même, présente
une grande *bénignité* puisqu'il est de règle que l'ablation
soit suivie d'une guérison définitive.

Traitement. — C'est le même que celui des polypes
muqueux (*V. plus loin*). En raison de leur siège dans
le segment antérieur des fosses nasales, à proximité des
narines, ces néoplasmes sont très accessibles et leur
ablation par les voies naturelles ne présente aucune
difficulté.

Les tumeurs pédiculées seront sectionnées avec l'*anse
galvano-caustique* portée au rouge sombre pour éviter
l'effusion de sang. Le pédicule sectionné sera cautérisé
énergiquement avec la pointe galvanique ou avec une
perle d'*acide chromique* selon le procédé de Hering.

Les néoplasmes sessiles et trop peu volumineux pour
se laisser enserrer dans l'anse devront être *curettés* largement afin de prévenir toute récidive.

Enfin, dans les cas rares où le papillome par ses

dimensions n'est pas justiciable des moyens d'exérèse habituels, on pratiquera soit avec l'anse galvanique des ablations partielles suivies d'un curettage de la région, soit une *résection* partielle du maxillaire supérieur.

Chez le malade de Verneuil, on dut, pour éviter la récidive, procéder à la résection de la face antéro-externe du sinus maxillaire, de la branche montante du maxillaire et du rebord inférieur de l'orbite avec ce qui restait de la paroi externe de la fosse nasale. On ne conserva en somme que la voûte palatine et les deux tiers postérieurs du plancher de l'orbite, arrivant en arrière jusqu'à l'apophyse ptérygoïde, en haut jusqu'à la base du crâne, jusqu'aux cellules ethmoïdales et au sinus sphénoïdal.

« Cette dernière opération ne sera, on le comprend, justifiée que dans le cas où, par sa marche envahissante, par son siège et par ses récidives multiples, le néoplasme, tout en conservant ses caractères bénins, occasionnerait les désordres d'une véritable tumeur maligne (1). »

OSTÉOMES

Les ostéomes des fosses nasales sont des tumeurs rares puisqu'on n'en compte guère dans la littérature médicale que 80 cas dont 40 à point de départ *ethmoïdien.*

Ce sont des productions osseuses qui se développent spontanément à l'époque de l'ostéogenèse, c'est-à-dire de 15 *à* 20 *ans.*

Comme les ostéomes des autres régions, ceux des cavités nasales ne sont pas à proprement parler des néoplasmes ; ils constituent plutôt une sorte de malformation se rapprochant en cela des angiomes. Aussi P. Delbet les a-t-il rangés, avec juste raison, dans la catégorie des *paraplasmes.*

Anatomie pathologique. — Les ostéomes sont des tumeurs *solitaires* que l'on rencontre dans les fosses nasales ou dans leurs cavités accessoires et, en parti-

(1) L. Lecoarret, *loc. cit.*

culier, dans le sinus frontal où ils constituent les *corps osseux enkystés de Cruveilhier*.

Nous avons déjà dit que dans la moitié des cas observés jusqu'à ce jour ces tumeurs avaient pour point de départ l'ethmoïde, mais on les rencontre aussi sur le plancher des fosses nasales, au voisinage du point de séparation des narines et des cavités du nez.

Leur *volume* est très variable, il oscille entre celui d'une noisette et celui d'un œuf qu'il peut même dépasser.

Leur *forme* diffère également suivant l'âge de la tumeur. Arrondis ou ovoïdes, les ostéomes présentent parfois une surface régulière ou, au contraire, mamelonnée, anfractueuse et hérissée de prolongements multiples qui en rendent l'extraction très laborieuse.

Leur *aspect* est blanc-grisâtre ou légèrement rosé en raison du mince revêtement fibro-muqueux qui les recouvre et qui est une dépendance de la membrane de Schneider.

Avec Ollivier, on distingue les ostéomes *durs* et les ostéomes *mous* (1).

Les premiers sont les plus fréquents. Leur dureté est extrême, elle dépasse même celle de l'ivoire (Duplay), au point d'émousser les instruments les plus résistants. Les seconds, au contraire, présentent une certaine friabilité et se laissent écraser en produisant une crépitation très nette (Richet).

Le défaut de consistance de ces derniers est dû à leur structure franchement *celluleuse* et *aréolaire* contrastant avec celle des ostéomes durs qui offrent tous les caractères du tissu *éburné;* ces derniers sont formés de lamelles minces concentriques parallèles à la surface du néoplasme.

Les tumeurs de petit calibre sont dépourvues de vaisseaux (Cornil et Ranvier), mais dès qu'elles atteignent un certain volume, elles sont le siège d'une vascularisation très nette (Virchow).

Leur *structure* est la même que celle de la diaphyse des os longs ; toutefois leurs canaux de Havers sont

(1) OLLIVIER, Thèse de Paris, 1869.

irréguliers au lieu d'être disposés parallèlement à la surface de l'os.

En règle générale, les ostéomes des fosses nasales naissent du squelette et sont en connexion avec les parois osseuses de ces cavités; ce sont donc des ostéomes *hyperplasiques* par opposition aux ostéomes *hétéroplasiques* qui se développent dans les parties molles, en dehors des os.

Relativement à leurs rapports avec l'os qui leur sert de point de départ, ils sont *sessiles* ou *pédiculisés.*

Dans le premier cas, il peut y avoir fusion intime entre le néoplasme et la paroi osseuse; dans le second cas, la tumeur s'est peu à peu isolée et n'est plus reliée au squelette que par un *pédicule fibreux* ordinairement fort grêle qui passe souvent inaperçu.

Enfin, dans des cas plus rares, une fois sur cinq, la tumeur a perdu tout point d'attache avec la paroi osseuse, constituant de ce fait un ostéome *libre* (ostéome mort des Allemands), mais qui reste enclavé dans les anfractuosités des fosses nasales avec lesquelles il ne contracte aucune adhérence.

Pathogénie. - La nature de ces tumeurs osseuses est encore indéterminée, et malgré les discussions sans nombre qu'elle a suscitées, leur pathogénie reste tout entière à élucider.

Pour Rokitansky, il s'agirait d'*enchondromes ossifiés* ; mais cette manière de voir est fausse, du moins en ce qui concerne les ostéomes de la face, car on ne rencontre dans leur structure aucune cellule cartilagineuse.

Aujourd'hui, la majorité des auteurs s'accorde à les faire naître des parois des fosses nasales ou des sinus.

Suivant les uns, elles tireraient leur origine de la membrane de Schneider ; pour d'autres (Dolbeau et les auteurs du *Compendium de chirurgie*), elles se développeraient aux dépens de ces concrétions, de ces sortes de *stalactites* observées quelquefois sur les parois des sinus.

Avec la plupart des auteurs, nous croyons plus vraisemblable leur *origine osseuse.* Bien qu'on ne puisse les identifier absolument aux exostoses ostéogéniques des os longs dont elles diffèrent par l'absence de cellules cartilagineuses et d'un pédicule large, nous pensons cependant qu'elles doivent en être rapprochées en raison de leur étiologie qui est la même.

Nous savons, en effet, qu'à l'exemple de ces dernières elles apparaissent pendant l'enfance et l'adolescence, c'est-à-dire à l'époque de l'*ostéogenèse*, pour cesser de croître quand le sujet avance en âge.

Cette théorie nous semble plus acceptable que celle de Virchow qui considère les ostéomes de la face comme des *enostoses* ayant pris naissance dans le diploé et ayant perforé la table externe pour devenir libres dans les cavités du nez.

Symptômes. — L'*insidiosité* du début de l'affection ne permet pas d'en soupçonner tout d'abord la nature. Il est généralement marqué par un certain degré d'*en-chifrènement* accompagné d'un *écoulement* muqueux peu abondant interrompu parfois par des *épistaxis* légères qui s'arrêtent spontanément.

Peu à peu cependant, à mesure que la tumeur se développe, *l'obstruction* nasale augmente et l'odorat diminue en même temps qu'apparaissent une *céphalée* frontale persistante, des *crises névralgiques* localisées à la sphère du trijumeau et une *pyorrhée* horriblement fétide.

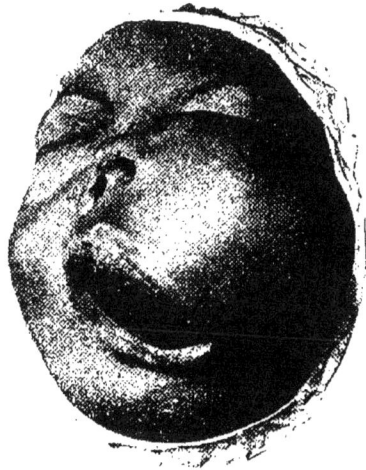

Fig. 155. — *Ostéome* des fosses nasales ayant envahi le sinus maxillaire. (Musée de l'hôpital Saint-Louis.). Collection Péan.

A une phase plus avancée, l'imperméabilité du nez est complète, mettant le malade dans l'obligation constante de respirer la bouche ouverte.

Il n'est pas rare qu'à cette période généralement tardive la face devienne le siège d'une *déformation* mani-

feste. L'écartement des os du nez détermine un élargissement de l'organe qui paraît augmenté de volume, le
sillon naso-génien est effacé et parfois remplacé par
une voussure, le soulèvement de la joue du côté malade
occasionne une *asymétrie* faciale qui frappe immédiatement l'observateur ; enfin, le développement du néoplasme vers la cavité orbitaire entraîne de l'*exophtalmie*
et des *troubles oculaires* (strabisme, diplopie) dont
l'amaurose est parfois le terme ultime.

La compression des filets nerveux par la masse néoplasique est souvent le point de départ de *névralgies*
atroces, rebelles à l'action des analgésiques les plus
puissants et susceptibles d'entraver, par leur persistance désespérante, le sommeil du malade. Plus tard,
quand la tumeur a détruit les fibres nerveuses, l'hyperesthésie du début est remplacée par une *anesthésie*
complète occupant de préférence la sphère des nerfs
sus et sous-orbitaires qui cheminent dans son voisinage
immédiat.

Rhinoscopie. — Cet examen permet de se rendre
compte des caractères du néoplasme qui, dans certains
cas, apparaît dans le vestibule nasal qu'il obstrue complètement, empêchant ainsi la mise en place du spéculum. La cloison est fortement refoulée au point de
fermer complètement la fosse nasale du côté opposé.

L'ostéome présente généralement une coloration *pâle*
ou légèrement *rosée*. Sa surface est tantôt lisse, uniforme, tantôt inégale et bosselée. La muqueuse qui le
tapisse est parfois le siège d'*ulcérations* que masquent
des croûtes brunâtres et fétides dont la chute provoque l'épistaxis.

L'exploration avec le stylet fait constater la *dureté*
extrême de la tumeur, son *enclavement* dans les anfractuosités du squelette et la présence assez fréquente dans
son voisinage d'une *nécrose* osseuse résultant de la compression des tissus par le néoplasme.

La rhinoscopie postérieure, complétée par le toucher
rétro-nasal, renseigne sur le volume et les caractères
de l'ostéome du côté du pharynx et aussi sur l'existence
toujours possible de prolongements néoplasiques dans
le cavum.

Diagnostic. — « Au début, dit Moure, le diagnostic serait assez difficile, mais à cette période, le malade ne se plaignant généralement pas, l'on n'a guère à être embarrassé. Dans tous les cas, s'il ressentait des douleurs névralgiques intenses et quelques-uns des symptômes du coryza chronique, le premier soin serait évidemment de chercher dans les fosses nasales l'explication des phénomènes observés, et alors d'intervenir tout à fait au début par une opération sans gravité. »

Lorsque l'ostéome a acquis un assez gros volume, il doit être différencié des néoformations intra-nasales qui présentent avec lui des caractères communs pouvant prêter à la confusion. Tels sont les *fibromes naso-pharyngiens*, les *chondromes*, les *ostéo-sarcomes*, les *exostoses syphilitiques* et les *rhinolithes*.

On reconnaîtra le *fibrome* à son siège naso-pharyngien, à sa consistance moins dure et aux hémorrhagies abondantes qui accompagnent son évolution.

Le *chondrome*, et en particulier la variété mixte, apparaît ordinairement à un âge plus avancé, et, caractère important, tandis que les instruments s'émoussent à la surface d'un ostéome sans l'entamer, une aiguille pénètre facilement dans l'épaisseur d'une tumeur cartilagineuse.

L'*ostéo-sarcome* se rencontre de préférence dans le tout jeune âge, son développement est rapide et son point de départ est habituellement la cloison. Il entraîne de bonne heure des phénomènes de compression, refoulant les os et disloquant les articulations. Contrairement à l'ostéome, la tumeur sarcomateuse présente une consistance *inégale* qui varie dans les différentes zones du néoplasme. Ici, elle est dure, ligneuse; là, elle est molle; plus loin, elle offre une fluctuation manifeste.

Plus tard, la masse *s'ulcère* et devient le point de départ de bourgeons fongueux qui donnent naissance à un ichor sanieux et fétide et à d'abondantes hémorrhagies qu'on rencontre exceptionnellement dans l'ostéome.

Avec les *exostoses* de la syphilis, la différenciation est relativement facile.

Celles-ci sont, en général, *petites* et *multiples*, con-

trairement à l'ostéome qui est solitaire et déjà volumineux quand il attire l'attention. La constatation d'un
effondrement nasal et de séquestres osseux avec pyorrhée
fétide révélera la nature spécifique de ces lésions. Enfin,
en cas d'hésitation, on devra tenter le traitement
d'*épreuve* qui reste souvent le seul moyen de trancher
un diagnostic douteux.

Par leur consistance, les *rhinolithes* présentent une
grande analogie avec les ostéomes; toutefois, elles en
diffèrent par leur siège sur le plancher des fosses
nasales ou dans le méat inférieur, par leur volume
moindre, leur coloration grisâtre ou noirâtre, leurs
ramifications et la vive réaction inflammatoire que leur
présence détermine au niveau de la muqueuse.

Evolution. — Elle est d'une *lenteur* extrême et c'est
par années que se chiffre la durée de l'affection.

L'ostéome augmente sans cesse de volume et n'est
susceptible d'aucune régression.

L'élimination spontanée est exceptionnelle; cependant,
dans un cas rapporté par Helten, les os qui enclavaient
la tumeur s'étant nécrosés permirent au néoplasme
de sortir à l'extérieur et d'être ainsi expulsé (Moure).

Pronostic. — Abandonnée à elle-même, la maladie
comporte un pronostic *grave*, en raison de l'évolution
progressive de la tumeur qui peut franchir les cavités
nasales et envahir successivement le pharynx, les sinus
de la face et les fosses orbitaires. Dans certaines
circonstances, le néoplasme perfore la base du crâne
et pénètre dans sa cavité occasionnant des accidents
méningo-encéphaliques mortels.

Il est rare cependant que la tumeur atteigne un degré
aussi marqué et de telles complications sont exceptionnelles si on a eu soin d'intervenir en temps opportun,
c'est-à-dire à une période assez rapprochée du début
des lésions.

L'extirpation d'un ostéome n'est *jamais suivie de récidive*, ces tumeurs se comportent donc comme des
néoplasmes *bénins* au premier chef.

Traitement. — Les ostéomes, comme toutes les tumeurs en général, ne sont justiciables que du traitement *chirurgical*.

En raison de l'accroissement continuel de ces néoformations et des désordres graves qu'elles sont susceptibles d'entraîner à un moment donné, l'*extirpation* doit en être pratiquée le plus promptement possible.

La consistance éburnée si fréquente de l'ostéome contre-indique son morcellement et rend impossible l'extraction par les voies naturelles, en cas de tumeur volumineuse.

On cherchera donc à se créer une brèche artificielle proportionnée au volume des lésions, soit par une *ostéotomie verticale bilatérale* des os du nez, d'après la méthode d'Ollier, soit par une *résection temporaire* du maxillaire supérieur si le néoplasme offre des dimensions considérables ou s'il s'insère sur les parois latérales des fosses nasales.

ADÉNOMES

Cette variété de néoplasme qui a son origine dans les glandes de la pituitaire est constituée *par l'hypertrophie et la néoformation de culs-de-sac et d'acini glandulaires.*

L'élément endodermique ou épithélial et l'élément mésodermique qui entrent dans la structure de la glande se retrouvent également dans l'adénome, mais dans des proportions fort variables. Les choses se passent donc là comme dans le papillome et le rapport de l'adénome à la glande est le même que celui du papillome à la papille.

Nous dirons donc qu'à l'instar de ce dernier, loin de constituer un néoplasme vrai, il doit être considéré comme un produit *inflammatoire* résultant d'une irritation épithéliale. Aussi le rangerons-nous dans la catégorie des *paraplasmes organoïdes* de Pierre Delbet, puisqu'il a pour paradigme non pas un tissu mais un organe, la glande avec toutes ses variétés protéiques.

Histologiquement l'adénome cylindrique des fosses nasales présente cette particularité intéressante que sa structure est identique à celle des polypes utérins.

« Robin, Verneuil, puis Cornil et Ranvier, ont signalé cette analogie. Elle est si frappante que certains histologistes des plus compétents ont pu dire qu'il serait impossible de distinguer deux coupes dont l'une proviendrait de la muqueuse nasale et l'autre de la muqueuse utérine (1). »

L'adénome, j'entends l'adénome pur, est rarement observé au niveau de la pituitaire. Il présente ici les mêmes particularités que dans les autres régions.

Son caractère commun et fondamental est sa tendance à l'isolement se traduisant par la formation d'un pédicule qui est d'autant plus manifeste que la tumeur a acquis un plus grand développement. C'est donc sous la forme *polypeuse* que les lésions se présentent. Semblable au polype muqueux dont il partage les insertions, il offre un aspect *arrondi* et *lisse* et une coloration *grisâtre*. Toutefois, sa consistance est *plus ferme*, et c'est à l'examen histologique qu'il faut néanmoins recourir pour trancher le diagnostic.

D'accord avec l'anatomie pathologique la clinique démontre que l'adénome se comporte comme une tumeur *bénigne*, c'est-à-dire évoluant *très lentement*, sans retentissement ganglionnaire et sans altération de l'état général.

Un fait important cependant est à retenir, c'est sa grande tendance à dégénérer en *épithélioma*. Il ne saurait être question ici d'un mode d'évolution, car entre l'adénome et les tumeurs malignes il y a un abîme. Lorsque celui-là prend un caractère de malignité, c'est qu'un épithéliome s'est greffé sur la tumeur bénigne qui a offert un terrain favorable à son développement. Autrement dit, l'épithélium d'un adénome a plus de tendance à évoluer dans le sens d'un épithéliome que l'épithélium d'une glande saine. Mais cela est également vrai de tous les épithéliums altérés, que ce soit par des papillomes, par des ulcères, par des cicatrices. C'est donc un simple rapport étiologique, et il ne s'ensuit pas du tout que les adénomes soient de même nature que les épithéliomes (2).

(1) P. DELBET, *Traité de chirurgie*, t. I, 1896.
(2) *Idem, loc. cit.*

Traitement. — Ces considérations sur la possibilité
d'une dégénérescence maligne de l'adénome sont à retenir et doivent guider la thérapeutique de cette affection.

Aussitôt reconnue, la tumeur sera extirpée par les
voies naturelles à l'aide du *serre-nœud* et son pédicule
cautérisé énergiquement. Dans la suite, la muqueuse
sera l'objet d'une surveillance très attentive, afin de prévenir le retour des lésions. Lorsque l'adénome dégé-
nère en épithéliome, on doit recourir à une *large exérèse* par l'opération d'Ollier ou de Rouge (*V. plus loin*)
ou par la résection du maxillaire supérieur qui constituent les seuls moyens de mettre l'opéré à l'abri d'une
récidive.

CHAPITRE XXIV

II. — NÉOPLASMES HISTIOÏDES

CHONDROMES

Définition. — Les chondromes sont des *néoplasmes constitués par du tissu cartilagineux de nouvelle formation.*

Historique. — La connaissance de ces tumeurs est de date relativement récente, puisque c'est Cruveilhier qui, le premier, en donna une étude macroscopique.

Les premières observations indiscutables de chondrome des fosses nasales furent publiées, en 1836, par Morgan et, en 1838, par Müller, dans son « *Traitement des tumeurs* ».

D'après Morell-Mackenzie (1), plusieurs cas auraient été rapportés par Erichsen (2) (1864), par Bryant (3) (2 cas) (1867), par Ure et par Durham (2 cas) dans le *Holme's System of surgery* (4), par Richet (5), par Heurtaux (6) en 1877 et par Verneuil (7). L'auteur cite lui-même une observation personnelle concernant une

(1) Morell-Mackenzie, *Traité pratique des maladies du nez*, 1887.
(2) Erichsen, *Lancet*, 1864, vol. II.
(3) Bryant, *Ibid.*, 1867, vol. II.
(4) *Holme's System of surgery*, London, 1870, 2ᵉ édit., vol. IV.
(5) Casabianca, *Des affections de la cloison*, Paris, 1876.
(6) *Bull. de la Soc. de chir.*, nov. 1877.
(7) Cité par Spillmann, *Dict. encyclop. des sciences méd.*, t. XIII, p. 184.

fillette de 13 ans atteinte d'un chondrome qui avait son siège « sur la partie supérieure et postérieure de la cloison cartilagineuse » et dont il pratiqua avec succès l'ablation avec l'anse froide.

En 1891, Gérard-Marchant, dans son article sur les *Maladies des fosses nasales* du *Traité de chirurgie* de Duplay et Reclus, reprend brièvement l'étude de cette question en y ajoutant 2 nouveaux cas : celui de Moldenhauer (1) et celui de Morestin (2).

Enfin, J. Sicard, s'inspirant d'une excellente leçon du professeur P. Berger sur ce sujet (3), en fait l'objet de sa thèse inaugurale qui constitue une mise au point très documentée et très consciencieuse de l'état actuel de la question (4).

Anatomie pathologique. — Les enchondromes des fosses nasales se présentent avec les mêmes caractères que dans les autres régions.

Ce sont des tumeurs généralement *lisses, arrondies* et *multilobées* lorsqu'elles atteignent un gros volume. Leurs dimensions sont très variables, elles oscillent entre celles d'un pois et celles du poing.

Issues du tissu osseux ou cartilagineux qui constitue les parois nasales, elles s'y insèrent par une base très large et *adhèrent fortement*.

Elles sont habituellement recouvertes par une muqueuse *saine* qui présente à leur niveau une coloration *pâle*, parfois rouge violacée.

Leur consistance est *ferme* et *élastique* rappelant exactement celle du cartilage normal, mais il faut bien savoir que ces tumeurs offrent à cet égard de nombreuses variétés.

A côté des chondromes durs, il y en a de *mous*, il y en a même de *fluctuants* en raison de leur transformation kystique.

Au point de vue macroscopique, ces néoplasmes sont

---

(1) MOLDENHAUER (de Leipzig), *Traité des maladies des fosses nasales*, 1888.
(2) MORESTIN, *Soc. anat.*, 1888.
(3) Leçon clinique de la Pitié, 4 déc. 1896.
(4) J. SICARD, Thèse de Paris, mars 1897.

nettement *circonscrits;* ils sont *encapsulés* dans une
coque osseuse ou fibreuse susceptible de s'ulcérer à un
moment donné. A la section, ils présentent un aspect
blanc brillant, nacré, et on y constate une juxtaposition
de lobes séparés les uns des autres par des cloisons
conjonctives.

Le microscope montre que ces lobes sont formés
d'une substance *amorphe* renfermant des éléments
arrondis ou ovalaires avec noyau central parfaitement
identiques aux cellules du cartilage.

Enfin, le tissu chondromateux est comme le tissu
cartilagineux hyalin normal, *avasculaire*. Telle est, du
moins, la constitution des chondromes *purs*.

Variétés. — Elles répondent aux chondromes *mixtes*
dont les plus fréquents sont : le *chondro-fibrome* qui
résulte de la prédominance que prennent les travées
conjonctives interlobulaires ; le *chondro-sarcome* dont
les travées de soutènement sont formées par un tissu
embryonnaire à cellules rondes qui s'est substitué au
tissu conjonctif (cas de Burger, de Stanley, de Kirmisson, de Schmiegelow, de Berger) ; le *chondro-myxome*
dont le tissu intermédiaire aux lobes est myxomateux
(cas de Verneuil); le chondrome *ostéoïde* dont les tractus
interstitiels sont composés d'une substance réfringente,
homogène ou fibrillaire, infiltrée de granulations calcaires renfermant des corpuscules anguleux qui rappellent les cellules osseuses. Entre ces travées on trouve
un tissu fibreux vasculaire : « En somme, ce tissu ostéoïde
diffère du tissu osseux vrai par l'irrégularité des trabécules, par l'aspect des cellules qu'elles contiennent qui
ne sont pas de véritables ostéoblastes et enfin par la sub-
stitution à la moelle d'un tissu fibreux (1). »

Les néoplasmes qui renferment ce tissu ostéoïde ont
une malignité toute spéciale. Ils se généralisent avec
une rapidité surprenante et infectent le système ganglionnaire.

Il semble qu'ils constituent une variété à part.

Topographie. — Quelle que soit sa constitution, l'en-

(1) PIERRE DELBET, *Traité de chirurgie*, t. Iᵉʳ. Art. *Néoplasmes*.

chondrome des fosses nasales prend naissance dans le tissu osseux ou cartilagineux.

Son apparition dans les os s'expliquerait, d'après Virchow, par la persistance dans leur tissu d'îlots de cartilage qui auraient échappé au processus d'ossification. Pour Conheim, la tumeur naîtrait de débris cartilagineux de la période embryonnaire.

Le point de départ de la néoplasie n'est pas toujours facile à préciser quand elle a acquis un certain développement. Elle peut occuper primitivement les fosses nasales ou les envahir secondairement.

Quand le chondrome naît dans les fosses nasales, il provient souvent de la portion cartilagineuse du septum (Durham, Ure, Richet, Morell-Mackenzie, Moure), mais il peut également naître de la paroi externe et de la voûte des cavités du nez. Paget l'a vu partir de l'ethmoïde, de même Moore et Verneuil; Heurtaux et Berger ont signalé un chondrome de la paroi externe; Morgan l'a vu débuter par la narine droite et Morestin par la lame criblée.

Lorsque le chondrome envahit *secondairement* les fosses nasales, son point de départ est souvent le maxillaire supérieur et, en particulier, l'antre d'Highmore (Trélat, Dolbeau, Denucé, Ohlemann, Billroth, Czerny). Chez le malade de Max Müller, la tumeur s'était développée sur l'apophyse basilaire et avait gagné progressivement les cavités du nez.

Etiologie. — Il est un fait indéniable, c'est la fréquence des chondromes dans le *jeune âge*, avant 20 ans.

Virchow insiste beaucoup sur l'influence des *traumatismes*, et il rapporte des cas où des chondromes se développèrent à la suite de contusions et de fractures.

Quant au rôle de l'*hérédité*, bien qu'admis par certains auteurs, il reste encore à démontrer.

Symptômes. — Nous diviserons en *trois périodes* l'évolution clinique de l'enchondrome nasal.

La 1re période est caractérisée par des signes de *coryza* et d'*obstruction nasale*:

La 2e période par des accidents de *compression* et la *déformation* de la face;

La 3e période par des phénomènes de *cachexie* et des *troubles cérébraux*.

1re *période.* — Le début de l'affection passe souvent inaperçu. Il est fréquemment marqué par les symptômes d'un *coryza* banal dont la signification échappe généralement.

La *sécrétion* de la muqueuse ordinairement limpide est peu abondante ; elle incommode moins le malade que l'*enchifrènement*, lequel, par ses progrès incessants, finit par entraver la respiration, altère le timbre de la voix qui prend une consonnance nasonnée et compromet les fonctions de l'odorat du côté lésé.

Les hémorrhagies sont exceptionnelles.

2e *période.* — L'augmentation constante du volume de la tumeur a pour effet de déterminer des troubles de *compression* intéressant soit les troncs nerveux, soit les organes du voisinage.

La compression des branches du *nerf maxillaire supérieur*, et en particulier du *sous-orbitaire*, est la source de névralgies rebelles parfois atroces s'irradiant dans la moitié de la face et dans les dents et ne cessant qu'après la destruction par la tumeur des troncs nerveux.

Du côté des organes, on a noté surtout la compression des *voies lacrymales* amenant l'épiphora et la dacryocystite, celle du *globe oculaire* souvent suivie d'exorbitis avec altérations de la cornée, celle du *nerf optique* pouvant conduire à l'amaurose complète, et enfin celle du *pavillon de la trompe* avec les troubles auriculaires (bourdonnements, surdité) qui en sont la conséquence habituelle.

Par son développement continuel dans une cavité inextensible comme celle des fosses nasales, le néoplasme use et perfore les os, bouleverse l'architecture de la face produisant des *déformations* horribles qui sont comme l'extériorisation des lésions.

« La tumeur développée dans les cavités nasales peut séparer les os du nez l'un de l'autre, amener l'élargissement du nez, en même temps qu'elle sépare les yeux et qu'elle repousse le globe oculaire hors de l'orbite, déterminant ainsi cette difformité hideuse à laquelle on donne le nom de face de grenouille (frog face). » Morell-Mackenzie.

Le développement ultime de ces tumeurs, dit P. Berger, est moins qu'on ne pourrait le croire sous la dépendance de leur siège originel. A la vérité, les plus nombreuses, celles du bord alvéolaire et de la face antérieure du maxillaire, s'étendent d'abord en surface, font bomber la joue, tomber les dents correspondantes, envahissant de proche en proche la voûte palatine ; celles qui se développent sur la branche montante du maxillaire supérieur ou à la face interne de l'orbite produisent plutôt que les autres de l'exorbitisme... A cette période, la cavité buccale peut être envahie au point qu'il reste à peine un étroit passage pour les aliments sur les côtés de la tumeur, que le maxillaire inférieur ne peut se rapprocher du maxillaire supérieur... la région de la fosse zygomatique et la région parotidienne elles-mêmes peuvent être occupées par les prolongements de la tumeur (Gurdon Buck) qui s'étend d'un sinus maxillaire à l'autre, et du nez dont la saillie normale a disparu à la cavité naso-pharyngienne où elle proémine.

Enfin, dans certains cas, la néoplasie, se développant vers la voûte nasale, perfore la base du crâne et pénètre dans la cavité encéphalique (Stanley). Malgré cette énorme extension des lésions, en dépit même de tels délabrements, les ganglions de la région restent indemnes.

3e période. — L'entrave permanente apportée à la respiration et à l'alimentation d'une part et, d'autre part, l'épuisement occasionné par les douleurs intolérables et persistantes qui torturent le malade et le privent de sommeil, amènent un *état cachectique* grave dont l'issue fatale peut être précipitée par l'entrée en scène d'accidents méningo-encéphaliques résultant, comme nous l'avons vu, de la pénétration du néoplasme dans le cerveau. [Stanley (1), Moore (2).]

Examen rhinoscopique. — Cliniquement, le chondrome se présente comme une tumeur *arrondie*, à sur-

(1) STANLEY, *Treatise on diseases of the bones*, p. 146, 1849.
(2) MOORE, Cranio facial enchondroma. *Path. transactions*, mars 1868, vol. XIX.

face *lisse*, parfois *bosselée* et dont la forme échappe à toute description. Tapissé par une muqueuse amincie, de coloration blanc rosé, il est limité nettement par une *capsule* et n'offre aucun des caractères des tumeurs envahissantes.

Son volume est variable, il oscille entre celui d'un pois et celui du poing qu'il peut même dépasser. Lorsque le néoplasme atteint ces dimensions excessives, la cloison est refoulée et obstrue la fosse nasale du côté opposé. Il n'est pas rare qu'à cette période il s'ulcère, donnant naissance à un écoulement sanieux, sanguinolent et fétide.

L'examen à l'aide du stylet révèle une consistance généralement *dure, élastique* ; toutefois, il peut arriver que les tumeurs volumineuses ayant subi une altération régressive présentent une certaine mollesse allant parfois jusqu'à la fluctuation au niveau des zones kystiques qu'elles renferment.

Ces néoplasmes ne sont le siège d'aucune sensibilité.

Lorsqu'on cherche leurs connexions avec les parties voisines, on constate qu'ils sont nettement séparés des tissus ambiants qu'ils refoulent, qu'ils prennent ordinairement naissance sur le *septum* ou sur une des parois des fosses nasales et, en particulier, sur l'*ethmoïde*.

Leur base d'insertion très large assure leur complète fixité.

La rhinoscopie postérieure, en permettant de constater les prolongements pharyngiens de la tumeur, donne parfois des indications précieuses pour le pronostic et le traitement.

Diagnostic. — Le mode d'implantation de l'enchondrome, sa consistance et son siège peuvent faire croire à première vue à une *hyperchondrose* ou à une *hyperostose* de la cloison, mais ces lésions jalonnent généralement les déviations du septum qu'on reconnaîtra rapidement par l'examen de la fosse nasale du côté opposé.

La tumeur reconnue, il importe d'en préciser la nature.

Les *polypes muqueux*, grâce à leur aspect blanc gri-

sâtre et semi-transparent, à leur consistance molle et gélatineuse, à leur pédiculisation et à leur siège dans le méat
moyen, ne prêtent guère à la confusion ; de même les
fibromes naso-pharyngiens. Ceux-ci, au lieu de prendre
naissance dans les fosses nasales comme le chondrome,
ont presque constamment pour point de départ l'épais
trousseau fibreux qui tapisse la face inférieure de l'apophyse basilaire, et ce n'est que secondairement qu'ils
envahissent les cavités du nez. Ils sont donc, en réalité,
basilo-pharyngiens. Moins durs, plus élastiques que les
tumeurs cartilagineuses, ils s'en distinguent encore par
un certain degré de mobilité. Dans les polypes naso-
pharyngiens, les hémorrhagies sont précoces, fréquentes
et abondantes ; elles sont, par contre, exceptionnelles
dans les enchondromes. Tandis que ceux-ci s'observent
avec une fréquence à peu près égale dans les deux sexes,
ceux-là, au contraire, sont presque exclusifs au sexe
masculin, si bien qu'on a pu nier leur existence chez la
femme (Gosselin, Nélaton).

Les *ostéomes* des fosses nasales sont rares.

Comme les enchondromes, ils apparaissent dans le
jeune âge, mais ils en diffèrent par leur dureté « supérieure à celle de l'ivoire » (Duplay) : les instruments
s'émoussent à leur surface sans les entamer, tandis
qu'une aiguille pénètre facilement dans une tumeur cartilagineuse. Enfin les tumeurs osseuses sont fréquemment le point de départ d'épistaxis, symptôme bien rare
avec les néoplasmes cartilagineux.

Les *papillomes* constituent également une rareté en
pathologie nasale.

On les reconnaîtra à leur siège sur le cornet et dans
le méat inférieurs ou encore sur le segment inférieur de
la cloison. Leur aspect grisâtre et mûriforme, leur pédiculisation, leur consistance molle, leur tendance aux
hémorrhagies sont des signes assez nettement tranchés
pour permettre de les différencier aisément des autres
néoplasmes.

Le diagnostic avec les *tumeurs malignes* est plus délicat. Toutefois, celles-ci sont caractérisées par leur
grande diffusion et leur tendance envahissante, par
une consistance inégale, par la présence à leur sur-

26

face d'ulcérations bourgeonnantes saignant au moindre contact, et par leur marche rapide avec altération profonde de l'état général.

Tels sont du moins les principaux caractères de l'*épithélioma* et du *sarcome*. Mais c'est surtout avec ce dernier que la confusion est possible, parce que, comme le chondrome, il constitue une affection du jeune âge et que, de tous les néoplasmes malins des fosses nasales, il est le plus fréquemment observé.

Dans les cas difficiles, on procédera à l'examen histologique d'une parcelle de la tumeur, car lui seul renseigne exactement sur la nature du néoplasme et sur la *variété* de chondrome dont il s'agit.

Enfin, le diagnostic devra être complété par la détermination, à l'aide du stylet et d'un bon éclairage, des limites du néoplasme, de son point d'insertion et de ses prolongements dans la *boîte crânienne*. Vous savez, en effet, combien il importe pour le pronostic et le traitement d'être fixé sur cette dernière éventualité que ne révèle souvent aucun symptôme apparent.

Pronostic. — Pour être moins grave que celui des tumeurs malignes, il n'en est pas moins *très sérieux*. Nous avons vu, en effet, qu'abandonné à lui-même, l'enchondrome, par son volume sans cesse croissant, peut occasionner des ravages considérables sur les organes du voisinage au point de bouleverser l'architecture de la face et d'amener la mort par cachexie ou par complication méningo-encéphalique.

Opérée de bonne heure, la tumeur peut ne pas récidiver et dans les chondromes *purs* une exérèse radicale et précoce est suivie généralement d'une guérison définitive. Malheureusement, il n'en est pas toujours ainsi, même avec les chondromes vrais et *à fortiori* lorsqu'il s'agit de chondromes *mixtes* (chondro-myxomes, chondro-sarcomes, chondromes ostéoïdes) : avec eux le beau rêve de la bénignité du chondrome doit s'évanouir.

Sur 29 cas recueillis par Sicard, 9 se sont terminés par la mort et 5 ont été suivis de récidives ; sur 31 cas réunis par P. Berger, on compte 10 morts post-opératoires, des récidives multiples dans 9 cas et 4 fois seule-

ment la guérison durable a été constatée, les autres malades n'ayant pu être suivis assez longtemps.

D'autre part, il est indéniable que, dans certaines circonstances encore inexpliquées, le chondrome peut in-
fecter l'économie au même degré que les tumeurs malignes; toutefois, il faut reconnaître que cette *généralisation* n'a jamais été observée avec les tumeurs cartilagineuses pures des fosses nasales.

Cette dernière variété de chondrome, qui ne présente
aucun signe d'envahissement, aucune ulcération, évoluant sans adénopathie, sans métastases et sans généralisation, n'offre d'autre caractère clinique de malignité
que ses *récidives*, récidives indiscutables et même fréquentes.

Pour le pronostic, il importe de savoir qu'au point de
vue histologique plus le néoplasme s'écarte du cartilage
normal, plus les cellules embryonnaires sont abondantes, plus la tumeur est maligne ; de même, en clinique,
on tiendra compte de la durée de l'évolution de la tumeur et on fera des réserves d'autant plus grandes que
la marche en aura été plus précipitée.

La *durée* du chondrome est très variable. Les faux
chondromes présentent constamment une marche *rapide*.
Ainsi le développement des chondromes ostéoïdes observés par Dolbeau et Trélat, Czerny et Billroth avait
duré *dix-huit mois* dans le premier cas, *quatre mois* seulement dans le second !

Le chondro-sarcome cité par Stanley entraîna la
mort en quelques mois ; dans le cas de Kirmisson, on
dut opérer 3 fois le malade dans la même année, et chez
l'opéré de Berger le début de l'affection ne remontait
qu'à 4 mois et demi !

Quant aux chondromes purs, leur accroissement est
extrêmement *lent* et c'est par années que se chiffre leur
durée (17 ans chez le malade de Heath, 16 ans chez celui de Morgan). Néanmoins, on a rapporté maints exemples où la tumeur atteignit en quelques mois des dimensions considérables (Langenbeck, Denucé). Dans l'observation de Heyfelder, le néoplasme avait le volume
de la tête d'un homme bien que son début ne remontât
qu'à 22 mois seulement ! Chez le malade de Tillaux, un

enchondrome de 3 mois avait atteint la grosseur d'un
œuf de poule (1).

Traitement. — Il consiste entièrement dans l'*exérèse*
du néoplasme.

Celle-ci doit être exécutée *le plus tôt possible*, si l'on
veut éviter les vastes délabrements que nécessite l'extraction des tumeurs volumineuses ; elle doit être *radicale*,
afin de mettre le malade à l'abri d'une récidive. « Dans
les cas où l'ablation d'un chondrome vrai a été suivie de
récidive, dit P. Berger, nous voyons que l'opération pratiquée avait été une opération parcimonieuse, une résection partielle ou une simple énucléation de la tumeur...
L'exemple le plus frappant de ces opérations insuffisantes nous est donné par les observations de Fergusson et
de Santesson. Dans la première, on avait d'abord réséqué le bord alvéolaire où s'était développé le chondrome ;
puis, celui-ci ayant envahi l'antre d'Highmore, le maxillaire supérieur avec l'os malaire furent enlevés ; peu
après, une nouvelle récidive s'étant manifestée au niveau de l'apophyse ptérygoïde, il fallut l'extirper à nouveau... Dans l'observation publiée par Santesson, le
chondrome s'étant développé primitivement sur la voûte
palatine, on enleva d'abord une partie de celle-ci ; 2 ans
après, il fallut en réséquer la totalité ; mais déjà une partie de la tumeur adhérait à la base du crâne : elle dut
être abandonnée et, au bout de 8 mois, l'on pratiquait la
résection partielle du maxillaire supérieur suivie à
6 mois de distance de l'extirpation du reste de cet os et
de la résection partielle de son congénère ; enfin, bientôt on était réduit à retrancher une partie de la tumeur
dont le volume menaçait d'asphyxier le malade qui suc-
combait néanmoins à ce genre de mort au bout de
2 mois. »

Quant au procédé chirurgical à adopter, il doit dépen-
dre du siège et du volume du néoplasme ; en tous cas, le
chirurgien évitera, dans la mesure du possible, la production de cicatrices gênantes ou susceptibles de défigurer le malade.

L'extraction par les voies naturelles étant le plus sou-

(1) J. SICARD, Thèse de Paris, mars 1897.

vent insuffisante, on la pratiquera en créant une brèche *artificielle* qui, seule, permet une exérèse large et complète.

Quand la tumeur siège dans l'étage supérieur des cavités nasales, nous conseillons le *procédé d'Ollier* qui nous paraît être ici la méthode de choix. C'est une *ostéotomie double verticale* du nez qui, en permettant le renversement de l'organe de haut en bas, ouvre une large voie à l'opérateur. (*V. plus loin.*)

Mais si le néoplasme est très volumineux et s'il présente une insertion latérale, il est préférable de recourir à la *résection partielle* du maxillaire supérieur.

Cette voie faciale, qui permet d'aborder la majorité des tumeurs des fosses nasales, constitue une méthode sûre et d'une innocuité à peu près absolue.

POLYPES DU NEZ

(Myxomes des classiques.)

Contrairement à l'opinion généralement accréditée, les polypes du nez ne sont pas des « myxomes », ils ne sont autre chose, comme nous le démontrerons plus loin, que des *œdèmes localisés à tendance hypertrophique* de certaines régions de la pituitaire.

C'est donc à tort que les auteurs les ont rangés dans la catégorie des néoplasmes bénins, alors qu'au point de vue nosologique leur histoire est plus étroitement liée à celle des coryzas chroniques et des rhinites hypertrophiques et vaso-motrices dont ils ne sont bien souvent qu'un épisode éloigné.

Aussi, est-ce plus pour nous conformer aux traditions classiques que pour obéir à ces nouvelles conceptions pathogéniques que nous avons cru devoir respecter ici l'ancienne classification.

Historique. — Il n'entre pas dans le cadre de cet ouvrage de tracer l'histoire complète des polypes du nez; nous nous bornerons simplement à donner un aperçu sommaire des innombrables travaux qui se rattachent à l'étude de cette intéressante question.

26.

L'origine de nos connaissances sur les myxomes des fosses nasales se perd dans la nuit des temps : on en trouve des traces non équivoques dans les livres hippocratiques.

Le père de la médecine paraît, en effet, avoir parfaitement connu ce genre de lésions, « car si la classification qu'il en fait est quelque peu fantaisiste, les conseils qu'il donne pour le traitement sont éminemment pratiques et témoignent d'une abondance considérable de ressources (1) ».

Après lui, Celse (2), sans discuter la nature de l'affection, se borne à en indiquer la thérapeutique qui consiste dans la destruction des tumeurs à l'aide d'applications caustiques.

D'après Galien (3), ces « excroissances de chair contre nature » doivent être traitées par les astringents qui, selon lui, sont bien préférables au bistouri.

Paul d'Egine (4) conseille, après une dilatation de la narine avec la main gauche, de circonscrire le polype par une incision circulaire pratiquée avec un bistouri de forme appropriée.

Mais ces quelques notions à peine ébauchées furent, comme c'est la règle d'ailleurs, frappées d'un véritable arrêt de développement pendant la longue suite d'années qui se succédèrent jusqu'au seizième siècle.

Ce n'est seulement qu'à cette époque que la question du traitement des polypes fut remise à l'ordre du jour par Guillaume de Salicet (5).

Cet auteur préconise l'*étranglement* du pédicule de la tumeur qu'il considère, à juste titre, comme le meilleur procédé d'extirpation.

Environ deux siècles plus tard, Fabrice d'Aquapendente (6) invente une pince tranchante qui présentait

---

(1) MORELL-MACKENZIE, *Traité pratique des maladies du nez*, 1887.

(2) *De Medicina*, lib. VI, p. 8.

(3) *De comp. pharm. sec. locos*, lib. VIII, cap. III.

(4) Lib. VI, cap. XXV.

(5) *Chirurgica Guilielmi de Saliceto* in *Ars Chirurgica Guidonis Cauliaci*, Venetiis, 1546, p. 308.

(6) *Operationes chirurgicæ*, cap. XXIV, in *Opera chirurgica Lugduni Batavorum*, 1723, p. 438, 39, 440.

sur les autres instruments une supériorité telle que « les malades accouraient de toutes parts vers lui avec la certitude d'être guéris ».

Quelques années après Heister, dans le *General System of surgery* (1). tente d'expliquer la genèse des polypes qu'il place dans une rétention glandulaire consécutive à l'obstruction des canaux excréteurs.

En 1749 Levret, dans ses *Observations sur la cure radicale de plusieurs polypes de la matrice, de la gorge et du nez*, essaie également d'élucider la pathogénie de ces lésions : « Certains polypes, dit-il, sont formés par l'expansion de la membrane pituitaire abreuvée de sucs muqueux ; d'autres doivent leur naissance à l'engorgement lymphatique des glandes comprises dans l'épaisseur de la membrane pituitaire qui tapisse toutes ces parties. »

Pour H. Cloquet (*Traité d'Osphrésiologie*, 1821), les myxomes seraient le résultat de l'irritation chronique de la muqueuse nasale par des phlogoses répétées. Ils peuvent encore se développer à la suite de la suppression de certains écoulements ou devoir leur naissance à l'introduction de corps irritants dans les fosses nasales.

Quelques années après, cette théorie de la phlogose est reprise et défendue par Gerdy (2), qui reconnaît dans l'étiologie de la maladie une large part « aux engorgements inflammatoires aigus ou chroniques. aux violences extérieures, capables de déterminer de semblables engorgements ».

En résumé, on voit que, jusqu'à cette période, les différents auteurs qui ont abordé l'étude des polypes du nez se sont perdus en conjectures plus ou moins vagues sur leur pathogénie et qu'il faut, en réalité, attendre jusqu'à la fin du dix-neuvième siècle, c'est-à-dire jusqu'à l'époque où parurent les très intéressants ouvrages de Virchow, de Cornil et de Ranvier (3) qui constituent les premiers travaux vraiment scientifiques sur l'anatomie pathologique de cette importante question.

Ces données histologiques universellement admises

(1) *English transl.*, London, 1743, II.
(2) *Des polypes et de leur traitement*, 1833.
(3) *Manuel d'histologie pathologique*, 1881, t. I.

furent bientôt le point de départ de recherches nouvelles de la part des rhinologistes modernes et notamment d'Hopmann (1), de Woakes (2), de Lambert
Lack (3), de Grünwald (4), de Zuckerkandl (5), de
Jacques (6) et de Lermoyez (7), recherches que nous
trouvons résumées dans la thèse inaugurale de Durand (8) et sur l'étude desquelles nous reviendrons ultérieurement au chapitre « *Pathogénie* ».

Etiologie. — Tous les auteurs sont d'accord pour
reconnaître l'extrême fréquence des polypes muqueux
dans les fosses nasales.

Zuckerkandl en aurait rencontré dans le huitième des
autopsies qu'il a pratiquées.

L'influence de l'*âge* n'est pas étrangère à leur production et c'est principalement au cours de l'âge adulte,
c'est-à-dire de 20 à 30 ans, qu'on les observe le plus
couramment. Ils sont très rares durant les premières
années de la vie, toutefois Krakauer a cité le cas d'un
nouveau-né chez lequel il aurait extirpé onze polypes.

D'après la statistique consciencieuse d'Hopmann, sur
100 malades atteints de myxomes, il n'y en aurait guère
que 3 ou 4 qui seraient âgés de moins de 15 ans.

Ils sont plus fréquents chez l'homme que chez la
femme, comme le démontre très nettement la table
suivante empruntée à l'ouvrage de Morell-Mackenzie :

Age	Hommes	Femmes
De 16 à 20 ans	9	7
— 20 à 30 —	54	34
— 30 à 40 —	33	13
— 40 à 50 —	18	13
— 50 à 60 —	9	10
— 60 à 70 —	3	»
	123	77

(1) *Ueber Nasenpolypen. monats. f. Ohrenh.*, 1885.
(2) Woakes, *The Lancet*, 1885, n° 3.
(3) Société de laryngologie de Londres, déc. 1900.
(4) *Die Lehre von der Naseneiterung*, 1893.
(5) *Normale u. pathol. Anatom. der Nahsenhohle*. Wien, 1896.
(6) *Annales de Laryngologie*, juillet 1899.
(7) *Presse médicale*, déc. 1903.
(8) Thèse de Nancy, juillet 1903.

Ce tableau indique l'âge et le sexe de 200 malades atteints de polypes du nez.

Parmi les causes *générales*, à côté de l'âge et du sexe dont l'influence est incontestable, se range un troisième facteur non moins important bien que moins connu : j'ai nommé l'*hérédité*. Celle-ci agirait soit sous forme d'hérédité organique nasale, créant une vulnérabilité spéciale de la muqueuse des premières voies aériennes (1), soit sous forme de tendance constitutionnelle au lymphatisme ou à l'herpétisme qui prédisposent au coryza chronique.

Mais beaucoup plus intéressantes nous paraissent être les causes *locales*. Nous ne les étudierons pas maintenant, nous réservant d'y revenir plus tard dans l'étude de la pathogénie; nous nous bornerons, pour le moment, à rappeler l'importance étiologique des *catarrhes chroniques* de la muqueuse admise aujourd'hui par la majorité des auteurs.

« Peut-être, dit Moure, pourrait-on, avec plus de raison, faire jouer ici un certain rôle aux diverses causes susceptibles d'entretenir ou de développer une inflammation chronique de la muqueuse pituitaire. A ce titre, il nous suffira de renvoyer les lecteurs aux chapitres « *Coryza chronique* et *Rhinite hypertrophique*. »

Anatomie pathologique. — *Forme.* — Le polype du nez se présente généralement au début sous la forme d'une petite tumeur lisse, sessile, qui, à mesure qu'elle augmente de volume, devient globuleuse. Elle est alors reliée le plus souvent à la paroi nasale par un *pédicule* plus ou moins grêle qui donne à l'ensemble de la masse polypeuse un aspect piriforme.

Lorsqu'elle atteint des dimensions élevées, la néoplasie perd sa forme arrondie, elle s'aplatit latéralement et offre une surface lobulée qui se moule exactement dans les anfractuosités des cavités nasales.

Toutefois les productions polypeuses qui naissent du bord libre du cornet moyen affectent une disposition lamellaire, en *crête de coq*, qui en rend l'extraction très délicate.

---

(1) P. JACQUES, *Presse médicale*, déc. 1903.

D'après Zuckerkandl, il y aurait lieu de distinguer deux variétés de polypes : les polypes *ovalaires* à pédicule étroit et les polypes *arrondis* à base d'insertion large, les premiers naissant des bords tranchants, les autres des surfaces aplaties. Cet auteur prétend que jamais les polypes globuleux ne prennent l'aspect ovalaire, mais que chacun d'eux présente, dès le début, sa forme particulière qu'il conservera désormais.

Volume. — Il est excessivement variable. A côté des polypes qui offrent les dimensions d'un grain de chènevis, il n'est pas rare d'en rencontrer de la grosseur d'une noix et quelquefois même de plus volumineux. Lorsqu'ils prennent un très grand développement, ils peuvent progresser en avant et franchir l'orifice des narines, ou bien faire saillie en arrière dans le cavum où le doigt peut aisément les atteindre.

Coloration. — Elle est très caractéristique. Ordinairement d'un *blanc grisâtre* transparent ou opalin, la tumeur prend parfois une teinte rosée ou franchement rouge quand elle a été soumise à des irritations ou à des traumatismes répétés venus du dehors. De fines arborisations vasculaires sillonnent sa surface.

Consistance. — Habituellement demi-molles, *gélatineuses*, les productions polypeuses se laissent facilement écraser sous la pression des instruments ; toutefois celles qui sont très anciennes ou qui ont été le siège d'un processus irritatif présentent une consistance plus ferme qui peut induire en erreur sur la nature des lésions.

Nombre. — Les polypes muqueux sont rarement solitaires ; ils sont en général *multiples*, rappelant par leur agglomération la forme d'une grappe de raisin. Noquet et Browne ont pu en extraire jusqu'à quatre-vingts chez le même sujet. (Castex.)

D'après Morell Mackenzie, ils occupent les deux fosses nasales dans le tiers des cas.

Siège. — Il est à peu près constant. C'est la région *ethmoïdale*, au niveau des orifices des sinus, qui leur sert de point d'insertion. C'est donc dans le *méat moyen* qu'il faut les chercher, et en particulier sur les lèvres de l'hiatus semi-lunaire, dans l'infundibulum, sur les ostiums ethmoïdaux, sur l'ostium frontal, sur l'ostium

maxillaire, et souvent aussi sur la face inférieure et sur
le bord libre du cornet moyen. Ils naissent rarement
dans le méat supérieur et on ne les rencontre presque
jamais sur le cornet et dans le méat inférieurs, ni sur le
plancher des fosses nasales. Leur implantation sur le
septum est également exceptionnelle (Bryant, Leriche,
Hartmann, Zuckerkandl).

Le tableau suivant emprunté à Morell-Mackenzie
montre la situation apparente de 259 polypes observés
par l'auteur sur 200 malades. Les néoplasmes étaient
bilatéraux dans 59 cas :

Cornet moyen.	104
Voisinage du cornet supérieur et méat supérieur.	77
Cornet moyen et méat moyen.	34
Méat moyen	24
Cornet inférieur.	9
Toute la paroi externe du nez à l'exception du méat inférieur	11
	259

Dans un tiers des cas, les lésions sont bilatérales.

Enfin une dernière variété est constituée par les polypes *choanaux* qui ont leur origine habituelle dans le
segment postérieur du méat moyen ou sur le pourtour
des choanes et qui se développent dans le rhino-
pharynx. Mais, en raison de leur constitution, de leur
symptomatologie spéciales et du traitement particulier
qu'ils réclament, nous les étudierons à part dans le chapitre suivant.

Structure. — Les polypes se développent dans le tissu
cellulaire de la muqueuse. L'histologie en a été parfaitement étudiée par Virchow, Cornil et Zuckerkandl qui
en donnent la description suivante :

Epithélium. — Les polypes muqueux sont revêtus
d'un épithélium *cylindrique*, à cils vibratils, dans tous
les points où ils ne sont pas exposés aux traumatismes
ou à des contacts répétés.

Stroma. — La couche sous-épithéliale est formée de
faisceaux très fins de tissu conjonctif renfermant de
nombreuses cellules rondes, fusiformes ou etoilées. Les
vaisseaux de cette couche sont très ténus.

Plus profondément, on rencontre des faisceaux conjonctifs *aréolés* et les cavités qu'ils circonscrivent
peuvent atteindre de grandes dimensions. Ces aréoles
sont remplies d'un exsudat analogue à la *mucine*. Cette
analogie de structure avec le tissu muqueux signalée
par Virchow fit considérer par cet auteur et par bien
d'autres encore les polypes comme des myxomes.

Hopmann, en 1885, et Zuckerkandl, en 1896, s'élevèrent
contre cette idée généralement accréditée en démontrant que le contenu des aréoles conjonctives était non
pas de la mucine, mais de la *sérosité* albumineuse résultant d'un trouble circulatoire dans les capillaires de
la muqueuse enflammée.

De nos jours, la plupart des rhinologistes partagent
cette opinion et considèrent les polypes comme étant le
résultat d'une *infiltration séreuse interstitielle* de la
pituitaire. Si bien que Jacques a pu dire du polype :
« Ce n'est pas, quoi qu'en aient écrit, depuis Virchow,
tous nos auteurs classiques, même les plus récents, *ce
n'est pas un myxome*, c'est-à-dire une tumeur conjonctive intermédiaire au sarcome et au fibrome, au tissu
de soutien embryonnaire et aux éléments connectifs
adultes, un néoplasme de la muqueuse nasale caractérisé par une structure identique à celle de la gelée de
Warthon, par une teneur élevée en une albumine
modifiée à réactions très distinctes de celles des albu-
mines du sang, la mucine. Les *polypes du nez* — Hopmann l'a établi il y a plus de vingt ans et mes recherches
personnelles, après bien d'autres, ont confirmé son
opinion — *ne sont autre chose que des œdèmes localisés
à tendance hypertrophique* de certaines régions de la
pituitaire. Le prétendu « myxome nasal » doit disparaître du cadre nosologique et céder le pas à un
groupe important de productions pathologiques non
néoplasiques : *les dégénérescences œdémateuses bénignes de la muqueuse ethmoïdale.* »

Glandes. — La présence d'éléments glandulaires
dans les polypes nasaux a été fréquemment observée ;
« il est extrêmement rare qu'ils soient de nouvelle formation (Zuckerkandl).

« D'ordinaire, il s'agit de glandes de la muqueuse hypertrophiée, qui se sont écartées les unes des autres par suite du développement interstitiel des tissus. Ce fait explique pourquoi elles existent surtout au niveau du pédicule, dans la région où le polype se continue avec la muqueuse normale.

« Le fait que les polypes gélatineux, dans un certain nombre de cas, sont dépourvus de glandes, dépend évidemment de la place où naissent ces tumeurs (1). »

Maintes fois, on a rencontré dans leur trame soit des *pseudo-kystes* sans paroi propre, à contenu albumineux, colloïde ou graisseux (Virchow), soit des *kystes vrais* remplis de sérosité, résultant de la réunion de plusieurs aréoles en une seule cavité.

Vaisseaux et nerfs. — Les polypes sont pauvres en vaisseaux et cette faible vascularisation explique l'absence d'hémorrhagie au cours de leur section.

Les filets nerveux y sont également fort rares, puisque Billroth en a rencontré seulement dans un seul cas.

Ainsi édifié par cet exposé anatomo-pathologique sur la véritable nature des polypes du nez, nous allons pouvoir, dès maintenant, aborder avec fruit l'étude des différentes théories qui ont tenté d'élucider leur mode de formation.

Pathogénie. — Cinq théories se disputent actuellement la faveur d'expliquer la genèse des polypes (2) :

1º *Théorie de la nécrose osseuse ;*
2º — *de la sinusite suppurée ;*
3º — *du catarrhe chronique ;*
4º — *angio-neurotique ;*
5º — *parasitaire.*

Toutefois, il faut noter que ces théories ne sont pas exclusives et que les auteurs qui les ont formulées admettent, dans la production des polypes, d'autres facteurs étiologiques que celui qu'ils considèrent comme prédominant.

1º *Théorie de la nécrose osseuse.* — D'après E. Woa

(1) M. DURAND, Thèse de Nancy, juillet 1903.
(2) *Idem.*

27

kes (1), il existerait une relation intime entre la formation des polypes et la *nécrose* de l'ethmoïde qui serait
consécutive à un catarrhe prolongé de la pituitaire ou à
un traumatisme. Cette opinion a été admise par Lambert Lack (2) qui, toutefois, substitue à la théorie de
l'ethmoïdite nécrosante l'hypothèse plus acceptable
d'une *ostéite raréfiante* due à une infection locale.

2° *Théorie de la sinusite suppurée.* — Défendue par
Grünwald, qui prétend qu'il n'y a *pas de polypes sans
sinusite* : « Les polypes, dans le plus grand nombre de
cas, constituent un bon signe pathognomonique des
empyèmes des cavités accessoires, ou des suppurations
localisées dans les méats (3). » Selon cet auteur, le tissu
des polypes présente tous les caractères de l'œdème
aigu inflammatoire qui est symptomatique d'une suppuration en foyer.

Grâce aux perfectionnements de la technique de
l'exploration des sinus, cette notion pathogénique a fait
de rapides progrès et l'axiome formulé par Grünwald
reste vrai dans la majorité des cas. « Pratiquement, la
présence de polypes dans une fosse nasale chez un
adulte doit toujours éveiller l'idée d'une sinusite latente ;
ce soupçon se change en certitude si les polypes affectent
une teinte rougeâtre, un aspect enflammé et s'il suinte
du pus crémeux dans leurs interstices. » (P. Jacques.)

3° *Théorie du catarrhe chronique.* — Le catarrhe de
la muqueuse nasale est considéré par la majorité des
rhinologistes comme le principal facteur étiologique de
l'affection. Pour les uns, les productions polypeuses
seraient la conséquence de son action directe sur la pituitaire ; pour d'autres (Woakes, Parker, Lambert
Lack), il n'agirait qu'indirectement en déterminant des
lésions ostéo-périostiques qui sont la cause de la dégénérescence polypeuse.

« Bref, dit Durand, le catarrhe chronique est une
cause banale, bien que probablement effective, que
nous sommes contraint d'accepter, quand nous ne trou-

(1) E. WOAKES, *loc. cit.*
(2) LAMB. LACK, *idem.*
(3) GRÜNWALD, *Die Lehre von der Naseneiterung*, 1893.

vons aucune autre raison d'être manifeste de la dégénérescence polypeuse. »

4° *Théorie angio-neurotique*. — Il n'est pas rare d'observer chez certains neuro-arthritiques atteints d'*hydrorrhée nasale* la présence d'une hypertrophie œdémateuse de la muqueuse localisée à la région ethmoïdale.

Ces œdèmes pendulaires ethmoïdaux indépendants de
toute réaction inflammatoire ou d'une suppuration annexielle résultent d'un trouble vaso-moteur de la région.
(Lermoyez, Jacques.) — Il s'agit là, en réalité, d'une infiltration œdémateuse d'ordre angio-névrotique dont la
genèse, d'après Lermoyez, serait identique à celle des
œdèmes chroniques observés chez certains rhumatisants.

5° *Théorie parasitaire*. — Fort discutable, elle ne
réunit que très peu d'adeptes. Nous ne la citerons
que pour rappeler les intéressants travaux de Barago-
Ciarella, de Naples (1), sur l'origine parasitaire de certains polypes à prolifération rapide.

Cet auteur a coloré par la méthode d'Ehrlich des corpuscules caractéristiques localisés dans le tissu sous-
épithélial des polypes. Ces éléments sont des *blastomycètes* analogues à ceux qui ont été rencontrés dans
les lipomes et les carcinomes.

Les mêmes corpuscules ont été signalés dans le
mucus nasal d'un sujet atteint de polypes par Gotti et
Brazzola.

Cette constatation est curieuse à noter, mais il ne
faut pas en exagérer l'importance au point de voir dans
ces blastomycètes l'agent spécifique des polypes du nez.
Leur rôle est purement secondaire et il est plus raison-
nable de les considérer ici comme des saprophytes, et
tout au plus comme une cause purement occasion-
nelle.

Symptômes. — A. FONCTIONNELS. — Les signes subjectifs des polypes nasaux sont parfois si peu marqués
que c'est par hasard qu'on les découvre au cours de
l'examen rhinoscopique. Le plus souvent cependant leur
présence se traduit par des troubles *locaux* ou par des

(1) *Archive f. Laryng. und Rhin.*, vol. X, fasc. III, 1900.

phénomènes *à distance* dont la signification échappe fréquemment.

En général, ce sont les symptômes d'un *coryza chronique* qui marquent le début de la maladie. Ils sont caractérisés par un *écoulement* abondant, d'abord muqueux, puis muco-purulent, et par un *enchifrènement* intermittent qu'influencent très nettement l'état hygrométrique de l'air et les brusques variations de la température.

A mesure que les lésions s'accentuent, ce symptôme augmente jusqu'à déterminer l'*imperméabilité* absolue des fosses nasales et lorsque l'obstruction est bilatérale, le malade est dans l'obligation de respirer la bouche ouverte. Le timbre de la voix prend alors une consonnance nasonnée (*rhinolalie*), le patient se plaint d'une sécheresse très pénible de la gorge plus accusée au réveil et bientôt suivie de tous les signes de la pharyngite et de la laryngite sèches.

L'*épiphora* et la *dacryocystite* parfois observées sont le résultat de l'obstruction du canal nasal.

Il arrive assez souvent que les polypes pédiculés sont *mobilisés* par le passage de l'air dans les cavités du nez et donnent la sensation d'un corps étranger qui se déplace sous l'influence de la respiration. Dans certains cas, ils jouent le rôle d'un clapet s'opposant à la pénétration de l'air inspiré et, dans d'autres plus rares, le malade perçoit un bruit de battement que Dupuytren a comparé à celui d'un *drapeau*.

Les tumeurs volumineuses sont une cause de *céphalée* frontale et provoquent des troubles *psychiques* caractérisés surtout par de l'hypochondrie, de l'amnésie et de l'inaptitude au travail intellectuel (aprosexie). Mais plus fréquentes de beaucoup sont les complications *auriculaires* (bourdonnements, vertiges, surdité) dues à la propagation à la trompe du catarrhe rhinopharyngien et les inflammations *sinusiennes* consécutives à l'extension aux cavités annexes du processus phlegmasique de la pituitaire.

A ces manifestations locales d'ordre inflammatoire se surajoutent souvent des phénomènes *à distance*, de nature *névropathique*, et dont la diversité dissimule si bien leur origine nasale. C'est surtout chez les enfants et chez les arthritiques nerveux qu'on les observe le plus couramment.

Tantôt, c'est une *dyspnée* procédant par accès et simulant à s'y méprendre l'asthme vulgaire (Voltolini, Porter, Duplay, Daly, Joal, Schæffer, Fränkel, Bresgen, Morell-Mackenzie) ; tantôt, ce sont des troubles *laryngés* (spasmes glottiques, stridulisme) plus marqués dans le jeune âge ; ailleurs, ce sont des perturbations du rythme cardiaque (arythmie, tachycardie) bien étudiées par François Franck (1), ou des *névralgies* faciales, de *l'hémicrânie*, des vertiges (2), voire même des crises *épileptiformes* comme chez les malades de Lowe et d'Elsberg.

Toutes ces manifestations à distance sont d'origine réflexe ; nous reviendrons, d'ailleurs, sur leur étude au chapitre des « *Névropathies d'origine nasale* ».

B. OBJECTIFS. — Il arrive parfois qu'abandonnés à eux-mêmes les polypes augmentent de volume et apparaissent dans l'orifice narinal qu'ils obstruent entièrement ; dans d'autres cas plus rares, ils peuvent, par leur accroissement progressif, entraîner des *déformations* de l'organe, consistant soit en un soulèvement des ailes du nez qui paraît élargi, soit, ce qui est exceptionnel, en un refoulement en dehors des os propres (Colles). On les a vus encore prolaber en arrière dans le cavum, se comportant alors comme les néoplasmes du naso-pharynx dont ils partagent la symptomatologie.

Mais ces manifestations extra-nasales des polypes sont loin d'être la règle, et c'est généralement dans les anfractuosités de la pituitaire qu'ils se dissimulent et qu'il faut les chercher. Aussi l'examen rhinoscopique est-il indispensable.

C'est principalement vers l'étage supérieur, et en particulier dans la zone du *cornet moyen* et du *méat* correspondant, que vous dirigerez vos investigations, car c'est sur cette portion de la pituitaire que s'implantent de préférence les productions polypeuses.

(1) *Archives de physiologie normale*, juillet 1889.
(2) GENNARO, *Arch. ital. de Laryng.*, 1886 ; — JOAL, *Le Vertige nasal. Congrès de Laryng. et d'Otol.*, 1887.

Elles vous apparaîtront le plus souvent sous la forme de tumeurs *multiples, lisses, arrondies* ou *ovalaires*, d'une coloration *blanc grisâtre* ou légèrement rosée, laissant transparaître quelques petites arborisations vasculaires qui sillonnent leur surface. Quelquefois, elles

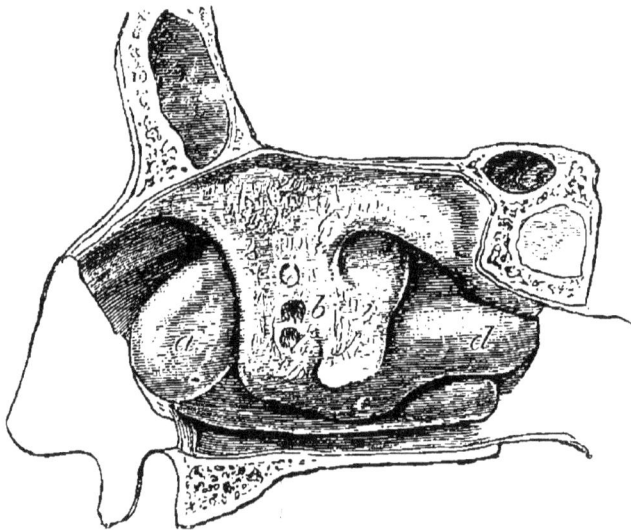

FIG. 156 — Coupe antéro-postérieure d'une cavité nasale montrant l'insertion de polypes muqueux sur la paroi externe.

a, polype inséré dans le méat moyen ; *b*, morceau de polype en forme de tablier inséré sur la voûte du nez et le cornet supérieur ; *c, d*, cornet moyen hypertrophié. A proximité de *b*, on aperçoit trois petites érosions probablement causées par la pression sur la paroi interne (d'après Morell-Mackenzie).

présentent une teinte rouge sombre ou violacée qui est due à une irritation prolongée venue de l'extérieur.

Les polypes qui s'insèrent sur le bord libre des cornets n'offrent habituellement pas cet aspect globuleux, ils affectent ordinairement une forme lamellaire, en *crête de coq*, qui en rend très difficultueuse l'extraction avec le serre-nœud.

On complètera cet examen par l'exploration avec le stylet qui constitue un excellent moyen de contrôle.

Elle permettra d'apprécier, outre la consistance *géla-*

tineuse du néoplasme, sa parfaite indolence, sa mobilité, sa pédiculisation et son insertion par une base limitée dans le méat supérieur, plus souvent dans le *méat moyen*, au voisinage des orifices sinusaux. Peut-être qu'en soulevant les grosses masses polypeuses qui obstruent la lumière des cavités nasales et font hernie entre les lèvres du spéculum, pourrez-vous en apercevoir de plus petites qui se dissimulent dans les anfractuosités du squelette. Un badigeonnage préalable de la muqueuse avec la solution de cocaïne-adrénaline, en provoquant la rétraction du tissu érectile des cornets hypertrophiés, facilite singulièrement l'examen endo-nasal.

Lorsqu'on assiste au début de l'affection ou lorsque celle-ci est symptomatique d'une nécrose osseuse ou d'une suppuration annexielle, les polypes ne se présentent pas avec des caractères aussi nettement tranchés, ce sont généralement de petites *excroissances* rosées, *sessiles* ou plutôt des granulations polypoïdes, véritables polypes en miniature qui sont disséminés sur toute la muqueuse tapissant les cornets supérieur et moyen et les méats correspondants.

Lorsque les lésions se dissimulent dans les régions supérieures et postérieures des fosses nasales, la rhinoscopie *postérieure* devient alors d'un secours précieux : « Suivant qu'elle montre les choanes plus ou moins bourrées de polypes, on pourra, bien mieux que par la rhinoscopie antérieure, approximativement supputer leur nombre. » (Lermoyez.)

Diagnostic. — Il repose tout entier sur ces deux principes fondamentaux :

1° *Reconnaître les polypes ;*

2° *En établir la signification.*

1° *Reconnaître les polypes*. — « Diagnostiquer des polypes muqueux des fosses nasales passe pour être le problème le plus simple de la rhinologie; c'en est le « pont aux ânes » (1). »

Les caractères de la tumeur sont, en effet, trop nettement tranchés pour prêter à la confusion.

On reconnaîtra *l'hypertrophie* des cornets à son siège

---

(1) LERMOYEZ, *loc. cit*

latéral, à son défaut de mobilité et de pédiculisation, à sa continuation avec la muqueuse du cornet dont elle épouse la forme, à sa coloration rosée ou rouge vif et à sa parfaite rétraction sous l'action de la cocaïne ou de l'adrénaline.

« Une seule lésion nasale peut être aisément confondue avec les polypes muqueux, c'est la *dégénérescence* dite *myxangiomateuse diffuse* du cornet inférieur; cette erreur est, d'ailleurs, peu importante, puisqu'un traitement analogue s'applique aux deux cas (1). »

Les *épaississements* et les *déviations* du septum seront distingués sans difficulté par l'exploration avec le stylet qui montre leurs rapports avec le segment antéro-inférieur de la cloison et leur consistance cartilagineuse.

Lorsque le polype présente une coloration rouge sombre et une consistance ferme, comme c'est le cas pour certains néoplasmes irrités et récidivants, le diagnostic avec certaines tumeurs de la muqueuse est plus délicat et reste parfois en suspens.

Le *papillome* se reconnaîtra à son aspect framboisé, à son siège sur le septum ou sur le cornet inférieur, à son unilatéralité et aux hémorrhagies qu'il engendre.

Avec un peu d'attention, on différenciera sans difficulté les polypes des néoplasmes malins des fosses nasales. Toutefois, on a rapporté des cas où la confusion avec certaines tumeurs malignes pédiculées n'avait pu être évitée. C'est surtout quand quelques néoplasmes enlevés antérieurement ont présenté l'aspect des polypes ordinaires, ou bien quand ceux que l'on aperçoit le plus nettement offrent cet aspect que l'on a tendance à porter, malgré l'exagération des troubles fonctionnels, ce diagnostic favorable. Il faut se rappeler qu'il n'est malheureusement pas rare de constater après l'extirpation de plusieurs polypes bénins, adénomes ou myxomes, l'apparition de nouveaux polypes constitués cette fois par de l'épithélioma.

Il faut se souvenir aussi qu'en même temps que les tumeurs malignes il arrive assez fréquemment d'observer la présence de polypes vulgaires.

(1) LERMOYEZ, *loc. cit.*

Les exemples de cette coexistence ne manquent pas. Ricard, dans sa thèse sur la pluralité des néoplasmes (1), rapporte deux faits d'épithélioma et de sarcome coïncidant avec des polypes muqueux. Schæffer (2), Hopmann (3), Terrier, Voltolini, citent des cas analogues. « L'existence antérieure ou simultanée de polypes reconnus bénins, même histologiquement, ne saurait donc prouver qu'il n'existe point en même temps de production maligne. C'est l'analyse des troubles fonctionnels qui aura le plus de valeur dans les cas douteux à l'inspection ; d'ailleurs, dans ces cas douteux, il est toujours préférable d'agir comme dans les tumeurs nettement malignes (4). »

Les *rhinolithes*, par leur aspect grisâtre et leur surface bosselée, peuvent simuler à première vue un polype, mais leur siège dans le méat inférieur, leur consistance pierreuse et la pyorrhée souvent fétide qu'elles déterminent permettront de les différencier des productions myxomateuses.

Signalons encore une dernière cause d'erreur, d'ailleurs fort rare, les *méningocèles*.

Cruveilhier rapporte un cas fort curieux de hernie de la dure-mère et du cerveau, qui ressemblait à s'y méprendre à un polype et qu'il découvrit à l'autopsie.

On distinguera la méningocèle à sa réductibilité, à ses mouvements rythmiques concordant avec ceux de la respiration, à ses pulsations synchrones à la systole cardiaque et à la coexistence de troubles cérébraux.

Les polypes reconnus, il importe pour le traitement d'en déterminer et le *siège* et le *nombre*.

Leur *siège*, nous l'avons dit, est à peu près constant. Armé du stylet manié sous un bon éclairage, on les cherchera surtout dans l'étage supérieur des cavités nasales et, en particulier, dans le méat moyen où ils s'implantent le plus souvent sur le pourtour des orifices des sinus, sur les lèvres de l'hiatus semi-lunaire et dans

(1) RICARD, *Pluralité des néoplasmes*. Thèse de Paris, 1885.
(2) SCHÆFFER, *Deutsche mediz. Wochenschrift*, n° 3, 1882.
(3) HOPMANN. *Virchow's Archiv.*, t. XCIII, p. 235.
(4) A. PLICQUE, *Annales des maladies de l'oreille, du larynx, etc.*, mars 1890.

27.

l'infundibulum. Cette exploration sera singulièrement facilitée si l'on a eu soin de faire, au préalable, un badigeonnage de la muqueuse avec la solution d'adrénaline qui amène la rétraction des cornets.

Leur *nombre* ne peut être évalué au premier examen-; ce n'est qu'au fur et à mesure de leur ablation qu'on pourra approximativement le déterminer. « Certes, il suffit de soulever avec un stylet tel polype qui semble se présenter solitaire dans l'entre-bâillement du spéculum pour en apercevoir d'autres qui se pressent derrière lui ; mais, derrière eux, s'en accumulent d'autres, et derrière ceux-là d'autres encore (1). »

La rhinoscopie postérieure peut être d'un grand secours pour cette énumération en permettant d'explorer le segment le plus reculé des méats supérieur et moyen où se cachent si souvent des polypes peu volumineux.

2° *En établir la signification.* — Il ne suffit pas de diagnostiquer des polypes muqueux, il importe également de déterminer la cause qui a présidé à leur formation. On conçoit, en effet, l'extrême importance de cette notion étiologique sans laquelle toute thérapeutique ne serait qu'illusoire.

Nous savons d'après l'étude pathogénique que les polypes du nez ne sont pas des néoformations autonomes, mais qu'ils sont ordinairement la résultante d'une *inflammation locale chronique* susceptible de réaliser, par sa persistance, les conditions d'altération circulatoire et nutritive qui aboutissent à la dégénérescence œdémateuse de la pituitaire. Pénétré de cette notion étiologique, on pensera tout d'abord au *catarrhe chronique* de la muqueuse et aux causes multiples, locales ou générales, capables de l'engendrer.

Le stylet promené avec soin parmi les productions polypeuses qui masquent les anfractuosités du squelette permettra parfois de constater une dénudation osseuse ou un séquestre mobile symptomatiques d'une nécrose de l'ethmoïde.

Les *suppurations des cavités accessoires* devront être recherchées également avec la plus grande attention,

(1) LERMOYEZ, *loc. cit.*

puisque, pratiquement, la présence de polypes dans une
fosse nasale doit éveiller l'idée d'une *sinusite latente* ;
ce soupçon se changera en certitude si les polypes présentent un aspect inflammatoire et laissent sourdre
dans leurs interstices un pus crémeux et fétide.

Enfin, si la muqueuse n'est le siège d'aucun processus
phlegmasique et si le sujet atteint de polypes est un
arthritique nerveux présentant les symptômes du coryza
hydrorrhéique, vous penserez à l'*œdème angio-névrotique* si bien décrit par mon maître Lermoyez.

Marche. Durée. Pronostic. — Les polypes du nez ont
une évolution *continue* et *progressive*, mais lente, et ce
n'est qu'au bout de plusieurs années qu'ils incommodent
le malade. Il y a ainsi de par le monde bien des nez
polypeux qui passent inaperçus et l'affection est très
souvent une révélation de la rhinoscopie.

Peu à peu, cependant, ces néoplasmes arrivent à combler les cavités du nez qu'ils finissent par obstruer entièrement, entraînant de ce fait des troubles sérieux. Dans
certains cas rares, on les a vus refouler le septum et
rejeter en dehors les os propres du nez au point d'engendrer une *deformation* de l'organe à l'exemple des
gros néoplasmes des fosses nasales (Colles). Quand ils
atteignent ces limites extrêmes, ils peuvent apparaître
hors des orifices narinaux ou franchir en arrière les
choanes et proéminer dans le rhino-pharynx.

Leur *durée* est indéfinie, ces tumeurs n'ayant aucune
tendance à la régression. Toutefois, Morell-Mackenzie
a signalé des cas où quelques polypes avaient été
expulsés par rupture de leur pédicule, au moment d'un
effort (éternuement, action de se moucher). Mais on
aurait tort de compter sur cette éventualité qui est
exceptionnelle et qui, en tous cas, ne procure au malade
qu'un soulagement transitoire.

Le *pronostic* de cette affection est généralement *bénin* et n'a de sérieux que la facilité avec laquelle ces
néoformations *récidivent* après l'ablation, soit que l'on
en ait laissé quelques-unes qui se développent ultérieurement, soit que l'on n'ait pu les atteindre au niveau de
leur point d'insertion.

Toutefois, lorsque ces lésions sont symptomatiques

d'une ostéite nécrosante ou d'un empyème sinusien, le pronostic est plus grave et reste subordonné tout entier à celui de l'affection causale.

Enfin, on devra songer à la possibilité d'une transformation *sarcomateuse* qui n'est plus niable aujourd'hui. Cette dégénérescence s'observe surtout chez les sujets âgés ayant subi des opérations répétées et incomplètes (Boyer, Hinde, Hopmann, Cozzolino, Gérard-Marchant).

Traitement. — Il doit être *prophylactique* et *curatif*.

A. Prophylactique. — On s'attachera à combattre tous les coryzas chroniques, les rhinites hypertrophiques et les suppurations localisées endo ou juxta-nasales, susceptibles d'engendrer à un moment donné la dégénérescence œdémateuse de la pituitaire.

B. Curatif. — Il consiste dans l'*extirpation* des productions polypeuses qui est considérée aujourd'hui comme le procédé de choix parce qu'il est le seul rationnel.

Autrefois, on se contentait, faute de mieux, de détruire

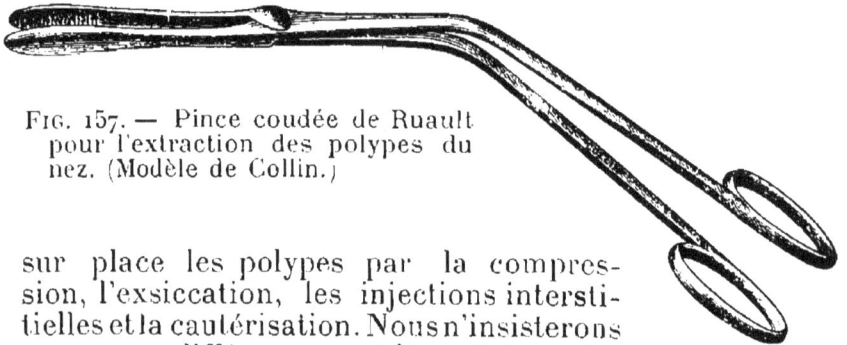

Fig. 157. — Pince coudée de Ruault pour l'extraction des polypes du nez. (Modèle de Collin.)

sur place les polypes par la compression, l'exsiccation, les injections interstitielles et la cautérisation. Nous n'insisterons pas sur ces différents procédés qui n'ont plus aujourd'hui qu'un intérêt historique, nous nous bornerons à signaler l'utilité des *galvano cautérisations linéaires* dans l'hypertrophie œdémateuse diffuse des cornets.

L'*arrachement* à l'aide de la pince pratiqué couramment par les chirurgiens avant la découverte de la rhinoscopie doit être abandonné définitivement comme doublement mauvais : d'abord parce qu'il constitue une méthode aveugle, brutale, extrêmement douloureuse, et, ensuite, parce qu'il n'est pas exempt de danger, puisqu'il expose à la fracture des lamelles délicates de l'ethmoïde. Il a encore pour inconvénients « une hémorrhagie profuse, puis une réaction inflammatoire violente ; une suppuration abondante s'ensuit, qui peut se propager aux sinus ; et ces délabrements entraînent des synéchies consécutives, surtout à l'entrée du canal nasal, ce qui cause une épiphora persistante. Enfin, il est démontré que les polypes muqueux subissent parfois la transformation sarcomateuse, transformation favorisée par les irritations traumatiques violentes ». (Lermoyez.)

A ce procédé antichirurgical, on a substitué avec avantage le traitement *rhinologique*, qui consiste dans l'ablation des polypes par les voies naturelles sous le contrôle du spéculum et d'un bon éclairage. L'extirpation des productions polypeuses se fait habituellement avec le *serre-nœud*. Les uns conseillent l'*anse froide*, d'autres, au contraire, préconisent l'*anse galvanique* qui permettrait de réaliser une section blanche et de prévenir les récidives en brûlant le pédicule de la tumeur. Cependant l'anse froide, par la sécurité qu'elle donne à l'opérateur grâce à sa légèreté et à son maniement plus facile et par la confiance bien légitime qu'elle inspire aux malades pusillanimes, mérite la préférence.

Les polypes sont d'abord reconnus par la rhinoscopie et leur insertion bien repérée à l'aide du stylet, après un badigeonnage de la muqueuse nasale avec la solution de cocaïne au 1/10e additionnée dans la proportion d'un quart de son volume de la solution d'adrénaline au 1/1000e, afin de déterminer, en même temps que l'anesthésie, la rétraction de la pituitaire.

Le fil métallique qui sert à la confection de l'anse doit être *en acier*, et présenter une assez grande résistance et une certaine élasticité ; on fera usage d'un fil moyen, du fil de mandoline, n° 5 ou 6, porté sur un conducteur à anse rentrante (modèle de Blake) de 10 à 13 centimètres.

Le tube guide-anse est fixé par une vis de serrage sur le serre-nœud dont il existe plusieurs modèles. Celui de Lermoyez me paraît très recommandable parce qu'il porte sur son manche une vis de rappel qui commande les mouvements du chariot et qui permet d'opé-

rer une section lente et par conséquent hémostatique, et
parce qu'il est pourvu d'une vis de serrage à large
surface fixant solidement sur le curseur les deux chefs
de l'anse (fig. 158).

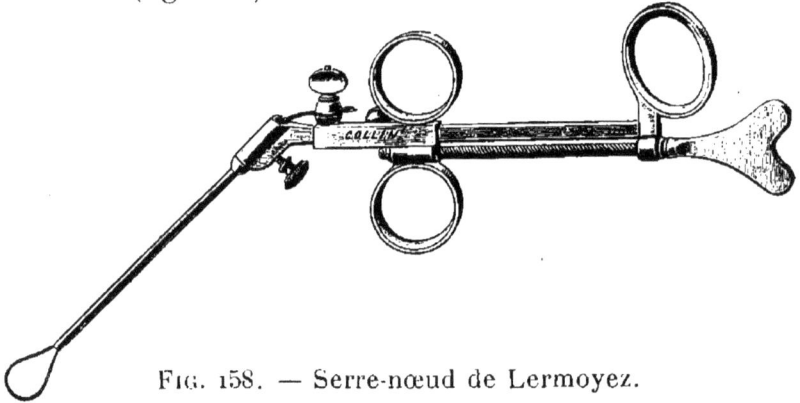

FIG. 158. — Serre-nœud de Lermoyez.

Le choix peut encore se porter sur le modèle de
Bosworth (fig. 159), sur le polypotome de Knight et sur
celui de Ruault qui constituent également d'excellents
instruments. L'anse solidement fixée sur le serre-nœud
sera disposée horizontalement: on modifiera son inclinaison selon les besoins ; elle sera ouverte proportionnellement au volume du polype qui se présente le premier dans le champ du spéculum, puis poussée vers le
pédicule « par un mouvement d'élévation progressive
combiné avec des déplacements alternatifs de faible
amplitude dans le plan horizontal, sorte de va-et-vient
destiné à faciliter l'engagement. L'équateur apparent du
polype une fois franchi, l'ascension de l'anse jusqu'au
point d'implantation est favorisée par un resserrement
progressif. Une traction *lente* et mesurée exercée sur le
chariot sectionne le pédicule et la petite tumeur tombe
dans la fosse nasale, ou bien en est retirée avec l'anse.
L'hémorrhagie, sauf conditions diathésiques, est nulle ou
insignifiante. » (Jacques.)
   L'extraction des polypes se poursuit, bien entendu,
d'avant en arrière, mais elle devient de plus en plus
difficultueuse à mesure qu'on avance dans la profondeur, car les tumeurs moins volumineuses se dissimu-

lent davantage dans les replis de la muqueuse et
échappent plus facilement à la constriction de l'anse.

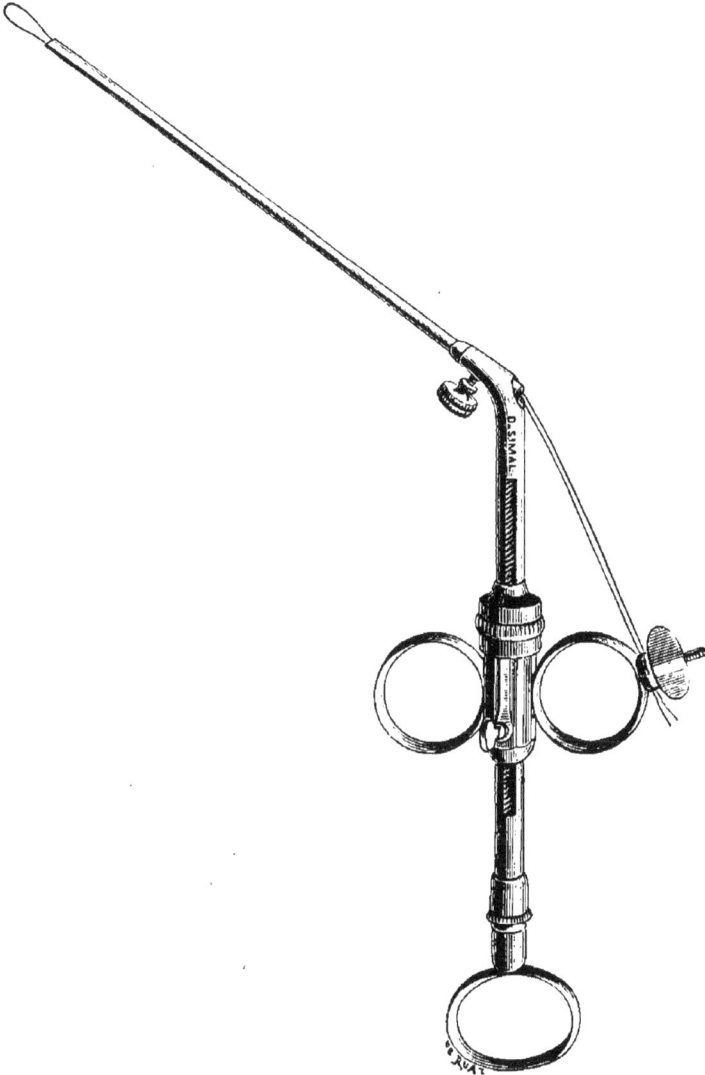

FIG. 159. — Serre-nœud de Bosworth.

.Après la section d'un polype, il n'est pas rare qu'un
suintement sanguin masque le champ opératoire ; on

devra alors arrêter l'hémorrhagie par une application
provisoire, sur le pédicule, d'un tampon d'ouate imbibé
d'eau oxygénée à 12 volumes ou de la solution d'adrénaline à 1/1000. On profitera de cette hémostase temporaire pour attaquer successivement les autres néoplasmes et opérer un déblayage aussi complet que
possible de la fosse nasale obstruée.

On redoublera d'attention en opérant au-dessus de
la queue du cornet inférieur, c'est-à-dire dans la zone
d'émergence de l'artère *sphéno-palatine* ; car l'ouverture
de ce vaisseau entraînerait une hémorrhagie fort grave.
Plusieurs séances sont ordinairement nécessaires pour
arriver à un résultat complet ; on les répétera tous les
huit ou dix jours, afin de ne pas déterminer une réaction
inflammatoire trop vive de la muqueuse et pour ne pas
fatiguer le malade.

L'étranglement extemporané du pédicule des polypes
avec l'anse froide réalise un procédé d'exérèse très élé-
gant qui présente sur les autres méthodes des avantages incontestables ; malheureusement, il n'est applicable qu'aux cas où les polypes sont procidents et
munis d'un pédicule accessible et peu volumineux.

Quand celui-ci atteint de fortes dimensions et présente une grande vascularisation, il est préférable de
recourir à l'*anse galvano-caustique* (fig. 43). La mise
en place de l'anse chaude est la même que celle du
serre-nœud. On fait passer le courant par *intermittences*,
en serrant *lentement* sans dépasser la température du
rouge sombre, afin d'opérer une section blanche qui est
le but de la méthode.

Mais l'extirpation des polypes ne constitue que la
phase *préliminaire* du traitement. « Désobstruer un
nez polypeux, dit Jacques, est une intervention à la
portée de tout praticien ; le guérir, c'est autre chose.
La repullulation quasi fatale des polypes après la
plus parfaite extirpation est un fait si connu que cette
catégorie de productions pathologiques est devenue le
type des tumeurs bénignes récidivantes. Existe-t-il donc
un moyen de s'opposer à ces continuelles récidives, si
pénibles pour le malade, si fâcheuses pour le prestige
de la chirurgie nasale ? »

Le moyen radical dont nous disposons actuellement doit répondre à deux indications capitales :

Supprimer la cause des polypes, telle est la première indication dont l'exécution nécessite une parfaite connaissance de la pathogénie de l'affection.

Nous avons dit qu'une des causes les plus habituelles des dégénérescences ethmoïdales bénignes est l'inflammation chronique due à des suppurations de voisinage et, en particulier, à des sinusites purulentes.

C'est donc de ce côté qu'il faudra diriger son attention et, s'il y a lieu, sa thérapeutique, car il est bien évident que les polypes, fonction de sinusite ou de suppuration en foyer, ne céderont définitivement qu'à la suppression des lésions dont ils ne sont qu'un épiphénomène.

Nous rappellerons également que certains œdèmes de la pituitaire peuvent évoluer en dehors d'un processus phlegmasique, comme c'est le cas chez certains arthritiques nerveux atteints d'*hydrorrhée nasale*.

Ici encore la connaissance de la cause permettant de déduire la nature *angio-névrotique* de ces lésions servira de guide au traitement : la médication *nerveuse* locale (atropine ou adrénaline), ou générale (strychnine et hydrothérapie), aura le pas sur l'intervention chirurgicale uniquement réservée à réduire les régions les plus dégénérées.

La seconde indication réside tout entière dans la *destruction complète* de la muqueuse altérée renfermant les éléments d'une repullulation.

Le *curettage* de la pituitaire permet souvent d'arriver à ce résultat. Il convient surtout « à ces cas, relativement communs dans les vieilles suppurations sinusiennes, où le méat moyen se montre entièrement tapissé de granulations inflammatoires œdémateuses sessiles, amenant une déformation générale de la région au milieu de laquelle disparaît, pour ainsi dire, le cornet moyen ». (Jacques.)

Il doit être pratiqué *largement, jusqu'à l'os*, et répété trois ou quatre fois dans l'espace d'un mois à six semaines.

On fait usage habituellement de curettes coudées et

fenêtrées, comme celles de Lermoyez (fig. 160) et de Grünwald.

Certains auteurs donnent la préférence à la *pince tranchante* de Luc ou de Grünwald (fig. 89) qui n'aurait pas, comme la curette, l'inconvénient de dilacérer la muqueuse dégénérée sans la détruire d'une façon complète.

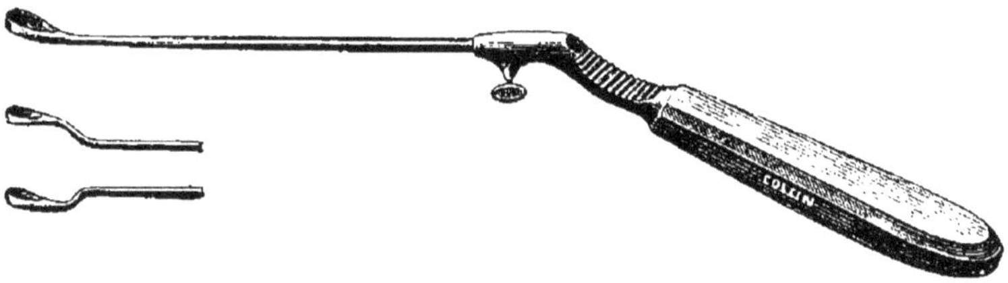

Fig. 160. — Curettes pour le méat moyen.

Dans certains cas, lorsque les lésions se dissimulent dans le méat et sont masquées par le cornet moyen dont la saillie entrave le jeu de l'instrument, il faut recourir à la *résection* de la tête du cornet qui ouvre un large champ à l'opérateur.

On la pratiquera, soit avec le *conchotome* d'Hartmann ou avec la *pince* de Luc, soit avec l'anse galvano-caustique.

En Angleterre, Lambert Lack et Parker ont proposé l'*évidement* systématique de l'ethmoïde comme seul traitement radical des polypes du nez. Cette manière de voir est la conséquence logique de l'interprétation pathogénique que ces auteurs ont donnée des lésions, qui seraient le résultat d'une *ethmoïdite raréfiante* (v. p. 470).

Le malade étant chloroformé, on résèque le cornet moyen avec un couteau à double tranchant, on enlève ensuite les grosses productions polypeuses, puis on procède à un *curettage* minutieux des masses latérales de l'ethmoïde avec le couteau de Meyer en ayant soin d'extirper la totalité du tissu friable. On opèrera avec une extrême prudence dans la zone de la lame criblée, en terminant par un tamponnement méthodique avec des lanières de gaze iodoformée qui seront renouvelées tous les deux jours.

Bien que les auteurs de cette nouvelle méthode s'en soient montrés très satisfaits, nous ne partageons pas leur exclusivisme et nous ne croyons pas qu'elle doive être employée indistinctement dans le traitement de tous les polypes du nez. En raison de son importance, cette intervention sera réservée, selon nous, aux seuls cas où la dégénérescence œdémateuse de la muqueuse est symptomatique d'une *suppuration ancienne* du labyrinthe ethmoïdal.

Quel que soit le procédé employé, le malade, une fois opéré, devra être examiné de temps à autre pendant plusieurs années, afin qu'on puisse surveiller les menaces de *récidive* dont les premières manifestations seront combattues par un traitement approprié.

POLYPES CHOANAUX

(Fibro-myxomes des classiques.)

En raison des particularités de leur structure, de leur symptomatologie et de leur traitement, nous avons cru devoir consacrer une mention spéciale à l'étude de ces lésions.

Les notions que nous possédons sur les polypes choanaux sont de date relativement récente. Nous les devons, en grande partie, aux observations de Richet, de Panas (1), de Legouest et de Duménil, aux recherches anatomo-pathologiques de Cornil et de Coyne et aux thèses inaugurales de Mathieu (2) et de Degail.

Les études cliniques de Morell-Mackenzie (3) et de Moure (4) complétées par les travaux des rhinologistes modernes ont achevé de mettre au point cet intéressant chapitre de pathologie nasale.

Etiologie. — Bien qu'assez rares, ces néoplasmes sont

(1) *Bull. de la Soc. de Chirurgie*, 1873.
(2) MATHIEU, Thèse de Paris, 1875.
(3) MORELL-MACKENZIE, *Traité des maladies du nez*, 1887.
(4) J. MOURE, *Manuel des maladies des fosses nasales*, 1893.

cependant plus fréquemment observés que les polypes naso-pharyngiens. Morell-Mackenzie déclare en avoir noté seulement 7 cas, « bien qu'il en ait observé 2 ou 3 autres ».

Les polypes fibro-muqueux constituent une affection de l'*âge adulte*, observée surtout de 18 à 40 ans. Toutefois, Moure en a cité des exemples chez de très jeunes sujets, âgés de moins de 12 ans, et Panas en a rapporté un cas non douteux, en 1865, chez un vieillard de 68 ans.

Ces néoplasmes se rencontrent indifféremment dans les *deux sexes*, comme les polypes muqueux des fosses nasales, avec lesquels ils coexistent assez souvent et dont ils partagent, d'ailleurs, l'étiologie.

Anatomie pathologique. — *Siège.* — Le polype fibro-muqueux occupe la cavité naso-pharyngienne dans laquelle il est suspendu à la manière d'un battant de cloche qui aurait son point d'attache sur le cadre choanal. Sa symptomatologie rappelle exactement celle des tumeurs du cavum, avec lesquelles, d'ailleurs, il est très souvent confondu.

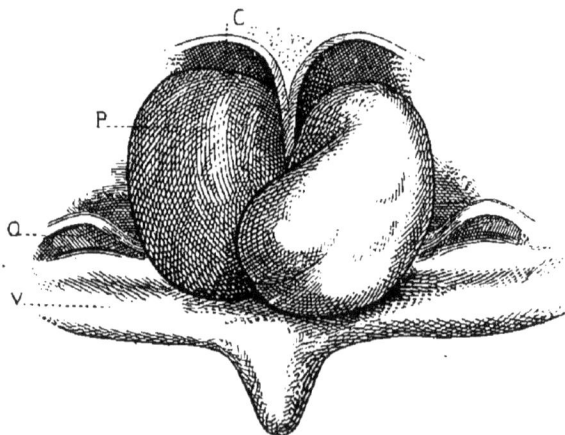

FIG. 161 — Polypes fibro-kystiques des choanes vus par la rhinoscopie postérieure.

— *p*, polype ; *c*, choane ; *o*, orifice tubaire ; *v*, voile du palais.
(D'après J.-E. Moure.)

Forme. — Le polype choanal se présente habituellement sous l'aspect d'une tumeur *arrondie*, en cœur de volaille (Legouest), ou *ovoïde*, suivant la configuration de la cavité naso-pharyngienne.

Sa surface est *lisse*, uniforme, quelquefois *bosselée* et fortement déprimée par les saillies osseuses qu'il rencontre au cours de son développement excentrique.

Il s'insère par un *pédicule grêle* et rubané sur le pourtour du cadre choanal, le plus souvent au niveau de la portion la plus reculée du méat moyen, parfois sur l'extrémité postérieure de l'un des trois cornets, plus rarement sur la crête tranchante du vomer (Mac Coy, Panas) ou en avant du sphénoïde, et exceptionnellement sur le dos du voile palatin (Castex).

Coloration. — La tumeur offre une teinte généralement *grisâtre* ou gris rosé. Dans certains cas, elle présente une rougeur diffuse, surtout marquée lorsqu'elle est le siège d'un processus inflammatoire consécutif à des irritations venues de l'extérieur.

Volume. — Bien supérieur à celui des polypes muqueux, il varie entre celui d'un œuf de pigeon et celui d'un œuf de poule qu'il dépasse quelquefois. Lorsqu'elle atteint ces dimensions excessives, la tumeur franchit le bord libre du voile du palais qu'elle refoule en avant et proémine dans le pharynx buccal (Garel).

Nombre. — Ces tumeurs rétro-nasales sont rarement multiples ; en règle générale, elles sont *solitaires* et unilatérales, contrairement aux polypes muqueux qui sont disséminés en grand nombre dans les deux fosses nasales.

Structure. — Panas a démontré que les polypes choanaux présentaient une constitution *mixte* participant à la fois du fibrome par l'abondance du tissu conjonctif et du myxome classique par la présence du tissu muqueux.

Cet auteur attribue la structure spéciale de ces tumeurs à leur siège au voisinage des orifices postérieurs des fosses nasales où la muqueuse présente une forme de transition entre celle des cavités du nez et celle qui revêt la voûte du cavum. Cette dernière, en effet, contrairement à la pituitaire, est constituée par une épaisse couche de tissu *conjonctif* tapissée d'un épithélium pavimenteux stratifié. Mais nous avons vu (p. 468) que le myxome n'existait pas et qu'il s'agissait généralement d'une dégénérescence œdémateuse à forme hypertrophique de la pituitaire. Or, la constitution particulière de la muqueuse à ce niveau commande ses réactions pathologiques, « et telle cause qui, sur la pituitaire, fait naître un polype muqueux, détermine ici la genèse d'une tumeur où le tissu fibreux prédomine sans y être exclusif, d'un polype fibro-muqueux. C'est, en somme, un type de transition entre le fibrome œdémateux du nez et le fibrome dur naso-pharyngien (1) ».

Il faut remarquer cependant que la répartition des tissus muqueux et fibreux n'est pas égale dans tous les points du néoplasme, surtout lorsque celui-ci présente des prolongements nasaux et pharyngiens.

Il est démontré, en effet, que la portion nasale est constituée presque uniquement par du tissu muqueux, tandis qu'au contraire les éléments conjonctifs prédominent dans le segment pharyngien.

Il n'est pas rare de constater dans la trame de la tumeur la présence de *kystes* vrais ou de pseudo-kystes distendus par un contenu séreux ou colloïde (Moure, Garel). Les bosselures du polype sont souvent dues à la présence de ces poches kystiques qui sont surtout apparentes dans les néoplasmes anciens.

Le pédicule de la tumeur est fort riche en tissu conjonctif, mais il est *peu vasculaire*, constatation très importante pour le traitement, et il adhère fortement à la fibro-muqueuse qui lui a donné naissance. Comme dans les polypes muqueux, les ramuscules nerveux y sont très rarement observés.

Symptômes. — A. Subjectifs. — Au début, alors que la tumeur est encore peu volumineuse, l'affection peut passer inaperçue : elle est souvent, à cette époque, une révélation de la rhinoscopie.

Plus tard, par suite de sa marche progressive, la présence du polype se traduit par des symptômes de plus en plus bruyants que nous diviserons en quatre groupes :

1° *Symptômes nasaux* ;
2°   —   *pharyngiens* ;
3°   —   *auriculaires* ;
4°   —   *réflexes*.

(1) Lermoyez, t. II, p. 390.

1° *Symptômes nasaux.* — Ils entrent les premiers en scène. C'est d'abord un *enchifrènement* dont l'intensité augmente jusqu'à l'obstruction complète de la fosse nasale.

Unilatéral au début, il devient, dans la suite, bilatéral, en raison de l'envahissement par le néoplasme de toute la cavité naso-pharyngienne.

Cette imperméabilité nasale a pour conséquence de mettre le malade dans la nécessité de respirer constamment par la bouche, en lui donnant un air hébété, tels les grands adénoïdiens.

La pénétration directe de l'air dans le pharynx amène à la longue un certain degré d'irritation et un dessèchement très pénible de la muqueuse marqué surtout le matin, au réveil.

La voix prend alors un timbre nasonné ; il peut même se produire de la *dysphonie* et de l'*aphonie* par l'extension au larynx du processus inflammatoire.

Étant pourvu le plus souvent d'un pédicule grêle, le néoplasme se déplace sous l'influence de l'inclinaison de la tête, donnant lieu à une véritable sensation de *ballottement rétro-nasal* ; il peut encore être mobilisé par la respiration, obstruant l'orifice choanal à la façon d'un *clapet* qui s'opposerait à la sortie par le nez de l'air expiré.

2° *Symptômes pharyngiens.* — Ils n'apparaissent que lorsque le polype a acquis un volume suffisant pour gêner les contractions du pharynx et celles du voile du palais.

Le refoulement en bas et l'immobilisation du voile par la masse néoplasique entraîne une gêne considérable de la déglutition ; il en résulte un reflux des liquides par le nez et une augmentation des troubles de la phonation.

3° *Symptômes auriculaires.* — Ils sont assez fréquents. Ils peuvent être dus soit à la propagation à la trompe du catarrhe pharyngien concomitant, soit à l'obstruction mécanique de l'orifice tubaire par le néoplasme procident.

Ils n'ont ici rien de spécial. Ils sont caractérisés par des *bourdonnements*, des *vertiges* et une *diminution* no-

table de l'acuité auditive. Parfois, on assiste aux accidents de l'otite aiguë avec son cortège de complications.

4° *Symptômes réflexes*. — Ils sont dus à l'irritation
par la tumeur du pharynx et du voile palatin. Tantôt,
ce sont des phénomènes douloureux consistant en *céphalée* frontale ou en *névralgies* à siège sous-occipital ou
sous-orbitaire ; tantôt, on assiste à de véritables accès de
stridulisme ou à des *spasmes laryngiens* ; ailleurs, c'est
une *toux coqueluchoïde* suivie de vomissements ou des
crises de *dyspnée* rappelant à s'y tromper celles de
l'asthme vulgaire.

B. OBJECTIFS. — Quand la tumeur atteint des dimensions exagérées et qu'elle est fortement procidente, elle
peut déborder le bord libre du voile du palais qu'elle refoule en avant et devenir visible à la simple ouverture
de la bouche. Chez la malade de Garel, le néoplasme
du volume d'une petite orange s'avançait sur la langue
jusqu'au milieu de la bouche.

Toutefois, ces cas sont exceptionnels : d'ordinaire, la
tumeur reste incluse dans le cavum qu'elle franchit rarement.

En raison du siège profond des lésions, la *rhinoscopie
antérieure* ne donne que peu de renseignements. Dans
certaines circonstances cependant, après rétraction de
la muqueuse par un badigeonnage avec la solution
d'adrénaline, on peut apercevoir la saillie de la tumeur
bombant dans l'orifice choanal, et le stylet coudé introduit dans la fosse nasale, sous le contrôle d'un puissant éclairage, permet de se rendre compte des caractères du néoplasme et de son point d'implantation.

Les données fournies par la *rhinoscopie postérieure*
sont, en général, plus précises : malheureusement, cette
exploration n'est pas toujours possible en raison des réflexes violents qu'elle provoque parfois chez les sujets à
pharynx hyperesthésique.

Dans ces cas difficiles, on n'y recourra qu'après
l'application du releveur du voile, précédée d'un badigeonnage énergique de la région avec la solution de
cocaïne à 1/20.

Le *toucher naso-pharyngien* est le complément indispensable de la rhinoscopie; il permet de contrôler les données fournies par la vue.

L'index de la main gauche poussé dans le cavum renseignera sur la consistance élastique de la tumeur, sur son degré de mobilité, sur le volume de son pédicule et approximativement sur son point d'implantation.

Diagnostic. — Une tumeur peu volumineuse est très souvent méconnue, en raison de l'insidiosité des symptômes qui l'accompagnent : « elle risque de passer inaperçue par ceux qui n'ont pas comme règle absolue d'examiner systématiquement le rhino-pharynx de leurs malades; cette recherche s'impose surtout chez les patients opérés de polypes du nez et dont la respiration nasale n'a pas été librement rétablie. » (Lermoyez.)

La confusion avec le *myxome nasal* qui plonge dans le cavum est assez facile (Wagnier). On reconnaîtra le myxome à ses caractères habituels : tumeur gélatineuse, demi-transparente, moins volumineuse que le polype choanal et ayant son insertion dans la cavité nasale sur le cornet moyen ou dans le méat correspondant.

Avec les *kystes* de la bourse pharyngée (*Maladie de Tornwaldt*), la différenciation ne présente aucune difficulté. Ici, la tumeur, au lieu d'être parachoanale, siège franchement sur la voûte du cavum à laquelle elle adhère par une base largement sessile. Le kyste, au lieu d'être pyriforme comme le polype, est arrondi et présente un aspect translucide et une surface sillonnée de fines arborisations vasculaires. Enfin, son évolution est liée à celle d'un catarrhe pharyngien chronique dont les signes dominent toute la maladie.

Les *végétations adénoïdes* constituent une affection du jeune âge. Ayant pour point de départ l'amygdale de Luschka, elles siègent sur la paroi postéro-supérieure du cavum, c'est-à-dire beaucoup plus en arrière que le polype fibro-muqueux.

A l'examen rhinoscopique, elles se présentent sous l'aspect de masses bourgeonnantes, de saillies mûriformes d'un gris rosé se détachant en stalactites de la voûte du pharynx.

Le doigt introduit dans le rhino-pharynx pénètre dans une masse granuleuse, friable, qui n'a rien de compa-

28

rable à la sensation de rénitence que donne le néoplasme parachoanal.

Avec un peu d'attention, on différenciera aisément les
polypes des *queues de cornet* qui se présentent sous l'aspect de tumeurs symétriques, rouges ou grisâtres, à surface lisse ou framboisée, siégeant sur les parties latérales
des orifices choanaux dont elles obstruent le segment
inférieur. Les rhinoscopies antérieure et postérieure
aidées de l'exploration avec le stylet permettront de reconnaître leurs rapports intimes avec le cornet inférieur
généralement hypertrophié, l'absence de pédicule et leur
immobilité presque complète contrastant étrangement
avec l'extrême mobilité du polype rétro-nasal.

En raison de son siège pharyngien, de son volume et
de sa consistance ferme, on pourrait confondre ce dernier avec le *fibrome naso-pharyngien*, mais le fibrome
apparaît à un âge où l'on n'observe guère le polype fibro-
muqueux ; tandis que celui-ci se rencontre indifféremment dans les deux sexes, celui-là, au contraire, atteint
presque exclusivement le sexe masculin. Le fibrome se
reconnaîtra encore à son volume excessif, à sa consistance plus franchement ligneuse, à son insertion par une
large base sur l'apophyse basilaire, aux nombreux prolongements qu'il envoie dans les cavités de la face qu'il
déforme hideusement, enfin aux douleurs vives et aux
hémorrhagies abondantes qui accompagnent son développement, autant de symptômes qu'on n'observe pas
dans les polypes choanaux.

Evolution. Pronostic. — La marche du polype rétro-
nasal est excessivement *lente*, mais elle est continue et
progressive et rappelle en tous points celle des polypes
du nez.

Abandonnée à elle-même, la tumeur ne se résorbe jamais ; elle augmente insensiblement de volume jusqu'à
remplir complètement le cavum, obstruant les orifices
postérieurs des fosses nasales et refoulant en bas le voile
du palais qu'elle immobilise.

Mais elle présente cette particularité qui la distingue
nettement du fibrome hémorrhagique, c'est qu'elle n'a
aucune tendance envahissante et qu'elle n'entraîne aucune déformation de la région.

De plus, son ablation n'est jamais suivie de récidive, elle constitue donc une néoformation *bénigne* au premier chef.

Traitement. — Nous bannirons de cette thérapeutique les grandes opérations préliminaires que rend nécessaires l'extirpation radicale de certains néoplasmes du rhino-pharynx. Nous n'avons que faire ici de ces vastes délabrements qui défigurent à tout jamais les malades et qu'ils n'accepteraient d'ailleurs que contraints, ce qui n'est pas précisément le cas.

Les voies naturelles ouvrant un accès suffisant pour arriver au résultat demandé, c'est donc par elles que nous chercherons à attaquer le néoplasme. En un mot, le traitement chirurgical doit faire place ici au traitement *rhinologique*, lequel, il faut le dire, exige une grande habileté de l'opérateur et une docilité non moins grande du patient.

Deux voies d'accès se présentent au médecin pour aborder la tumeur : la *voie nasale* et la *voie buccale*.

1° *Voie nasale.* — C'est la méthode la moins pénible pour le malade, c'est aussi la plus élégante, malheureusement elle n'est pas toujours praticable, n'étant pas exempte de difficultés.

Elle n'est réalisable que si la rhinoscopie antérieure a pu déterminer l'insertion de la tumeur, que si la lumière des fosses nasales est suffisamment large pour permettre l'introduction des instruments et que le si néoplasme n'est pas trop volumineux.

L'*étranglement* avec le serre-nœud échoue généralement en raison du siège profond et de l'excessive mobilité de la tumeur qui échappe facilement à la constriction de l'anse.

Toutefois, en s'aidant de l'index pour guider dans le pharynx l'anse métallique, ce procédé peut être couronné de succès.

Voici, en ce qui le concerne, la technique de Lermoyez : « Lorsque le polype fibro-muqueux n'est pas volumineux, et n'excède pas de beaucoup les dimensions d'une grosse queue de cornet, on cherche à le saisir comme on le ferait pour celle-ci, mais en opérant sous le contrôle de la vue. Le serre-nœud, muni d'une vis de ser-

rage pour exercer une constriction lente et progressive, est garni d'un fil d'acier n° 7, dont l'anse disposée
verticalement est un peu coudée en bas et en dehors :
direction que l'élasticité du fil doit lui faire prendre,
dès que, introduite de champ entre la cloison et le cornet inférieur, elle est arrivée dans le cavum. A ce moment, on porte l'anse fortement en bas et en dehors,
par un déplacement en sens inverse du manche, et, en
lui imprimant des mouvements de va-et-vient, on cherche à accrocher la tumeur. Dès qu'on la sent saisie, on
remonte fortement l'anse pour la rapprocher le plus
possible du pédicule ; si l'instrument est alors immobilisé au point que ses mouvements se communiquent à
toute la tête, c'est que, très probablement le pédicule
lui-même est enserré ; si, au contraire, il y a du jeu,
c'est que le polype n'est embrassé que partiellement ;
on tâche alors de dégager l'anse, et, si on le peut, de la
remonter davantage ; puis, on serre lentement la vis du
serre-nœud, et, quand on sent la tumeur solidement
tenue, on cherche à l'arracher par une traction lente
et soutenue. Si elle ne cède point, force est d'achever
la section en serrant à fond la vis ; et ainsi on ramène
tout ou partie du polype. Dans ce dernier cas, on re-
tourne à la recherche du fragment laissé en place,
lequel, grâce à son volume réduit, est devenu d'une
prise plus facile. »

J'ai eu tout récemment l'occasion d'employer avec
succès le serre-nœud chez un vieillard de 76 ans atteint
de volumineux polypes choanaux et qui m'avait été
adressé par mon excellent ami, le docteur Portemer.
Voici comment je procédai :

Après avoir anesthésié les fosses nasales et le voile
du palais avec la solution forte de cocaïne, j'introduisis
l'anse du serre-nœud dans la cavité du nez en longeant
le plancher jusqu'à la paroi postérieure du pharynx.

Maintenant et relevant fortement le manche de l'instrument avec la main gauche, je portai l'index de la
main droite derrière le voile à la recherche de l'anse
métallique. Celle-ci étant accrochée et tirée en bas fut
élargie et poussée très haut, afin de la bien saisir, autour de la tumeur la plus providente. Après m'être assuré

que la prise était bonne, je serrai lentement et fortement l'anse du serre-nœud, en lui imprimant ensuite
des mouvements de torsion et de traction progressive
jusqu'à arrachement du néoplasme. Ayant répété plusieurs fois cette manœuvre avec succès, je pus extirper ainsi trois énormes polypes du volume d'une
amande verte. L'hémorrhagie qui suivit fut peu abondante et céda facilement au tamponnement.

A la section avec le couteau galvano-caustique conseillée par Moure, nous préférons le procédé beaucoup
plus simple de l'*arrachement* à l'aide du *crochet mousse
de Lange* ou de la *section* avec le *crochet galvanique de
Baratoux*, lorsque le pédicule de la tumeur est épais et
résistant.

Le crochet choanal est poussé sous le contrôle du
spéculum et d'un bon éclairage le long du septum, sa
pointe étant dirigée en haut. Arrivé au fond du cavum,
on imprime à l'instrument un mouvement de rotation
en dehors et on le ramène en avant en essayant d'accrocher le pédicule de la tumeur par de légers mouvements de va-et-vient. Par une traction soutenue et
progressive, on rompt le pédicule.

Dans les cas difficultueux, l'index introduit dans le
cavum tire sur la tumeur, tend son pédicule et facilite la mise en place du crochet.

Pour rendre plus aisée l'extraction des néoplasmes
volumineux, Wagnier conseille la *malaxation* du polype.
Après une cocaïnisation énergique du pharynx, l'index
de la main gauche est porté derrière le voile et, après
avoir reconnu le siège et le point d'insertion de la tumeur, il la refoule lentement par une pression continue, par une sorte de *taxis*, dans la choane correspondante ; puis, une sonde introduite dans la fosse nasale
du même côté la repousse en arrière dans le cavum ; la même manœuvre est alors répétée une seconde
fois. Le volume du néoplasme subit de ce fait une telle
diminution qu'il devient très aisé de le saisir et de l'extirper.

Procédé de Jacques. — La fosse nasale, point de départ des lésions, étant déterminée et cocaïnée, une pince
à polypes *à mors larges* et striés — au besoin une sim-

ple pince à pansements — est glissée sur le plancher nasal jusque dans le pharynx, où elle vient heurter le polype. L'index gauche préalablement introduit dans le cavum, également anesthésié, fixe le néoplasme en le refoulant dans la choane d'où il sort et l'engage entre les mors béants de la pince. « Rarement celle-ci pourra d'emblée saisir à plein corps la tumeur trop volumineuse : une légère poussée de la main droite fera pénétrer les cuillers dans la masse gélatineuse. Fermons la pince et retirons-la en lui imprimant une certaine tor-

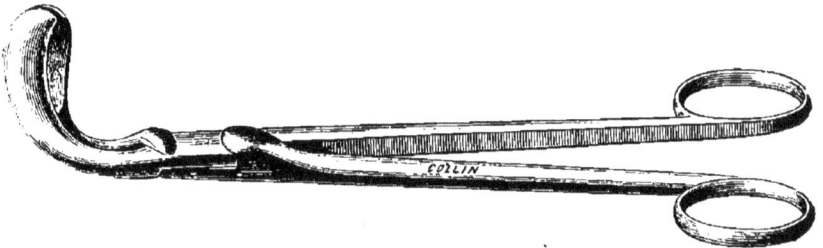

FIG. 162. — Pince pour l'extraction des polypes fibro-muqueux par la voie pharyngienne.

sion : un fragment plus ou moins volumineux, parfois le polype entier, sortira de la narine avec un flot de sérosité ou de sang, comme de la matrice l'arrière-faix de la délivrance. La masse principale a-t-elle échappé à une première prise ? La pince, immédiatement réintroduite et toujours guidée par le doigt pharyngien, saisira de nouveau, à plein corps cette fois, la tumeur dilacérée, considérablement réduite par l'évacuation de ses kystes et d'une partie de son liquide d'infiltration, et, rompant le pédicule toujours plus ou moins grêle, amènera au dehors, à la grande satisfaction du patient, la totalité de l'obstacle. L'hémorrhagie est généralement insignifiante. »

2° *Voie pharyngienne.* — Elle est indiquée dans les cas d'étroitesse des fosses nasales ne permettant pas l'introduction des instruments ou lorsque le néoplasme atteint des dimensions considérables.

Moins élégante que la méthode nasale, elle est d'une exécution généralement plus facile.

J'emploie habituellement le procédé suivant :

Après cocaïnisation énergique du pharynx et application du releveur palatin, je saisis à plein corps la tu-

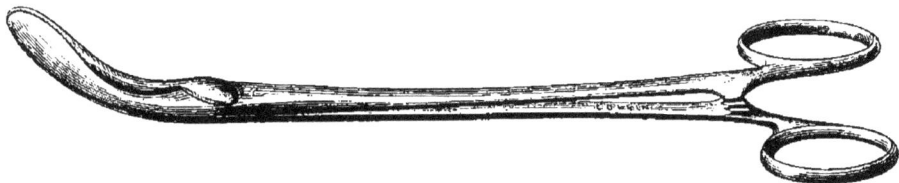

F<small>IG</small>. 163. — Pince forte pour l'extraction des polypes choanaux.

meur avec une pince coudée spéciale, qui est placée sous le contrôle du miroir rhinoscopique (fig. 163).

Le miroir étant retiré, j'appuie fortement sur l'articulation de la pince, de façon à lui imprimer un mouve-

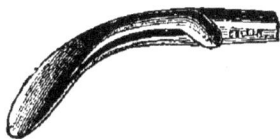   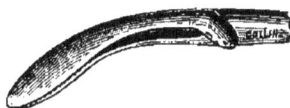

F<small>IG</small>. 164.   F<small>IG</small>. 165.

La même, de courbures variées.

ment de bascule et à exercer sur la tumeur une traction *verticale*. Sous l'influence de cet effort, le pédicule se rompt et la tumeur est ramenée au dehors dans sa totalité.

Si le malade est indocile, on doit recourir à l'anesthésie chloroformique et l'opération est exécutée dans la position de Rose.

Lorsque l'intervention est convenablement conduite, il y a peu d'effusion de sang et les suites opératoires sont des plus simples.

Comme pansement consécutif, on aura recours à des insufflations de poudre antiseptique.

L'hémorrhagie, je le répète, est rarement observée à la suite d'une exérèse bien conduite. Elle peut suivre immédiatement l'opération ou n'apparaître que 4 *ou* 5 *heures plus tard*. On la conjurera par le *tampon-*

nement classique, antérieur et postérieur, qu'on ne retirera qu'au bout de 24 heures.

KYSTES DES FOSSES NASALES

Définition. — Sous ce nom, nous désignerons toute une catégorie de tumeurs bénignes constituées *par une paroi propre circonscrivant une cavité close à contenu solide, liquide ou gazeux.*

Nous n'aurons en vue dans ce chapitre que les kystes *intrinsèques*, c'est-à-dire ceux qui naissent sur les parois des fosses nasales et se développent *primitivement* dans leur cavité. Nous éliminerons donc les kystes *extrinsèques* qui ont leur origine en dehors des parois du nez, dans les sinus, dans le corps du maxillaire supérieur et dans le cavum et qui n'envahissent que *secondairement* les cavités nasales.

A côté des kystes *vrais* qui possèdent une paroi propre et présentent une existence autonome, se rangent les *pseudo-kystes* qui se développent ordinairement au sein des néoplasmes, par suite de la dégénérescence de leurs éléments et qui, comme tels, sont dépourvus de paroi propre.

Lorsqu'on parcourt la littérature médicale, on constate que nos connaissances sur ces tumeurs sont de date relativement récente et qu'en réalité c'est grâce aux progrès rapides accomplis en rhinologie au cours de ces dernières années que de nombreuses observations ont pu être rapportées successivement par Glasmacher (1), H. Bayer (2), J. Moure (3), Schmiegelow (4), Polo (5), Bartual (6), Richardson (7), Casselberg (8), Knight (9),

---

(1) *Kyste osseux du cornet moyen* (Berlin. Klin. Wochens, n° 36, 1884).
(2) *Rev. mens. de laryng.*, p. 277, 1885.
(3) *Journ. de méd. de Bordeaux*, 12 sept. 1886.
(4) *Soc. méd. de Copenhague*, oct. 1889.
(5) *Gaz. méd. de Nantes*, juin 1890.
(6) *El siglo med.*, 3 mai 1891.
(7) *The Journ. of the Amer. med. Assoc.*, 3 oct. 1891.
(8) *Med. Record*, p. 378, 26 sept. 1891.
(9) *Idem.*

Landgraf (1), Châtellier (2), Rousseau (3), Wright (4), Beausoleil (5), Hamilton (6), Cisneros (7), Spencer Watson (8), Beco (9), Castañeda (10) et Brindel (11).

L'étude que nous allons tracer n'est qu'un résumé de ces diverses observations et notamment des très intéressants travaux de Beausoleil, de J. Moure et de son élève Brindel dont les recherches consciencieuses ont assuré à cette affection une place à part dans le cadre nosologique de notre spécialité.

Anatomie pathologique. — Les recherches anatomo-pathologiques ont permis d'établir parmi les variétés de kystes des fosses nasales une distinction basée uniquement sur leur constitution.

C'est ainsi qu'on a pu les diviser en plusieurs catégories qui peuvent être ramenées au nombre de quatre (Brindel) :

1° *Kystes séreux;*
2° — *muqueux;*
3° — *caséeux;*
4° — *osseux.*

1° Ceux de la première catégorie siègent le plus souvent sur le septum ou au sein des polypes muqueux ou fibro-muqueux.

Ce sont généralement des *pseudo-kystes*, c'est-à-dire des tumeurs dépourvues de paroi propre.

Ceux qui naissent sur la cloison reconnaissent, la plupart du temps, une origine traumatique. Ils sont le résultat presque constant d'une *périchondrite* ou de la transformation d'un *hématome* consécutif à un coup ou à une chute sur le nez (Rousseau, Lecoarret.)

---

(1) *Deutsch. med. Wochens.*, n° 4, 1892.
(2) *Rev. de laryng*, p. 826, 1892.
(3) *Rev de laryng. de Moure*, p. 200, 1893.
(4) *Med. Record*, p. 378, 26 sept. 1891.
(5) *Rev. de laryng. de Moure*, n° 23, 1893.
(6) *Austral. med. gaz.*, 15 mars 1894.
(7) *Arch. ital. de rhinol.*, etc., n° 41, 1894.
(8) *Lancet*, 15 déc. 1894.
(9) *Rev. de laryng.*, 1er sept. 1894.
(10) *Arch. lat. de rhinol.*, n°s 57, 58, 1895.
(11) *Rev. de laryng. de Moure*, avril 1898.

Comme l'hématome, ils ont leur siège sur le segment
antéro-inférieur du septum et ont pour caractéristique
la bilatéralité des lésions.

« Toutes les fois, dit Garel, que nous rencontrons
une dilatation symétrique bilatérale de la partie inférieure de la cloison, nous devons songer à une collection liquide. » Sur les neuf cas qu'il a publiés, cet
auteur a trouvé trois kystes séreux.

Les *myxomes* et notamment les *polypes choanaux*
sont assez fréquemment le siège de dilatations kystiques. « Il n'est pas très rare, dit Moure, de trouver,
dans l'intérieur des polypes muqueux, des kystes plus
ou moins volumineux, constituant parfois à eux seuls
toute une tumeur ; mais ce sont là des cavités accidentelles, puisque l'on n'a jamais trouvé de paroi kystique
proprement dite. Le contenu de ces kystes, habituellement séreux, peut devenir graisseux, colloïde ou muqueux (Chiari) (1). »

Ces pseudo-kystes séreux n'ont donc pas d'existence
propre, ce sont de simples cavités creusées aux dépens
de la tumeur et résultant, comme nous l'avons déjà dit,
de la dégénérescence des éléments néoplasiques.

2° Les kystes *muqueux* sont constitués par des ectasies
glandulaires renfermant une substance semi-liquide,
gluante, visqueuse, incolore, analogue au mucus.

Les recherches anatomo-pathologiques pratiquées
par Brindel ont démontré que cette variété de kyste
se présentait sous la forme de petites tumeurs perlées,
sessiles, translucides, d'un volume variant entre un
grain de chènevis et une noisette et siégeant de préférence sur la muqueuse hypertrophiée qui tapisse le
segment postérieur des cornets inférieurs. Ces kystes,
d'origine glandulaire, peuvent également se développer
au sein des polypes muqueux à l'instar des pseudo-
kystes séreux et leur présence dans le tissu myxomateux n'a rien qui doive surprendre si l'on se rappelle
que les polypes muqueux renferment généralement des
glandes mucipares en nombre variable.

---

(1) J. Moure, *Manuel pratique des maladies des fosses nasales*.
1893, p. 383.

Quel que soit leur siège, les kystes muqueux étant pourvus d'une paroi propre doivent être classés dans la catégorie des kystes *vrais* contrairement à la variété précédente.

3° Les kystes *caséeux* sont très rares, ils résultent de modifications lentes survenues dans le contenu des pseudo-kystes séreux. Au bout de plusieurs années, les parois de la poche kystique, d'abord minces et translucides, s'épaississent lentement ; le liquide qu'elle renferme se résorbe en grande partie et se transforme en un produit qui, macroscopiquement, se présente sous l'aspect d'une matière caséeuse, demi-solide, de coloration gris jaunâtre, offrant la consistance du mastic, analogue, en un mot, à la matière *sébacée*.

Microscopiquement, le contenu du kyste est composé d'un tissu homogène, amorphe, uniformément coloré en rouge par l'éosine, au milieu duquel se trouvent de nombreux espaces arrondis, volumineux, à coloration jaunâtre faible, paraissant être des amas granuleux.

4° Cette dernière catégorie correspond à une variété de tumeur fort intéressante mais très rare si l'on en juge par le petit nombre de faits épars dans la pathologie nasale. Nous voulons parler des kystes *osseux*.

D'abord signalée par Glasmacher, Bride, Schaeffer, Schmiegelow, Bayer, Mac-Donald, Wilinger, Knight et J. Moure, cette affection a été de la part de Beausoleil (1) et de Brindel (2) l'objet d'un travail très documenté dont nous nous inspirerons au cours de cette étude.

C'est le plus souvent la région ethmoïdale et plus particulièrement le *cornet moyen* qui sont le siège de prédilection des kystes osseux.

Il est plus rare de les rencontrer au niveau du cornet inférieur et de la cloison (Rousseau, Michel de Nancy).

La localisation de telles lésions au niveau du cornet moyen s'explique d'ailleurs par la constitution anatomique de ce dernier. Nous savons, en effet, qu'il est formé par l'accolement de deux minces lamelles osseuses appendues aux masses latérales de l'ethmoïde. Ces la-

(1) Beausoleil, *Revue de laryngol. de Moure*, déc. 1893.
(2) Brindel, *idem*, avril 1898.

melles sont parfois séparées congénitalement à leur
partie antérieure constituant ainsi une sorte de renflement normal qui correspond à la tête du cornet moyen.

Cette dilatation ampullaire peut acquérir chez certains
sujets des dimensions très considérables et se présenter
sous l'aspect d'une *bulle osseuse* qui, par son développement exagéré, refoule les parois interne et externe
des fosses nasales se comportant cliniquement comme
une véritable tumeur.

Pathogénie. Étiologie. — On est encore peu fixé sur
la genèse de ces tumeurs osseuses et la plupart des auteurs qui ont tenté de l'expliquer se sont appuyés sur la
description de Zuckerkandl, à savoir la présence dans
certains cornets moyens de loges séparées les unes des
autres ou communiquant avec une loge centrale qui, elle-
même, s'ouvre dans le méat moyen par un orifice creusé
sur la face latérale du cornet. La dilatation de ces cavités amènerait la formation du kyste.

Knight et Macdonald font naître celui-ci d'une *pé-
riostite ostéophytique* : « Il se ferait une pointe ostéophytique qui se recourberait sur le cornet, se souderait
à elle-même et formerait une cavité close tapissée par
une membrane muqueuse. S'il y a une inflammation
dans cette cavité, il y a sécrétion de mucus et de pus. »
(Brindel.)

D'après Schaeffer, cette rhinopathie serait due à
certaines *irritations* du système osseux provenant de la
muqueuse.

Suivant Beausoleil, ces productions kysto-pneumati-
ques ne peuvent se produire que si le cornet moyen présente déjà une dilatation ampullaire : « Que pour une
cause quelconque, la muqueuse qui tapisse la cavité du
cornet s'irrite, s'hypertrophie, devienne polypeuse, il est
certain qu'elle produira une dilatation plus ou moins
grande du cornet. Ultérieurement, ces hypertrophies,
subissant une rétrocession fibreuse du tissu myxo-angio-
mateux qui les constitue en grande partie, diminuent
considérablement de volume, tandis que l'enveloppe
osseuse fournie par le cornet conservera les dimensions
qu'elle a définitivement acquises. »

A mesure que les polypes ou que la sécrétion augmentent de volume, ils écartent les lames du cornet qui refoule le squelette du nez au point de le déformer, donnant ainsi naissance aux accidents que nous décrirons plus loin.

Brindel, se basant sur l'examen histologique de deux cas rapportés par Beausoleil et d'un cas de Knight, est d'avis d'attribuer, du moins dans le cas particulier, la formation du kyste osseux à *une altération, un épais-sissement de la muqueuse pituitaire invaginée dans les cellules du cornet moyen*. La dégénérescence de la pituitaire, vu l'exiguïté de la cavité qu'elle tapisse, amène rapidement une augmentation du volume du cornet.

Mais, quel que soit le mécanisme qui préside à la genèse des kystes osseux des fosses nasales, il est un fait indéniable, c'est l'influence de l'*âge* et du *sexe* sur leur développement.

En effet, en ce qui concerne l'âge, toutes les observations publiées jusqu'à ce jour se rapportent à des sujets *adultes*, sauf le cas de Glasmacher où il est question d'une jeune fille de 18 ans. En général, c'est entre 25 et 68 ans qu'on a l'occasion d'observer la maladie.

Le *sexe* aurait également une influence indiscutable dans l'étiologie de l'affection. D'après Beausoleil, elle serait le privilège du sexe féminin, témoin le cas de Glasmacher, les quatre cas de Schaeffer, les trois observations de Schmiegelow (1), les deux de Beausoleil (2) et celle de Garel (3), qui, sans exception, ne concernent que des femmes.

D'après Schmiegelow, cette présence unique chez la femme ne saurait être expliquée, et une telle constatation ne peut être que le résultat du hasard.

Selon Beausoleil, le cornet moyen de la femme présente peut-être plus souvent que celui de l'homme cette dilatation ampullaire à laquelle Zuckerkandl fait allusion.

En résumé, l'étiologie des kystes osseux reste aussi obscure que leur pathogénie, et nous ne pouvons pour le moment que formuler des hypothèses.

Symptômes. — La variabilité des symptômes qui ac-

(1) Communicat. à la Soc. méd. de Copenhague, oct. 1889.
(2) *Loc. cit.*
(3) *Diagn. et traitement des maladies du nez*, 1901, p. 207.

29

compagnent les kystes des fosses nasales s'explique en
partie par la variabilité du siège des lésions. Toutefois,
il faut reconnaître que, dans la majorité des cas, nous
retrouvons dans cette affection la même symptomatologie que dans les autres néoplasmes de la région.

Tout d'abord, c'est un *enchifrènement* qui, peu à peu,
augmente à mesure que progressent les lésions, et ce n'est
que plus tard, quand la tumeur a acquis un gros volume
et quand l'*imperméabilité* du côté atteint est devenue
complète, que le malade se décide à consulter un médecin.

En dehors des accidents qui sont la conséquence de
l'obstruction nasale et dont nous connaissons déjà les
caractères, il n'est pas rare d'observer des *troubles réflexes*, dont l'intensité domine parfois la symptomatologie de l'*affection*. Au nombre de ces phénomènes, nous
citerons surtout la *céphalée* frontale, les *névralgies* du
trijumeau, les crises d'*éternuement*, la *toux* survenant
sous forme de quintes, les *spasmes glottiques*, les *accès
d'asthme* et les *palpitations*.

A ces phénomènes d'ordre *irritatif* viennent quelquefois s'en ajouter d'autres d'ordre *mécanique*, résultant de
la compression exercée par la tumeur sur les organes
du voisinage. Ainsi s'expliquent l'*épiphora* engendrée
par la compression du canal lacrymo-nasal, l'*exophtalmie* due au refoulement en dehors de la paroi supéro-
externe des fosses nasales, et les *névralgies* faciales
occasionnées par l'étranglement des fibres nerveuses.

Assez souvent, on a vu des kystes volumineux entraîner dans la région une *déformation*, dont les caractères
varient suivant la zone occupée par la tumeur.

Quand celle-ci siège sur le segment antéro-inférieur du
septum ou lorsqu'elle est fortement procidente, elle soulève l'aile du nez, élargissant l'orifice narinal qu'elle franchit pour apparaître à l'extérieur. Lorsqu'au contraire
les lésions sont localisées à l'étage supérieur des cavités nasales, elles refoulent en dehors les os propres,
augmentant considérablement la largeur de la racine
du nez, qui peut atteindre jusqu'à 3, 4 et 6 centimètres
(Brindel, Garel).

L'endoscopie nasale devra toujours être pratiquée
parce qu'elle seule peut renseigner sur les caractères ob-

jectifs du néoplasme et sur les altérations de la pituitaire qui, en général, sont liées à son évolution. On aura recours successivement à la rhinoscopie antérieure et postérieure.

La première montrera sur le segment antérieur du septum et plus fréquemment au niveau de la région ethmoïdale, dans la zone du cornet moyen, une tumeur *arrondie*, à surface lisse ou rugueuse, de coloration blanchâtre ou rosée, parfois transparente et assez souvent masquée par des productions myxomateuses, ou tapissée de croûtes grises, sèches, adhérentes.

La rhinoscopie postérieure révèlera le siège parachoanal de certains kystes muqueux et leur saillie dans le cavum.

L'exploration avec le stylet est le complément indispensable de la rhinoscopie. Elle rend compte de la conformation et du siège exact de la tumeur, de son mode d'insertion et de sa consistance qui varie suivant sa nature. Rarement molle ou fluctuante, elle présente le plus souvent une certaine *rénitence* due à la tension des parois de la poche par le liquide qu'elle renferme.

Dans les kystes osseux, la pointe du stylet se heurte à une masse dure cédant facilement à une faible pression de l'instrument. On a alors la sensation d'avoir perforé une mince coque osseuse dont la rupture produit un bruit *parcheminé* caractéristique. L'exploration de la cavité kystique y révèle assez fréquemment la présence de plusieurs loges séparées par de minces lamelles osseuses dont la destruction donne issue à du mucus, à du muco-pus et parfois à des bourgeons myxomateux qui étaient inclus au sein de la tumeur.

Diagnostic. — Il repose sur ces trois principes fondamentaux :

1° *Découvrir la tumeur* ;
2° *Reconnaître le kyste* ;
3° *Établir son origine nasale.*

1° *Découvrir la tumeur.* — Il arrive assez souvent qu'elle se dissimule derrière une masse polypeuse qui la masque à la vue et ce n'est qu'après le déblayage complet de la fosse nasale que la lésion est reconnue.

Nous savons également que certains kystes peuvent
se développer au sein des néoplasmes et notamment des
polypes muqueux ou fibro-muqueux. Ces tumeurs restent généralement ignorées pendant toute leur évolution et ce n'est seulement qu'au cours de la polypotomie
qu'elles se révèlent au clinicien par l'issue brusque de
leur contenu déterminée par la rupture de la poche.

2° *Reconnaître le kyste.* — a) *La tumeur a un siège
septal.* — Elle devra être différenciée de l'hématome,
de l'abcès, de l'angiome, de la gomme syphilitique, de
l'enchondrome et d'une tumeur maligne.

L'*hématome* se distinguera à son apparition rapide
après un traumatisme ayant porté directement sur la
région, à la coloration ecchymotique de la muqueuse
qui le tapisse, aux phénomènes douloureux qui l'accompagnent et à la coexistence d'une fracture du septum ou des os propres.

L'*abcès* traumatique est généralement consécutif à
l'hématome dont il représente la terminaison habituelle.
On le reconnaîtra à l'acuité des phénomènes réactionnels qui contrastent si étrangement avec l'évolution torpide du kyste.

L'*angiome* est une petite tumeur rouge violacée, sessile, rarement bilatérale et animée parfois de battements
isochrones à ceux du pouls. Le simple attouchement avec
le spéculum ou avec le stylet provoque une hémorragie
ordinairement abondante. Enfin, la présence dans certaines régions du corps de plaques érectiles donnera
une idée de la véritable nature de la lésion. (Verneuil.)

Contrairement aux kystes séreux qui siègent sur le
segment cartilagineux du septum, la *gomme syphilitique*
intéresse de préférence sa portion ethmoïdale ou vomérienne. D'ailleurs son évolution éminemment destructive dont le terme ultime est l'effondrement de la charpente du nez est trop caractéristique pour prêter à la
confusion.

En dehors des *épines cartilagineuses* qui occupent le
segment antéro-inférieur de la cloison, au niveau du
cartilage de Jacobson, et dont les caractères très nets
les rendent facilement reconnaissables, on rencontre
parfois dans les fosses nasales de véritables *tumeurs*

chondromateuses dont le diagnostic avec certains kystes osseux n'est pas aussi aisé. Pour l'établir, on se basera sur les caractères cliniques de ces néoplasmes : apparition dans le jeune âge, tumeur pédiculée, à surface arrondie, lisse, régulière présentant une coloration blanc rosé et une consistance élastique toute spéciale. Enfin, en cas de doute, on procédera à l'examen histologique d'une parcelle du néoplasme.

Les *tumeurs malignes* de la cloison, et notamment le *sarcome*, se traduisent sous la forme d'une masse rouge sombre peu ou point pédiculée, à surface lisse ou végétante, évoluant rapidement vers l'ulcération. Des hémorrhagies fréquentes, une pyorrhée fétide et des douleurs vives aboutissant à la cachexie mortelle : tels sont les principaux symptômes fonctionnels de ces néoplasmes malins qui, on le voit, n'ont rien de commun avec les productions kystiques des fosses nasales.

b) *La tumeur siège sur les parois latérales des cavités nasales.* — Un examen rapide permettra de reconnaître sans difficulté la rhinite hypertrophique à la répartition uniforme des lésions à toute l'étendue des cornets inférieurs, à la coloration rouge ou rosée de la muqueuse et à la sensation élastique qu'elle donne au stylet qui la déprime.

Quant à l'*hypertrophie circonscrite*, on la distinguera à sa localisation aux extrémités antérieure et postérieure des cornets, à l'aspect polypoïde et mûriforme de la pituitaire qui offre à ce niveau une coloration blanc grisâtre de muqueuse macérée et au siège bilatéral des lésions.

Avec l'hypertrophie de la tête du cornet moyen la confusion est des plus faciles : « Dernièrement, dit Garel, nous avons eu l'occasion d'observer un énorme kyste osseux de la tête du cornet moyen chez une femme de 60 ans environ. L'affection simulait une hypertrophie du cornet moyen. Nous avons d'abord enlevé avec l'anse une grosse masse polypeuse. L'anse galvano-caustique appliquée une seconde fois nous a permis de retirer une coque osseuse mince, du volume d'une coquille de noix (1). »

(1) J. GAREL, *Diagnostic et traitement des maladies du nez*, 1901

On reconnaîtra les *polypes* à leur forme arrondie et oblongue, à leur coloration blanc grisâtre et à leur siège ordinairement bilatéral. L'exploration avec le stylet révèlera leur consistance gélatineuse, leur excessive mobilité, leur implantation pédiculée dans la zone du méat moyen, autant de caractères qu'on ne rencontre pas dans les kystes.

Par sa consistance dure et ses rugosités, le kyste osseux peut encore être confondu avec une rhinolithe ou un séquestre.

La *rhinolithe* s'en différenciera par son aspect grisâtre, par son enclavement dans un des méats, par sa légère mobilité, par son manque d'adhérence à la muqueuse et par les phénomènes septiques que sa présence détermine au niveau de la pituitaire.

Le *séquestre* est généralement le résultat des nécroses de la syphilis. Outre les manifestations de la diathèse, on distinguera la carie osseuse à sa forme irrégulière, à sa mobilité, à la pyorrhée fétide qui précède son élimination et aux déformations qui sont la conséquence du processus destructif.

L'*ostéome*, qui a son siège sur l'ethmoïde ou sur le plancher des fosses nasales auxquels le rattache souvent un pédicule fort grêle, présente une consistance d'une *dureté* extrême qui contraste singulièrement avec la friabilité du kyste osseux. De plus, il peut atteindre d'énormes dimensions susceptibles de déformer la face, dimensions qu'on ne rencontre qu'exceptionnellement dans les néoformations kystiques.

Enfin nous signalerons la confusion toujours possible d'un kyste osseux du cornet moyen avec la *dilatation de la bulle ethmoïdale*. Un examen un peu attentif permettra de constater le siège franchement latéral de cette dernière, son indépendance complète du cornet moyen dont la sépare un sillon étroit et profond, et le refoulement par la tumeur du cornet contre le septum osseux.

3° *Établir son origine nasale.* — Dans l'intérêt du traitement, il importe de préciser cette partie du diagnostic. On devra donc différencier la tumeur des néoplasmes de même nature à point de départ *extra-nasal* et susceptibles, à un moment donné, d'envahir secondairement les cavités du nez. Tels sont les kystes *sinusiens*, les kystes *paradentaires* et les kystes *dermoïdes*.

Les kystes *sinusiens* se révèlent par l'examen attentif des cavités accessoires, par leur siège primitivement extra-nasal simulant souvent un néoplasme du maxillaire supérieur, et surtout par la ponction exploratrice qui lève le doute.

Les kystes *paradentaires* ont pour point de départ la racine des incisives latérales, de la canine ou de la première prémolaire. Ils sont susceptibles non seulement de faire saillie dans l'antre d'Highmore par refoulement excentrique de ses parois, mais encore ils peuvent, pour leur propre compte, proéminer dans le vestibule des fosses nasales et en obstruer la lumière (Brindel). Il importe donc de bien connaître cette particularité si l'on veut éviter une erreur d'interprétation.

Quant aux kystes *dermoïdes* de la racine du nez, il est exceptionnel de les voir pénétrer dans les cavités nasales. C'est généralement en détruisant par compression les os propres qu'ils viennent faire saillie dans l'étage supérieur de ces cavités. En tous cas le siège primitivement extra-nasal du néoplasme, sa localisation sur le dos du nez et les caractères cliniques qui lui sont propres sont des éléments amplement suffisants pour empêcher toute confusion avec les kystes intrinsèques à contenu caséeux.

Evolution. Pronostic. — La marche de ces kystes est fort *lente*, mais ils peuvent progresser indéfiniment et entraîner, de ce fait, des troubles fonctionnels inquiétants.

Leur nature est essentiellement *bénigne* et la gravité du pronostic réside exclusivement dans les accidents qu'ils sont susceptibles d'entraîner par leur expansion continuelle.

Traitement. — Comme celui des néoplasmes, en général, il relève entièrement de la chirurgie.

Les ponctions suivies d'injections modificatrices doivent être abandonnées en raison de leur effet illusoire. Elles cèderont donc la place à l'*exérèse radicale*, qui constitue ici le seul traitement rationnel.

On la réalisera soit avec le *galvano-cautère*, soit avec

la *pince emporte-pièce* suivant qu'il s'agit d'un kyste séreux ou d'une bulle osseuse à réséquer.

Dans le premier cas, la poche kystique sera incisée
avec la pointe galvanique et, après son évacuation complète, on procèdera à un curettage de sa paroi suivi d'un
badigeonnage avec une solution de *chlorure de zinc* à
1/10.

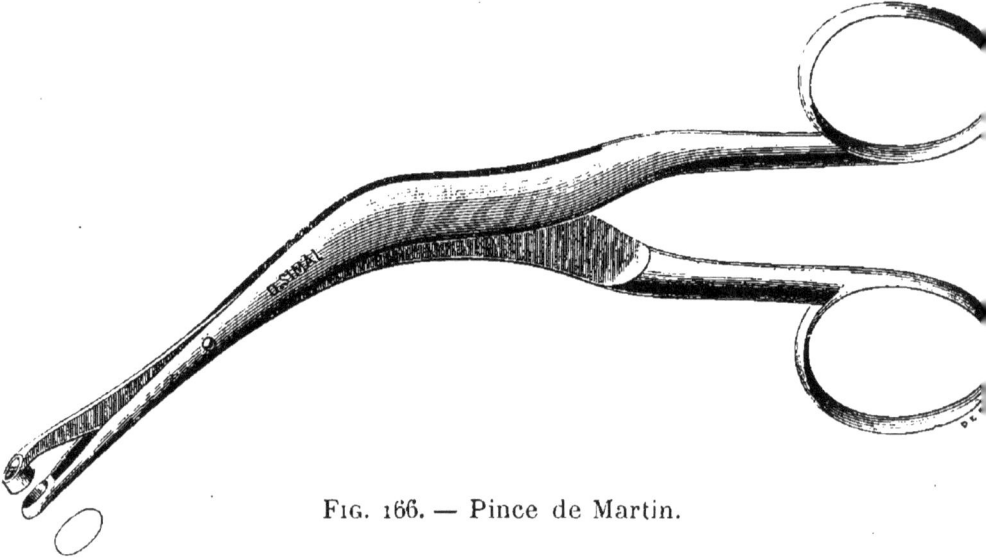

FIG. 166. — Pince de Martin.

Dans la seconde hypothèse, on doit pratiquer la section
de la tumeur avec l'anse galvanique ou mieux sa *résection* avec la pince de Grünwald ou avec celle de Martin
(fig. 166), en ayant soin d'extirper les différentes cavités
kystiques dont la persistance provoquerait une repul-
lation du néoplasme.

Le malade sera réexaminé plusieurs semaines après
l'opération, afin de procéder, s'il y a lieu, à une petite
intervention complémentaire.

LYMPHADÉNOMES

Au groupe des néoplasmes ayant pour paradigme des
tissus adultes nous ajouterons celui des lymphadéno-

mes que nous ne voyons mentionné dans aucun ouvrage de rhinologie.

Le silence des auteurs classiques sur cette affection s'explique par son excessive rareté. En effet, lorsqu'on parcourt la littérature médicale, on relève bien quelques exemples très épars de lymphadénome du rhino-pharynx, du palais et des amygdales (Kundrat, Eisenmenger, Koshier (1), Chiari, Stoerk, Cartaz (2), etc.), mais nulle part, il n'est fait allusion au lymphadénome de la pituitaire.

Sikkel, d'Utrecht, a bien noté un cas de lympho-carcinome de la cloison chez une paysanne de 46 ans et diagnostiqué par l'histologie ; de même Wodon (3) a signalé également un lympho-sarcome de l'extrémité du nez, mais il faut, en réalité, remonter jusqu'à la thèse inaugurale de de la Barrière (4) pour trouver la première étude sur le lymphadénome des fosses nasales. L'auteur s'est inspiré dans son travail de l'unique observation d'une malade de la clinique de Moure, et je ne crois pas que, depuis cette époque, un cas de même nature ait été publié.

On conçoit aisément qu'étant en possession d'un fait isolé, nous ne puissions tracer qu'une esquisse incomplète du tableau clinique de ces lésions ; aussi nous bornerons-nous moins à faire un exposé didactique d'une affection encore très mal connue qu'à fixer simplement l'attention des rhinologistes sur un sujet nouveau.

Tout d'abord, que doit-on entendre, en général, par ce terme *lymphadénome* ?

Pierre Delbet le définit : *Une tumeur constituée par du tissu adénoïde de nouvelle formation.*

Sans entrer dans les discussions sans nombre mises en avant pour expliquer la nature du lymphadénome, en général, nous rappellerons à ce propos l'opinion pleine d'intérêt de notre maître Pierre Delbet, d'après laquelle le lymphadénome serait non pas un néoplasme

(1) *Wien. Klin. Wochenschrift*, 1893.
(2) *Revue d'otol. laryng. et rhin.*, juin 1895.
(3) *Soc. belge d'otol.*, juin 1895.
(4) *Sur un cas de lymphadénome des fosses nasales*, Thèse de Bordeaux, janvier 1896.

vrai au même titre que le sarcome avec lequel il est
trop souvent confondu, mais une *néoplasie inflammatoire* relevant d'une infection banale.

Nous ne suivrons pas l'auteur dans toutes ses considérations tendant à établir l'origine infectieuse de la lymphadénie (1), nous nous contenterons de signaler ici,
comme dans certaines maladies microbiennes, l'influence
étiologique du *traumatisme* dans toutes ses modalités :
choc, plaie, piqûre, et des *processus inflammatoires* chroniques de la muqueuse, comme c'était le cas chez la malade de de la Barrière dont la pituitaire présentait une
dégénérescence myxomateuse vraisemblablement très
ancienne.

Anatomie pathologique. — Nous retrouvons ici tous les
caractères anatomiques du lymphadénome en général.

Sur les coupes de la tumeur colorées avec le picro-
carmin, l'examen histologique fait par Brindel a révélé
la présence d'un *réticulum* très fin qui est la caractéristique histologique de l'espèce lymphadénome. Les mailles
de ce réseau étaient remplies de *petites cellules* à noyaux
arrondis présentant une grande affinité pour les matières
colorantes. « Il existe dans chaque maille 3, 4, 5 noyaux.
A la périphérie, les mailles sont allongées légèrement et
les tractus qui les composent constituent des faisceaux
presque parallèles au liséré enveloppant ; plus au centre,
ces tractus naissent de tractus un peu plus volumineux
venant de la surface sectionnée et s'étalant en éventail,
puis revenant vers le tronc principal, de manière à décrire des ovales plus ou moins irréguliers. Ces ovales
sont remplis par les mailles décrites plus haut. » Brindel.

Symptômes. — A) *Fonctionnels.* — Chez la malade citée par de la Barrière le symptôme qui, le premier, at-
tira l'attention, fut l'*épistaxis*.

D'abord éloignées, les hémorrhagies se rapprochèrent
de plus en plus, inspirant bientôt, par leur abondance,
de vives inquiétudes.

L'*enchifrènement* léger au début augmenta rapidement
jusqu'à l'obstruction complète de la fosse nasale qui devint le siège d'un *écoulement* séro-sanguinolent très fétide.

(1) P. DELBET, *Traité de Chirurgie*, t. I, p. 587, 588.

En dépit de l'extension des lésions, on n'eut à constater ni déformation de la région, ni douleur; l'état général ne présenta aucune altération et on ne releva aucun signe de leucémie.

B) *Objectifs*. — L'examen rhinoscopique révéla la présence d'une tumeur assez volumineuse pour obstruer entièrement la fosse nasale et venir effleurer, en bas, l'orifice narinal qu'elle distendait.

La néoplasie avait une forme arrondie et offrait une coloration *grisâtre*. De consistance *friable*, elle saignait abondamment au moindre contact. L'exploration avec le stylet permit de constater une absence complète d'adhérence à la muqueuse qui avait conservé ses caractères normaux et l'implantation du néoplasme par un large pédicule sur l'extrémité antérieure du cornet moyen.

La rhinoscopie postérieure montra la masse lymphadénique obstruant l'une des choanes et proéminant dans le cavum.

Évolution. Pronostic. — Lorsqu'elle est *généralisée*, l'affection lymphadénique présente une allure rapide. Pendant que le processus infectieux progresse, les tumeurs ganglionnaires se multiplient, parallèlement l'état général chancelle et la mort survient dans une *cachexie* profonde, quelques mois seulement après le début de la maladie.

Les lymphadénies *localisées* ont une marche moins précipitée et le marasme n'apparaît qu'après des années.

Toutefois, exception doit être faite pour le lymphadénome des voies respiratoires supérieures où la tumeur par son accroissement rapide revêt les allures d'un néoplasme malin. Ainsi, chez le sujet atteint de lymphadénome nasal, celui-ci s'est accru précipitamment. « En effet, la malade raconte qu'un mois et demi avant qu'elle ne se présente à la clinique de M. le docteur Moure, elle n'avait que des épistaxis, 3 à 4 par jour, sans aucun autre symptôme, et 20 jours après, il lui était devenu absolument impossible de respirer par la narine du côté malade; la tumeur déjà volumineuse venait affleurer l'entrée des fosses nasales. » (De la Barrière.)

Cependant, il importe de faire remarquer ici que,

malgré cette marche rapide, le lymphadénome s'est
comporté, cliniquement, comme une tumeur relativement bénigne, du moins dans le cas particulier, puisqu'il a évolué sans retentissement ganglionnaire, sans
altération de l'état général qui était toujours resté
excellent, et que son ablation n'a été suivie d'aucune
récidive.

Néanmoins, il serait téméraire de porter sur cette
affection un pronostic favorable, car il n'est pas douteux qu'en raison de son développement rapide, une
semblable lésion abandonnée à elle-même puisse être
à un moment donné l'origine d'accidents sérieux.

. D'autre part, s'il est vrai que, chez la malade de de
la Barrière, l'ablation du néoplasme fut suivie d'une
guérison qui, pendant un laps de temps assez long,
parut définitive, rien ne prouve qu'elle a mis à tout
jamais l'opérée à l'abri d'une récidive. Pour le moment, abstenons-nous donc de porter un jugement
prématuré sur la lymphadénie nasale et réservons
notre pronostic jusqu'à ce que de nouveaux faits
viennent jeter la lumière sur cette obscure question.

Traitement. — Il se résume presque tout entier dans
l'*exérèse* radicale du néoplasme, soit par les *voies naturelles* avec l'anse galvano-caustique, portée au rouge
sombre si la tumeur est circonscrite, soit par une *brèche artificielle* (procédé d'Ollier ou de Lawrence) suivie
d'un curettage et d'une résection des parties envahies
si les lésions sont diffuses.

Dans la suite, les fosses nasales seront soumises à
un examen minutieux et répété, afin de pouvoir surveiller la moindre menace de récidive.

Entre temps le malade sera soumis à la médication
arsenicale, dont on aurait retiré d'excellents effets
(Billroth, Czerny).

CHAPITRE XXV

III. — NÉOPLASMES EMBRYONNAIRES

SARCOMES. — ÉPITHÉLIOMES

Dans ce chapitre, nous étudierons une nouvelle classe de néoplasmes qui ont leur paradigme non plus dans les tissus adultes, mais seulement dans les tissus *embryonnaires*.

A ce caractère anatomique particulier correspond un caractère clinique constant, la *malignité*.

Comme dans les autres régions du corps, ces néoplasmes se présentent ici sous deux modalités différentes : les uns sont formés de tissus d'origine mésodermique et sont désignés sous le nom générique de *sarcome*; les autres, au contraire, ont pour point de départ le tissu épithélial, d'origine ecto ou endodermique, ce sont les *épithéliomes*.

Historique. — Sans remonter jusqu'à Hippocrate (1) qui, dans les cinq variétés de polypes décrits par lui, fait allusion à une « sorte de cancer », et jusqu'à Celse (2) qui est opposé à toute intervention dans les tumeurs malignes du nez, on peut dire que l'histoire des néoplasmes malins remonte à la plus haute antiquité puisqu'on les voit mentionnés successivement aux divers âges de la littérature médicale par Albuca-

(1) *De morbis*, édition de LITTRÉ, Paris, 1851, vol. III, p. 53.
(2) *De medicina*, lib. VI, VIII.

sis (1), Guillaume de Salicet (2), Rogerius (3), Ambroise
Paré (4), Percival Pott (5), Gerdy (6), etc.

Mais, en réalité, « ce n'est qu'en 1858, dit Bourgeois,
que Neudofer publie un cas observé par lui et diagnostiqué *microscopiquement* carcinome. Le nez était obstrué et déformé, l'ouïe diminuée progressivement, puis
complètement abolie. La description histologique de
ces lésions a été reprise plus tard par Dreyfus (de Stras-
bourg), qui en a fait un myxo-sarcome » (7).

Quelques années après, nous retrouvons une nouvelle observation d'épithéliome non douteux du septum
cartilagineux dans la thèse de Bouheben intitulée : *De
l'extirpation des ganglions sous-maxillaires* (8).

Parmi les traités classiques, celui de Follin et Duplay
est le premier qui consacre une mention aux tumeurs
malignes des fosses nasales.

Dans un exposé rapide où se révèle le clinicien in-
comparable, le professeur Duplay trace de main de maître
les principaux caractères du sarcome de la pituitaire
en insistant tout particulièrement sur son siège habituel au niveau de l'étage supérieur, sur les déformations hideuses qu'il entraîne et sur la fréquence des récidives post-opératoires.

A mesure cependant que l'affection fut mieux connue, les observations ne tardèrent pas à se multiplier,
témoin les cas rapportés successivement par Fayrer (9)
(1868), Verneuil (1873), Mason (10) (1875), Grynfeldt (11),
(1876), Péan (12) (1876), de Pepper (1879), etc., et que

---

(1) *La Chirurgie d'Albucasis*, lettre II, c. CXXIV.
(2) *Chirurgia Guilielmi de Saliceto*, lib. I, c. CXXXIII, Venetiis, 1546.
(3) *Rogerii medici celeberrimi chirurgia*, CXVIII.
(4) *OEuvres complètes*, lib. VI, c. II, vol. I, p. 378.
(5) Some Remarks on the polypus of the nose, in *Chirurgical Observations*, London, 1775.
(6) *Traité des polypes*, Paris, 1833.
(7) Tumeurs malignes épithéliales des fosses nasales. (*Arch.
de laryng.*, 1892.)
(8) Thèse de Paris, 1873.
(9) FAYRER, *Medical Times*, 4 juillet 1868.
(10) MASON,   *Idem*,   22 mai 1875.
(11) GRYNFELDT, *Montpellier médical* 1879.
(12) CASABIANCA, *Des affections de la cloison nasale*, Paris, 1876.

nous retrouvons consignés dans les thèses de Delaux (1)
et de Claverie (2) qui sont une mise au point de l'état
de la question à cette époque.

En 1885, Schmiegelow (de Copenhague) consacre à
l'étude des tumeurs malignes intra-nasales une excellente monographie dont Bosworth devait s'inspirer
quatre années plus tard dans son « *Traité des maladies
du nez* » où nous voyons mentionnés 41 sarcomes et
30 carcinomes.

En 1887, Morell-Mackenzie, dans son ouvrage (3), trace
une étude très complète des néoplasmes malins. Après
avoir insisté sur la fréquence de leur origine septale,
l'auteur décrit leur tendance envahissante, les déformations qu'ils entraînent, leurs prolongements crâniens,
leur évolution rapide et les difficultés du diagnostic de
ces lésions à leur phase de début.

A la même époque, Métaxas (4), après quelques considérations sur les tumeurs malignes des fosses nasales
qui font l'objet de sa thèse inaugurale, passe en revue
les principaux procédés opératoires employés jusqu'alors
pour leur extirpation.

Dans son manuel spécial paru en 1893, J. Moure reconnaît trois variétés de cancer : les sarcomes, les carcinomes et les épithéliomes. D'après lui, ces néoplasmes
s'observent surtout chez les adultes et particulièrement
de 40 à 45 ans, sauf toutefois les sarcomes que l'on rencontre très souvent dans le jeune âge et même chez l'enfant en bas âge.

A. Plicque, dans une monographie très complète (5)
« *Sur le diagnostic et le traitement des tumeurs malignes
des fosses nasales* », met en relief les principaux caractères qui les différencient des productions bénignes pédiculées et non pédiculées et tente une division artificielle en quatre groupes, basée sur les conditions
opératoires.

(1) *Sarcome des fosses nasales*. Thèse de Paris, 1883.
(2) Thèse de Bordeaux, 1886.
(3) MORELL-MACKENZIE, *Traité pratique des maladies du nez*, 1887.
(4) MÉTAXAS, Thèse de Paris, 1887.
(5) A. PLICQUE, *Ann. des maladies de l'oreille, du larynx et du
nez*, 1890, p. 141.

Après avoir énuméré les divers modes d'intervention préconisés jusqu'alors, l'auteur conseille de n'adopter que ceux qui permettent une *exérèse large* même lorsqu'il s'agit de lésions très circonscrites.

Enfin, nous ne terminerons pas cet exposé bibliographique sans rappeler les très intéressants travaux de notre regretté maître Gouguenheim et de notre ami Hélary sur les tumeurs malignes du septum (1), ceux d'Egger sur les tumeurs vasculaires de la cloison nasale (2) et les thèses très documentées de Gourdiat (3), de P. Bourgeois (4) et de Delamarre (5), qui sont un résumé des connaissances actuelles sur cette importante question.

Etiologie. — Il n'entre pas dans le cadre de cet ouvrage de faire un exposé de toutes les discussions qu'a suscitées l'étiologie du cancer.

Les controverses sans nombre qu'elle a provoquées disent assez quelle obscurité plane encore sur ce chapitre de pathologie.

Puisque nous sommes actuellement dans l'ignorance la plus complète sur la cause intime de ces néoplasies, force est donc de nous borner pour l'instant à des considérations sur certains facteurs étiologiques qui n'ont qu'un rôle accessoire.

L'influence de l'*hérédité*, assez communément admise dans l'étiologie des néoplasmes en général (Velpeau, Butlin), ne me paraît jouer ici qu'un rôle bien effacé, et s'il est des exemples incontestables où des familles entières furent décimées par le cancer, mes recherches personnelles dirigées dans ce sens m'ont appris que ces faits doivent être bien exceptionnels, du moins en ce qui concerne les tumeurs des fosses nasales.

Par contre, on ne saurait nier l'influence sur la genèse du cancer des *processus inflammatoires chroniques*, qu'ils relèvent d'une lésion pathologique de la muqueuse

---

(1) *Annales des maladies de l'oreille, etc.*, 1893, p. 295.
(2) *Idem*, 1897, p. 578.
(3) *Tumeurs malignes des fosses nasales* (Thèse de Lyon, 1897).
(4) *Tumeurs malignes primitives des fosses nasales* (Thèse de Paris, avril 1902).
(5) *Contribution à l'étude des sarcomes des fosses nasales* (Thèse de Paris, février 1905).

ou d'un traumatisme (Verneuil, Nélaton, Campbell, Delstanche, etc.). Que de fois, en effet, n'a-t-on pas vu le sarcome ou l'épithélioma venir se greffer sur un myxome (Billroth, Bosworth, Plicque, Bayer, Ricard, Moure), un adénome, un papillome ou un angiome ? D'autre part, les cas hybrides d'épithélioma se développant sur un ulcère lupique (Neudofer, Neumann) ou syphilitique ne sont pas d'une excessive rareté. Chaque jour la clinique nous permet d'assister à ces transformations malignes et c'est à juste titre que Ménétrier a pu dire : « En règle générale, les néoplasies de nature épithéliale (papillomes, adénomes) dégénèrent en épithéliomes ; les néoplasies de nature conjonctive (fibromes, ostéomes, chondromes) dégénèrent en sarcomes avec ou sans persistance des éléments de la forme première.

« ...Les modifications des épithéliums qui se rencontrent dans les inflammations chroniques de chaque organe ou tissu, modifications imputables aux troubles circulatoires et nutritifs, aux actions mécaniques ou chimiques, aux entraves fonctionnelles, etc., aboutissent aux proliférations néoplasiques, en passant par l'hyperplasie simple, les épithéliomes envahissants, et leurs formations ultimes atypiques. Il y a là une *filiation continue* des lésions inflammatoires qui ne permet pas de douter de l'origine commune des unes et des autres. »

Certains auteurs admettent une conception de l'origine *diathésique* des néoplasmes (P. Delbet). A côté de ceux qui, comme Broca et plus récemment Wassilieff, admettent une diathèse *partielle*, d'autres, plus nombreux, invoquent une diathèse *générale* portant non plus sur un seul système anatomique, mais sur l'organisme tout entier. Cette diathèse serait l'*arthritisme* (Bazin) ou l'*herpétisme* (Lancereaux) que nous retrouvons toujours à la base de l'édifice pathologique.

L'*âge* a également une influence indéniable sur le développement des tumeurs malignes. C'est ainsi que l'épithélioma apparaît de préférence à cette période de la vie qui s'étend de 45 à 65 ans, tandis que le sarcome est une affection de tous les âges. Aussi n'est-il pas rare d'observer ce dernier chez les jeunes sujets et même

chez les enfants en bas âge : témoin le cas de Schmiegelow concernant un enfant de 2 ans et celui de Moure
relatif à un enfant de 2 ans et demi.

D'après Delaux (1), le sarcome *myéloïde* s'observerait
surtout dans le jeune âge, le sarcome *fasciculé* de 20 à
40 ans et le sarcome *embryonnaire* jusqu'à 50 ans.

Strauss admet que le sarcome des fosses nasales se
rencontre à tous les âges, mais avec un maximum de
fréquence de 40 à 50 ans. Delamarre émet une opinion
à peu près semblable, à en juger d'après cette statistique basée sur les nombreuses observations qu'il a
recueillies :

Au-dessous de 20 ans	2 cas
De 20 à 30 ans	4 —
De 30 à 40 —	5 —
De 40 à 50 —	5 —
De 50 à 60 —	5 —
De 60 à 70 —	3 —
Au-dessus de 70 ans	3 —

Le rôle du *sexe* n'est pas démontré : « Bien que dans
la plupart des cas publiés, dit Mackenzie, les malades
aient été des femmes, le nombre en est trop restreint
pour qu'on puisse tirer de ce fait une indication exacte
sur la prédisposition des deux sexes. »

Quelle que soit la cause qui préside à leur formation,
les tumeurs malignes des fosses nasales sont généralement *primitives* ; les formes secondaires, au contraire,
sont d'une excessive rareté, soit qu'elles résultent d'une
extension aux cavités du nez d'un néoplasme juxta-
nasal, ordinairement *sinusien*, soit, ce qui est exceptionnel, qu'elles constituent une localisation métastatique
d'une tumeur éloignée : tel est le cas de Bourgeois concernant un mélano-sarcome des fosses nasales consécutif à un sarcome mélanique de la paroi abdominale.

Anatomie pathologique. — Nous n'entreprendrons pas
ici la description histologique des néoplasmes malins des

(1) Thèse de Paris, 1883.

fosses nasales qui, d'ailleurs, présentent la même constitution que ceux des autres régions du corps. Nous
nous bornerons simplement à en rappeler les principales
variétés avec leurs caractères les plus saillants dont
la connaissance doit servir de base au diagnostic, au
pronostic et au traitement.

I. *Sarcomes.* — Au point de vue macroscopique, le
sarcome des fosses nasales se présente, au début, sous une
forme *arrondie, sessile* ou *pédiculée*, nettement circonscrite comme les néoplasmes encapsulés. D'abord
régulière, la tumeur devient plus tard *multilobulée*,
mamelonnée à mesure qu'elle augmente de volume.
Elle offre une coloration rosée, plus souvent *rouge
sombre* ou violacée. Sa consistance est uniformément
élastique, plus tard elle devient *inégale* : dure en certains points, elle est molle et même fluctuante en
d'autres points ; parfois même, dans les formes télangiectasiques, elle est animée de mouvements pulsatils
synchrones à la systole cardiaque.

Arrivé à une certaine période de son évolution, le
néoplasme se sphacèle et devient le siège d'*ulcérations*
irrégulières et anfractueuses tapissées de bourgeons
exubérants, friables et saignant au moindre attouchement. Il peut atteindre alors des dimensions *énormes*
au point de déformer la région qui devient méconnaissable (fig. 168).

Son *siège* de prédilection est l'*étage supérieur* des
fosses nasales, et, de préférence, la *cloison*. Plus rarement, il s'implante sur la voûte ou sur la paroi externe,
dans la zone du cornet moyen.

On ne sait s'il se développe aux dépens de la fibro-muqueuse ou du périoste, puisque l'une et l'autre de ces
membranes peuvent donner naissance à des néoformations conjonctives atypiques ; mais il n'est pas douteux
qu'il peut naître de l'os lui-même (*sarcome ostéoïde, sarcome à myéloplaxes*).

Les lymphatiques sont rarement atteints et les ganglions, bien qu'augmentés de volume dans les sarcomes
ulcérés, ne sont cependant pas néoplasiques : ici, l'adénopathie n'a rien de spécifique, elle relève tout entière
d'une infection secondaire.

A la coupe, la tumeur présente un aspect *grisâtre*, *lardacé*, et donne par le raclage un *suc laiteux*, riche en cellules néoplasiques.

L'examen microscopique, en renseignant sur la constitution histologique des sarcomes, permet d'en distinguer plusieurs variétés.

On reconnaîtra les *sarcomes à cellules rondes* ou *globo-cellulaires* à la présence d'une grande quantité d'éléments cellulaires arrondis, volumineux, pourvus d'un très gros noyau et peu riches en protoplasma. Ces cellules sont juxtaposées et à peine séparées par un stroma fibrillaire d'une ténuité extrême.

La tumeur est sillonnée de néo-capillaires abondants dont la paroi est formée par les cellules néoplasiques elles-mêmes revêtues d'un endothélium très mince.

Cette variété est ici de beaucoup la plus fréquente. Les sarcomes *à cellules fusiformes* (sarcomes fasciculés ou fuso-cellulaires), également très nombreux, sont composés de cellules ovalaires, à gros noyau, tantôt grandes, tantôt petites, groupées en faisceaux parallèles ou enchevêtrées les unes dans les autres.

La substance intercellulaire, extrêmement peu abondante dans les formes pures, est parfois très développée et peut même revêtir l'aspect de trousseaux fibreux volumineux. Ainsi se trouvent réalisées des formes de transition entre le sarcome et le fibrome, formes auxquelles on donne le nom de *fibro-sarcomes*.

Les *sarcomes à myéloplaxes* (tumeurs myéloïdes) sont assez rares dans les fosses nasales (E. Nélaton, Martin, Masso).

Macroscopiquement, ces tumeurs sont de couleur rougeâtre ou violacée. Le microscope y révèle la présence d'éléments cellulaires volumineux contenant plusieurs noyaux fortement colorés et dont le protoplasma est très éosinophile sans présenter de granulations.

On sait que ces éléments reproduisent un type cellulaire qui existe à l'état normal dans la moelle osseuse.

On reconnaîtra les *ostéo-sarcomes* (sarcomes ossifiants) à leur constitution analogue à celle des tumeurs myéloïdes à laquelle se surajoutent des travées osseuses circonscrivant des alvéoles de tissu sarcomateux.

Cette variété a pour point de départ les parois osseuses des fosses nasales ou le périoste qui les tapisse.

Les *sarcomes télangiectasiques* confondus parfois avec les angiomes ont leur siège de prédilection sur la cloison. Nous savons que les sarcomes sont des tumeurs très vasculaires, mais dans certaines formes le développement des vaisseaux devient si exubérant que le néoplasme prend le caractère angiomateux. Cliniquement, ces tumeurs présentent des mouvements d'expansion, des battements et du souffle et s'accompagnent d'hémorrhagies abondantes à l'instar des tumeurs télangiectasiques pures.

Les *sarcomes mélaniques* (mélano-sarcomes) sont caractérisés par la présence du pigment mélanique. Celui-ci est constitué par des granulations noires rondes ou anguleuses disséminées soit dans les cellules néoplasiques, soit dans le stroma conjonctif ou dans les parois vasculaires, soit encore entre les éléments cellulaires.

Le mélanome apparaît le plus souvent *primitivement* dans les fosses nasales (Michaël (1), Clarke, Lincoln, Heymann, V. Cozzolino, Osio) ; toutefois, Bourgeois a décrit une forme secondaire observée chez une femme de 60 ans.

Cette prédilection du mélano-sarcome pour la pituitaire peut s'expliquer par l'existence dans ses cellules d'un pigment jaunâtre, granuleux, abondant surtout dans la région olfactive où sa présence appellerait la localisation de cette variété néoplasique (Cozzolino).

Nous rappellerons que le sarcome mélanique est d'une malignité extrême et qu'il a une très grande tendance aux métastases.

A côté de ces variétés qui sont les plus communes, nous en citerons d'autres assez rarement observées : tels sont le myxo-sarcome, le lympho-sarcome (P. Bourgeois) et le glio-sarcome.

Dans le *myxo-sarcome* des fosses nasales, bien décrit dans la thèse de Dupont (2), il existe, à côté du tissu

(1) MICHAEL.— Congrès de Berlin, août 1890.
(2) Thèse de Lyon, 1875.

sarcomateux, un tissu muqueux typique formé de cellules étoilées plongées dans une substance amorphe muqueuse ; dans le *lympho-sarcome* observé chez un homme de 26 ans et analysé par Lecène (1), le néoplasme « se composait d'un réticulum avec fibrilles et cellules étoilées formant des mailles serrées. Les cellules étaient des cellules rondes à gros noyau rappelant les lymphocytes ganglionnaires, des éléments plus volumineux à noyaux irréguliers souvent en voie de division indirecte, et des éléments multinucléés (cellules vaso-formatrices). Les vaisseaux étaient relativement peu abondants et pour la plupart sans parois propres. »

Enfin, le *glio-sarcome* qui a été étudié par Weber, Pitha et Billroth avait pour point de départ le cerveau ou les ramifications intra-pituitaires des nerfs olfactifs et n'envahissait les fosses nasales que secondairement.

II. *Epithéliomes.* — Ils sont *pavimenteux* ou *cylindriques* selon qu'ils siègent sur le revêtement cutané des narines ou du vestibule nasal ou sur la pituitaire.

a) *Epithéliome pavimenteux.* — Cette variété de néoplasmes, avons-nous dit, ne présente ici rien de particulier. Comme dans les autres parties du corps, l'épithéliome pavimenteux, appelé vulgairement *cancroïde*, est dû le plus souvent au bourgeonnement du corps muqueux de Malpighi, au fond d'un espace interpapillaire. Sous l'influence de la prolifération des cellules néoplasiques, la membrane basale cède et le bourgeon épithélial pénètre dans le derme, poussant des ramifications latérales qui s'anastomosent irrégulièrement. Au voisinage des bourgeonnements épithéliaux, les follicules pileux, les glandes sébacées et sudoripares offrent des signes d'irritation ; leurs cellules prolifèrent ; elles s'entourent d'éléments embryonnaires et leur membrane limitante disparaît.

Les bourgeons épithéliaux qui constituent la tumeur sont bourrés de cellules toutes semblables les unes aux autres. Elles sont petites, de forme irrégulière et limitées par un bord dentelé. Toutes ces cellules sont

(1) P. BOURGEOIS, *loc. cit.*

très vivaces, et leurs noyaux fixent vivement les réactifs
colorants.

Tels sont les caractères saillants des épithéliomes
pavimenteux qu'on observe généralement sur le tégument externe de la région et, en particulier, au voisinage des narines.

b) Épithéliome cylindrique. — L'épithéliome cylindrique qui se développe sur la muqueuse nasale
n'offre également rien de bien spécial. En effet, dans
cette variété, les phénomènes histogénétiques fondamentaux sont les mêmes que dans l'épithéliome pavimenteux. Il s'agit toujours d'une hypergenèse exubérante des éléments épithéliaux qui forment des bourgeons pénétrant dans le tissu conjonctif.

Ces boyaux épithéliaux sont tapissés de cellules cylindriques implantées perpendiculairement sur leur paroi.
A une période plus avancée, les invaginations épithéliales se distendent irrégulièrement, et les assises cellulaires se multiplient au point d'oblitérer la lumière
centrale du cylindre épithélial. « Enfin, les cellules s'infiltrent dans les espaces lymphatiques du tissu conjonctif
et cheminent au loin. L'épithéliome est devenu diffus
et si les cellules prolifèrent abondamment dans les
espaces conjonctifs et les distendent en alvéoles, la tumeur prend l'aspect du carcinome. » (Pierre Delbet.)

Épithéliome cylindrique et *carcinome*, telles sont donc
les deux principales formes histologiques de l'épithéliome de la pituitaire.

Quoique nettement distincts au point de vue structu-
ral, ces épithéliomes présentent un ensemble de caractères communs qui permettent de les différencier des
sarcomes. Contrairement à ces derniers qui offrent
ordinairement l'aspect d'une *tumeur* plus ou moins volumineuse, arrondie, lobulée, bourgeonnante, sessile
ou pédiculée, l'épithéliome est constitué par une *infiltration* indurée, ligneuse, rapidement adhérente, se dif-
fusant dans toute l'épaisseur des tissus qu'elle rencontre. L'ulcération y est précoce, elle fait corps avec
la tumeur dont elle marque une phase de l'évolution,
et l'envahissement ganglionnaire si rare dans le sarcome est la règle dans l'épithéliome où il constitue un

appoint précieux pour le diagnostic. D'ailleurs, nous reviendrons plus longuement sur ces caractères différentiels dans l'étude clinique de ces néoformations.

Symptomatologie. — Bien que différentes par certaines particularités symptomatiques, les tumeurs malignes, qu'il s'agisse d'un épithéliome ou d'un sarcome, présentent une physionomie clinique suffisamment identique pour qu'on puisse les comprendre dans une même description.

Nous étudierons successivement les tumeurs cutanées et les tumeurs de la muqueuse.

1° *Tumeurs cutanées* (cancroïdes). — Elles occupent l'extérieur du nez et, de préférence, l'extrémité de l'organe ou le vestibule nasal dont le revêtement épithélial présente tous les caractères du tégument externe.

Ce sont des épithéliomas *pavimenteux* dont la description rentre dans celle des épithéliomas de la face.

Ils s'observent habituellement chez les vieillards et, en particulier, chez ceux dont les téguments présentent des altérations séniles précoces. C'est pour cette raison qu'on les rencontre surtout chez les sujets habitant la campagne et dont la peau a été exposée d'une manière continue aux irritations extérieures, au vent, à la chaleur et à la lumière solaire. Le point de départ est souvent un nœvus, une verrue sénile, une cicatrice traumatique ou une cicatrice de lupus tuberculeux ou érythémateux sclérosé spontanément.

Ils débutent *insidieusement* par une petite croûte jaunâtre ou brunâtre dont l'arrachement provoque une légère hémorrhagie ; mais comme elle est arrachée de nouveau, elle ne tarde pas à se reproduire.

Cette succession de phénomènes se répète ainsi pendant des mois, voire même des années, jusqu'à ce que l'*ulcération* s'établisse franchement. L'ulcère repose sur une masse saillante, indurée ; ses bords adhérents, surélevés et taillés à pic, limitent une perte de substance aplatie, parfois bourgeonnante, que tapissent des sécrétions desséchées.

L'affection s'étend très lentement *en surface ;* assez souvent cependant, elle creuse en profondeur, franchit l'hypoderme et atteint le squelette qu'elle détruit progressivement.

Parmi ces épithéliomes cutanés, on a décrit une *forme superficielle* qui correspond à *l'ulcus rodens de Jacob*, et qui est remarquable par son excessive béni gnité. Cette variété se manifeste sous l'apparence d'un ulcère plat, à fond rouge vif, desséché, n'ayant aucune tendance à végéter au dehors, ni à s'enfoncer dans la profondeur.

Elle s'étend en surface avec une lenteur extrême, mettant quelquefois une année et davantage à ulcérer deux ou trois centimètres carrés. Il arrive même que certains points ulcérés se cicatrisent spontanément. On l'observe surtout sur les ailes du nez et sur la paupière.

Ces épithéliomes cutanés ne retentissent sur les ganglions que fort tard, après la quatrième ou la cinquième année, et leur

FIG. 167. — Épithélioma ulcéré du dos du nez. — (Musée de l'hôpital Saint-Louis.) N° 449. — Prof' S. Duplay.

évolution indolente et prolongée contraste singulièrement avec la marche rapide et bruyante des néoplasmes de la muqueuse.

2° *Tumeurs de la muqueuse*. — Conformément aux données de la clinique, nous distinguerons successivement *trois périodes* dans l'étude symptomatique des tumeurs malignes des fosses nasales.

PREMIÈRE PÉRIODE. — Cette première phase de la maladie est remarquable par l'*insidiosité* des symptômes. Il n'est pas d'affection qui s'annonce sous des apparences plus bénignes que ces néoplasmes si effroyablement malins.

Tout d'abord, le malade accuse généralement un léger degré d'*enchifrènement* auquel il n'attache que peu d'importance, croyant à une simple atteinte de coryza vulgaire, mais bientôt apparaît un nouveau symptôme, lequel, bien que ne présentant aucun caractère spécifique, mérite cependant de fixer l'attention : c'est l'*épis-*

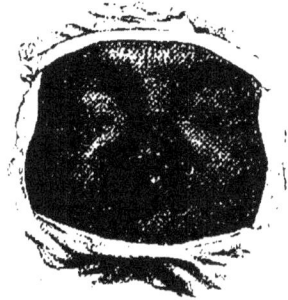

taxis. Celle-ci est remarquable par sa précocité, et, très souvent, elle constitue l'unique manifestation des lésions de la muqueuse. Par son abondance et sa répétition, elle peut créer une situation réellement inquiétante qui décide le malade à consulter un médecin. A ce symptôme s'en ajoute fréquemment un second non moins important, la *douleur.* D'abord à peine marquée et passagère, elle devient plus tard intolérable et continuelle, surtout dans les néoplasmes de l'étage supérieur des cavités du nez. Tantôt, c'est une sensation de tension intra-nasale ; tantôt et plus souvent, c'est une *céphalée* frontale gravative, à exacerbation nocturne, entravant complètement le sommeil ; ailleurs, on assiste à de véritables *crises névralgiques* dans la sphère du trijumeau, au niveau des rameaux sus et sous-orbitaires qui sont hyperesthésiés. La signification de ces accès douloureux n'est que trop souvent méconnue et c'est généralement le dentiste qui assiste le premier au début des lésions.

A mesure que celles-ci progressent, l'*enchifrènement,* d'abord léger et intermittent, s'accentue de plus en plus et devient permanent. Lorsqu'il est bilatéral, l'imperméabilité du nez est complète et le malade est dans l'obligation de respirer constamment la bouche ouverte.

L'obstruction nasale est habituellement accompagnée des signes habituels du *catarrhe rhino-pharyngien* et la propagation de ce dernier à l'appareil tubo-tympanique explique les bourdonnements, l'otalgie et les troubles auditifs qu'accuse le malade.

L'*anosmie,* qui a été maintes fois signalée, peut être due soit à l'imperméabilité nasale, soit à l'envahissement par le néoplasme de la zone olfactive.

La suppression de l'odorat entraîne fatalement l'abolition du goût dont l'exercice exige l'intégrité de l'olfaction.

DEUXIÈME PÉRIODE. — Arrivées à cette phase de leur évolution, les lésions devenues plus apparentes jettent enfin le masque et *s'extériorisent* en quelque sorte en déformant les cavités qui les dérobaient à la vue.

Tantôt, les bourgeons procidents du néoplasme franchissent l'orifice narinal qu'ils dilatent en l'obstruant entièrement ; tantôt, évoluant dans l'étage supérieur des fosses nasales, la tumeur bouleverse l'architecture des étroites cavités qui l'étreignent, en disloquant ou en détruisant le squelette qui ne constitue plus une barrière suffisante à son développement excentrique.

Ainsi s'expliquent l'envahissement successif des cavités voisines des fosses nasales et les *déformations* hideuses si fréquentes dans les sarcomes.

Ces déformations qui atteignent surtout le centre du visage dépassent parfois en horreur ce que l'imagination peut concevoir de plus affreux : elles consistent soit en un *élargissement* du dos du nez dont les téguments rouges, amincis et soulevés par les bourgeons néoplasiques menacent de se perforer à tout moment (fig. 168), soit en un *soulèvement* de l'une des joues dont l'énorme proéminence cache en partie le globe

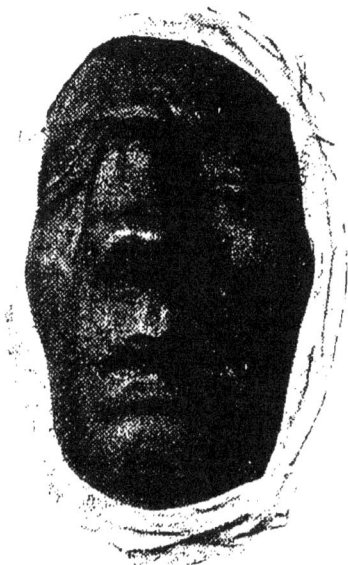

Fig. 168. — *Sarcome* des fosses nasales. (Musée de l'hôpital St-Louis.) Collection du Dr Péan. — N° 126.

oculaire qu'achève de masquer l'œdème palpébral.

Ailleurs, l'envahissement des fosses orbitaires refoule l'œil en dehors qui reste en quelque sorte figé dans cette position anormale. Lorsque l'*exorbitis* est bilatérale, elle donne au malade un « facies de grenouille » (*frog-face* deformity des Anglais).

A cette période de la maladie, les fosses nasales sont le siège d'*hémorrhagies* abondantes spontanées ou provoquées par le moindre contact et d'*écoulements* séropurulents, sanieux et horriblement fétides charriant des fragments de tumeur sphacélés.

Cette pyorrhée nasale, par sa persistance, entraîne, à

la longue, un *érythème* fort douloureux de l'orifice des narines et de la lèvre supérieure.

L'*adénopathie* est fréquente, elle a son siège dans les régions sous-maxillaire et carotidienne.

Précoce et volumineuse dans l'épithélioma dont elle offre tous les caractères de malignité, elle ne survient que tardivement dans le sarcome parvenu à la phase d'ulcération. Ici, elle n'a rien de néoplasique, elle est liée uniquement à l'infection secondaire de la plaie.

TROISIÈME PÉRIODE. – Elle est caractérisée par l'aggravation des symptômes précédents et par l'apparition des phénomènes de *cachexie* et de *généralisation*.

Elle peut survenir très rapidement, principalement dans les sarcomes *embryonnaires* observés chez les jeunes sujets ; par contre, elle peut n'apparaître qu'au bout de plusieurs années, comme c'est le cas pour certains sarcomes myéloïdes. Cependant, on n'assiste pas toujours à cette phase terminale; il n'est pas rare, en effet, que le malade soit emporté, avant son apparition, par une complication intercurrente, telle que la *méningo-encéphalite* ou une *hémorrhagie* presque foudroyante, comme je l'ai observé une fois étant de garde à Lariboisière.

Je ne connais rien de plus pénible et de plus lamentable que cette agonie interminable d'un malade que torturent sans cesse d'effroyables douleurs et qu'épuisent des hémorrhagies abondantes dont l'apparition réitérée fait le désespoir du médecin !

La déformation hideuse du visage alors devenu méconnaissable et l'extrême *fétidité* qu'exhale l'ichor néoplasique provoquent une répulsion telle que l'entourage le plus dévoué ne peut surmonter l'horreur qu'elles inspirent.

Intoxiqué par les poisons que le néoplasme déverse continuellement dans l'organisme, le malade ne tarde pas à présenter un *amaigrissement* rapide, les téguments prennent alors la teinte *jaune paille* caractéristique, l'anorexie est complète et une diarrhée profuse et rebelle annonce avec les œdèmes et la fièvre hectique l'imminence du *coma* mortel qui marque la fin habituelle de cette inexorable maladie.

Examen rhinoscopique. — Il est indispensable, car lui seul permet de se rendre compte du caractère et de l'étendue des lésions.

Dès le début, la rhinoscopie *antérieure* montre une tumeur *arrondie*, rouge sombre ou violacée, sessile ou pédiculée, lisse ou lobulée, et à siège septal, si c'est un sarcome, ou bien une tumeur *diffuse*, mal circonscrite, ulcérée et végétante et à implantation ethmoïdale, si c'est un épithéliome.

A une période plus avancée, le néoplasme a augmenté de volume au point d'obstruer complètement la lumière des cavités nasales dont les parois sont détruites par simple compression (sarcome) ou par envahissement successif des tissus (épithéliome).

La tumeur devient alors le siège d'une *ulcération* plus ou moins vaste, *bourgeonnante* et fongueuse dans le sarcome, irrégulière, *anfractueuse* et envahissante dans l'épithéliome.

L'exploration avec le stylet est le complément de l'examen endoscopique. Il renseigne sur les autres caractères objectifs des lésions, et notamment sur leur consistance et leur mode d'insertion.

Ferme et *élastique* dans les fibro-sarcomes, *dure* dans les ostéo-sarcomes et les tumeurs myéloïdes, la consistance du néoplasme est, au contraire, *molle*, *inégale* dans les sarcomes embryonnaires et les mélanomes et *friable* dans les épithéliomes.

Le stylet permet aussi de déterminer la zone d'implantation de la tumeur, son volume, ses connexions et ses différents prolongements. Malheureusement, cette exploration n'est pas toujours possible en raison du suintement sanguin qu'elle provoque et qui entrave l'examen.

La rhinoscopie *postérieure*, lorsqu'elle est réalisable, donne également des renseignements précieux sur les caractères des néoplasmes de l'étage supérieur et du segment postérieur des fosses nasales, sur leurs prolongements pharyngiens et sur l'état du cavum.

Le toucher rétro-nasal devra être fait avec une prudence extrême en raison des hémorrhagies abondantes qui peuvent en résulter.

Complications. — Elles sont nombreuses à cause du siège des lésions, elles sont terribles comme le mal qui les a provoquées.

Nous avons déjà signalé la coexistence du *catarrhe rhino-pharyngien* avec ses conséquences du côté de l'appareil tubo-tympanique, nous n'y reviendrons donc pas.

L'*empyème des sinus* de la face est mentionné dans maintes observations (Schwenn) ; il est dû soit à la propagation aux cavités accessoires du processus infectieux de la pituitaire, soit à la destruction par le néoplasme de la paroi sinusienne permettant l'irruption du pus nasal dans la cavité annexe.

Je suis persuadé que les pyo-sinusites ethmoïdales, si fréquentes au cours des néoplasmes de l'étage supérieur, ont une part importante dans la genèse de la méningo-encéphalite.

Les complications *oculaires* sont de deux ordres et comprennent : 1° des phénomènes *inflammatoires* ; 2° des phénomènes de *compression*.

1° Les premiers sont les plus précoces et généralement les plus bénins. Au nombre de ces accidents, on a noté la *conjonctivite* et la *dacryocystite* qui sont assez fréquentes ; beaucoup plus rares sont le phlegmon de l'orbite et la thrombo-phlébite des veines ophtalmiques.

2° Parmi les seconds, nous signalerons : l'*épiphora* (Barclay-Baron) consécutive à la compression du canal nasal par le néoplasme, la *propulsion* du globe oculaire dont la cornée sans cesse exposée à l'air s'ulcère et se perfore, entraînant de ce fait la fonte purulente de l'œil, et l'*amaurose* due à la compression des vaisseaux ophtalmiques ou du nerf optique (cas de Schwenn).

Les *paralysies* oculaires reconnaissent également le même mécanisme.

Celle de la *troisième paire* est la plus commune. On l'observait très nettement chez un malade de Warthin où elle se traduisait par du ptosis, de la diplopie, du strabisme externe et de la dilatation pupillaire. Dans un cas de Schwenn, la paralysie de la *sixième paire* avait entraîné un strabisme convergent avec diplopie homonyme.

Ces ophtalmoplégies sont parfois très précoces et c'est

ce qui explique la raison pour laquelle l'oculiste est, dans certains cas, le premier consulté.

Les complications *méningo-encéphaliques*, en vertu de leur fréquence, méritent toute notre attention. Elles s'observent surtout avec les néoplasmes de la région ethmoïdale. Elles présentent une gravité extrême puisqu'elles sont la cause habituelle de la mort du malade et qu'elles constituent une contre-indication formelle à l'intervention opératoire, qui reste l'unique chance de salut.

Ces accidents méningo-encéphaliques doivent être divisés en deux catégories suivant qu'il y a envahissement simple de l'endocrâne par la tumeur ou qu'à celui-là se surajoutent des phénomènes septiques.

La fréquence de ces *prolongements* intra-crâniens s'explique par la minceur extrême de la lame criblée qui offre une barrière insuffisante à la marche envahissante du néoplasme.

Cette complication passe souvent inaperçue en raison de la latence extraordinaire des lésions et du silence absolu des symptômes. C'est tout au plus si l'on observe quelques signes vagues peu en rapport avec l'étendue des dégâts. Une *céphalée* frontale persistante avec *troubles psychiques*, tels sont, en effet, les seuls signes qui frappent l'attention, et ce serait une erreur d'attendre, pour appuyer son diagnostic, l'apparition des manifestations habituelles de la compression cérébrale telles que : vomissements, crises épileptiformes, paralysies, ralentissement du pouls, etc., car ce complexus symptomatique s'observe bien rarement.

Plus souvent, l'étendue des lésions ne se révèle qu'au cours de l'acte opératoire (Schwenn), quand elle n'est pas une découverte d'autopsie.

Lorsque l'envahissement endo-crânien est compliqué de phénomènes *infectieux*, comme c'est fréquemment le cas après l'intervention chirurgicale, les accidents sont généralement plus marqués et plus rapides. Tantôt, c'est le tableau de la *méningite diffuse* classique ; tantôt, le processus infectieux, moins bruyant et plus localisé, aboutit à la formation d'une collection purulente *extra* ou *intra-cérébrale*.

Extra-cérébrale, elle est sus ou sous-dure-mérienne ; *intra-cérébrale*, elle a son siège dans le lobe frontal (Luc et Vidal), plus rarement dans le lobe temporal.

Nous n'avons pas à décrire ici la symptomatologie de ces abcès intra-crâniens, nous rappellerons seulement leur allure *insidieuse*, témoin le cas rapporté par mon ami Durante, où l'abcès cérébral, complètement ignoré pendant la vie du malade, fut une révélation de la nécropsie.

Enfin, nous signalerons la possibilité d'une propagation des lésions vers la cavité *bucco-pharyngienne*. Cette éventualité a été notée surtout avec les néoplasmes du segment postérieur et du plancher des fosses nasales.

L'envahissement du cavum se traduit par les signes des tumeurs du rhino-pharynx : troubles de la déglutition, de la respiration et de la phonation et complications *auriculaires* qui, par leur acuité, attirent quelquefois seules l'attention.

Chez un malade de Delstanche, la masse néoplasique, après avoir perforé la voûte palatine, reposait sur la langue, et le patient, pour éviter la suffocation, était obligé de tenir les mâchoires fortement écartées.

Diagnostic. — Au début, il est hérissé de grandes difficultés en raison de l'*insidiosité* des premiers symptômes. L'épistaxis, la céphalée et l'obstruction nasale sont des manifestations trop banales pour permettre de ne rien préjuger de la véritable nature des lésions. Ajoutez à cela l'absence d'examen rhinoscopique qui est rarement pratiqué à cette période et vous comprendrez pourquoi l'affection reste si longtemps méconnue. Et pourtant, il importe que le diagnostic soit posé dans le plus bref délai, car de la précocité de l'intervention dépend souvent le pronostic et partant la vie du malade. Or, pour arriver à ce résultat, vous devez établir :

1° *Qu'il s'agit bien d'une tumeur ;*
2° *Que c'est une tumeur maligne ;*
3° *De quelle nature est cette tumeur ;*
4° *Quel en est le siège, les connexions et le volume.*

1° *C'est une tumeur*, c'est-à-dire une masse constituée par du tissu néoformé ayant une tendance à proliférer.

On devra donc éliminer successivement :

Les *corps étrangers* et les *rhinolithes*, les *déviations* et les *épaississements* du septum, les *hématomes* et les *abcès*, les lésions *tuberculeuses* et *syphilitiques*, et enfin les *encéphalocèles* et les *méningocèles*.

Les *corps étrangers* et les *rhinolithes* ont pu, si invraisemblable que puisse paraître l'erreur, simuler un néoplasme. En effet, lorsqu'ils ont séjourné depuis longtemps dans les cavités du nez, ils s'accompagnent d'un ensemble de phénomènes que nous retrouvons également dans les tumeurs. Au contact prolongé du corps étranger, la muqueuse irritée augmente de volume et prolifère. Elle devient peu à peu le siège d'un processus ulcératif qui gagne en profondeur jusqu'au squelette qui peut être détruit. Ce travail de nécrose est souvent le point de départ d'une pyorrhée sanguinolente et fétide accompagnée de crises douloureuses dans la sphère du trijumeau. Toutefois, une endoscopie minutieuse permettra de reconnaître le calcul à son siège dans le méat inférieur, à sa forme irrégulière, à son aspect blanc grisâtre, et l'exploration avec le stylet, en renseignant sur sa consistance calcaire et sa surface rugueuse, complétera le diagnostic.

Les *déviations* et les *épaississements* du septum, par leur proéminence dans une des fosses nasales, peuvent au prime abord faire croire à un néoplasme. On différenciera les premières à la saillie lisse et arrondie qui les caractérise et les seconds à leur forme prismatique à grand axe antéro-postérieur. Dans les déformations de la cloison, la muqueuse conserve son aspect normal ; elle n'est le siège d'aucune ulcération et cette intégrité permet d'expliquer l'absence d'hémorrhagie et d'écoulement purulent si fréquemment observés dans les néoplasmes malins.

Enfin, l'exploration avec la sonde fera constater la consistance cartilagineuse de la saillie septale, et l'examen de la fosse nasale du côté opposé, une déviation en sens contraire du cartilage quadrangulaire.

Les *abcès* et les *hématomes* se distingueront à leur apparition après un traumatisme, à leur localisation habituelle sur le cartilage de la cloison, à leur bilatéralité, à la coloration rouge violacée de la muqueuse qui, à ce niveau, est lisse, tendue et non ulcérée, et à la fluctuation très nettement perçue par le palper bidigital.

Nous avons vu dans une étude précédente que certaines *lésions tuberculeuses* pouvaient simuler les tumeurs malignes.

La *tuberculose végétante* et le *sarcome*, au début, présentent une analogie telle que, souvent seul, l'examen histologique peut lever le doute. « Et cependant le microscope ne révèle pas de lésions tuberculeuses nettement constituées ; au milieu d'un amas de cellules géantes, les follicules tuberculeux y sont des plus rares, les bacilles presque introuvables, ce qui explique l'évolution lente de cette lésion. » (Lermoyez.)

En revanche, les ulcérations de la tuberculose *secondaire* ne ressemblent en rien aux ulcères néoplasiques. On reconnaîtra celles-là à leur forme irrégulière, à leurs bords décollés, cerclés de granulations miliaires, à leur fond grisâtre et fongueux et à leur apparition à la phase terminale de la tuberculose pulmonaire. En cas d'hésitation, on procédera à l'examen microscopique des lésions et, au besoin, on fera des inoculations au cobaye.

Le *lupus*, par son siège dans le vestibule nasal et sur les téguments qui tapissent l'extrémité du nez, peut être confondu avec le cancroïde de cette région. Comme ce dernier, en effet, il affecte une évolution très lente et sans réaction douloureuse dont l'aboutissant est la destruction progressive des tissus. Toutefois son apparition chez un sujet jeune, et l'aspect de ses ulcérations à bords plats, à fond granuleux et jaunâtre alternant avec des zones cicatrisées et s'étendant symétriquement sur le visage, sont trop caractéristiques pour prêter à l'erreur. Toutefois, celle-ci est encore possible, lorsque, sur les lésions lupiques, vient se greffer un épithélioma (Hébra, Kaposi, Lang, Mibelli).

Cette complication apparaît généralement sur la cicatrice d'un lupus en voie d'évolution. Elle prend l'aspect d'une tumeur végétante, fongueuse, mollasse, à marche rapide, saignant facilement et acccompagnée d'adénopathie, de douleurs vives et d'une profonde altération de l'état général, autant de symptômes dont la signification véritable n'échappera pas à un œil tant soit peu exercé.

Plus encore que la tuberculose, la *syphilis*, à ses différentes phases, a maintes fois simulé un néoplasme malin.

Nous avons encore présents à l'esprit les exemples rapportés par Moure. Lermoyez et Garel, où un *chancre* de la muqueuse nasale fut pris pour un sarcome : « Dans les trois cas rencontrés dans ma pratique, dit Moure, le chancre avait toujours un aspect bourgeonnant qui eût fait songer à une tumeur maligne, si l'âge des malades et l'apparition rapide des néoplasmes n'eussent fait exclure d'emblée ce diagnostic. »

Garel, croyant à une tumeur, sectionna un chancre du septum avec l'anse galvanique.

Pour différencier l'accident primitif du sarcome, on se rappellera que l'adénopathie, peu volumineuse et tardive dans ce dernier, est au contraire très accentuée et très précoce avec le chancre ; d'ailleurs, l'éclosion des manifestations secondaires de la syphilis au moment où la progression des symptômes locaux pourrait compléter l'illusion lève toute hésitation à cet égard.

La *gomme* syphilitique présente avec les néoplasmes une analogie d'autant plus grande que le microscope révèle dans le syphilome et le sarcome une structure histologique identique, c'est-à-dire un même assemblage de petites cellules rondes. C'est le traitement d'*épreuve* avec l'iodure de potassium qui, souvent seul, permet d'affirmer la nature exacte des lésions.

Les *encéphalocèles* et les *méningocèles* sont excessivement rares dans cette région, mais on doit y penser, étant donnée la gravité d'une intervention pratiquée sur ces pseudo-tumeurs.

Ces hernies congénitales se font soit à travers la lame criblée, soit à travers un orifice placé entre le corps du sphénoïde et l'ethmoïde, ou à travers l'un de ces os. Elles se manifestent sous la forme d'une tumeur arrondie, sessile ou pédiculée, rouge, pseudo-fluctuante, plus ou moins transparente et parfois réductible. Leur tension diminue pendant le sommeil et augmente pendant les efforts. Dans les cas difficiles, on aura recours à la ponction qui, en donnant issue à du liquide céphalo-rachidien, permet un diagnostic positif.

2° *C'est une tumeur maligne.*

La différenciation devra être faite avec les néoplasmes *bénins*, qui ont été étudiés dans les chapitres précédents.

a) On distinguera d'abord les tumeurs *pédiculées malignes* des tumeurs *pédiculées bénignes*.

Si, dans la plupart des cas, l'accroissement rapide, les douleurs relativement vives, l'abondance des hémorrhagies, l'aspect bourgeonnant, la consistance friable constituent des signes trop certains de malignité, il en est d'autres où l'affection se présente avec des caractères moins nets et où l'on peut croire à une tumeur bénigne.

C'est surtout quand quelques tumeurs enlevées antérieurement ont présenté en tout l'aspect des *polypes* ordinaires, ou bien quand celles que l'on aperçoit le plus nettement offrent cet aspect que l'on a tendance à porter, malgré l'exagération des troubles fonctionnels, ce diagnostic favorable. Il faut se souvenir qu'il est malheureusement assez fréquent de voir, après l'ablation de plusieurs polypes bénins, adénomes ou myxomes, apparaître de nouveaux polypes constitués cette fois par de l'épithélioma. Il faut se souvenir aussi qu'en même temps que les tumeurs malignes, il n'est point rare de rencontrer dans les fosses nasales des polypes ordinaires. Les observations de cette coexistence ne manquent pas. Ricard, dans sa thèse sur la pluralité des néoplasmes, rapporte deux faits d'épithélioma et de sarcome coïncidant avec des polypes muqueux (1). Schæffer, Hopmann, Terrier, Voltolini, etc., citent des cas analogues.

L'existence antérieure ou simultanée de polypes reconnus bénins, même histologiquement, ne saurait donc prouver qu'il n'existe point en même temps de production maligne. C'est l'analyse des troubles fonctionnels qui aura le plus de valeur dans les cas douteux à l'inspection ; d'ailleurs, dans ces cas douteux, il est toujours préférable d'agir comme dans les tumeurs nettement malignes. Une erreur immense, beaucoup plus facile, du

(1) *Pluralité des néoplasmes.* Thèse de Paris (1885).

reste, à éviter, doit être aussi immédiatement signalée : des myxomes anciens, rapprochés de l'orifice des fosses nasales, peuvent prendre un aspect dur, fibreux, cutané, très différent de celui des myxomes ordinaires. Cette transformation paraît plus fréquente chez les sujets âgés (1).

b) Les tumeurs malignes *non pédiculées* devront être également différenciées des néoplasmes bénins *à implantation large.*

Parmi ceux-ci, *l'enchondrome* est particulier à l'enfance ; il occupe de préférence le cartilage de la cloison ou le point de jonction de ce dernier avec le plancher des fosses nasales. C'est une tumeur lisse, arrondie, à consistance dure, élastique, à évolution lente et ne donnant pour tout symptôme qu'une obstruction nasale unilatérale.

Le fibrome, l'ostéome et *l'angiome* ont également, comme nous l'avons montré, une physionomie clinique assez nettement tranchée pour empêcher la confusion. Toutefois, ces néoplasmes peuvent, quand ils ont pris un grand développement, déterminer des douleurs vives, des hémorrhagies répétées et des suppurations fétides simulant les troubles fonctionnels des tumeurs malignes, et les ulcérations dont ils sont le siège à une période avancée achèvent de compléter l'illusion. On conçoit alors combien il importe pour le diagnostic d'avoir constamment présentes à l'esprit ces diverses causes d'erreur, qu'un peu d'attention permettra d'éviter.

3° *De quelle nature est cette tumeur maligne ?* Est-ce un *sarcome* ou un *épithéliome ?*

Cliniquement, s'il s'agit d'une tumeur arrondie ou mamelonnée, de consistance inégale, de dimensions volumineuses, à développement rapide, survenant chez un sujet jeune, songez à un *sarcome* ; mais si, au contraire, vous constatez une infiltration diffuse ayant une grande tendance à l'ulcération et à l'envahissement,

(1) A. PLICQUE. — Étude sur le diagnostic et le traitement des tumeurs malignes des fosses nasales. (*Annales des maladies de l'oreille,* etc., mars 1890.)

31

avec manifestations ganglionnaires et altération profonde de l'état général, apparaissant chez un malade âgé, pensez alors à un *épithéliome*.

Le plus souvent, cependant, cette distinction ne peut être établie d'une façon précise que par l'examen histologique d'une parcelle du néoplasme et c'est encore à lui qu'on devra recourir pour reconnaître la variété à laquelle il appartient.

4° *Quel en est le siège, les connexions et le volume ?*

Ces renseignements seront fournis par la rhinoscopie antérieure et postérieure, par l'exploration avec le stylet et par le toucher rétro-nasal.

Il est parfois difficile d'apprécier l'existence et le mode d'insertion du pédicule de la tumeur. La constatation d'un mouvement de va-et-vient, quand le malade fait une expiration forcée, est loin d'être constante. Des tractions exercées avec beaucoup de ménagements pour ne point entraîner d'hémorrhagie, des tentatives pour contourner la tumeur avec la pointe du stylet pourront fournir des renseignements précieux. Cette exploration sera, d'ailleurs, facilitée par un badigeonnage préalable de la muqueuse avec la solution de cocaïne-adrénaline, qui amène sa rétraction et arrête l'effusion du sang si préjudiciable à l'examen.

Enfin, par les déformations qu'il entraîne et par les phénomènes de compression qu'il occasionne, on pourra déterminer d'une façon approximative le volume du néoplasme.

Les fosses nasales, par leurs connexions multiples, se prêtent singulièrement, ne l'oublions pas, aux irradiations des tumeurs et, avant d'opérer, dans l'intérêt du pronostic, on aura toujours présente à l'esprit l'*insidiosité* avec laquelle se font les propagations intra-crâniennes, qui, bien souvent, sont une découverte opératoire ou une révélation de l'autopsie.

Evolution. Pronostic. — Généralement lente dans les formes cutanées de l'épithélioma, la marche de la maladie est plus rapide dans les néoplasmes de la muqueuse. La durée de l'affection abandonnée à elle-même est subordonnée à la nature de la tumeur et à sa ocalisation.

Très courte dans l'épithélioma et le sarcome *embryon-naire* où parfois elle n'excède pas 5 à 6 mois, elle peut se prolonger pendant des années dans les cas de sarcome myéloïde. Quoi qu'il en soit, la *mort* est la terminaison habituelle du cancer des fosses nasales. Elle peut survenir soit par *cachexie* (épithélioma), soit par *généralisation* néoplasique (sarcome) quand elle n'est pas la conséquence d'une complication intercurrente, telle que la *méningo-encéphalite*.

L'inexorabilité du pronostic d'une telle affection livrée à elle-même plaide en faveur de la nécessité d'une intervention énergique, qui, pratiquée *hâtivement*, reste pour le malheureux patient l'unique chance de salut.

Traitement. — A. *De l'épithéliome cutané.* — Il consiste dans l'*éradication* large de la tumeur, suivie de l'application d'un lambeau autoplastique destiné à combler la perte de substance consécutive à l'exérèse (V. art. *Rhinoplasties*).

Le traitement chirurgical est surtout indiqué dans les formes *térébrantes* intéressant le squelette du nez ; mais, dans les variétés *superficielles*, il est préférable de recourir à la *radiothérapie* (Leredde), en raison de la perfection des résultats esthétiques qu'elle permet d'obtenir, considération importante lorsqu'il s'agit d'une région qui, comme celle du centre de la face, ne souffre pas sans dommage la moindre mutilation.

B. *Des néoplasmes de la muqueuse.* — En se plaçant uniquement au point de vue des conditions opératoires, on peut les diviser assez artificiellement en quatre groupes principaux (Plicque) :

1° *Tumeurs petites et pédiculées.* — Si le néoplasme siège à la partie antérieure du septum, s'il est facilement abordable, on peut en tenter l'ablation par les voies naturelles en le sectionnant avec l'*anse galvanique* et en cautérisant énergiquement la zone d'implantation avec le galvano-cautère plat.

Mais si la lésion occupe un segment élevé des cavités du nez, si facile que puisse paraître l'arrachement avec la pince ou le serre-nœud par les voies naturelles, il faut renoncer à ce mode d'exérèse forcément incomplet. Il est préférable d'attaquer par une *voie artificielle*, qui donne un jour suffisamment large pour permettre une éradication totale. Une simple incision des parties molles dans le sillon naso-génien crée généralement une brèche suffisante, que l'on peut toujours agrandir en cas de nécessité par une section de l'os nasal.

La tumeur ainsi mise à nu est extirpée comme précédemment.

2° *Tumeurs volumineuses et sessiles*. — Ici une opération *préliminaire*, destinée à ouvrir un large accès à l'opérateur, est indispensable.

Le professeur Duplay s'est contenté, dans un cas de sarcome, de récliner les parties molles du nez, après une incision pratiquée dans le sillon naso-génien ; Verneuil, grâce à une incision menée sur la ligne dorsale du nez et le côté de la narine, combinée à une section des os propres, a pu enlever un néoplasme du volume du poing.

Ces diverses incisions permettent, comme on le voit, d'exécuter des ablations déjà fort étendues ; mais le temps délicat, c'est l'*éradication* totale des lésions, ablation rendue singulièrement difficile par les entraves apportées à l'administration régulière du chloroforme et par l'abondance de l'hémorrhagie qui masque le champ opératoire et aveugle le chirurgien. On préviendra la chute du sang dans les voies respiratoires par un tamponnement rigoureux de l'orifice postérieur des fosses nasales.

« Les difficultés de la pratique sont sans doute bien difficiles à concilier avec les exigences de la théorie ; on peut cependant dire que de semblables ablations ne donnent guère de chance de succès durable. Quand une tumeur n'est point enlevée *en bloc*, en outre des dangers de greffes néoplasiques, on court les plus grands risques de ne point retrouver complètement les prolongements laissés. On s'attachera donc à faire, à moins de nécessité absolue, toujours porter les sections dans les parties saines qui entourent la tumeur. » (Plicque.)

3° *Tumeurs diffuses*. — L'extirpation complète des lésions ne peut être réalisée ici qu'au prix de sacrifices

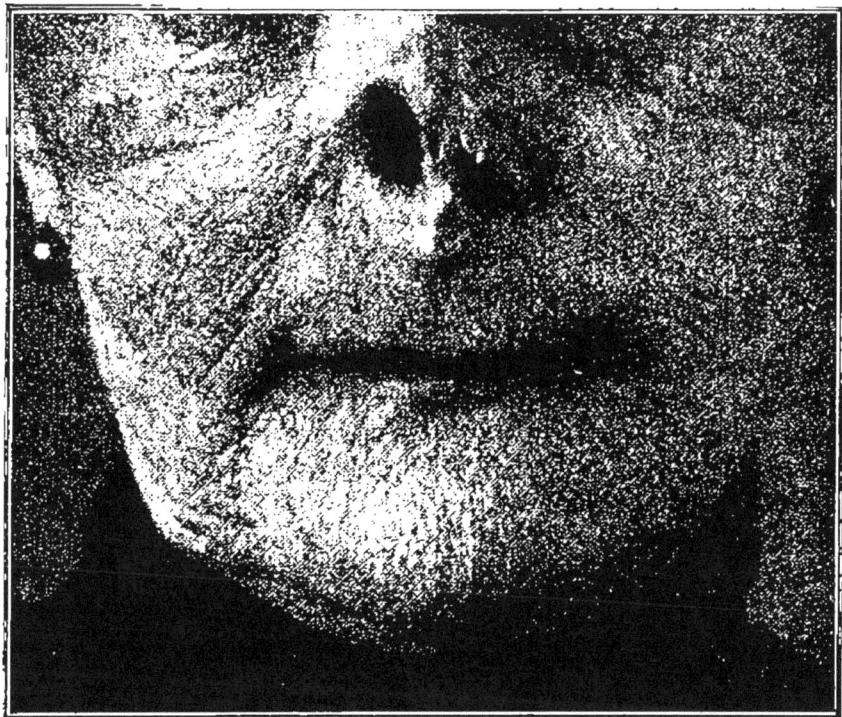

Fig. 169. — Épithéliome destructeur du nez guéri par la radiothérapie.
(Photographie due à l'obligeance de mon collègue et ami le Dr Leredde)

considérables et de vastes délabrements. Il s'agit donc
d'une opération d'une *gravité extrême*, dont il importe
avant tout de poser les contre-indications.

Ces contre-indications se tirent:

1º De l'*âge* avancé du malade et de son état général ;

2º Du *siège* de la tumeur (corps de l'ethmoïde ou du
sphénoïde);

3º De sa trop grande *diffusion* ne permettant pas une
exérèse complète ;

4º De la constatation de prolongements *intra-crâniens*.

Si vous vous décidez à intervenir, il faut vous préparer
à pratiquer une *éradication totale* des lésions, car ce n'est
qu'à cette condition, mais à cette condition seule, que
vous agirez utilement.

Avant de commencer, vous sauvegarderez votre res-
ponsabilité vis-à-vis de l'entourage du malade, en faisant
ressortir qu'il s'agit d'une opération très sérieuse et
susceptible d'être suivie d'une récidive à plus ou moins
bref délai; par contre, vous justifierez votre conduite,
en insistant sur l'effroyable gravité du pronostic d'une
telle affection abandonnée à son évolution spontanée.

Pour pratiquer une exérèse complète, il est nécessaire
de se créer une *voie artificielle*, les voies naturelles étant
impraticables, insuffisantes et même dangereuses.

Une opération *préliminaire* doit donc précéder l'opération *fondamentale*.

a) *Opération préliminaire.* — Nous n'exposerons pas
ici les nombreux procédés qui ont été décrits pour ouvrir une large voie dans les fosses nasales; ce sont d'ailleurs les mêmes que ceux qui ont été proposés pour
l'ablation des polypes naso-pharyngiens. Nous nous bornerons simplement à signaler les méthodes qui nous
semblent les plus recommandables, à savoir: la *résection
simple ou double au maxillaire supérieur*, le *procédé
d'Ollier* qui, mieux que celui de Chassaignac, assure la
nutrition du lambeau détaché, le *procédé de Lawrence*,
celui de *Chalot*, *l'opération de Rouge*, et celle de *Bar-
denheuer* qui est un Rouge agrandi.

Procédé d'Ollier. — C'est l'abaissement de l'auvent
nasal par *ostéotomie verticale bilatérale*.

L'opération comprend deux temps :

1er TEMPS. — *Section verticale des parties molles et du squelette de l'auvent nasal.* — On fait une incision en fer à cheval, commençant au niveau du bord postérieur de l'aile du nez à droite, remontant directement vers le point le plus élevé de la dépression naso-frontale, puis redescendant à gauche, par le même chemin, jusqu'au niveau du bord postérieur de l'aile du nez. Cette incision est menée franchement jusqu'à l'os. (fig. 170).

A l'aide d'une scie à lame étroite comme celle de Farabeuf, on sectionne le squelette nasal suivant la ligne d'incision, en s'arrêtant dès qu'on a franchi les apophyses montantes.

On achève de mobiliser le masque ainsi sectionné par quelques coups de ciseaux sur la cloison et les cartilages des ailes, en faisant au besoin la ligature de la frontale externe à la racine du nez. Cette ostéotomie verticale donne, avec

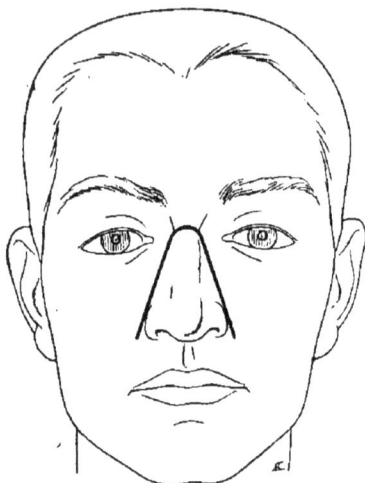

Fig. 170. — Procédé d'Ollier
Tracé opératoire (1).

un jour très large, un lambeau bien nourri par les artères de la sous-cloison et de l'aile du nez (fig. 171).

2e TEMPS. — *Mobilisation de la cloison.* — Lorsqu'elle n'est pas détruite par le néoplasme, on la refoule ou on la sectionne aux ciseaux en haut et en bas.

Procédé de Lawrence. — C'est une *ostéotomie double verticale,* mais pratiquée *de bas en haut.*

Une incision en U pratiquée jusqu'à l'os descend, de chaque côté, de l'angle interne de l'œil, suit le sillon

(1) Cette figure et les suivantes ont été empruntées à l'ouvrage de G. Laurens : *Chirurgie oto-rhino-laryngologique* (Traité de Médecine opératoire et de Thérapeutique chirurgicale de P. Berger et H. Hartmann).

naso-génien et contourne en bas, à angle droit, les
narines et la sous-cloison. Le nez étant ensuite disséqué
de bas en haut, on détache par quelques coups de pince
de Liston le septum et les apophyses montantes.

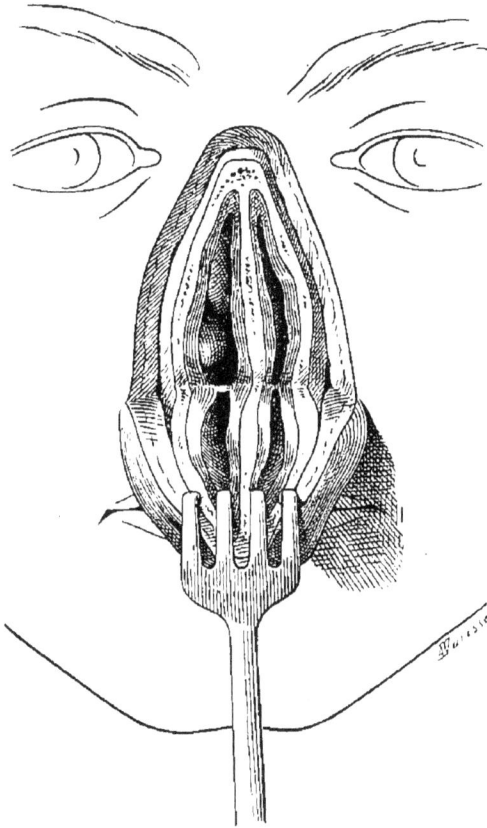

Fig. 171. — Procédé d'Ollier.
L'auvent nasal est rabattu.

Ce procédé est moins recommandable que le précédent, parce qu'il peut léser les sacs lacrymaux et qu'en
sectionnant l'extrémité inférieure du nez, il prive le
lambeau de ses principaux moyens de nutrition.

Procédé de Chalot. — C'est une *ostéotomie médiane*,
qui comprend deux procédés :

1er PROCÉDÉ. — *Ostéotomie médiane unilatérale.* —

31.

Les téguments de l'arête dorsale du nez sont sectionnés suivant la ligne médiane, avec de forts ciseaux droits, jusqu'aux os propres. Cette section est prolongée par une incision au bistouri jusqu'à la dépression naso-frontale. De l'extrémité supérieure de cette incision, on en mène une petite transversale, croisant l'apophyse orbitaire interne et allant jusqu'à l'os.

A l'aide d'une scie fine, on sectionne de bas en haut l'os propre suivant la ligne d'incision extérieure, puis on coupe avec le ciseau l'os nasal et l'apophyse montante dans la direction de l'incision transversale. Saisissant alors, avec les mors d'une pince puissante, cette valve nasale, on la renverse en dehors, en fracturant les parties osseuses qui résistent.

Cette opération unilatérale ne dénude qu'une seule fosse nasale et, lorsqu'on veut avoir accès dans les deux cavités, il faut recourir au procédé suivant.

2ᵉ PROCÉDÉ. — *Ostéotomie médiane bilatérale*. — On procède comme précédemment et, une fois le volet nasal d'un côté mobilisé en dehors, on luxe de l'autre côté le cartilage de la sous-cloison ; puis, après avoir perforé le septum au-dessus de ce cartilage, on le sectionne de bas en haut avec une pince de Liston.

On mène alors une petite incision transversale sur la racine du nez, semblable à celle du côté opposé, et l'on détache à l'aide du ciseau l'os propre et l'apophyse montante, taillant ainsi un second volet symétrique, qui est renversé également en dehors.

Opération de Rouge. — Elle est indiquée dans les cas de néoplasmes siégeant dans l'étage inférieur des fosses nasales. C'est une *rhinotomie sous-labiale*, qui a l'avantage d'ouvrir une large brèche à l'opérateur. Elle comporte deux temps :

1ᵉʳ TEMPS. — *Incision de la muqueuse jusqu'à l'os*, pratiquée à 5 millimètres *au-dessus* du sillon gingivo-labial et menée de la première prémolaire à la prémolaire correspondante (fig. 172).

2ᵉ TEMPS. — *L'auvent nasal est récliné en haut*. — Avec la rugine, on détache les parties molles et, à l'aide des ciseaux, on sectionne la cloison cartilagineuse, de bas en haut, jusqu'au bord inférieur des os propres. Le

lambeau naso-labial ainsi isolé de ses adhérences sque-
lettiques est renversé en haut et maintenu dans cette

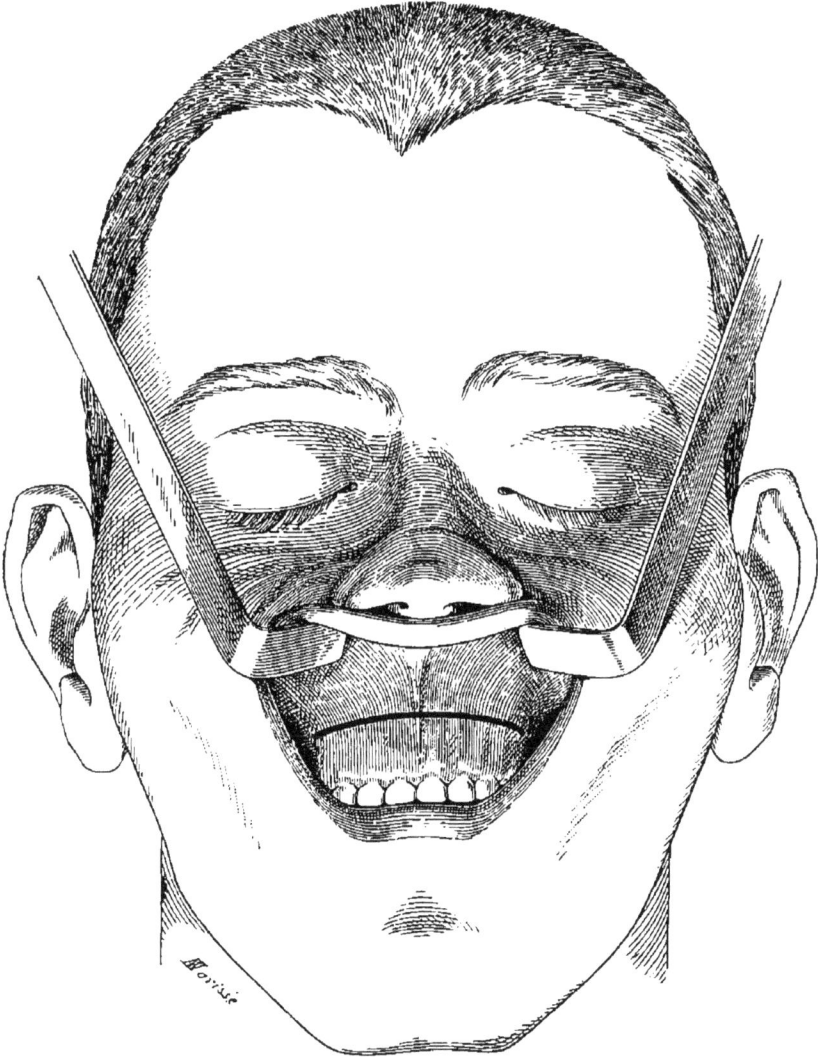

FIG. 172. — Opération de Rouge.
Incision au fond du sillon gingivo-labial.

position par deux écarteurs de Farabeuf (fig. 172).

Opération de Bardenhauer. — C'est l'opération de
Rouge, mais étendue à toute la largeur de la face, qui

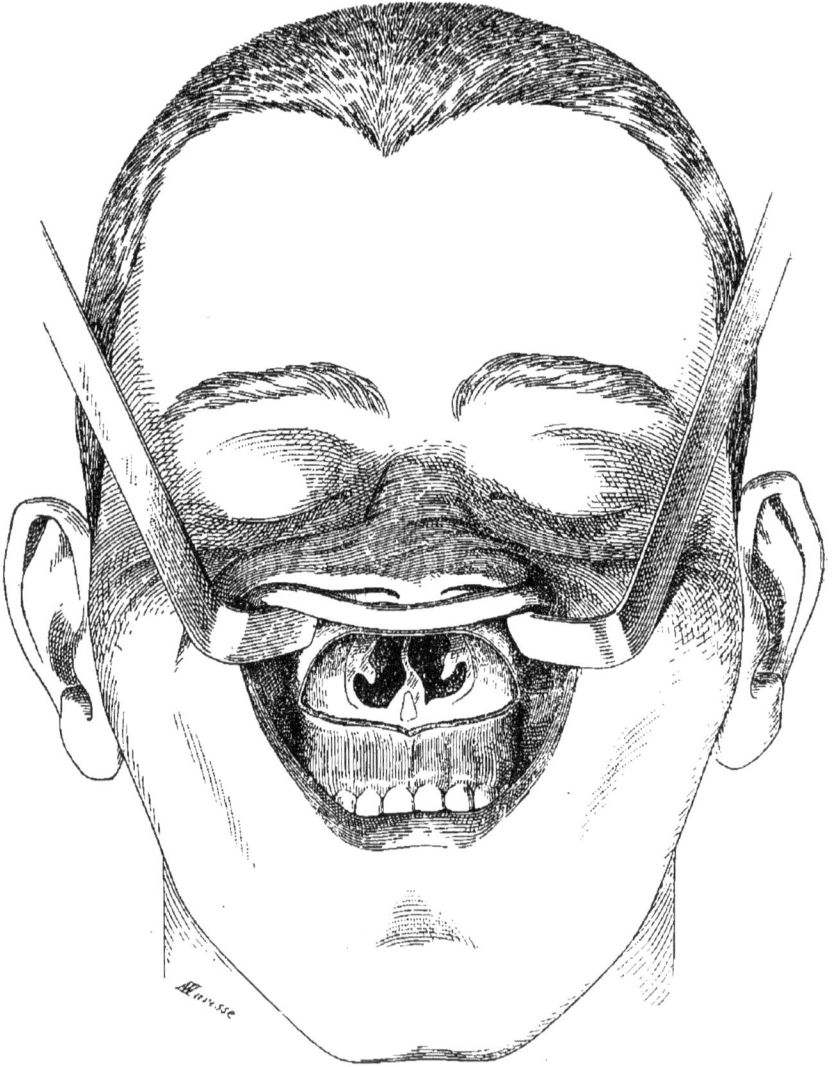

Fig. 173. — Opération de Bardenhauer.
La cloison cartilagineuse est sectionnée d'un coup de ciseau, les parties
molles détachées et l'auvent nasal récliné en haut.

est, en quelque sorte *décortiquée*. L'incision va d'une

apophyse zygomatique à l'autre et pénètre jusqu'à l'os, rasant inférieurement la cloison et la fosse canine.

Après rugination des surfaces osseuses que l'on se propose de dénuder, le masque naso-jugo-labial est renversé sur le front, mettant ainsi à nu les fosses nasales dans toute leur étendue et la paroi antérieure de l'antre d'Highmore (fig. 173).

Ce procédé ouvre un large accès dans les fosses nasales et dans les cavités de l'ethmoïde et du sphénoïde. Il est indiqué quand le néoplasme ayant franchi les cavités du nez a envahi les sinus de la face.

« Si brillantes que soient ces opérations préliminaires, on ne doit point oublier que c'est seulement après elles, au moment de l'ablation de la tumeur, que commence la vraie tâche du chirurgien. Sans doute, plus le jour sera large, plus on se rendra facilement maître de l'hémorrhagie, plus on pourra poursuivre sans trop de danger les prolongements et hmoïdaux. Mais l'ablation complète n'en restera pas moins trop souvent bien périlleuse et bien difficile.

b) *Opération fondamentale.* — C'est le temps délicat. Elle doit être radicale, avons-nous dit, pour être utile, et, malgré les énormes mutilations qu'elle nécessite, elle ne met pas toujours l'opéré à l'abri d'une récidive. Bien heureux encore quand ce traumatisme formidable ne hâte pas l'issue fatale qu'on se proposait précisément d'éviter ! C'est tout au plus, faut-il le dire, s'il parvient, dans les cas favorables, à prolonger de quel ques mois seulement la survie du malade.

Ce temps d'exérèse consiste dans la *résection* des lésions en dehors de la zone infiltrée et dans la *cautérisation* profonde, avec le gros cautère plat, de l'implantation du néoplasme.

La large brèche résultant de cette ablation sera *tamponnée* à fond avec une lanière de gaze iodoformée, afin de prévenir l'hémorrhagie qui est souvent la conséquence de ces vastes délabrements.

4° *Tumeurs inopérables.* — Dans ces cas désespérés, point n'est besoin d'insister longuement sur les moyens thérapeutiques à employer, qui, d'ailleurs, seraient illusoires.

On se bornera donc à *pallier* les symptômes les plus
pénibles, tels que l'obstruction nasale, la douleur, l'hémorrhagie et la fétidité.

L'*obstruction nasale* peut être levée par des interventions parcimonieuses consistant dans l'ablation des bourgeons exubérants avec l'anse galvanique portée au
rouge sombre, ou dans leur destruction avec le galvano-
cautère.

La *douleur* sera calmée par l'*héroïne* ou la *morphine*,
administrées en potions ou en injections sous-cutanées
et à doses progressivement croissantes, en raison de l'accoutumance rapide du malade.

L'*hémorrhagie* cédera aux applications d'*antipyrine* ou
mieux d'une solution d'*adrénaline* et, dans les formes
menaçantes, on recourra, sans tarder, au *tamponnement*
des fosses nasales.

Voltolini recommande, dans les hémorrhagies répétées,
l'attouchement des surfaces ulcérées avec le *galvano-
cautère* ou l'emploi de l'*électrolyse positive*.

Enfin, la *fétidité* des sécrétions nasales sera combattue par des lavages abondants et chauds avec une solution d'*hydrate de chloral* ou de *phénosalyl* à 1/1000, ou
de *permanganate de potasse* à 5/1000, suivis d'insufflations d'*iodoforme*, de *dermatol* ou d'*orthoforme*.

NÉVROPATHIES D'ORIGINE NASALE

Les rapports qui existent entre les affections nasales et certaines manifestations névropathiques avaient attiré depuis longtemps l'attention des cliniciens ; mais, c'est, en réalité, à Voltolini (1), au professeur Duplay et à B. Fraenkel que revient le mérite d'avoir consacré la première étude à cette très intéressante question, « qui ne prit une véritable importance qu'en 1882 et surtout en 1884, après la publication des travaux de Herzog (2) et de Hack (3) ». Ce dernier auteur fit paraître un mémoire très documenté, qui devait servir de base aux recherches des rhinologistes modernes, parmi lesquels nous citerons surtout Hering, Joal (4), Roë (5), Daly 6), Lichtwitz (7), Ruault (8), Jacobi (9) et Masucci (10).

Les recherches expérimentales si minutieusement conduites de Laborde et de François Franck (11), en confirmant pleinement les données de la clinique, jetèrent une vive lumière sur ce chapitre encore obscur de

(1) *Anwendung der Galvano-Kaustik*, 1871.
(2) Der nervöse Schnupfen (*Mittheilungen des Vereins der Aerzte Steiermarks*, 1882).
(3) *Berlin Klin. Wochenschr.*, 1882, n° 25.
(4) JOAL, *Arch. de méd.*, 1882.
(5) *Archives of laryngology*, 1882, vol. III.
(6) *New York, Med. Journ.*, 12 mai 1883.
(7) *Ann. des maladies de l'oreille*, etc., juillet 1889.
(8) *Gazette des hôpitaux*, décembre 1887.
(9) JACOBI, Chorées réflexes d'origine nasale. *New-York Med. Record*, 17 mai 1888.
(10) MASUCCI, *Soc. ital. de rhinol.*, septembre 1895.
(11) *Archives de physiologie normale*, juillet 1889.

la rhinologie, si bien qu'aujourd'hui l'étude des névropathies d'origine nasale est à l'ordre du jour dans les
traités classiques les plus récents.

Nous nous bornerons, pour le moment, à ces quelques
indications bibliographiques, nous réservant de revenir
plus longuement, dans l'étude de la pathogénie, sur les
travaux qui nous ont paru dignes d'intérêt.

Pathogénie. — Sans vouloir entrer ici dans les discussions sans nombre qu'a suscitées ce chapitre de pathogénie, nous avons cru devoir tracer en quelques lignes
un exposé des opinions les plus accréditées.

Hack, dans ses travaux sur cette question, prétend
que, sous l'influence d'un état d'irritation particulièr e,
il se produirait une tuméfaction du tissu caverneux,
une véritable *érection* de la pituitaire, qui serait le point
de départ d'accidents réflexes dans la sphère du trijumeau, du pneumogastrique et du grand sympathique.
Cet auteur n'explique pas d'où provient cette irritation
de la muqueuse nasale, il dit seulement que parfois
elle est favorisée par des causes mécaniques : petits
myxomes, crêtes osseuses de la cloison, adhérences
congénitales du septum avec les cornets, etc.

B. Fraenkel, Ruth, Schaeffer, Schech, Schmaltz et
Bœker admettent, au contraire, que les névroses réflexes
sont dues à un état d'excitabilité exagérée des fibres
sensitives et qu'elles peuvent naître de n'importe quelle
partie de la pituitaire sans l'intermédiaire du tissu caverneux. « Le gonflement de ce dernier n'est, dit Schmaltz,
qu'un symptôme de l'hyperesthésie des nerfs de la muqueuse nasale, principalement du trijumeau. »

Moins exclusifs, Rossbach (1) Heymann (2) et Schech
prétendent qu'une *prédisposition* nerveuse est indispensable pour qu'une lésion de la pituitaire produise des
accidents réflexes. Ils insistent par conséquent sur le
traitement général autant que sur le traitement local.

Schreiber, en revanche, à l'encontre de la majorité des
auteurs, n'admet pas les réflexes nasaux. Suivant lui,

(1) Rossbach, Préface de la thèse de Runge : *Die Nase in
ihren Beziehungen zum übrigen Körper*, Iéna. 1885.
(2) Heymann, *Deutsche med. Zeitung*, n° 66, 1886.

les manifestations nasales, telles que la tuméfaction des cornets, qui accompagnent certaines névroses ne sont que « des complications accidentelles ou des troubles vaso-moteurs dus à la névrose elle-même ». D'après lui, l'effet favorable des cautérisations nasales ou est un phénomène du hasard, ou est dû à leur action révulsive.

Mac Bride (1) croit également que, dans certains cas d'asthme d'origine centrale, les cautérisations de la muqueuse n'agissent que comme révulsifs.

De même, Potiquet (2), faisant allusion à la relation signalée par les spécialistes entre l'asthme et le nez, proteste contre « cette intrusion violente du nez dans la pathologie interne ». D'après lui, l'asthme est une névrose bulbaire dont la cause première est la surexcitabilité réflexe, innée ou acquise, du centre respiratoire de la moelle allongée. C'est seulement lorsque ce trouble fonctionnel existe que des irritations périphériques, qu'elles partent du nez, du poumon ou d'ailleurs, peuvent donner lieu à de l'asthme. L'accès d'asthme provoqué par une affection nasale n'est plus ainsi qu'un cas particulier d'une loi générale, qui peut être formulée ainsi : lorsqu'il y a surexcitabilité du centre respiratoire de la moelle allongée, une irritation portée sur le nerf vague, le trijumeau ou quelque autre nerf périphérique peut donner lieu à des accès d'asthme.

D'autre part, la coïncidence de crises asthmatiques et d'une affection nasale peut être purement fortuite ; en tous cas, elle n'autorise pas à établir *ipso facto* une relation de cause à effet entre celle-ci et celles-là.

Beaucoup moins absolue est l'opinion de Lichtwitz, lequel, après avoir passé en revue les différentes théories et fait la part d'exagération qui revient à chacune d'elles, admet qu'il y a lieu de distinguer deux catégories d'affections névropathiques : à la première appartiennent les névroses réflexes d'origine nasale et pharyngée proprement dites; dans la seconde catégorie, il faut grouper les nombreuses névroses qui s'accompagnent d'affections catarrhales nerveuses des mu-

---

(1) Mac Bride, *Brit. med. Journ.*, 29 janvier 1887.
(2) *Médecine moderne*, mai 1890.

queuses, surtout de la pituitaire, ayant la même cause
générale que les névroses elles-mêmes.

« Les névroses de ces deux groupes, dit-il, n'ont de
commun que l'hyperesthésie de la muqueuse et le
résultat plus ou moins persistant d'un traitement nasal
ou pharyngé, mais elles diffèrent dans leur pathogénie
et leur étiologie. Tandis que l'hyperesthésie de la
muqueuse est d'origine périphérique dans les névroses
réflexes vraies, elle est d'origine centrale dans les
névroses du second groupe... C'est en voulant compter
toute névrose offrant des symptômes nasaux ou pharyngés parmi les névroses réflexes vraies qu'on a porté
le plus grand tort à la théorie de ces dernières et que
quelques auteurs ont fini par nier complètement leur
existence. »

Après avoir insisté sur les réserves qu'il y avait à
faire sur la relation si rigoureusement admise par un
grand nombre de cliniciens entre une foule d'accidents
nerveux et les irritations congestives ou autres de la
pituitaire, François Franck reconnaît cependant qu'un
nombre considérable encore de retentissements pathologiques peut être provoqué par la stimulation anormale
de cette muqueuse. « C'est précisément, dit-il, parce
que nous avons observé nous-même des faits très
positifs que nous nous sommes vivement intéressé à
cette étude et avons cru devoir en faire l'objet d'un
travail expérimental spécial (1). »

Nous n'avons pas à suivre ici l'auteur dans ses nombreuses expériences, nous rappellerons seulement
qu'elles ont été pratiquées sur le chien, le chat et le
lapin, et qu'elles consistaient en irritations, par différents procédés, des divers points de la muqueuse normale ou préalablement enflammée par une mise à nu
datant de plusieurs jours. Ses recherches expérimentales l'ont amené à cette conclusion, que l'irritation de
la muqueuse nasale provoquée dans des conditions
déterminées est susceptible d'engendrer des troubles
réflexes pouvant intéresser soit le système *respiratoire*,

_____

(1) FRANÇOIS FRANCK, *loco cit.*

soit le système *circulatoire*, soit enfin l'appareil *vaso-moteur*.

a) Parmi les *accidents respiratoires* réflexes, l'auteur signale :

1° Le *spasme laryngé réflexe*, produit par l'irritation de l'extrémité antérieure du bord libre et de l'extrémité postérieure des cornets inférieur et moyen ;

2° Le *spasme bronchique réflexe* qui est consécutif à une stimulation nasale un peu vive portant sur les régions si sensibles des cornets et s'adressant surtout à une muqueuse congestionnée. Ce spasme peut être assez accusé pour déterminer une dépression des espaces intercostaux, nettement perceptible à la vue;

3° Des *troubles réflexes des mouvements extérieurs de la respiration.* — « Autant sont uniformes les réactions précédentes, le spasme laryngé et bronchique, autant sont variables dans leur forme les réactions respiratoires extérieures : l'animal conscient a trop de prise sur ses muscles respiratoires pour ne point fournir de réactions variées sous l'influence d'une stimulation douloureuse ou tout au moins désagréable, qui surprend une surface préposée, en quelque sorte, à la surveillance de l'appareil respiratoire. »

Néanmoins, on peut dire que les troubles respiratoires extérieurs affectent tous le caractère *spasmodique*, et on ne les voit pas ici prendre le caractère *inhibitoire passif.*

François Franck a démontré que ces différentes réactions spasmodiques peuvent se combiner pour produire un état respiratoire grave, aboutissant, s'il se prolonge, à la suffocation et *simulant un accès d'asthme.*

b) *Troubles cardiaques produits par les irritations nasales.* — François Franck attire l'attention sur cette catégorie d'accidents, à peine mentionnés par W. Hack et Küpper. S'il est prouvé qu'ils sont, parmi les manifestations névropathiques d'origine nasale, celles qui, en clinique, paraissent présenter le moins d'intérêt, il n'en est pas moins vrai qu'ils acquièrent une très grande importance en physio-pathologie, où l'on voit l'irritation vive de la pituitaire déterminer, par voie réflexe, des réactions *cardio-modératrices* souvent très accusées, parfois des troubles du rythme cardiaque. Cette irritation provoque « si elle est énergique et appliquée au cornet inférieur, le ralentissement réflexe progressif du cœur, en même temps que l'arrêt spasmodique ou d'autres troubles de la respiration... Ces troubles s'atténuent au contraire et peuvent même disparaître complètement sous l'influence de l'anesthésie locale ; la diminution générale de la sensibilité au moyen de la morphine et des anesthésiques les supprime également d'une façon plus ou moins complète » (1).

c) *Troubles vaso-moteurs réflexes d'origine nasale.* — Encore ici, l'expérimentation est d'accord avec la clinique pour montrer que la stimulation de la membrane de Schneider, saine ou enflammée, produit surtout du côté irrité la *dilatation active* des vaisseaux de la tête, coïncidant avec une *vaso-constriction réflexe générale.*

Ces expériences d'une haute précision, qui complètent celles que Schiff et Bert avaient entreprises sur la muqueuse *nasale* sont une démonstration éclatante des relations qui existent entre la pituitaire et certaines manifestations névropathiques d'ordre purement réflexe. Ces rapports déjà observés par les cliniciens constituent aujourd'hui un fait indéniable, digne de l'attention des rhinologues.

Ceci dit, doit-on admettre sur la pituitaire la présence de zones *esthésiogènes*, dont l'excitation amènerait la production des accidents réflexes ?

John Mackenzie (de Baltimore) reconnaît l'existence d'une zone nettement circonscrite, localisée au niveau du segment postérieur du cornet inférieur, et dont l'irritation aurait pour effet de réveiller des phénomènes réflexes. Hering et Baratoux placent cette zone hyperesthésique sur l'extrémité postérieure du cornet inférieur et sur le tiers postérieur de la cloison.

Hack considère la tuméfaction du tissu érectile des cornets inférieurs comme indispensable pour la production des réflexes, et François Franck, sans nier le rôle spasmogène des différents points de la muqueuse, reconnaît cependant que c'est par l'excitation des

(1) FRANÇOIS FRANCK, *op. cit.*

régions incriminées en pathologie, c'est-à-dire du bord libre et des extrémités du cornet inférieur, ainsi que de la moitié postérieure et inférieure du septum, qu'il provoqua les réactions réflexes qui furent l'objet de ses expériences.

Enfin Lichtwitz prétend que certaines portions de la pituitaire sont le siège d'une hyperesthésie manifeste et que, chez les hystériques, les *zones hystérogènes* existent non seulement au niveau de l'ovaire (Charcot), mais aussi sur le tronc, sur les extrémités, sur les muqueuses, et notamment sur la muqueuse nasale. C'est ainsi que l'excitation de ces territoires hyperesthésiques est susceptible de provoquer soit des crises convulsives, soit le sommeil somnambulique, soit l'état léthargique (1).

Sans nier l'existence de zones hypersensibles sur la pituitaire, nous ne sommes pas d'avis qu'on doive, à l'exemple de certains auteurs, leur assigner invariablement une localisation déterminée, subordonnée en quelque sorte au mode d'innervation de la muqueuse ; nous croyons, au contraire, à l'extrême variabilité de leur siège, variabilité qui est sous la dépendance de l'idiosyncrasie du sujet.

Étiologie. — La relation entre le nez et ces différentes manifestations névropathiques étant admise, il nous reste maintenant à déterminer les causes de ces dernières.

En nous basant sur les données de la clinique, nous les diviserons en deux catégories : les causes *locales* et les causes *générales* :

1° *Causes locales.* — Elles sont multiples. Parmi elles, nous citerons toutes celles qui sont susceptibles d'engendrer une hyperhémie de la pituitaire.

Ainsi agissent les *inflammations* et les *lésions intranasales*, et notamment les coryzas aigus et chroniques, les déviations et les *crêtes* du septum, les *polypes muqueux*, les tumeurs des fosses nasales quelle qu'en soit la nature, les *corps étrangers* et les *rhinolithes*.

(1) Les anesthésies hystériques des muqueuses et des organes des sens et les zones hystérogènes des muqueuses. Paris, 1887.

On a incriminé, à juste titre, certaines *professions* qui, comme celles des tailleurs de pierre, des cimentiers, des menuisiers, des chaufourniers, des typographes, des soudeurs, etc., exposent aux poussières irritantes ou aux émanations de vapeurs caustiques.

Dans une étude précédente, nous avons vu également des accès de coryza spasmodique être provoqués par la présence dans l'air de particules polliniques à l'époque de la floraison des graminées (Barckley) ou par l'aspiration de certaines poudres (ipéca, poivre, tabac, lycopode, etc.) ou de certains parfums (*coryza des roses*) (v. p. 248).

A ces facteurs étiologiques, nous ajouterons les variations brusques de la *température*, l'action du *froid humide* et la transition brutale d'un endroit obscur à une *lumière vive*. En somme, nous retrouvons ici la même nomenclature étiologique que pour le coryza.

La voie centripète suivie par le réflexe est le plus souvent le *trijumeau* ; cependant, la constatation de troubles nerveux à la suite d'impressions sensorielles indique que, dans certaines circonstances, le nerf *olfactif* est susceptible de transmettre aux centres nerveux les excitations venues du dehors.

2° *Causes générales.* — L'absence fréquente d'accidents névropathiques dans les lésions du nez les plus caractérisées d'une part et d'autre part l'extrême *variabilité* de ces accidents, variabilité entièrement subordonnée à l'idiosyncrasie individuelle, indiquent nettement que la seule lésion nasale ne suffit pas à la production d'un réflexe : à cet élément un autre doit nécessairement s'ajouter, mais celui-ci indispensable, c'est la *prédisposition* du sujet. « Il n'y a jamais, dit Lermoyez, de réflexes d'origine nasale chez les sujets ayant un système nerveux intact. »

Cette prédisposition, c'est l'*hyperexcitabilité nerveuse*, c'est le nervosisme hyperesthésique, auquel le *neuro-arthritisme* paie un si lourd tribut ; à moins que cet état ne soit sous la dépendance d'une lésion organique éloignée (gastropathie, affection utéro-ovarienne) ou d'une perturbation physiologique, comme c'est parfois le cas au moment de la période *cataméniale* ou après l'acte *génésique* plusieurs fois répété (Joal).

Ce substratum hyperesthésique constitue l'élément indispensable de l'acte réflexe, c'est le trait d'union entre ce dernier et l'excitation de la muqueuse et, comme il présente une variabilité très grande d'un sujet à un autre, on s'explique aisément l'extrême variation des réactions réflexes qu'on observe chez les divers individus.

Cette notion a une importance capitale en thérapeutique, aussi l'aurons-nous constamment présente à l'esprit dans l'étude du traitement.

Symptomatologie. — Suivant leurs caractères, les névroses d'origine nasale sont *sensitives, sensorielles, motrices, vaso-motrices,* ou *sécrétoires.*

Selon leur localisation à tel ou tel système de l'économie, nous les voyons varier dans leurs manifestations et se traduire soit par des troubles *respiratoires,* soit par des troubles *circulatoires,* soit par des phénomènes *oculaires,* soit encore par des manifestations *nerveuses* ou purement *psychiques.*

Nous n'avons pas à tracer ici les caractères de ces différents troubles névropathiques, que nous trouvons décrits longuement dans les traités de pathologie : nous nous contenterons simplement de les signaler et de les classer, en nous arrêtant aux types cliniques les mieux définis.

a) *Appareil respiratoire.*

- *Crises d'éternuement* paroxystiques ;
- *Stridulisme et spasmes* de la glotte pouvant aller jusqu'à la suffocation (Moure, Ruault) ;
- *Dysphonie,* aphonie ;
- *Quintes de toux* non suivies d'expectoration ;
- *Toux coqueluchoïde* chez l'enfant ;
- *Coryza spasmodique* simulant à s'y méprendre l'asthme classique. Cette manifestation très fréquente a déjà été étudiée au chapitre des rhinites vaso-motrices (p. 246).

b) *Appareil circulatoire.*

- *Bradycardie ;*
- *Tachycardie ;*
- *Arythmie ;*
- *Asystolie.*

c) *Système vaso-mo-*
teur et sécrétoire.

{
Congestion vaso-paralytique du nez et
des joues, plus marquée du côté de la
lésion ;
Rhino-hydrorrhée (v. p. 234) ;
Larmoiement sans obstruction du canal
nasal ;
Sialorrhée ;
Hyperhydrose parfois unilatérale et cor-
respondant au côté lésé.
}

d) *Appareil oculaire.*

{
Asthénopie accommodative ;
Hyperesthésie rétinienne ;
Scotome ;
Photophobie avec *blépharospasme* (Hamil-
ton, Trousseau) et *rétrécissement con-
centrique* du champ visuel (Ziem).
}

e) *Système nerveux.*

{
Tic douloureux de la face (Petelson, Gil-
lian) ;
Névralgies faciales ;
Céphalalgie sous forme d'hémicrânie, de
céphalée frontale gravative ou de cé-
phalée occipitale ;
Douleurs en casque (Vergely, Hack, Els-
berg, Bayer) ;
Vertige (v. plus loin) ;
Accès épileptiformes (Löwe, Schneider) ;
Crises hystériques provoquées par l'irri-
tation des zones hystérogènes de la
pituitaire (Lichtwitz) ;
Chorée (Jacobi) ;
Syndrome basedownien, neurasthénie.
}

f) *Système cérébral.*

{
Ici, ce sont généralement des manifestations psychiques telles que : *troubles
de la mémoire, paresse de l'intelligence*
(*aprosexie* Guye d'Amsterdam), *inaptitude au travail* pouvant aller jusqu'au
crétinisme (Raulin) *et hypochondrie* (v.
plus loin).
}

Diagnostic. — La relation qui existe entre l'affection
nasale et l'accident nerveux n'est pas toujours saisie,
faute le plus souvent d'un examen rhinoscopique.
Aussi combien nombreux sont les malades qui, soignés
pour de l'asthme, des troubles laryngés ou névropathiques, souffrent, en réalité, d'une rhinopathie !

Un examen minutieux des cavités du nez est donc
indispensable, surtout lorsqu'on se trouve en présence
de phénomènes nerveux dont la genèse paraît obscure.

Certes, le spéculum nasi n'ouvre sur la pathologie

de notre individu qu'une bien petite lucarne, néanmoins il peut être utile d'y recourir. Il est toujours bon, en effet, de multiplier les points de vue et il est des lucarnes d'où l'œil découvre des spectacles fort instructifs (1).

Toutefois, nous devons formuler quelques réserves sur la relation si rigoureusement admise par de nombreux rhinologues entre une foule d'accidents nerveux et les irritations congestives de la membrane de Schneider. Cette exagération provient de ce qu'ils se sont laissé guider exclusivement par l'effet du traitement nasal. Toute névrose favorablement traitée par des cautérisations fut considérée par eux comme une névrose réflexe.

« De ce que les troubles nerveux ont été améliorés ou même guéris par la cautérisation nasale, il ne résulte pas forcément que ces accidents étaient dus à l'irritation du cornet cautérisé : n'arrive-t-il pas à tout instant de voir une révulsion énergique d'un point quelconque de la peau amener la disparition d'accidents nerveux dont l'origine n'était sûrement pas dans la partie révulsée? On pourrait relever une foule de faits plaidant dans ce sens, et Brown-Séquard y a particulièrement insisté. » (François Franck.)

Il faut donc être très circonspect quand on veut porter le diagnostic de névrose réflexe d'origine nasale. Pour être en droit d'énoncer une relation de cause à effet entre l'irritation pituitaire et un trouble nerveux quelconque, plusieurs conditions sont nécessaires ; il faut :

1° Que ce trouble nerveux puisse être provoqué par l'excitation directement appliquée au point incriminé de la muqueuse nasale ;

2° Qu'il disparaisse momentanément quand on anesthésie ce même point avec une solution de cocaïne au 1/20° ;

3° Qu'aucun moyen révulsif appliqué dans une autre région du corps ne se soit montré capable de supprimer les accidents.

Le point de départ nasal du phénomène réflexe étant nettement déterminé, on peut en aborder avec succès le traitement.

(1) POTIQUET, loc. cit.

Thérapeutique. — Elle comporte deux grandes indications :

1° *Traitement local.* — *a*) *Il y a une lésion nasale.* — Nous savons que la nature en est très variable. Elle consiste tantôt en productions *myxomateuses*, tantôt en une *hypertrophie* diffuse ou circonscrite des cornets, tantôt enfin en une déviation ou en une *crête* du septum. Ailleurs, c'est une tumeur obstruant la lumière des cavités du nez ou un *corps étranger* enclavé dans un des méats. On se comportera donc suivant les indications, en employant la thérapeutique que réclame chacune de ces lésions.

b) *Il n'y a pas de lésion apparente de la muqueuse.* — Armé du stylet manié sous le contrôle d'un bon éclairage, on cherchera avec soin les *zones hyperesthésiques* de la muqueuse et, après en avoir déterminé le siège, on les détruira successivement en plusieurs séances assez éloignées, à l'aide du galvano-cautère plat qui agit par inhibition.

Dans les cas d'hyperesthésie *diffuse* de la muqueuse, les cautérisations linéaires des cornets inférieurs ont donné parfois d'excellents résultats (Nattier, Moure).

2° *Traitement général.* — Il doit viser à modérer l'hyperexcitabilité du sujet. On y parviendra par une médication *antispasmodique*, dans laquelle les *bromures* tiennent le premier rang.

On prescrira le *bromure de potassium* à la dose quotidienne de 2 grammes.

On obtient également de bons effets de l'emploi des *valérianates*, associés ou non à la *belladone*.

Valérianate d'ammoniaque . . .	0 gr. 30
Teinture de badiane	10 grammes
Sirop de tolu	25 —
Eau de tilleul	90 —

ou bien :

Teinture de valériane	20 grammes
Teinture de belladone	3 —
Sirop de capillaires	20 —
Eau de tilleul	100 —

Trois cuillerées à soupe par jour.

Aux neurasthéniques déprimés, on prescrira une médication stimulante à base de *strychnine* ou de *cacodylate de soude*.

Sulfate de strychnine	3 centigrammes
Eau distillée	10 grammes

Cacodylate de soude	0 gr. 75
Eau distillée	15 grammes

En injections hypodermiques d'un centimètre cube par jour.

L'*hydrothérapie*, sous toutes ses formes, produit d'excellents résultats, surtout si on lui adjoint une cure d'hygiène, consistant en un séjour au bord de la mer ou dans les montagnes à une altitude moyenne ou encore en une saison passée dans une station balnéaire comme Néris, Divonne, Ems, le Mont-Dore, Royat.

Aux arthritiques uricémiques, on conseillera, en outre, une *diététique* sévère combinée avec des exercices physiques prolongés et des séances de massage régulières.

CHAPITRE XXVI

TROUBLES DE L'OLFACTION

ANOSMIE

Avant d'entreprendre la description clinique des anosmies, nous avons cru devoir rappeler sommairement les principales notions d'anatomie et de physiologie qui concernent l'appareil de l'olfaction, persuadé que ce court préambule facilitera l'étude d'un des chapitres les plus complexes de la pathologie nasale.

Anatomie. — *La première paire crânienne* qui préside au sens de l'odorat prend naissance, par des ramifications d'une ténuité extrême, dans la portion olfactive ou région jaune de la pituitaire, c'est-à-dire dans cette partie de la muqueuse qui tapisse le tiers supérieur des cavités nasales et qui est limitée inférieurement, en dehors, par le bord libre du cornet moyen et, sur la cloison, par une ligne fictive, à direction antéro-postérieure, située au même niveau que le bord inférieur du cornet précité.

Les fibres olfactives naissent parmi les cellules épithéliales de cette zone de la muqueuse d'éléments spéciaux, en bâtonnets, connus sous le nom de *cellules de Schultze*. Ces éléments cellulaires constituent les véritables organes sensoriels de la pituitaire et présentent morphologiquement une analogie très grande avec les cellules gustatives.

Du prolongement central de ces éléments cellulaires partent des fibres sans myéline qui rappellent la structure des fibres de Remak (Ramon y Cajal, Van Gehuchten) et qui, après s'être groupées en faisceau, traversent la lame criblée pour converger dans le *bulbe olfactif* après un trajet indépendant. Le bulbe olfactif est relié à l'hémisphère cérébral par une longue bandelette ou mieux par un *pédicule* qui se divise en deux racines : l'*externe* s'étend jusqu'au fond de la scissure de Sylvius, c'est-à-dire jusqu'au lobe sphénoïdal, où elle se dissocie en un faisceau de fibres, dont la plus grande partie aboutit à un noyau de substance grise situé dans le crochet de la *circonvolution de l'hippocampe* et dont quelques-unes se perdent dans le *lobe temporal;* — l'*interne*, plus courte, plonge dans la substance grise située au-devant de l'extrémité interne du quadrilatère perforé, puis se termine dans la circonvolution du *corps calleux*; un groupe de fibres va à la *commissure antérieure*, de là, la plus grande partie des fibres se porte vers la partie inférieure du *noyau lenticulaire*, entre le *putamen* et le *globus pallidus*, et se perd dans le lobe temporal ; moins nombreux sont les filets qui se rendent dans la région de la capsule interne et aboutissent aux couches optiques (Onodi). Les fibres commissurales contiennent aussi des voies croisées.

La localisation corticale de l'olfaction correspond donc anatomiquement à la *circonvolution de l'hippocampe* et à la partie antérieure du *corps calleux*. Toutefois, bien rares sont les faits cliniques et anatomo-pathologiques qui corroborent les résultats des recherches anatomo-histologiques.

La plupart des observations cliniques et des résultats d'autopsie se rapportent à l'étage antérieur de la base crânienne, à des lésions et à des modifications pathologiques du bulbe et de la bandelette olfactive. Les observations nécropsiques sont bien peu nombreuses dans lesquelles, après une anosmie avérée, on a constaté des lésions cérébrales. De plus, les quelques faits anatomo-pathologiques que nous avons recueillis ne montrent pas de petits foyers isolés, qui permettent de conclure avec précision à la détermination d'un centre olfactif dans le cerveau (Onodi).

Les recherches faites dans certains cas de *tabes*

cérébral accompagnés de troubles de l'odorat ont montré cependant, outre l'atrophie des nerfs et du bulbe olfactifs, une destruction des fibres des centres olfactifs. De même dans les *tumeurs* du cerveau et du cervelet, on a aussi constaté l'atrophie des nerfs de l'olfaction. Dans la *paralysie progressive*, on a noté dans le crochet de l'hippocampe et dans cette circonvolution des lésions qui s'étaient révélées cliniquement par une abolition du sens de l'odorat.

D'autre part, Schaeffer et Frey ont constaté, dans un cas d'anosmie, l'atrophie de la bandelette olfactive et la destruction de nombreuses fibres dans le *crochet de l'hippocampe* et dans la *corne d'Ammon*. Chez un malade atteint de cacosmie, on trouva un néoplasme de la circonvolution de l'hippocampe et des manifestations anosmiques coïncidant avec des hémorrhagies ; des embolies et des lésions du *lobe temporal* ont été maintes fois signalées. Enfin, on cite un exemple d'aphasie, d'hémiplégie droite et d'anosmie croisée.

Ces quelques faits épars permettent donc d'établir une certaine concordance entre les données de la clinique et de l'anatomo-pathologie et de conclure à l'existence vraisemblable d'un *centre cérébral* de l'olfaction, localisé principalement dans le crochet et dans la circonvolution de l'*hippocampe*.

Physiologie. — L'olfaction est le sens qui préside à la perception des odeurs. Placée à l'entrée des voies aériennes par une nature prévoyante, elle constitue un sens de contrôle comparable à un gardien vigilant chargé de veiller sur la pureté de l'air destiné à l'hématose. Elle est donc pour l'appareil respiratoire ce qu'est le goût pour le tube digestif; mais ici, encore moins que pour ce dernier, il n'est possible de définir exactement ce qu'est un *corps odorant* et quelle est la nature des impressions qu'il provoque. Aussi est-il facile de concevoir qu'en présence de tant d'incertitude il soit impossible d'établir actuellement une classification des odeurs, « et à part les noms arbitraires et individuels d'odeurs *agréables* ou *désagréables*, nous n'avons pour les désigner que les noms des corps auxquels elles sont propres ». (Mathias Duval.)

Nous avons vu que le siège de l'olfaction était localisé à l'étage supérieur des fosses nasales, au niveau de la portion dite *olfactive* de la pituitaire. Les conditions nécessaires à la production de cette sensation sont assez particulières et fort précises : il faut que les vapeurs ou particules odorantes soient amenées au contact de la surface olfactive par un *courant d'air* lent et faible, circulant d'avant en arrière, « sans doute parce qu'alors il se brise contre l'éperon que forme la partie antérieure du cornet inférieur, et monte ainsi facilement en partie vers la fente olfactive (1) ». Cette colonne d'air destinée à l'olfaction suit donc dans les fosses nasales un trajet *antéro supérieur*, tandis que la colonne d'air respiratoire suit une direction *postéro-inférieure.* Cet itinéraire adopté par l'air dans le nez est invariable dans les conditions normales. (Paulsen.)

D'autre part, il est établi que la fonction olfactive ne peut s'exercer que si l'épithélium de la muqueuse est *intact*, et cette intégrité nécessite un certain degré *d'humidité* qui est fourni par les glandes de la pituitaire. Aussi, quand les sécrétions nasales sont suspendues, les cellules épithéliales et les terminaisons nerveuses subissent-elles des altérations incompatibles avec leur fonctionnement normal.

La présence du *pigment* dans les cellules de Schultze est, suivant toutes probabilités, nécessaire à l'exercice de l'olfaction.

Il paraît résulter, en effet, des recherches de Ogle, que les animaux chez lesquels la pigmentation de la région olfactive est la plus abondante, sont aussi ceux chez lesquels le sens de l'odorat est le plus développé; et, chez les hommes de couleur, ce sens acquiert un plus haut degré de perfection que chez les blancs.

A l'appui de cette opinion, Hutchinson (2) rapporte le cas d'un jeune nègre du Kentucki qui, jusqu'à l'âge de 12 ans, présenta la coloration des téguments caractéristique de la race africaine. Peu à peu, en l'espace de 10 ans, les téguments prirent une coloration blanche à

(1) MATHIAS DUVAL et KUSS, *Traité de Physiologie humaine.*
(2) *Amer. Journ. Med. Sc.*, 1852, vol. XXIII, p. 146 et suiv.

un degré tel que, sans ses cheveux crépus, on aurait pu le prendre pour un véritable Européen. Lorsqu'il commença à se décolorer, il observa un affaiblissement de l'odorat, lequel se transforma en une anosmie absolue lorsqu'il fut devenu complètement blanc.

Nous avons vu que le siège de l'odorat correspondait à la zone de distribution du *nerf olfactif*, nous sommes donc autorisé à considérer ce nerf comme présidant à cette sensation spéciale.

Magendie, se basant sur une erreur d'interprétation de la sensibilité olfactive, avait cru devoir placer le siège de l'olfaction dans le *trijumeau*. Cette opinion semblait d'ailleurs trouver une confirmation éclatante dans un remarquable exemple rapporté par Bérard 1). Il s'agissait d'un jeune sujet dont le sens de l'odorat avait toujours été parfait, et chez lequel, à l'autopsie, on trouva une destruction complète non seulement des nerfs olfactifs, mais encore des bulbes olfactifs, de leur pédicule et même de la scissure de Sylvius, en un mot de toute la région olfactive.

Desmoulins, commentant ce fait, rapporte à l'appui de cette idée, l'observation d'un malade qui avait entièrement perdu l'odorat d'un seul côté, bien que les nerfs olfactifs, les lobes et les parties voisines du cerveau fussent complètement sains, mais le ganglion du nerf de la Ve paire de ce même côté était frappé de dégénérescence, la substance grise était détruite et les filets nerveux ramollis et altérés (2).

Enfin Claude Bernard trouva chez une femme une absence totale du lobe et du tronc olfactifs, et cependant, s'étant informé minutieusement sur le passé de ce sujet, il apprit que l'olfaction s'était exercée parfaitement durant la vie.

En revanche, une série d'expériences non moins concluantes démontre très nettement à l'encontre de l'opinion de Magendie, le rôle exclusivement sensoriel de la première paire crânienne. Nous rappellerons entre autres les expériences de Schiff, qui, ayant pris cinq

(1) *Journ. de Physiolog. expérimentale et pathologique.* 1825. t. V.
(2) MORELL-MACKENZIE, *loc. cit.*

jeunes chiens, pratiqua sur quatre d'entre eux la section intra-crânienne de la première paire ; le cinquième ne subit qu'une section en arrière des racines du nerf olfactif ; ce dernier conserva l'odorat, tandis que les quatre premiers en furent entièrement privés.

D'accord avec la physiologie, l'anatomo-pathologie montre également que des lésions siégeant sur le trajet de la première paire peuvent entraîner des troubles de l'odorat. Bonnet en cite un remarquable exemple dans l'observation d'un malade qui, vers la fin de sa vie, souffrit d'une céphalée violente et perdit complètement le sens de l'odorat et celui de la vue. A la nécropsie, on trouva un *abcès* des lobes olfactifs. « Le même auteur rapporte un second cas dans lequel il existait un abcès de ces mêmes lobes avec érosion du frontal et de l'ethmoïde. Le malade, âgé de 22 ans, avait, peu de temps avant sa mort, éprouvé des convulsions, de la céphalalgie et perdu l'odorat et la vue. » (Mackenzie.)

Pressat (1) rencontra, à l'autopsie d'un malade qui, durant sa vie, n'avait jamais perçu la moindre odeur, l'absence complète des nerfs olfactifs et une imperforation de l'ethmoïde.

Prévost (2), ayant fait l'autopsie de quatre sujets atteints de troubles de l'olfaction, constata une dégénérescence très marquée des nerfs et des bulbes olfactifs.

Enfin, Serres (3) a remarqué que les lésions de la *racine externe* de la première paire qui disparaît dans l'insula de Reil, observées chez dix-neuf paralytiques, étaient liées à une diminution du sens de l'odorat beaucoup plus accusée que pour les lésions de la racine interne.

Si, à cet ensemble de faits, nous ajoutons ceux que nous avons mentionnés antérieurement dans l'étude anatomique, nous voyons que nous sommes en droit de reconnaître à la première paire crânienne un rôle spécial dans l'exercice de l'olfaction, rôle qui, d'ailleurs, n'est plus contesté aujourd'hui.

(1) Thèse de Paris, décembre 1837.
(2) *Gaz. méd.*, 15 septembre 1866, n° 37.
(3) *Anat. comp. du cerveau*, t. I, p. 295.

Ainsi édifié sur l'anatomie de l'appareil sensoriel qui préside à l'olfaction et sur la physiologie de cette fonction, nous allons pouvoir aborder avec fruit l'étude clinique des anosmies.

Étude clinique. — *Définition.* -- Sous le nom d'anosmie, on désigne *la perte plus ou moins complète du sens de l'odorat.*

Loin de constituer une entité morbide, l'anosmie n'est qu'un symptôme, dont les caractères restent entièrement subordonnés à la nature des lésions qui l'ont provoqué.

Tantôt, comme dans les névrites ou l'atrophie sénile des bulbes olfactifs, elle apparaît *lentement* et progressivement, tantôt, au contraire, elle présente un début *brusque*, comme c'est parfois le cas à la suite de certains traumatismes crâniens ou d'actions réflexes agissant par inhibition sur les centres olfactifs.

Lorsque ce symptôme est suffisamment prononcé, il détermine une gêne assez marquée pour éveiller l'attention du malade qui ne manque pas de le signaler au médecin. La perte du goût qui est la conséquence de l'anosmie le préoccupe davantage que celle de l'odorat. Il se plaint de ne plus percevoir la saveur des aliments, ne goûtant que l'amer ou le doux, l'acide ou le sucré.

On recherchera l'anosmie au moyen de substances odorantes renfermées dans de petits flacons disposés en série telle que le dernier seul peut impressionner une muqueuse presque complètement insensible. On les présentera successivement sous les narines du sujet, en lui cachant soigneusement la nature du produit qu'ils contiennent et dans l'ordre suivant :

Térébenthine;
Benzine;
Camphre;
Musc;
Vanille.

On fera sentir au malade des odeurs qui doivent lui être familières et qui ne peuvent exercer sur les nerfs de sensibilité générale une action accessoire qui les ferait reconnaître et donnerait lieu à une interprétation erronée. C'est pour cette raison qu'on excluera l'ammoniaque, l'acide acétique, la teinture d'iode, etc.

Si donc le sujet n'est impressionné par aucune des odeurs qu'on lui présente, on peut en conclure que l'anosmie est complète.

Quand celle-ci ne se manifeste que pour certaines odeurs, elle est dite *élective*. Cette forme d'anosmie s'observe surtout dans certains états névropathiques.

Mais, il ne suffit pas de constater l'anosmie, il importe aussi d'en mesurer le *degré*. Pour ces évaluations plus précises, la méthode précédente étant insuffisante et ne convenant que pour un examen rapide et approximatif, on devra recourir à un mode d'exploration moins rudimentaire et plus scientifique, qui est l'*olfactométrie*.

Il est vrai que, par la nature même des sensations qu'elle produit, l'olfaction se prête difficilement à une mensuration méthodique et à un contrôle rigoureux.

Cet examen est d'autant plus difficultueux que la *subjectivité* du sujet entre ici en jeu pour une large part, « source riche d'erreurs systématisées et de conclusions factices, dont les physiologistes et les psychologues se sont faits l'écho depuis bien des années. C'est à cela que tient en grande partie la pauvreté de nos connaissances sur la psycho-physiologie de l'olfaction, domaine qui pourtant, à notre avis, joue un grand rôle dans notre vie sensorielle (1) ».

Nous laisserons donc, pour l'examen de l'odorat, tous ces procédés grossiers mis en pratique encore aujourd'hui dans certains laboratoires et certaines cliniques, procédés qui ne relèvent d'aucune méthode et révèlent une habitude technique qui suggère parfois un sourire sceptique à ceux qui veulent peser la valeur des faits recueillis et enregistrés solennellement chaque jour.

Quoi qu'en disent certains savants, prétendant que l'odorat a une part spéciale dans l'étude psycho-physiologique des sens et que, comme tel, il ne saurait être

(1) N. VASCHIDE, *Société de biologie*, décembre 1900.

soumis à un contrôle sévère, nous croyons, au contraire, qu'il existe pour les sensations olfactives, comme pour les autres sensations spéciales, des procédés de mesure rigoureux et qu'il y a lieu d'admettre la nécessité d'une *méthode olfactométrique*, méthode qui est appelée à rendre, dans la pratique, les services les plus précieux.

Vaschide a insisté sur son utilité et lui a consacré une étude fort documentée dont nous nous sommes inspiré au cours de ce travail.

Nous n'avons pas l'intention de rappeler ici les nombreux procédés olfactométriques qui ont été décrits jusqu'à ce jour, nous nous bornerons à ne mentionner que ceux qui nous paraissent le plus dignes d'intérêt.

Une des plus anciennes méthodes est celle publiée par *A. Valentin*, en 1848 (1).

Elle consiste à mesurer l'acuité olfactive par un mélange de gaz odorant avec un volume d'air déterminé (100 vol.).

On prenait un volume quelconque de ce mélange gazeux et on le mélangeait à nouveau avec 100 volumes d'air pur, jusqu'au moment où le sujet accusait une perception tout juste de l'odeur.

Le procédé d'*Aronsohn*, plus rigoureux et plus minutieux, repose sur ce principe que les perceptions olfactives n'ont lieu que lorsque les particules de la substance odorante sont en dissolution. Cette nouvelle manière d'envisager la nature des sensations olfactives a conduit l'auteur à injecter dans les fosses nasales des solutions d'odeurs différentes à titre physiologique.

Aronsohn, avec sa méthode des douches nasales, a déterminé le minimum perceptible de quelques odeurs contenues dans une et même solution de 0,6 p. 100 de NaCl.

Le camphre . . 0,01 ccm. dans une solution de 0,6 p. 100 de NaCl
L'huile d'œillet. 0,0001 — — —
L'eau de Cologne. 1,0 — — —
La coumarine. . 0,0001 à 0,00001 — — —
La vanilline. . . 0,01 — — —

(1) *Année psychologique*, 1895, p. 375.

La limite minima d'olfactibilité pour le *brome* a été trouvée comme égale à 0,00009, ou plus exactement entre 1/10.000 et 1/333.000 milligrammes.

La méthode de *Zwaardemaker* est employée fréquemment dans les cliniques parce qu'en raison de sa simplicité elle permet un diagnostic rapide. « Elle remplit, en d'autres termes, les exigences d'un examen *ex cathedra* et elle fournit des données plus précises que beaucoup d'autres méthodes. » (Vaschide.)

L'auteur se sert d'un appareil spécial (fig. 174) composé d'un tube cylindrique fait d'une substance natu-

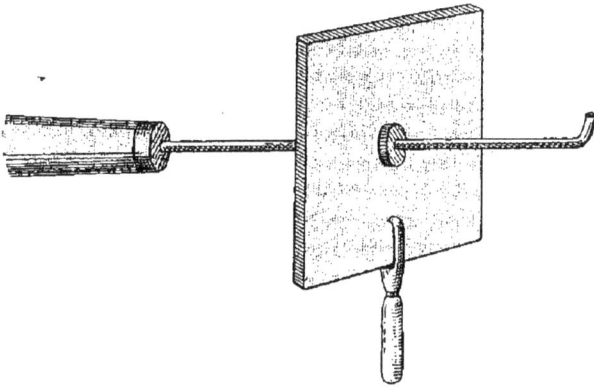

Fig. 174. — Olfactomètre de Zwaardemaker (Schéma).

rellement odorante, comme le caoutchouc par exemple, ou d'un cylindre en porcelaine poreuse, qui peut être imbibée de diverses solutions odorantes. Une des extrémités du tube est recourbée de façon à pouvoir être introduite dans le cul-de-sac antérieur de la narine à examiner.

A l'intérieur de ce cylindre glisse à frottement doux un autre cylindre en verre.

Suivant que ce dernier pénètre plus ou moins dans le tube odorant, une surface odorante, plus ou moins grande, se trouve en contact avec l'air respiré. Celui-ci se chargeant des odeurs proportionnellement à la surface découverte par le cylindre en verre, il en résulte

33

qu'on peut établir ainsi une évaluation de l'acuité olfactive par la longueur du cylindre mise à nu.

Le tube en verre porte une graduation en centimètres qui permet de mesurer son degré de pénétration dans le cylindre extérieur.

Zwaardemaker emploie la déno mination d'*olfactie* pour désigner les variations et l'étendue de la surface odorante mise à découvert.

L'*olfactie* est une sorte d'acuité olfactométrique correspondant à la longueur du cylindre égale au mininum perceptible normal ; c'est une valeur olfactométrique calculée d'après des moyennes de l'auteur et qui sert comme point de départ et de critérium à la mesure de l'olfactibilité (1).

Zwaardemaker a tenté pour le groupement des odeurs la classification suivante :

Odeurs éthérées : Cire d'abeille, éther. — Odeurs aromatiques : Anis, camphre. — Odeurs balsamiques : Fleurs, vanille. — Odeurs ambrosiaques : Ambre, musc. — Odeurs alliacées : Assa fœtida, caoutchouc vulcanisé. — Odeurs empyreumatiques : Phénol, café torréfié. — Odeurs capryliques : Fromage. — Odeurs repoussantes : Solanées, croûtes de l'ozène. — Odeurs nauséeuses : Matières fécales, cadavre.

Pour être complet, un examen olfactométrique devra donc être fait avec ces neuf odeurs présentées successivement au sujet en expérience. Il nécessite par conséquent neuf épreuves successives.

A l'exemple de Zwaardemaker, J. Passy a cherché à réaliser une technique simple, à la portée de tous. La voici brièvement exposée :

Passy préparait une série de solutions titrées au 1/10ᵉ, au 1/100ᵉ, au 1/1000ᵉ, en dissolvant 1 gramme de substance odorante dans 9 grammes d'alcool, puis mélangeait 1 gramme de cette première solution avec 9 grammes d'alcool et ainsi de suite. Cela fait, on prélève une goutte de la dernière solution et on la laisse tomber sur un petit godet légèrement chauffé et contenu dans un flacon de capacité déterminée. On attend que l'odeur

(1) N. VASCHIDE, *op. cit.*

se diffuse et on fait sentir ensuite le flacon au malade.
S'il ne perçoit rien, on passe à une solution de plus en
plus concentrée, jusqu'à ce qu'il perçoive une sensation. Le minimum perceptible est compris entre les
deux dernières solutions.

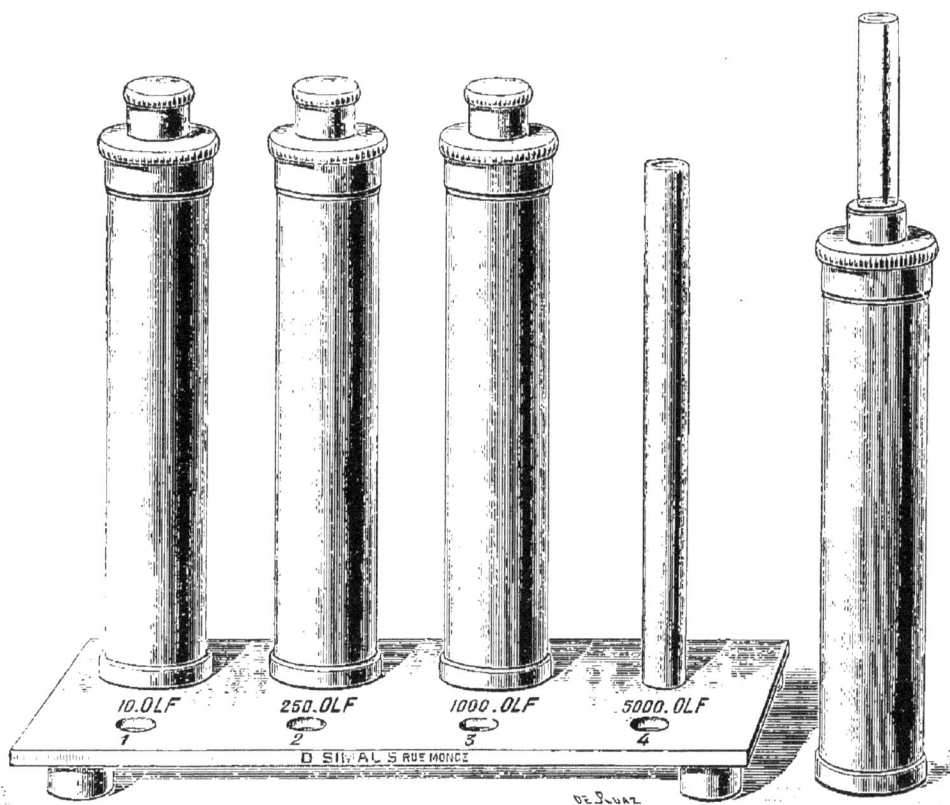

FIG. 175. — Olfactomètre de Reuter.
(Dans cette figure, le tube 4 est représenté prêt à fonctionner.)

Selon l'auteur, les minima perceptibles sont pour un
litre d'air en millionnièmes de gramme : de 0,5 à 1 pour
le Wintergreen, de 0,5 à 5 pour l'éther, de 0,005 à
0,05 pour la menthe, de 0,0001, pour la vanille, etc.
La méthode de *Reuter* présente, outre une simplicité

et une précision plus grandes, l'avantage d'exiger moins de précautions de la part du clinicien.

En effet, tandis que l'appareil de Zwaardemaker nécessite, avant son emploi, l'immersion pendant plusieurs heures des tubes odoriférès dans un bain odorant de préparation récente, l'entretien de l'olfactomètre de Reuter se borne à maintenir hermétiquement fermées les gaines métalliques et à humecter de temps en temps la surface interne des deux derniers cylindres, 3 et 4.

Comme l'indique la figure ci-dessus l'appareil de Reuter se compose de quatre tubes cylindriques de 10 centimètres de longueur, constitués par l'agglomération de substances odorantes solides. Ces cylindres glissent à frottement doux sur des supports métalliques fixés à demeure et à distance égale sur un socle en bois rectangulaire. Une gaine en métal les enveloppe hermétiquement et empêche l'évaporation. Le mode d'emploi de cet olfactomètre est des plus simples :

Les tubes sont enlevés successivement de la tige qui les supporte et, après avoir dévissé l'embout métallique qui obture le cylindre, on introduit dans ce dernier un tube de verre de 10 centimètres, c'est-à-dire de même longueur que le cylindre odoriférè.

Le tube de verre porte une graduation qui permet de mesurer son degré d'enfoncement dans le cylindre odorant et de faire ainsi une olfactométrie assez précise.

Reuter emploie quatre tubes correspondant aux quatre principales variétés d'odeurs « Ils ont surtout l'avantage, dit Lermoyez, de constituer une gamme odorante bien graduée » (1).

Numéro du cylindre	Composition du cylindre		Puissance en olfacties
1	Caoutchouc vulcanisé		10
2	Gomme ammoniaque ⎱ Gutta percha ⎰	ââ. . .	250
3	Assa fœtida ⎱ Résine de Dammar ⎰	ââ. . .	1 000
4	Ichthyol. . . . . . . 2 parties. Gomme ammoniaque ⎱ ââ. 1 partie. Gutta percha ⎰		5.000

(1) *Presse médicale*, décembre 1905.

Pour procéder à une mensuration olfactométrique,
on présentera des odeurs d'intensité croissante en laissant quelques secondes de repos entre chaque épreuve
pour éviter la fatigue olfactive Lorsqu'on fait usage de
l'appareil de Reuter, on devra donc suivre l'ordre normal des cylindres en commençant par le numéro 1.

D'après Vaschide, la plupart de ces méthodes ne présentent aucun caractère scientifique, soit en raison de
la méconnaissance des conditions physiologiques et
psychologiques de l'expérience, soit en raison de l'utilisation de solutions de substances odorantes dont le choix
n'a été soumis, préalablement, à aucun critérium
rigoureux, soit enfin en raison d'une technique erronée
et dont les manipulations ne sont pas à l'abri d'objec-
tions nombreuses.

C'est pour combler cette lacune que Toulouse et
Vaschide ont imaginé un nouvel appareil qu'ils désignent
sous le nom d'*osmi-esthésimètre* (1).

L'osmi-esthésimètre comprend la solution de plusieurs
problèmes de l'olfactométrie et répond aux exigences
expérimentales réclamées par la mesure rigoureuse des
organes sensoriels de relation.

Dans la méthode de Toulouse et Vaschide :

1° Les corps servant à la mesure de la sensibilité
sont physiquement et chimiquement définis ; et les
conditions de leur emploi sont exactement déterminées,
ce qui rend comparables ces mesures prises par des
observateurs différents ;

2° L'appareil est simple et peut être facilement vérifié;

3° L'excitation produite n'appartient qu'à un seul
ordre de la sensibilité. Par exemple, la goutte d'eau
employée en thermo-esthésie n'éveille pas de sensation
de contact;

4° Les excitations croissent progressivement et l'intensité initiale est au-dessous du minimum perceptible ;

5° Leur sensibilité permet d'enregistrer sur un espace de 10 divisions les variations de la moyenne d'un
groupe de 20 sujets normaux homogènes ;

(1) *Revue de Médecine*, 1899.

6° Ils permettent de mesurer les phénomènes suivants sur un point déterminé de la surface sensorielle (pour des moyennes générales) ou sur divers points (pour des recherches spéciales) :

a. Minimum moyen de la **Sensation** (reconnaissance de l'excitation la plus faible sentie).

b. Minimum moyen de la **Perception** (reconnaissance de l'excitant quantitatif le plus faible perçu).

c.. Minimum de certitude de la **Sensation** (excitation la plus faible constamment sentie).

d. Minimum de certitude de la **Perception** (excitation la plus faible constamment perçue).

e. Minimum **différentiel** entre deux sensations.

f. Minimum **différentiel** entre deux perceptions.

Loi de Weber-Fechner {Ces minima différentiels doivent être recherchés, pour les moyennes générales, en prenant comme point de départ l'excitation minima correspondant au minimum de certitude de la sensation ou de la perception.

g. Degré de **Suggestibilité** (sensations et perceptions produites dans les expériences négatives de contrôle).

Dans l'exercice sensoriel unilatéral et dans l'exercice sensoriel bilatéral (pour les sens associés habituellement : olfactif, audition, vision).

La substance odorante choisie par Toulouse et Vaschide est le *camphre*, parce que c'est un corps nettement défini, les résultats n'étant strictement comparables entre eux qu'à cette condition seulement. De plus, cette substance a une odeur très caractéristique permettant à qui que ce soit de la différencier de n'importe quelle autre.

Dans l'*osmi-esthésimètre*, on se sert de solutions aqueuses, le camphre ayant la propriété de se dissoudre dans l'eau.

On fait d'abord une solution-mère contenant 1 gramme de camphre en poudre pour 1000 centimètres cubes d'eau distillée. De cette solution-mère de 1 pour 1000, on tire successivement les autres solutions, qu'on peut pousser aussi loin que possible en procédant comme l'indique le tableau ci-contre dressé par Toulouse :

TABLEAU I

(Agiter chaque solution en la secouant ou avec un agitateur.)
(Mettre les lettres sur les solutions mères au fur et à mesure qu'on les fait.)

NUMÉROS ou lettres des solutions à faire	TITRE des solutions à faire (1)	NOMBRE DE CENTIMÈTRES CUBES (2) des solutions a employer	d'eau distillée
9.1		Camphre 15 gr.	0
8.1	1 p. 10	Camphre 1 gr. 50	q. s p. f. 15cc
7.1	1 p. 100	Camphre 0 gr. 15	q. s. p. f. 15cc
A	1 p. 1.000	Camphre 1 gr.	1.000cc
6.1	1 p. 1.000	A q. s. p. f. 15	0
5.1	1 p. 10.000	A 10	90
5.2	2 p. 10.000	A 20	80
5.3	3 p. 10.000	A 30	70
5.4	4 p. 10.000	A 40	60
5.5	5 p. 10.000	A 50	50
5.6	6 p. 10.000	A 60	40
5.7	7 p. 10.000	A 70	30
5.8	8 p. 10.000	A 80	20
5.9	9 p. 10.000	A 90	10
B	1 p. 10.000	A 100	900
4.1	1 p. 100.000	B 10	90
4.2	2 p. 100.000	B 20	80
4.3	3 p. 100.000	B 30	70
4.4	4 p. 100.000	B 40	60
4.5	5 p. 100 000	B 50	50
4.6	6 p. 100.000	B 60	40
4.7	7 p. 100.000	B 70	30
4 8	8 p. 100.000	B 80	20
4.9	9 p. 100.000	B 90	10
C	1 p. 100.000	B 100	900
3 1	1 p. 1.000.000	C 10	90
3 2	2 p. 1.000.000	C 20	80
3.3	3 p. 1.000.000	C 30	70
3.4	4 p. 1.000.000	C 40	60
3 5	5 p. 1.000.000	C 50	50
3.6	6 p. 1.000.000	C 60	40
3.7	7 p. 1.000 000	C 70	30
3 8	8 p. 1.000.000	C 80	20
3.9	9 p. 1.000.000	C 90	10
D	1 p. 1.000.000	C 10	90
E	1 p. 10.000 000	D 10	90
2.1	1 p. 10.000.000	E q. s. p. f. 15	0
F	1 p. 100.000.000	E 10	90
2.1	1 p. 100.000.000	F q. s. p. f. 15	0

(1) Les solutions se font sur des quantités absolues élevées dans le but de réduire au minimum les erreurs de manipulation.
(2) Attendre plusieurs jours jusqu'à solution complète.

Chaque solution a un volume de 15 centimètres cubes et est contenue dans un tube de verre ayant un diamètre intérieur de 2 centimètres et une hauteur intérieure de 6 centimètres, bouché à l'émeri sur une longueur intérieure de 1 centimètre.

Ces solutions sont facilement obtenues en ajoutant à la solution-mère de l'eau distillée dans des proportions déterminées et en prélevant au moyen d'une éprouvette la quantité nécessaire pour les solutions divisionnaires et subdivisionnaires.

Les flacons doivent être complètement remplis par la solution odorante.

Le tableau suivant, rédigé également par Toulouse, donne le numérotage des solutions olfactives, une fois la manipulation technique achevée :

TABLEAU II

NUMÉROS des Flacons (1)	TITRE des solutions		NUMÉROS des Flacons	TITRE des solutions
0	Eau distillée			

RECONNAISSANCE DES ODEURS.

Left side:

SENSIBILITÉ OLFACTIVE.

Eau camphrée.

NUMÉROS des Flacons (1)	TITRE des solutions	
1.1	1 p.	100.000.000
2.1	1 p.	10.000.000
3.1	1 p.	1.000.000
3.2	2 p.	—
3.3	3 p.	—
3.4	4 p.	—
3.5	5 p.	—
3.6	6 p.	—
3.7	7 p.	—
3.8	8 p.	—
3.9	9 p.	—
4.1	1 p.	100.000
4.2	2 p.	—
4.3	3 p.	—
4.4	4 p.	—
4.5	5 p.	—
4.6	6 p.	—
4.7	7 p.	—
4.8	8 p.	—
4.9	9 p.	—
5.1	1 p.	10.000
5.2	2 p.	—
5.3	3 p.	—
5.4	4 p.	—
5.5	5 p.	—
5.6	6 p.	—
5.7	7 p.	—
5.8	8 p.	—
5.9	9 p.	—
6.1	1 p.	1.000
7.1	1 p.	100
8.1	1 p.	10
9.1		Camph. pur.

Right side:

RECONNAISSANCE DES ODEURS.

NUMÉROS des Flacons	TITRE des solutions
1	Huile d'olives pure.
2	Eau de fleurs d'oranger pure.
3	Eau de laurier-cerise pure.
4	Essence de violette V. gt. dans 15cc eau.
5	Essence de rose I. gt. dans 15cc eau.
6	Essence d'anis V. gt. dans 15cc eau.
7	Ess. de menthe V. gt. dans 15cc eau.
8	Essence d'ail V. gt. dans 15cc eau.
9	Eau camphr. à 1 p. 100.
10	Vinaigre pur.

SENSIBILITÉ TACTILE.

Eau éthérée.

E.1	1 p.	10.000
E.2	1 p.	1.000
E.3	1 p.	100
E.4	1 p.	10
E.5		Ether pur.

Ammoniaque du commerce.

A.1	1 p.	10.000
A.2	1 p.	1.000
A.3	1 p.	100
A.4	1 p.	10
A.5		Ammoniaq. pure.

(1) Les solutions sont numérotées de telle sorte que le premier chiffre indique conventionnellement le dénominateur de la fraction (par exemple la série 5 est celle des solutions au 10.000e) et le second chiffre le numérateur de cette fraction (nos 5.1, 5.2 et 5.3, etc., signifient que les solutions sont à 1, 2, 3 p. 10 000). Les solutions divisionnaires des séries 1 et 2 ne sont pas utiles en pratique chez les adultes.

La technique de l'expérience a été très bien exposée par Vaschide :

« On explique d'abord au sujet de quelle manière il doit se comporter pendant l'expérience, et, pour écarter toute suggestion possible, nous nous sommes arrêté au formulaire suivant, qui doit lui être répété sur un ton familier, et autant que possible sans attirer l'attention par la prononciation sur un mot quelconque de la phrase.

« Voici cette phrase :

« Quand je mettrai un flacon sous votre nez, vous
« ferez une inspiration sans ouvrir ni pincer vos
« narines, naturellement, sans effort. Vous me direz,
« sans réfléchir ni chercher, ce que vous sentez. Si
« vous ne sentez aucune odeur, vous me direz : *Rien.*
« Si vous sentez une odeur sans pouvoir la définir,
« vous me direz : *Une odeur*, et enfin si vous la recon-
« naissez, vous me direz le *nom* de cette odeur.

« Je vous préviens que je vous ferai sentir des odeurs
« différentes et que parfois je vous donnerai à sentir
« des flacons pleins d'eau pure n'ayant aucune odeur. »

« On fait alors asseoir le sujet, le dos tourné et en lui bandant la vue, car, il ne faut jamais oublier qu'un sujet en expérience est presque un ennemi et il faut le considérer nécessairement comme tel ; des questions d'amour-propre entrent en jeu généralement, mêlées avec l'inintelligibilité du problème qu'on poursuit, et des tricheries volontaires ou subconscientes peuvent avoir lieu sur une grande échelle, et dont ne peuvent se rendre compte que ceux qui ont poursuivi des recherches de psychologie physiologique. »

« Ceci dit, on commence d'abord par déterminer le minimum perceptible. On débouche un flacon, et après l'avoir laissé débouché pendant deux secondes, on le présente au sujet, alternativement avec de l'eau, en commençant par les plus fortes solutions, 1,1, 2,1, etc. On laisse entre chaque présentation de flacon une inspiration libre. Le flacon reste sous le nez du sujet durant 5 secondes. On inscrit à mesure qu'on expérimente les réponses du sujet en les désignant d'une manière conventionnelle ; ainsi, pour une réponse affir-

mative on emploie le signe +, pour une réponse négative le signe —, et pour le cas où le sujet accuse une
perception douteuse le signe X.

« Une fois déterminée la sensation brute, phénomène
physiologique d'autant plus précieux qu'il est moins
chargé d'autres images et qu'il fait le moins possible
appel à l'activité mentale du sujet, représentant la première réaction pour ainsi dire brute de l'organisme
et qu'on ne saurait conseiller d'examiner, on procède
à la détermination de la perception olfactive : la reconnaissance du camphre.

« On présente des solutions de plus en plus fortes,
alternativement avec de l'eau, et on retient le chiffre où
le camphre a été reconnu constamment. On note également le nombre de fois que le flacon de l'eau a été
différencié du tube contenant de l'eau camphrée. Habituellement les sujets normaux perçoivent le camphre
avant le 6,1 (1 p. 1000). La perception peut avoir lieu
en dehors de cette série et des flacons avec des solutions
saturées de 1 p. 10 et 1 p. 100, comme le camphre à
l'état sec, peuvent mesurer l'acuité olfactive chez des
sujets anormaux. Les chiffres obtenus n'entrent dans
les moyennes que comme *hors série*. Si le sujet ne perçoit pas le camphre, on le considère comme anosmique
pour cette odeur et on cherche s'il en est de même pour
d'autres, pour être renseigné complètement sur l'état
de son olfaction. » (Vaschide.)

La reconnaissance des odeurs reste à faire en dernier
lieu ; elle nous renseigne sur la richesse et la finesse, en
tant que *qualité*, des sensations olfactives du sujet.

Les recherches très minutieuses de Toulouse et de
Vaschide sur la sensibilité de l'odorat les ont amenés à
reconnaître à la femme une supériorité olfactive sur
l'homme.

L'anosmie une fois reconnue et évaluée par l'une des
méthodes précédentes, il importe de savoir qu'à l'instar
des autres troubles sensoriels elle subit dans ses manifestations une certaine *variabilité* entièrement dépendante des modifications qui peuvent survenir au niveau
de la pituitaire ou des centres nerveux. En effet, à côté
des anosmies *permanentes*, il existe des anosmies *tempo-*

raires ou *intermittentes* comme on en observe dans le cours des phlegmasies de la muqueuse nasale ou à la suite d'impressions olfactives un peu fortes ou prolongées. Cet épuisement momentané de la perception sensorielle est désigné sous le nom de *rhinocopose*.

L'affection peut être *unilatérale* ou *bilatérale*, caractères qui ne pourront être reconnus que par l'olfactométrie. Enfin la perte du sens de l'odorat coïncide assez souvent avec une diminution de la sensibilité tactile de la membrane de Schneider qui réagit à peine au contact direct du stylet.

Ces considérations cliniques sur les anosmies nous conduisent tout naturellement à en étudier les diverses conditions étiologiques et à tenter une classification de leurs principales modalités.

A l'exemple d'Onodi, nous rangerons dans un premier groupe les anosmies accompagnées de modifications pathologiques dans le domaine du sens de l'olfaction, ou résultant d'influences nocives constatées sur ces régions ; dans le second groupe rentreront les formes dans lesquelles aucune modification n'a pu être démontrée et que l'on peut rapporter soit à un obstacle mécanique de la respiration nasale, soit un à trouble fonctionnel du sens de l'odorat.

D'où cette division des anosmies en :

1° *Anosmies vraies*;
2° *Anosmies mécaniques*;
3° *Anosmies fonctionnelles*.

1° *Anosmies vraies*. — Elles peuvent être *périphériques* ou *centrales*. — a) A la première catégorie appartiennent les anosmies dues à des lésions siégeant sur la portion nasale ou extra-crânienne de l'appareil olfactif.

Ces altérations peuvent intéresser les *cellules épithéliales* de la membrane de Schneider et, par conséquent, les terminaisons nerveuses qui sont en rapport immédiat avec elles.

Ainsi agissent les *lavages* ou les *pulvérisations* de la pituitaire pratiqués avec de l'eau froide ou avec des solutions renfermant des substances nocives comme les *sels de zinc*, le sublimé, le formol, l'alun, l'acide phénique, etc. ;

L'usage immodéré des irrigations naso-pharyngiennes et l'abus du tabac à priser;

Les inhalations de *vapeurs irritantes* (ammoniaque, soufre, éther, brome, iode, etc.);

Les processus *inflammatoires* de la muqueuse tels que les coryzas et, en particulier, le coryza *atrophique;*

La destruction de la pituitaire par des *lésions ulcé-reuses* (syphilis, sarcome, épithéliome, morve, etc.) ;

L'arrêt de la sécrétion glandulaire qui est indispensable à l'intégrité de l'épithélium olfactif.

« Pour produire la sensation de l'odorat, il se fait, dit Wolf, une combinaison chimique d'un gaz émanant de l'objet odorant avec un liquide qui humecte constammment notre membrane pituitaire. » Quand la sécrétion nasale est supprimée, les cellules épithéliales sont sèches et racornies, et les terminaisons nerveuses avec lesquelles elles sont en rapport intime éprouvent des altérations incompatibles avec leur fonctionnement normal.

A ces différents facteurs étiologiques nous ajouterons encore les altérations nutritives survenant dans l'épithélium de la muqueuse à la suite de *paralysies* prolongées de la *Ve paire*. A ce sujet, nous rappellerons le cas du malade de Desmoulins déjà cité, qui avait entièrement perdu l'odorat d'un seul côté, bien que le système nerveux olfactif fût complètement intact, « mais le ganglion du nerf de la Ve paire de ce même côté était dégénéré ».

Les lésions peuvent également intéresser les *expansions intra-nasales de la Ire paire.*

Ces altérations nerveuses consistent généralement :

En *névrites infectieuses* consécutives à la *grippe* (1), à l'érysipèle, à la diphtérie, au coryza purulent, aux nécroses de l'ethmoïde, etc. ;

En névrites toxiques dues à l'abus de la cocaïne et du tabac, ou sous la dépendance d'une intoxication générale par l'alcool, le mercure, l'arsenic, l'oxyde de carbone et le plomb. Féréol rapporte le cas d'une femme

---

(1) C. BIBARD, Thèse de Paris, avril 1897.

qui se teignait les cheveux avec une teinture à base de
plomb et qui perdit complètement l'odorat et le goût ;
elle succomba au milieu d'accidents d'encéphalopathie
saturnine.

Elles peuvent être dues également à une *névrite traumatique* survenant consécutivement aux fractures de
l'étage antérieur de la base du crâne et intéressant la lame
criblée. Mais ces anosmies traumatiques s'observent
plus souvent à la suite d'un coup ou d'une chute ayant
porté sur la *région occipitale* (1) ; toutefois, on les a vues
survenir après un choc violent sur la région frontale
(Hahn).

b) Aux anosmies vraies, d'origine *centrale*, appartiennent toutes celles qui relèvent d'une altération de la
portion intra-crânienne de l'appareil de l'olfaction.

La lésion peut intéresser le trajet *extra* ou *intracérébral* du nerf olfactif.

Extra-cérébrale, elle siège sur le bulbe ou la bandelette olfactive. Elle peut être secondaire :

A une lésion *osseuse* de voisinage d'origine traumatique : fracture directe ou indirecte de la fosse cérébrale
antérieure ; ou d'origine pathologique : exostose, nécrose
spécifique ou tumeur de la base du crâne au niveau
de l'ethmoïde ;

A une lésion *méningée*, sus ou sous-dure-mérienne :
pachyméningite, hémorrhagie ou tumeur méningée, collection purulente extra ou sous-dure-mérienne, ané-
vrisme syphilitique d'une artère basilaire, etc.

Les lésions cependant peuvent être *primitives*, et
n'intéresser que l'appareil olfactif. Bonnet n'a-t-il pas
signalé, en effet, une *suppuration* localisée aux lobes
olfactifs ?

Nous relevons également de nombreuses observations
de *sclérose* de ces organes consécutive à une névrite
ascendante, au tabes cérébral, à la paralysie générale
progressive et à la sénilité (Prévost) (2).

Intra-cérébrale, elle occupe les différentes zones que

(1) HILTON, *Diseases of the nose and its accessory cavities*,
London, 1875.
(2) *Société de Biologie*, 1866.

nous avons signalées dans l'étude anatomique et qui correspondent au trajet cérébral du nerf olfactif, c'est-à-dire à l'*insula de Reil*, à la *corne d'Ammon*, à la *circonvolution* et au *crochet de l'hippocampe*. Ces lésions peuvent être des hémorrhagies, des abcès, des *tumeurs* ou des foyers de nécrobiose intéressant les centres corticaux de l'olfaction.

Comme on peut suivre les fibres olfactives dans l'insula de Reil jusqu'à un point voisin de la circonvolution de Broca, on serait tenté de croire que l'anosmie existe souvent chez les aphasiques. « Mais bien que Fletcher(1), Hughlings-Jakson (2) et Ogle en aient rapporté des exemples, le fait n'est pas très fréquent. Il est vrai que les statistiques de Ball et de Krishaber (3) tendent à démontrer que les lésions du côté gauche du cerveau donnent rarement lieu à l'anosmie, mais qu'elle est plus commune quand le lobe droit est lésé. Ainsi, sur 75 cas de tumeur cérébrale siégeant à gauche, on n'a jamais constaté l'anosmie bien que 17 d'entre ces malades fussent aphasiques. D'un autre côté, sur 63 cas de tumeur siégeant à droite, trois malades étaient aphasiques, et, sur ces trois, deux étaient atteints d'anosmie. Enfin, sur 47 exemples de tumeur cérébrale, dans lesquels le néoplasme siégeait sur la ligne médiane ou était bilatéral, ou dont la situation n'avait pas été déterminée, on a trouvé quatre cas de perte de l'odorat; mais on n'indique pas si les deux affections, anosmie et aphasie, coexistaient. » (Mackenzie.)

Il ressort évidemment de ces statistiques que l'anosmie peut s'observer avec les *néoplasmes* cérébraux, mais il est rare qu'elle soit consécutive aux abcès encéphaliques; en effet, sur 89 cas d'abcès cérébraux recueillis par Ball (4) et Krishaber, on n'en a relevé aucun exemple.

Nous ferons remarquer en outre avec Hughlings-Jakson que certaines *thromboses* artérielles, et notamment

(1) *Brit. Med. Journ.*, avril 1861.
(2) *Lond. Hosp. Rep.*, vol. I, p 10.
(3) *Dict. encyclop. des Sc. méd.*, Paris, 1873.
(4) *Op. cit.*

celles de la cérébrale antérieure, peuvent être suivies de la perte de l'odorat.

En dehors de l'anosmie vraie acquise, d'ordre pathologique, que nous venons d'étudier, on a signalé quelques exemples rares, il est vrai, d'anosmie *congénitale*, due à un arrêt de développement dans les centres de l'olfaction. Bonnet (1), Tiedemann (2), Pressat (3), Cerruti (4), et Rosenmüller (5) ont noté plusieurs cas d'absence de la première paire crânienne coïncidant avec celle de l'odorat. Pressat trouva à l'autopsie d'un sujet qui n'avait jamais perçu aucune odeur, une absence totale des nerfs olfactifs, de leur bulbe et de leurs racines :

« Les autres parties du cerveau étaient normales et les autres nerfs conservés. Il existait un sillon sur le côté gauche de l'apophyse crista galli, mais il n'y en avait aucune trace à droite. Les orifices qui existent d'ordinaire sur l'ethmoïde manquaient absolument, il n'existait qu'une petite ouverture à travers laquelle passaient les branches nasales de la cinquième paire. La muqueuse pituitaire était normale (6). »

2° *Anosmies mécaniques.* — Nous avons dit que le sens de l'odorat ne pouvait s'exercer que si les particules odorantes étaient amenées au contact de la muqueuse olfactive par un *courant d'air* lent et faible circulant d'avant en arrière et de bas en haut, c'est-à-dire d'*inspiration*. Il en résulte donc que toute lésion modifiant ou entravant le passage de la colonne d'air dans les cavités du nez peut être une cause d'anosmie.

Dans l'action de flairer, le rôle principal est dévolu aux narines. « Leur orifice inférieur se dilate par l'écartement de la branche externe du cartilage de l'aile du nez, et leur orifice supérieur se resserre par la traction en dehors que subit le bord inférieur du cartilage latéral. Grâce à la dilatation de l'orifice inférieur des narines, la pénétration de l'air se fait largement ; mais au

(1) *Sepulchretum*, Genevæ, 1700, lib. I, sect. XX.
(2) *Journ. des progrès sc.*, 1827, vol. III.
(3) Thèse de Paris, 1837.
(4) *Beschreibung. der path.*, Leipzig, 1819.
(5) *De defectu nervi olfact.*, Leipzig, 1817.
(6) MACKENZIE, *op. cit.*

niveau de l'orifice supérieur rétréci, le courant subit un renforcement de vitesse et s'élance vers les régions supérieures des fosses nasales, c'est à-dire vers la région olfactive. » (Bibard.)

Donc toute perte de substance assez étendue intéressant le vestibule nasal modifie ces conditions physiologiques et devient, par ce fait même, une cause d'anosmie. Ainsi s'expliquent les anosmies consécutives aux ulcères du *lupus*, de la *syphilis*, de l'*épithélioma* et du *farcin* ayant détruit les parois du vestibule nasal.

Mais plus fréquentes de beaucoup sont les anosmies dues à un *obstacle* au passage de l'air dans les cavités du nez.

L'obstacle peut siéger, à l'entrée des narines, comme dans les cas d'*aspiration de l'aile* du nez consécutive, soit à l'atrophie de la branche externe de son cartilage, soit à la *paralysie* des muscles dilatateurs observée au cours des paralysies faciales.

Il peut être constitué également par une *atrésie* ou une *oblitération* congénitales ou cicatricielles de l'orifice narinal.

Lorsque l'obstacle occupe l'intérieur des fosses nasales, il est occasionné soit par un gonflement de la pituitaire (coryzas aigus ou chroniques, rhinite hypertrophique), soit par une *déviation* ou un *épaississement* du septum, soit par une hypertrophie de la tête du cornet moyen, soit par des *synéchies*, soit encore par un *corps étranger* ou par une *tumeur* quelconque.

Enfin, l'entrave au passage de l'air peut être constituée par un *rétrécissement* ou par une *oblitération* des *choanes*, par des *adénoïdes*, par un *néoplasme rhinopharyngien* ou par une *adhérence* cicatricielle du voile à la paroi postérieure du pharynx.

3° *Anosmies fonctionnelles*. — A cette catégorie appartiennent les anosmies dites *essentielles*, c'est-à-dire ne reposant sur aucune lésion manifeste.

Celles-ci relèvent assez souvent de troubles *dynamiques* qui sont le privilège des grandes névroses et notamment de l'*hystérie*.

Ces anosmies monosymptomatiques sont très rares,

et doivent être admises par exclusion. Dans la majorité des cas, elles sont le résultat d'un effet *inhibitoire* produit par action réflexe sur les centres nerveux. C'est pourquoi on les voit apparaître assez souvent à la suite d'interventions endo-nasales et de cautérisations de la muqueuse ou consécutivement aux ovariotomies ou aux hystérectomies.

Quel que soit le mécanisme qui préside à la genèse de l'anosmie fonctionnelle, on reconnaîtra celle-ci aux caractères suivants :

Le plus souvent *unilatérale*, elle est généralement partielle et *élective*, c'est-à-dire qu'elle ne se produit que pour certaines odeurs. Variable dans son intensité et sa durée, elle présente ce caractère d'*intermittence* qui est spécial aux manifestations des grands états névropathiques. Enfin, elle est accompagnée fréquemment d'une *anesthésie* de la pituitaire dont la constatation est très précieuse pour le diagnostic pathogénique.

Diagnostic. — S'il est généralement facile de reconnaître l'anosmie, le malade attirant sur ce symptôme l'attention du médecin, il est beaucoup moins aisé d'en mesurer le degré et d'en déterminer la nature. On devra donc procéder à des évaluations *quantitatives* et *qualitatives* de l'acuité olfactive, et ces renseignements très précieux pour le pronostic et le traitement ne pourront être fournis que par un examen olfactométrique des plus minutieux.

Quant à la cause intime de l'anosmie, dont la découverte est si importante pour la thérapeutique, elle échappe assez souvent au clinicien. Aussi devra-t-il pratiquer une endoscopie minutieuse et tenir compte des anamnétiques recueillis par l'interrogatoire du sujet.

Il ne négligera pas également l'exploration de la muqueuse à l'aide du stylet qui renseignera sur son degré de sensibilité.

En l'absence de lésions intra-nasales, on songera soit à une altération du système nerveux central, altération dont la nature et le siège seront déterminés par l'examen clinique du malade, soit à un trouble fonctionnel d'ordre réflexe que l'on reconnaîtra à son unilatéralité, à l'hémi-anesthésie de la muqueuse et à la coexistence d'autres manifestations névropathiques qui manquent rarement.

Pronostic. — Il varie suivant la cause qui a engendré l'anosmie. Favorable dans les anosmies essentielles et mécaniques, il est plus sérieux quand la perte de l'odorat est consécutive à des lésions invétérées de la muqueuse nasale (coryzas chroniques, rhinite atrophique) ; enfin il est tout à fait défavorable quand le symptôme est sous la dépendance d'une affection nerveuse *périphérique* (névrites infectieuses ou toxiques) ou nerveuse *centrale* (tabes, paralysie générale progressive, méningo-encéphalites, thromboses, hémorrhagies, tumeurs du cerveau et traumatismes crâniens).

Le pronostic est subordonné aussi à la *durée* de l'anosmie : « une perte d'odorat datant de plus de deux ans est considérée comme incurable, sauf pour les anosmies mécaniques, qui, quelle que soit leur durée, cèdent dès que le chemin de l'air est rétabli ; à la *continuité* de l'anosmie, l'intermittence de ce symptôme étant un signe favorable ; à son *intensité*, l'anosmie absolue devant faire craindre une lésion centrale irrémédiable ». (Lermoyez.)

Traitement. — L'anosmie n'étant qu'un symptôme, le traitement devra s'attaquer directement à la lésion causale. Il sera donc essentiellement pathogénétique.

On s'efforcera tout d'abord de prévenir les anosmies *artificielles* en proscrivant l'abus des irrigations nasales.

« Que si les stations thermales, qui abusent de la terrible douche nasale, au point d'avoir construit des pavillons luxueux où s'accomplit en toute tranquillité ce méfait, possédaient quelques olfactomètres de Reuter en lieu et place de siphons de Weber ; et que si ceux qui prescrivent à tout hasard ces irrigations usaient de l'olfactométrie, — recherche élégante qui ne déplairait point à leurs clients, — on ne verrait plus des torrents d'eaux hypotoniques balayer les pituitaires et détruire par de violentes effractions endosmotiques les délicats neurones olfactifs que, pour leur malheur, la nature a placés en dehors de l'abri du crâne. Et il y aurait beaucoup moins d'anosmiques dans le monde où l'on va aux eaux. » (Lermoyez.)

L'usage de solutions à base de sels de zinc, d'alun, ou d'antiseptiques qui altèrent l'épithélium de la muqueuse, sera également rigoureusement défendu. Pour la même raison, on interdira au malade de renifler de l'eau froide, de s'exposer aux émanations de vapeurs irritantes et de respirer des odeurs fortes qui, à la longue, émoussent la sensibilité olfactive.

Dans les anosmies *mécaniques*, on subordonnera sa conduite à la nature de la lésion

S'agit-il d'une destruction de l'auvent nasal? On recourra à une opération autoplastique et, à son défaut, au port d'un nez artificiel.

Contre les obstacles au passage de l'air, on appliquera un dilatateur des narines (fig. 176) en cas d'aspiration

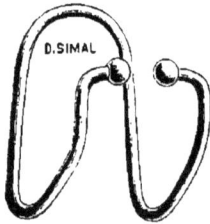

FIG. 176. — Dilatateur des narines de Felsbauch.

des ailes du nez ou le traitement de la paralysie faciale ; les polypes seront extirpés, de même les corps étrangers ; on réduira les cornets hypertrophiés et on réséquera l'hypertrophie circonscrite du cornet moyen.

Pour le même motif, les déviations de la cloison seront redressées et les synéchies sectionnées ; enfin, le cavum sera débarrassé des néoformations qui obstruent sa cavité et les adhérences qui soudent le voile du palais à la paroi pharyngienne seront libérées.

Seules, les anosmies *essentielles*, monosymptomatiques et les anosmies *hystériques* sont justiciables d'une thérapeutique spéciale dans laquelle on devra recourir simultanément à une médication locale et générale.

1º *Traitement local*. — Nous disposons de deux moyens susceptibles de réveiller la sensibilité de la muqueuse olfactive : le premier consiste à faire priser, trois fois par jour, des poudres stimulantes à base de *strychnine* :

Sulfate de strychnine.	0 gr. 10	
Lactose.	7 grammes.	
Sous-nitrate de bismuth.	3 —	

Le second plus efficace, bien que très infidèle, est l'*électrisation*.

On emploie celle-ci sous la forme de courants *faradiques* ou *galvaniques*.

La *faradisation* est surtout indiquée dans l'anosmie *hystérique*. Les électrodes sont appliquées sur la racine du nez et les interruptions doivent être assez fréquentes pour donner naissance à une sensation douloureuse.

Dans les autres variétés d'anosmie essentielle on se sert de préférence du courant *galvanique*.

Dans la méthode *extra-nasale*, préconisée par Zarniko, on place une électrode sur le dos du nez et l'autre est appliquée sur la nuque. L'intensité du courant ne doit pas excéder *six milliampères* et les séances, d'une durée maxima de deux minutes, seront répétées deux ou trois fois par semaine.

La méthode *intra-nasale*, plus efficace, nous paraît devoir être seule conseillée. Elle consiste à placer sur la racine du nez une électrode de charbon; l'autre électrode formée d'une tige métallique enveloppée d'un petit manchon d'ouate hydrophile humectée est poussée le plus haut possible dans les fosses nasales. L'intensité du courant sera, au début, excessivement faible et ne dépassera jamais *trois milliampères*.

Le nombre des séances nécessaires doit être proportionné au degré de l'affection.

En règle générale, on pourra prescrire une séance d'électrisation de 5 *minutes* par fosse nasale, trois fois par semaine.

Bien que très rationnel, ce mode de traitement ne fournit ici que peu de résultats favorables et cela pour deux motifs : d'abord, en raison de la situation très profonde de l'appareil olfactif qui est ainsi soustrait à l'action directe des électrodes et, ensuite, à cause des accidents syncopaux que l'électrisation de cette région peut provoquer, accidents qui obligent à n'employer qu'une intensité très faible et partant insuffisante.

Laker recommande le *massage vibratoire* de la muqueuse et Joal cite l'observation de deux malades guéris par des *douches d'acide carbonique* (1).

2° *Traitement général*. — On a conseillé l'adminis-tration interne de la *strychnine*, à la dose de 3 à 6 milli-grammes par jour, pendant trois semaines consécutives, avec repos de huit jours et nouveau traitement de trois semaines.

D'après certains auteurs, la *quinine* aurait donné des résultats encourageants.

On prescrit le *bromhydrate* de quinine à la dose quotidienne de 60 centigrammes pris en deux fois.

Aux névropathes, on ordonnera les *antinervins*, l'hy-drothérapie sous toutes ses formes et une *cure d'air* prolongée dans une station de montagnes à une alti-tude modérée.

HYPEROSMIE

Comme le terme l'indique, l'hyperosmie est constituée par une *exagération de la sensibilité olfactive*.

Cette hyperesthésie sensorielle affectant la première paire crânienne ne doit pas être confondue avec l'hy-peresthésie sensitive de la muqueuse laquelle, relève de la sensibilité générale qui, dans cette région, est sous la dépendance du trijumeau.

Ici, contrairement à ce que l'on observe dans l'anos-mie, toutes les odeurs sont nettement et distincte-ment perçues, mais elles impressionnent la muqueuse avec une intensité telle que le sujet en est vivement incommodé.

Il est assez rare que l'hyperosmie s'étende à toutes les sensations olfactives, le plus souvent elle est *élective*, c'est-à-dire qu'elle ne se révèle qu'à l'occasion de certaines odeurs dont la nature varie selon la sus-ceptibilité individuelle. Cette *idiosyncrasie olfactive* est d'observation banale et il est peu de clinicien qui, au cours de leurs pratiques, ne l'aient maintes fois constatée.

Dans ses formes très accusées, ce symptôme déter-

(1) Soc. fr. de Laryngol., 1895.

mine une aversion telle qu'il peut provoquer une série d'accidents *réflexes* protéiformes au nombre desquels nous citerons plus particulièrement : la *céphalalgie*, l'*hémicrânie*, le *vertige*, la *pâleur* de la face, la *lypothymie*, voire même la *syncope*.

Chez certains sujets, on observe surtout des *nausées* et des *vomissements*. A ce propos, Bibard (1) rapporte l'histoire de deux malades du docteur Réthy, de Vienne, chez lesquelles l'odeur de la viande suffisait pour déterminer ces accidents. Ceux-ci ne cédèrent qu'au traitement nasal.

Ailleurs, ce sont des *palpitations* avec angoisse précordiale ou une violente *dyspnée* simulant, à s'y méprendre, un accès d'asthme vulgaire. Enfin, chez les grandes hystériques, on a vu survenir soit des *crises convulsives*, soit le *sommeil somnambulique*, soit même un *état léthargique* comme après l'excitation d'une zone hystérogène.

Toutefois, il faut reconnaître qu'il en est de ce phénomène morbide comme de toutes les autres manifestations qui relèvent du domaine sensitivo-sensoriel, la *subjectivité* de l'individu entre ici en jeu pour une très large part et cette particularité explique l'extrême variabilité des symptômes observés.

L'*examen rhinoscopique* ne révèle assez souvent aucune altération de la muqueuse nasale ou montre tout au plus une disproportion frappante entre l'intensité des troubles fonctionnels et l'excessive bénignité des lésions.

Cependant chez les névropathes que nous avons eu l'occasion d'examiner nous avons constaté une *turgescence* très accusée du tissu caverneux, liée à l'hyperosmie et une *hyperesthésie* sensitive considérable de la pituitaire. Même dans les cas d'hémianesthésie cutanée, la muqueuse nasale était le siège, du côté anesthésié du corps, de troubles vaso-moteurs très nets et d'une vive hyperesthésie *sensitivo-sensorielle*.

L'hypersensibilité de la pituitaire coïncidant avec une hyperexcitabilité sensorielle est, en effet, relativement

(1) Thèse de Paris, avril 1897.

fréquente chez les hyperosmiques; elle peut s'étendre
à toute la muqueuse ou se *localiser* à certaines zones
qu'une exploration attentive avec le stylet permet de
déterminer.

Enfin, l'hyperosmie est parfois accompagnée de
parosmie, comme c'était le cas chez les deux malades
de Baumgarten : l'un percevait constamment une odeur
cadavérique et l'autre celle de l'acide phénique.

Etiologie. — Tantôt, ce syndrome est sous la dépendance d'une lésion *locale*, le plus souvent d'ordre *inflammatoire* (coryza aigu ou chronique, rhinite hypertrophique) ; tantôt et plus souvent, il relève d'un
trouble général et plus particulièrement d'une perturbation du *système nerveux central*. Aussi, est-ce pour
cette raison qu'on l'observe avec un maximum de
fréquence chez les *névropathes* et notamment chez
les neurasthéniques et les hystériques. On le rencontre également chez les sujets atteints de *maladie
de Basedow* (Ménier), dans les premières phases de *la
grossesse* et chez les femmes *hystérectomisées* ou *ova-
riotomisées*.

Maintes fois, ce symptôme a été signalé dans le
mal comitial parmi les *auras sensorielles* qui précèdent
de quelques secondes la grande crise convulsive. Il fait
partie également des hallucinations qui caractérisent
certains états *vésaniques*.

Enfin, nous l'avons vu survenir dans les *affections de
l'axe cérébro-spinal*, et notamment dans la *paralysie
générale progressive* (Ménier) et l'*ataxie locomotrice*.

« Le docteur C. Negro (1) rapporte un cas de crises
olfactives chez un tabétique. Le diagnostic de sclérose
des cordons postérieurs de la moelle épinière résultait
clairement de l'observation clinique : absences de réflexes rotuliens, troubles vésicaux, phénomène de
Romberg, crises viscérales et douleurs paroxystiques
fulgurantes et térébrantes.

« Pendant les trois mois passés par le malade dans le
service de l'auteur, les symptômes subjectifs et objectifs
se maintinrent à peu près sans modifications en dépit

(1) *Gazz. med. di Torino*, 8 mars 1894.

du traitement institué. Le point sur lequel l'auteur attire l'attention est le phénomène d'*hyperosmie*, qu'il a étudié avec soin.

« Au moment des crises gastriques, le malade accusait constamment une hyperesthésie olfactive, qui lui faisait percevoir l'odeur de la viande ou d'une substance aromatique à une distance de plusieurs mètres.

« L'hyperosmie n'était accompagnée d'aucune perversion du sens de l'odorat.

« Dans les périodes intermédiaires, la distance devait être diminuée de plus des trois quarts pour que l'odeur fût perçue. » (Bibard.)

Diagnostic. — On devra : 1° *reconnaître l'hyperosmie*; 2° *en établir la signification.*

1° *Reconnaître l'hyperosmie* présente d'autant moins de difficulté que le sujet qui en souffre attire sur ce symptôme l'attention du médecin. Toutefois, elle doit être différenciée de la *subtilité olfactive* que présentent certains individus, mais qui, à l'encontre de l'hyperosmie, ne s'accompagne d'aucun phénomène anormal. De même, elle ne saurait être confondue avec l'*hyperesthésie non sensorielle* de la muqueuse, qui se traduit par du prurit, des picotements, des éternuements répétés, du coryza vaso-moteur et surtout par une sensibilité extrême de la pituitaire au contact du stylet explorateur.

2° *En établir la signification.* — Cette seconde partie du diagnostic a pour but de déterminer la nature exacte du symptôme : l'hyperosmie est-elle d'origine *périphérique*, c'est-à-dire *nasale*, ou d'origine *centrale* ?

Une endoscopie minutieuse révèlera la lésion causale (coryza, hypertrophie, etc.); à son défaut, on portera ses investigations sur l'état général du sujet, et en particulier sur le *système nerveux*, soit qu'il s'agisse d'une simple perturbation fonctionnelle, comme c'est souvent le cas dans certaines *névroses*, soit, au contraire, que l'on se trouve en présence d'une lésion *cérébrale* ou *cérébro-spinale* (paralysie générale, aliénation mentale, tabes, etc.).

Pronostic. — Il reste subordonné à l'affection causale.

Généralement *bénin* par lui-même, ce symptôme peut être très *sérieux* par l'intensité qu'il revêt parfois et par les troubles réflexes qu'il entraîne, et qui sont susceptibles de compromettre la santé du sujet.

Enfin, il peut être *grave* lorsqu'il annonce l'éclosion d'une paralysie générale progressive, d'un état vésanique ou d'une ataxie locomotrice, dont il constitue parfois un signe prodromique.

Traitement. — Il varie suivant la nature de l'hyperosmie.

Dans les formes d'origine *périphérique*, on appliquera le traitement que réclament les lésions de la muqueuse.

Dans les formes d'origine *centrale*, on donnera la préférence à la médication générale susceptible de modifier l'éréthisme du système nerveux.

Dans ce but, on prescrira le *repos* au grand air, de préférence dans les montagnes, à une altitude modérée, l'*hydrothérapie* et l'administration de médicaments *toniques* (strychnine, phosphates, cacodylates).

Chez les neurasthéniques et les hystériques, on n'oubliera pas l'importance du traitement *psychique*, importance considérable dans une affection où le malade perd toute confiance en sa santé et où l'idée de son mal domine entièrement sa pensée et ses actes.

On comprend que, dans ces cas d'ordre purement psychique, le traitement rhinologique doive passer au second plan.

Cependant, certains auteurs prétendent que les névroses qui s'accompagnent d'une hyperesthésie sensitive ou sensorielle de la muqueuse nasale sont susceptibles d'être améliorées et même guéries par un traitement *révulsif* appliqué sur cette muqueuse.

Il reste inexpliqué en quoi cette action révulsive consiste. On pourrait peut-être faire valoir les mêmes raisons que les auteurs ont données pour expliquer l'action des vésicatoires appliqués au niveau de l'aura dans l'épilepsie jacksonienne et que nous avons trouvées citées dans le travail de Rolland ? Bravais pensait que les révulsifs appliqués au niveau de l'aura agissaient dans un lieu d'élection où les sympathies exercent plus d'empire sur les maladies des centres nerveux. Jackson admettait que les révulsifs modifient la tension que présentent les cellules nerveuses. Vulpian dit à ce sujet qu'il ne lui semble pas impossible « que des modifications moléculaires, non nutritives au sens propre du mot, puissent avoir lieu directement dans les centres nerveux sous l'influence d'impressions spéciales ».

Guidés par ces idées, quelques rhinologues, et notamment Lichtwitz, ont préconisé les *cautérisations* de la pituitaire avec le galvanocautère, qui, en produisant une révulsion sur la zone olfactive, agit favorablement sur l'hyperosmie d'origine centrale.

Dans tous les cas, la médication *palliative* est très indiquée, elle doit viser à modérer l'excitabilité de la muqueuse. On a recours habituellement aux pulvérisations intra-nasales avec une solution faible de *chlorhydrate de cocaïne* à 1/100, ou de *bromure de potassium* au même titre, ou encore de tanin à 1/200 ; mais on usera le moins possible de ces topiques, dont l'action nocive sur les délicats neurônes olfactifs peut déterminer à la longue une anosmie complète et définitive.

PAROSMIE

Définition. — Sous ce nom, on désigne *la perversion du sens de l'odorat, consistant dans la perception d'odeurs le plus souvent désagréables et fétides.*

C'est, en somme, une *aberration* du sens de l'olfaction.

Etude clinique. — Lorsque ce trouble fonctionnel ne se produit que sous l'influence de l'exercice du sens affecté, il constitue la *parosmie vraie.*

Cette variété est caractérisée par la perception d'odeurs *différentes* de celles qui sont propres aux substances respirées. En parcourant mes observations relatives à cette affection, je remarque que certains parosmiques accusaient des odeurs de soufre, de chlore, de matières brûlées, etc. « Il arrive même, dit Castex, faisant allusion à ces malades, que s'ils respirent une bonne odeur, elle leur paraît désagréable, et *vice versa*. Une de mes clientes me disait : « Une bonne odeur, comme celle des fleurs, me donne l'impression de l'oignon, et une mauvaise odeur, l'impression de vanille (1). »

Elle a encore pour caractéristique :

Sa *subjectivité*, c'est-à-dire que l'odeur particulière accusée par le sujet n'est perçue que par lui-même ;

Son *électivité*, n'étant provoquée que par certaines odeurs Elle constitue alors le *daltonisme olfactif*, qui appartient aux aberrations sensorielles, le plus souvent d'ordre congénital ;

Sa *variabilité* extrême suivant les sujets qu'elle affecte, suivant les idiosyncrasies ;

Et, enfin, sa *durée* qui est indéfinie et qui peut se prolonger pendant toute la vie du patient, comme c'est le cas dans les variétés congénitales.

Dans une autre forme de parosmie, le trouble sensoriel est *continuel* et il s'exaspère lorsque le malade se mouche. C'est une odeur repoussante, laissant parfois dans la bouche un goût nauséeux.

Telle est la *cacosmie*, dont l'étymologie signifie perception de mauvaise odeur.

Les sensations éprouvées varient à l'infini suivant la cause qui les a provoquées et aussi selon les individus. Les uns perçoivent une odeur cadavérique, d'autres, celle des matières fécales ou de la corne brûlée, d'autres enfin, celle des sulfures ou des œufs pourris.

Etant sous la dépendance habituelle d'un foyer de fétidité situé sur le trajet de la colonne d'air respirée, la cacosmie est généralement *objective*, et la mauvaise odeur qu'accuse le malade est également perçue par son entourage. Cependant, à l'instar de la parosmie vraie, elle peut être *subjective* et constituer une hallucination des centres de l'olfaction (V. *Etiologie*).

Mais, quelle que soit sa nature, ce phénomène sensoriel est susceptible, lorsqu'il se prolonge ou lorsqu'il atteint une vive intensité, d'entraîner des *troubles nerveux réflexes* des plus variés, au nombre desquels nous citerons surtout : la *céphalée*, la *névralgie*

---

(1) A. CASTEX, *op. cit.*, p. 412.

du trijumeau, la *pâleur*, le *vertige*, les *nausées* et les *vomissements*, l'*anorexie* complète, les *palpitations*, la *cardialgie*, etc. Cette perturbation du système nerveux a pour effet de conduire, à la longue, le patient à l'*hypochondrie* et de compromettre sérieusement son état général.

Dans certains cas, la cacosmie est accompagnée d'une sensation douloureuse (odynosmie). Enfin, elle est assez souvent suivie d'*anosmie*, dont elle est parfois un symptôme précurseur.

Etiologie. Pathogénie. — Les causes de la parosmie varient suivant sa nature.

1° Les variétés *périphériques*, qui correspondent aux formes *objectives* de la cacosmie, relèvent habituellement d'une lésion des *voies respiratoires*, telle que :

a) Lésions nasales : catarrhes chroniques, coryzas purulents, ozène atrophique, myase nasale, corps étrangers, séquestres de la syphilis, tumeurs ;

b) Lésions juxta-nasales : sinusites purulentes, et notamment l'empyème de l'antre d'Highmore ;

c) Lésions du cavum : catarrhe pharyngien chronique, rétention des sécrétions dans les récessus de l'amygdale de Luschka, abcès rétro-pharyngiens, végétations adénoïdes, néoplasmes ulcérés ;

d) Lésions laryngées : laryngites sèches, laryngite phlegmoneuse, cancer du larynx, syphilis et tuberculose laryngées ulcérées ;

e) Lésions trachéo-bronchiques : ozène trachéal, bronchites fétides, dilatation des bronches, gangrène pulmonaire, pleurésie purulente enkystée ouverte dans les bronches, cavernes tuberculeuses, etc.

Les *maladies du tube digestif* dont les organes sont également placés sur le trajet de l'air expiré, ont aussi une part importante dans la genèse de la cacosmie.

Parmi elles, nous citerons surtout :

a) Les *affections buccales :* carie dentaire, abcès ostéo-périostiques, stomatites, gingivites, noma, cancer de la langue ;

b) Celles du *pharynx :* amygdalites lacunaires, angine phlegmoneuse, syphilis ou cancer de l'amygdale ;

c) Celles de l'*œsophage :* œsophagites, rétrécissements,

d) Celles de l'*estomac*: gastrites, ectasie gastrique avec stase alimentaire, carcinome de l'estomac.

2° Les variétés *centrales* de la parosmie ont une étiologie encore plus complexe et pleine d'obscurité. A elles appartiennent la parosmie vraie et les formes *subjectives* de la cacosmie.

Les unes, *sine materia*, sont sous la dépendance d'une perturbation nerveuse relevant d'un état général névropathique. C'est pour cette raison qu'on les observe surtout dans les *névroses* et, en particulier, chez les *neurasthéniques* et les *déséquilibrés*. De même, dans l'*épilepsie*, on a signalé les hallucinations olfactives au nombre des manifestations sensorielles de l'*aura* qui précède la crise convulsive. Quelquefois, cependant, elles surviennent après l'accès (Hughlings-Jackson).

Ces aberrations olfactives, au même titre que celles de la vue et de l'ouïe, s'observent également dans le *délire hystérique*. Elles apparaissent habituellement du côté de l'anesthésie.

On les compte aussi parmi les troubles psychopathiques qui caractérisent certaines formes mentales des intoxications générales (alcoolisme, saturnisme, morphinisme, etc.), où elles constituent un véritable délire sensoriel.

Les autres formes moins nombreuses ont un substratum anatomique et relèvent le plus souvent d'une *lésion* localisée aux centres de l'olfaction.

La lésion causale peut avoir un siège *extra* ou *intracérébral*.

1° *Extra-cérébrale*, l'altération peut intéresser les *filets du nerf olfactif* : « Les anomalies dans les fonctions de l'odorat, dit Morell-Mackenzie, sont probablement dues quelquefois à des modifications inflammatoires du nerf olfactif lui-même ou à un état de ce nerf qui correspond à la névralgie des nerfs de la sensibilité générale. »

Dans un cas rapporté par Althaus, le malade perçut constamment, pendant six semaines, une odeur vive de phosphore. Au bout de ce temps, il remarqua qu'il avait perdu complètement l'odorat. Il présenta bientôt tous les signes du tabes et mourut huit ans après le début de l'affection. L'autopsie ayant été pratiquée, on put constater que les nerfs olfactifs présentaient les lésions de la *névrite*.

Ces mêmes lésions peuvent se rencontrer également au cours des maladies infectieuses et notamment dans la *grippe*. (Bibard.)

Dans une observation de Schlaeger concernant un lunatique qui se plaignait de sentir, depuis plusieurs années, des odeurs fort désagréables, on trouva à l'autopsie, au niveau de la lame criblée de l'ethmoïde, une tumeur fongueuse de la *dure-mère*.

Enfin, Westphal a rapporté un exemple de parosmie des plus nettes survenue chez un syphilitique souffrant de convulsions. La nécropsie permit de constater des adhérences du *bulbe olfactif* et deux petites gommes sur la pie-mère voisine.

2° *Intra-cérébrale*, la lésion siège généralement dans la zone des centres olfactifs (Schlaeger), et les observations suivantes démontrant cette localisation sont des plus concluantes.

Lockermann (1) cite le cas d'une femme, âgée de cinquante-cinq ans, qui, après avoir souffert pendant un an de vertiges et d'attaques d'épilepsie, s'aperçut un jour qu'immédiatement avant ses attaques, elle sentait diverses odeurs qu'elle ne pouvait définir, parfois agréables, et qui cessaient aussitôt après l'accès. Ces symptômes disparurent au bout de quelques mois, et jusqu'à la mort de la malade, qui eut lieu deux ans après dans le coma, rien de saillant ne fut observé du côté de l'olfaction.

A l'autopsie, on trouva dans le *lobe cérébral gauche* un carcinome du volume d'un œuf de canard. La tumeur avait détruit tous les filets nerveux de l'olfactif correspondant.

Dans un cas à peu près analogue, relaté par Sander (2), un homme âgé de trente-trois ans éprouvait des attaques épileptiformes qui étaient annoncées par une odeur extrêmement fétide. Il présenta plus tard des

(1) *Zeitschr. f. rat. med.*, 186, 3 reihe, XII.
(2) *Arch. f. Psychiatrie*, 1873-74, Bd. IV, p. 234 et suiv.

symptômes de folie et perdit complètement la vue avant de mourir. L'examen nécroscopique montra un gliome du volume d'une pomme, situé à la *face inférieure du lobe cérébral gauche*, et qui pénétrait de 6 centimètres environ dans l'épaisseur même du cerveau. La tumeur s'étendait aussi au-dessous du lobe frontal et enserrait la partie postérieure du nerf olfactif gauche (1).

D'autre part, Frigerio (2) rapporte un cas clinique observé par lui. Il s'agissait d'un homme atteint de délire systématisé primitif de persécution mégalomaniaque. Le malade offrait des symptômes de perversion de l'odorat, et chaque substance lui semblait sentir le soufre. Il succomba et, à l'autopsie, on trouva une atrophie du *grand pied de l'hippocampe* du côté gauche.

Onodi a cité également des exemples de parosmie subjective consécutive à des tumeurs du *crochet de l'hippocampe* ou de la circonvolution du *corps calleux*.

Dans les psychopathies organiques (hémorrhagie, ramollissement), ces troubles fonctionnels de l'odorat sont parfois secondaires aux lésions circonscrites d'*origine vasculaire* de l'encéphale. Ils présentent alors cette particularité qu'ils s'accompagnent soit d'excitation et même d'agitation, soit de dépression. Ces modifications du ton normal de l'activité psychique suivent, en général, de près l'ictus. Les malades réagissent à ces hallucinations cherchant à se défendre et à fuir. Ces troubles sensoriels, qui se produisent uniquement ou redoublent le soir et la nuit, peuvent être *unilatéraux* et le problème de la pathogénie de cette localisation unilatérale a été fort bien discuté dans une série d'études analytiques très pénétrantes par Séglas. Il ressort de ces recherches que les hallucinations unilatérales, qu'elles soient auditives, visuelles ou olfactives, ne résultent pas de l'excitation pathologique unilatérale de l'appareil sensoriel, mais bien d'une série de facteurs multiples (lésions sensorielles, sensations subjectives, état mental, associations du phénomène hallucinatoire avec un point de repère so-

(1) MORELL-MACKENZIE, *Op. cit.*, p. 327 et 328.
(2) Compte rendu du XIIᵉ Congrès des médecins italiens, tenu à Pavie du 19 au 26 septembre 1887.

matique ou extérieur, etc.), qui impriment à l'hallucination une orientation psychologique unilatérale.

C'est encore à une lésion cérébrale qu'il faut attribuer la parosmie observée dans la *paralysie générale progressive*. Elle présente, dans cette affection, ce caractère distinctif qu'elle peut dominer, un certain temps, le tableau clinique. Moins fréquentes que les autres hallucinations sensorielles, celles de l'odorat se rencontrent surtout dans le délire mélancolique à forme hypochondriaque, avec idées de négation. On les retrouve aussi dans le délire de persécution.

Diagnostic — S'il est facile à établir par l'exposé des sensations qu'éprouve le patient, le point de départ des troubles fonctionnels n'en est pas moins malaisé à déterminer et c'est précisément là le temps délicat du diagnostic.

I. — Si la fétidité de l'air expiré par le malade est perçue par l'entourage, on conclura à une parosmie *objective* et on cherchera à localiser le siège de la mauvaise odeur.

a) *L'air expiré par le nez est fétide, alors que l'air expiré par la bouche ne l'est pas :* on portera ses investigations dans les fosses nasales, en ayant soin d'explorer attentivement les replis de la muqueuse. On cherchera les séquestres, les foyers de nécrose, les corps étrangers, les croûtes de l'ozène, et à défaut de lésions nasales, on dirigera son attention vers les cavités annexes et, en particulier, vers l'antre d'Highmore.

Si l'examen intra-nasal est négatif, on procédera alors à l'exploration du cavum, en y cherchant les lésions que nous avons déjà signalées.

b) *L'expiration buccale seule est fétide :* le siège de la lésion devra être recherché dans la bouche et notamment au niveau des dents et des gencives.

c) *L'air expiré par le nez et par la bouche est également fétide :* on examinera successivement les amygdales, les voies respiratoires (larynx, trachée, poumon) et, en dernier lieu, le tube digestif (pharynx, œsophage et estomac).

II. — Si l'entourage du malade ne perçoit aucune mauvaise odeur, on pensera à une cacosmie *subjective*.

On procèdera alors à un examen clinique complet du malade et en particulier de son système nerveux, soit qu'il s'agisse d'un état névropathique général, soit, ce qui est beaucoup moins fréquent, que la perversion sensorielle dépend d'une lésion des centres nerveux.

Pronostic. — En dehors des sensations désagréables que procure la perception d'une mauvaise odeur, la parosmie n'est pas une affection grave. Cependant, lorsque ce symptôme acquiert une grande intensité et que sa durée se prolonge quelque peu, il constitue alors, pour le patient, une véritable obsession, qui, en augmentant encore son état névropathique, peut ébranler sérieusement sa santé.

Enfin, nous ne devons pas oublier que l'aberration de l'odorat est souvent le prélude de l'abolition de cette fonction.

Traitement. — Comme pour les autres troubles de l'olfaction, les indications thérapeutiques de la parosmie découlent du diagnostic étiologique. « On conçoit, dit Lermoyez, quel intérêt il y a à le bien faire et à ne pas taxer, au premier abord, le malade d'hypochondriaque, et sa cacosmie d'imaginaire. »

Aux formes *objectives*, on opposera le traitement de la maladie causale.

Les pyorhinorrhées seront combattues par l'antisepsie nasale ; les séquestres seront extirpés et les sinus largement drainés. Par un curettage soigné, on procèdera au déblayage du cavum et on supprimera les foyers de fermentation qui sont inclus dans les recessus de l'amygdale pharyngée. Dans la cavité buccale, on fera la discision des amygdales ou on obturera les dents cariées. Enfin les lésions des voies respiratoires et du tube digestif seront l'objet de soins appropriés à leur nature.

Aux formes *subjectives*, plus réfractaires à la thérapeutique, on appliquera une médication *locale*, consistant notamment en pulvérisations de solutions aromatisées : eau *thymolée* à 1/10.000, eau *salolée* (une cuillerée à café d'alcool salolé à 1/20 par litre d'eau bouillie) ou solution à 10 p. 1000 de *teinture d'eucalyptus*.

Les pulvérisations de *vaseline liquide* parfumée sont également recommandées :

> Essence de géranium rose. . . . V gouttes
> Vaseline liquide . . . . 20 grammes

Des fumigations pourront être pratiquées avec succès à l'aide de l'appareil de Mandl, en faisant usage d'une solution de *menthol*, d'*eucalyptol* ou de *benjoin*.

Certains auteurs préconisent les applications intranasales d'un *courant continu* n'excédant pas 3 milliampères ; d'autres conseillent le *massage vibratoire* de la muqueuse, bien que cette méthode n'ait donné jusqu'ici que des résultats fort douteux.

Le traitement *général* est formellement indiqué dans les variétés névropathiques de la parosmie.

On calmera l'hyperexcitabilité nerveuse par l'*hydrothérapie*, le *repos* au grand air et la *suralimentation*. Aux déprimés, on prescrira avec avantage les toniques (strychnine, phosphates, cacodylates) ; aux excités, on ordonnera, de préférence, une médication sédative : préparations à base de *valériane* ou la solution *polybromurée*, dont j'ai obtenu d'excellents effets et dont voici la formule :

> Bromure de potassium. . . . .)
>   —   de sodium . . . . } àà 6 grammes
>   —   d'ammonium . . . .)
> Sirop d'écorces d'oranges amères. .   200   —

Une ou deux cuillerées à soupe par jour.

CHAPITRE XXVII

INSUFFISANCE NASALE

Définition. — Avec le docteur Vacher (1), nous définirons ce syndrome : *l'état particulier, intermittent ou permanent, dans lequel se trouve tout individu qui, étant au repos, ne peut recevoir dans ses poumons, exclusivement par la respiration nasale, la quantité d'air largement suffisante à l'hématose.*

C'est à mon maître, le docteur Lermoyez (2), que revient le mérite d'avoir attiré tout particulièrement l'attention des médecins sur ce trouble fonctionnel. La description magistrale qu'il en donne est suffisamment complète pour que nous n'ayons rien de bien saillant à y ajouter. Aussi l'avons-nous prise comme guide de notre étude, en nous contentant d'y apporter les quelques considérations que nous ont suggérées la lecture de travaux récents (3) et nos recherches personnelles sur cette question d'actualité.

Étude clinique. — Cliniquement, l'insuffisance nasale est caractérisée, avons-nous dit, par l'impossibilité où est tout individu de respirer exclusivement par le nez, même pendant le repos ; ici, la *voie buccale* supplée

(1) L. Vacher (d'Orléans), *Presse médicale*, 22 novembre 1905.
(2) Société médicale des hôpitaux de Paris, janvier 1899. — *Presse médicale*, 2 juillet 1904. — *Idem*, 11 novembre 1905.
(3) L. Hemington Pegler. : « On fonctionnal abeyance of nasal respiration simulating true nasal obstruction. » *The Journal of Laryng*, juillet 1902, vol. XVII.
G. Rosenthal, Gymnastique et rééducation respiratoires. *Maladies de l'enfance* (t. V, 2ᵉ édition).

ou même remplace la voie nasale, qui semble avoir perdu ses droits à la fonction respiratoire qui normalement lui est dévolue.

Ce trouble fonctionnel présente des degrés très variables; dans ses formes très accusées, il est impossible de maintenir fermées les lèvres du sujet sans déterminer une suspension complète du rythme respiratoire : le facies se trouble, les yeux se congestionnent et le malade est menacé d'asphyxie.

En vertu de la gêne nasale, la bouche reste constamment ouverte, donnant au patient un air hébété, tels les grands adénoïdiens. La nuit, la respiration est bruyante, accompagnée souvent d'un ronflement sonore qui incommode l'entourage, le sommeil est agité par des cauchemars, et des sueurs profuses dues aux troubles de l'hématose inondent le visage du malade.

Le matin, au réveil, la gorge est sèche et tapissée de mucosités visqueuses, adhérentes, qui ne sont expulsées qu'au prix de pénibles efforts.

L'insuffisance nasale, nous le savons, peut être *intermittente* ou *permanente*.

Intermittente, elle ne survient qu'au moment des poussées congestives dont la pituitaire est parfois le siège ou chez certains enfants pendant le décubitus : « tel enfant, qui paraît avoir la capacité nasale normale s'il est assis ou debout, présentera des signes d'insuffisance au bout de quelques instants de décubitus ».

Permanente, elle persiste constamment et n'est aucunement influencée par les changements d'attitude du sujet.

L'insuffisance peut être *unilatérale* et la fosse nasale largement perméable peut suppléer le côté sténosé. C'est là un fait d'observation courante.

La persistance de la sténose nasale a pour effet d'entraver le développement des os de la face, et en particulier celui des *maxillaires supérieurs* dont l'atrophie détermine une *déformation* du masque, consistant surtout en une étroitesse exagérée du visage qui paraît allongé, en un rétrécissement des narines, et en un prognathisme inférieur qui donne au malade l'aspect du bull-dog.

35

Les dents trop serrées sur l'arcade amoindrie se disposent obliquement et irrégulièrement, chevauchant les unes sur les autres. Nous retrouvons en somme, dans cet exposé clinique, tous les caractères du *facies adénoïdien.*

L'insuffisance nasale s'accompagne également de phénomènes *thoraciques* qui en sont comme le corollaire. Le plus frappant de beaucoup est l'*insuffisance diaphragmatique*, qu'on reconnaîtra à l'immobilité des dernières côtes, à l'invariabilité des espaces intercostaux correspondants et à l'immobilité, dans le décubitus dorsal, de la paroi abdominale qui est même aspirée dans les grandes inspirations. Ces symptômes révèlent le jeu incomplet du diaphragme dont la course restreinte ne rappelle plus en rien le puissant mouvement de pompe qui, chez les sujets normaux, dépasse la 5ᵉ côte en haut et la 9ᵉ côte en bas.

Il est aisé de concevoir que de tels troubles fonctionnels, en limitant l'expansion pulmonaire, diminuent singulièrement le champ de l'hématose et constituent, par ce fait même, une des principales causes de la *dyspnée* habituelle qu'accusent les malades à la suite du moindre effort.

Mais tous ces signes cliniques ne sont qu'une présomption en faveur de l'insuffisance nasale qui ne peut être reconnue d'une façon certaine que par l'épreuve *fonctionnelle* du nez respiratoire, c'est-à-dire par la *rhinométrie* ou plus exactement par la *rhinospirométrie.*

Bien qu'encore très peu employée en France, cette méthode est indispensable toutes les fois qu'on se propose d'établir le degré de perméabilité des fosses nasales et d'en mesurer la *capacité respiratoire.*

Celle-ci, en effet, ne peut être déterminée ni objectivement, ni subjectivement.

« *Objectivement*, on ne doit accorder qu'une confiance très limitée aux données de la rhinoscopie.

« Obstruction et insuffisance nasale sont, contrairement à l'opinion courante, deux termes non synonymes ; leurs variations n'évoluent pas parallèlement.

« Ainsi, tel nez peut paraître grandement obstrué à droite par une crête de la cloison, cependant la rhino-

métrie montre que c'est à gauche que la respiration
se fait mal à cause d'une queue de cornet méconnue.

« Inversement, on risque de tenir pour suffisamment
perméable une fosse nasale dont le cornet inférieur rétracté laisse bien voir le jeu du voile, et on néglige l'importance d'une tuméfaction de la tête du cornet moyen
qui barre le chemin à l'air inspiré. J'ai publié dans ce
journal des faits d'insuffisance fonctionnelle absolue du
nez, anatomiquement perméable à l'air, en apparence ;
la rhinoscopie faisait alors faillite.

« *Subjectivement*, sans rhinométrie, on a chance de se
tromper encore davantage en se fiant aux sensations
des malades.

« Tel individu qui a un nez parfaitement insuffisant
peut ne pas s'en douter, parce que la sténose nasale est
venue lentement, parce que l'organisme s'est habitué
depuis longtemps à ce médiocre état de choses, et parce
que ce champ nasal limité suffit pour le peu d'efforts
que donne le patient dans sa vie courante ; l'insuffisance
ne se révèle que le jour où le poumon doit donner un
coup de collier. C'est le fait de la plupart des gens qui
viennent nous consulter pour des maux de gorge et qui
s'étonnent que nous leur trouvions un nez rétréci.

« Inversement, tel autre individu, un tabétique, un
ozéneux, a un nez bien perméable, trop perméable
même. Et cependant il croit respirer difficilement,
parce que sa sensibilité nasale émoussée le renseigne
mal sur le passage de la colonne d'air (1). »

Tout malade suspect d'insuffisance nasale devra donc
être soumis à l'épreuve fonctionnelle de la rhinométrie.

Celle-ci peut être *qualitative* ou *quantitative*.

1° *Rhinométrie qualitative*. — Couramment employée, elle constitue une méthode d'une grande simplicité, mais ne pouvant donner que des renseignements
approximatifs sur le degré de perméabilité des fosses
nasales.

a) *Épreuve expiratoire*. — Elle consiste à fermer
à l'aide de l'index l'une des narines et à expirer
fortement par la narine laissée ouverte. Cette ma-

(1) LERMOYEZ, *Presse médicale*, 11 novembre 1905.

nœuvre est répétée alternativement des deux côtés. Le dos de la main étant placé à proximité de l'orifice narinal évalue, d'après l'impression perçue, à peu près la force de la colonne d'air chassée par la narine béante.

b) Epreuve inspiratoire. — On conseille au patient de renifler fortement et, en même temps, on observe le degré d'aspiration des ailes du nez qui doit être proportionné à l'énergie de l'inspiration et à l'étendue de la perméabilité nasale.

c) Epreuve mixte. — Ici, la pénétration de l'air par le nez se vérifie par l'*épreuve naso-respiratoire* dont voici la technique : Faire placer le sujet devant soi et veiller à ce qu'aucun vêtement, aucune ceinture, aucun corset ne puisse gêner la respiration ; lui expliquer qu'il doit inspirer et expirer par le nez ; faire soi-même quelques respirations nasales pour montrer la facilité de l'acte ; demander au patient de respirer ainsi vingt fois de suite. Pour éviter toute fatigue, il sera bon de rythmer le mouvement avec la main droite ; l'inspiration se fera lorsque la main se lève, l'expiration, lorsqu'elle s'abaisse.

Cette épreuve se répète ensuite, en faisant fermer par le sujet alternativement l'une et l'autre narine.

On est étonné des résultats de cette épreuve. Beaucoup d'enfants sont absolument incapables de respirer par le nez. Un grand nombre respire correctement deux ou trois fois ; mais, dès la quatrième respiration, le rythme s'embarrasse, le facies se congestionne et le sujet s'aide de la bouche qu'il entr'ouvre. Il respire par le type mixte *naso-buccal* que nous avons signalé (1).

2° *Rhinométrie quantitative.* — La technique en est beaucoup plus délicate, mais les résultats en sont incomparablement plus précis.

Généralement on a recours ici à la méthode *indirecte* de Zwaardemaker. Elle est basée sur ce principe que l'air expiré est saturé de vapeur d'eau dans la proportion constante de 42 grammes par mètre cube, à la température de 37°.

On mesure indirectement la quantité d'air expiré en

(1) G. ROSENTHAL, *Gymnastique et rééducation respiratoires.*

procédant au dosage de la quantité de vapeur d'eau qui s'échappe par les narines.

Cette mensuration s'obtient en plaçant à un centimètre des orifices narinaux une surface froide et polie qui condense la vapeur d'eau sous la forme de *taches* de buée, de forme ovalaire, appelées *taches respiratoires*, qui sont une évaluation *graphique* du degré de la perméabilité nasale.

Technique. — On la réalise très simplement à l'aide du *miroir de Glatzel* (fig. 177), qui est employé couram-

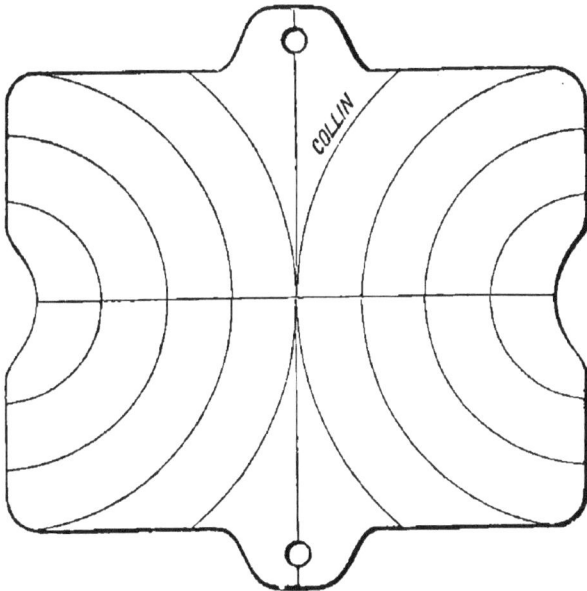

Fig. 177. — Miroir de Glatzel.

ment en Allemagne et qui n'est autre chose qu'une plaque de métal nickelée, de forme quadrilatère, et dont les deux extrémités opposées présentent une échancrure arrondie pouvant recevoir la convexité de la lèvre supérieure. Les deux faces du miroir portent une graduation en arcs de cercle, destinée à mesurer l'étendue des taches. Lermoyez donne de l'emploi de ce rhinomètre la description suivante :

« On invite le sujet à se moucher pour débarrasser

son nez des sécrétions qui peuvent éventuellement
l'obstruer ; puis, on l'engage à respirer régulièrement et
sans efforts, comme il en a l'habitude. Quand le rythme
respiratoire est bien établi, on place horizontalement le
miroir à mi-hauteur de la lèvre supérieure, et on l'y
laisse pendant deux ou trois expirations ; après quoi,
retournant rapidement le miroir, on présente sous le nez
son autre extrémité. En quelques instants, on obtient
ainsi deux paires de taches respiratoires, d'âge différent, et par conséquent à des phases successives d'évaporation. Ces taches mettent une minute environ à
s'effacer ; ce faisant, elles se rétractent et accentuent
mieux ainsi leurs différences.

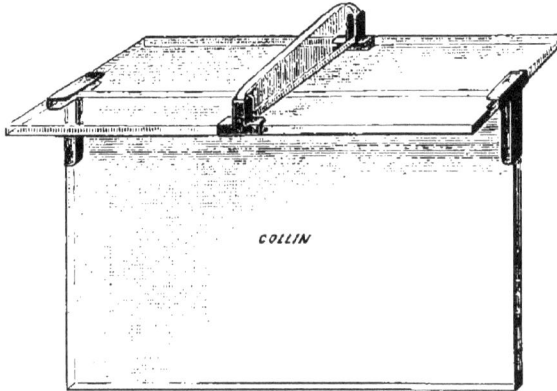

FIG. 178. — Pneumodographe de Courtade.

« Il y a deux manières de lire les taches respiratoires :
« a) On évalue la *durée de leur évaporation*, qui est en
raison directe de la quantité d'eau et par conséquent de
la quantité d'air expirées.
« b) On considère l'*aire de leur empreinte* ; normalement,
on doit observer deux taches symétriques en forme de
papillon s'étendant jusqu'au quatrième arc de cercle.
Dans les nez unilatéralement insuffisants, la tache peut
totalement manquer d'un côté ; en général, elle est alors
conservée, mais très réduite dans son étendue. »
On peut encore recourir au *pneumodographe de*

Courlade (fig. 178), d'une technique plus laborieuse, mais qui a l'avantage d'établir et le degré de perméabilité nasale et la part de la respiration buccale dans l'acte respiratoire.

Afin de conserver une empreinte indélébile des taches respiratoires qui se forment sur la plaque de verre, l'auteur recouvre la lame horizontale d'une feuille de papier à base d'*aniline* qui a la propriété de se colorer en rose au contact de l'humidité.

Etiologie. Pathogénie. — En nous basant sur les diverses conditions étiologiques qui président à leur genèse, nous diviserons les insuffisances nasales en trois catégories :

I. — *Insuffisances mécaniques*;
II. — — *fonctionnelles*;
III. — — *mixtes.*

I. — A la *première catégorie*, la plus importante de beaucoup, appartiennent toutes les insuffisances nasales engendrées par un obstacle situé sur le trajet de la colonne d'air respirée.

Cet obstacle peut être *nasal* ou *pharyngien :*

A. *Nasal*, il peut siéger :

a) Au niveau des *orifices narinaux* : atrésies congénitales ou cicatricielles des narines ;

b) Au niveau du *vestibule nasal* : aspiration des ailes du nez par atrophie des cartilages latéraux ou par paralysie des muscles dilatateurs ;

c) Dans les *fosses nasales* : atrésies congénitales ou acquises des cavités du nez (microrhinie), tuméfaction de la muqueuse due aux différentes variétés de coryza aigu et chronique, malformations du septum, rhinites hypertrophiques, queues de cornets, corps étrangers et rhinolithes, synéchies, tumeurs de toute nature, rhino-sclérome ;

d) Au niveau des *choanes* : atrésies congénitales ou acquises, polypes choanaux, synéchies ;

B *Pharyngien.* — Ce sont toutes les lésions du cavum : végétations adénoïdes, catarrhe hypertrophique, néoplasmes, symphyses palato-pharyngées, saillie anormale du corps de l'atlas.

II. — Dans la *deuxième catégorie* se rangent les quelques cas rares qui évoluent en dehors de toute lésion appréciable, telles sont les insuffisances *fonctionnelles* qui figurent au nombre des troubles psychopathiques de certaines grandes névroses et plus particulièrement de l'*hystérie* (Lermoyez, Hemington Pegler).

Dans cette forme névropathique, la pathogénie de ces perturbations respiratoires, *sine materia*, et purement fonctionnelles, est facile à interpréter : il s'agit, en réalité, d'une aboulie motrice systématisée, en l'espèce, d'une *aboulie respiratoire nasale*.

Les malades qui en sont atteints ont perdu la représentation corticale des mouvements volontaires qui président à la respiration par le nez ; ils ne savent pas, ou plus exactement, *ils ne veulent pas* se servir de leur nez (1).

III. — Enfin, la *troisième catégorie* comprend les cas très nombreux d'insuffisance nasale *mixte*, c'est-à-dire à la fois *organique* et *fonctionnelle*.

Les sujets qui en sont affectés sont généralement des *adénoïdiens opérés*. Bien que débarrassés de leurs végétations, ceux-ci continuent à respirer par la bouche.

Un huitième environ de ces opérés, à mon avis, ne sont pas améliorés par l'intervention.

« On parle alors de récidive ou de grattage imparfait : il n'en est rien. Ces enfants, dont le nez était bouché depuis leur naissance, ne se sont jamais servis de cet organe. En les opérant, on leur rend leur voie nasale ; mais peu importe puisqu'ils ne savent pas l'utiliser. C'est un instrument inconnu que vous leur mettez entre les mains, et dont ils ignorent la manière de se servir. » (Lermoyez.)

A cette classe de malades appartient également la grande famille des *faux adénoïdiens* que nous diviserons en trois catégories :

1° Les uns ont été légèrement adénoïdiens à une époque antérieure et ont gardé l'habitude de la respiration buccale ;

2° Les autres ont perdu l'habitude de respirer par le

(1) Lermoyez, *loc. cit.*

nez, à la suite de catarrhes légers, mais répétés et persistants de la pituitaire;

3° Les derniers deviennent des faux adénoïdiens sans raison appréciable. L'habitude de courir avec un caillou dans la bouche, l'*hérédité* (Lermoyez), la congestion de la muqueuse rhino-pharyngée dans le décubitus dorsal sont les facteurs généralement invoqués.

Complications. — La physiologie nous enseigne que la respiration ne peut s'effectuer normalement qu'à la condition d'être *nasale, bilatéralement nasale* et suffisante.

L'*inspiration* doit être *nasale*, parce que le dédale des cavités du nez *filtre, purifie* (Lermoyez et Wurtz), *humidifie* l'air, le *dépouille* des germes et des poussières qu'il charrie, et *protège* mécaniquement l'asepsie de l'alvéole, parce qu'il existe un rapport physiologique entre la muqueuse pituitaire et la musculature des bronches, parce que l'irritation de la muqueuse des fosses nasales amène un spasme protecteur de cette musculature, qui se relâche si la pituitaire ne ressent aucune excitation traumatique (réflexe naso-bronchique de François Franck, réflexe naso-bronchique de respiration).

L'*expiration* doit être nasale, parce qu'il est illogique d'inspirer par le nez et d'expirer par la bouche, que l'expiration nasale favorise l'inspiration nasale, parce qu'il faut empêcher de toute façon que la bouche, entrée du tube digestif, remplace les fosses nasales, voie d'accès naturelle de l'appareil respiratoire. *Il est aussi absurde de respirer par la bouche que de manger par le nez* (G. Rosenthal).

L'inspiration doit être *suffisante*, c'est-à-dire que l'air doit pénétrer dans les deux poumons en quantité notable.

Cette proposition est évidente.

Ces quelques considérations sur le rôle de la fonction nasale démontrent amplement son importance dans l'acte respiratoire et on conçoit aisément que tout obstacle apporté à l'accomplissement de cette fonction soit susceptible d'entraîner de nombreuses complications.

Celles-ci rappellent, par leurs caractères, ce qu'on observe au cours des tumeurs adénoïdes. En dehors des phénomènes *inflammatoires* qui, comme les angines, les otites, les pharyngites, et les laryngo-bronchites, sont la conséquence d'une respiration naso-buccale, en dehors des *déformations faciales* que nous connaissons déjà et qui sont le résultat d'un arrêt de développement des maxillaires supérieurs, l'insuffisance nasale est susceptible, lorsqu'elle survient dans le jeune âge, de compromettre sérieusement le développement du *thorax*. Le sternum fortement projeté en avant donne à la cage thoracique une forme aplatie sur les côtés, en même temps qu'une dépression circulaire jalonne inférieurement les insertions du diaphragme : en somme, c'est le thorax du rachitique moins le chapelet costal.

On se rend compte aisément que cette *dissociation thoraco-corporelle* constitue une entrave sérieuse au jeu des poumons qui, gênés dans leur expansion et leur irrigation, deviennent le siège fréquent de processus phlegmasiques et de congestions bâtardes, ces grands facteurs de la *tuberculose* chez des sujets où la nutrition est déjà gravement compromise.

Diagnostic. — La perspective de semblables accidents montre toute l'importance d'un diagnostic précoce. Malheureusement, en raison de son évolution insidieuse, l'affection a bien des chances de rester longtemps méconnue et du malade et du médecin habituellement si peu familiarisé avec la rhinologie.

Si bien qu'on peut dire de ces malades ce que Raugé écrivait des adénoïdiens d'autrefois :

« Errant du cabinet de l'auriste à la consultation de médecine générale, de celle du laryngologue à l'antichambre du dentiste, ils s'en vont à l'aventure, quétant secours ici ou là, suivant la phase de l'affection ou le caprice de ses multiples symptômes.

« Le dentiste applique un appareil extérieur qu'il faut garder des années ; l'auriste pratique des cathétérismes de la trompe qui ne produisent pas grand'chose ou des lavages de l'oreille qui ne produisent rien du tout ; le laryngologue badigeonne, le médecin général prescrit de l'huile de foie de morue ; mais le mal s'aggrave de lui-même jusqu'à ce qu'enfin, de guerre lasse, on suspende le traitement... »

Or le diagnostic, pour être au complet, doit pouvoir répondre aux trois questions suivantes :

1° *L'insuffisance nasale existe-t-elle ?*

2° *Quel en est le degré ?*

3° *Quelle en est la cause ?*

1° Reconnaître l'insuffisance nasale est chose relativement aisée. En dépit des troubles fonctionnels qu'accuse le malade et dont la constatation constitue une présomption sérieuse en faveur d'une insuffisance respiratoire, on le soumettra à l'examen *rhinométrique* dont nous avons esquissé la technique, cette épreuve étant indispensable pour quiconque a le souci d'un diagnostic positif.

2° C'est encore à l'épreuve rhinométrique que nous devrons recourir lorsqu'il s'agit de déterminer le degré de perméabilité des fosses nasales, car, nous l'avons déjà dit, elle seule réalise un mode d'évaluation suffisamment précis de la capacité respiratoire.

3° L'insuffisance une fois reconnue et mesurée, il importe pour le traitement d'en préciser la cause.

Une rhinoscopie minutieusement pratiquée renseignera sur l'état des cavités du nez et la constatation d'une des lésions que nous avons signalées permettra de conclure à une insuffisance *mécanique*.

A défaut d'un obstacle nasal, on portera ses investigations dans la région du cavum où l'on trouvera très souvent dans l'existence d'un catarrhe chronique ou d'une hypertrophie adénoïdienne l'explication des troubles fonctionnels accusés par le malade.

Mais l'examen rhino-pharyngien reste négatif et, malgré l'entière perméabilité des fosses nasales, on constate tous les symptômes d'une respiration naso-buccale.

Dans cette forme d'insuffisance nasale, on procédera sur les antécédents pathologiques du malade à une enquête approfondie qui, bien souvent, révèlera un passé adénoïdien ou l'existence antérieure de catarrhes pharyngés rebelles.

On pourra ainsi se convaincre aisément que, chez ces *faux adénoïdiens*, l'absence de respiration nasale est la conséquence naturelle d'une habitude créée par d'anciennes lésions rhino-pharyngées.

De même, le diagnostic d'*aboulie respiratoire nasale*

s'imposera chez les névropathes présentant les stigmates de l'hystérie.

Cette insuffisance fonctionnelle, purement dyna-
mique, est accompagnée d'une anesthésie de la pituitaire qui se présente généralement sous la forme d'hémianesthésie : le contact du stylet promené sur la muqueuse est à peine perçu et ne provoque ni éternuement
ni larmoiement réflexes.

Cette variété d'aboulie motrice systématisée est rare,
et ce diagnostic ne doit être admis que *par exclusion*.
Nous rappellerons que ces aboulies sont très souvent un
effet d'inhibition, ordinairement passager, d'origine
réflexe, parfois consécutif à des opérations intra-nasales,
ou à des interventions sur des organes éloignés (hysté-
rectomie, ovariotomie).

Enfin, on reconnaîtra la *pseudo-insuffisance* de l'insuffisance vraie. Dans cette forme observée surtout chez
les *ozéneux*, les *tabétiques*, les *paralytiques généraux* et
à la suite des *névrites* infectieuses, les malades accusent
de la gêne respiratoire malgré la large perméabilité des
fosses nasales.

L'exploration de la muqueuse avec le stylet montre
que ce phénomène paradoxal en apparence est d'ordre
purement subjectif et qu'il est dû à une *perversion sensitive* de la pituitaire devenue incapable de renseigner
le malade sur le passage de la colonne d'air respirée.

Traitement. — Ici encore de l'unique notion étiologique découlent les indications thérapeutiques.

S'agit-il d'une insuffisance organique ?

On rétablira la perméabilité du nez en levant l'obstacle qui s'oppose au passage de l'air.

Toutefois, il arrive assez fréquemment, comme nous
l'avons vu, que le résultat ne répond pas aux espéran-
ces. Bien que débarrassé des lésions qui entravaient la
marche de l'air, le sujet n'en continue pas moins à
respirer par la bouche comme par le passé : ayant perdu
depuis longtemps l'usage de son nez respiratoire, il ne
sait plus s'en servir.

C'est alors qu'intervient utilement l'application d'une
nouvelle méthode qui a réussi là même où toute thérapeutique et tout traitement suggestif avaient com-

plètement échoué : j'ai nommé la *gymnastique respiratoire* dont les résultats surprenants ont fait dire à
Lermoyez : « La rééducation motrice, qui joue actuellement un si grand rôle dans le traitement de l'ataxie,
s'applique également à une fonction qui, en apparence, semble aussi intangible que la respiration. »

Il n'entre pas dans notre intention de faire ici une description technique de la gymnastique respiratoire ; nous
renvoyons pour cet exposé à l'article remarquable (1)
de notre collègue et excellent ami, le Dr G. Rosenthal,
à qui revient le grand mérite d'avoir systématisé cette
nouvelle méthode de rééducation nasale.

Nous nous bornerons à rappeler que la pratique en
est des plus simples et des plus faciles et que *quelques
séances* bien dirigées suffisent pour un résultat parfait.

Aussi sommes-nous convaincu que la gymnastique
respiratoire est appelée à figurer parmi les grandes méthodes de la thérapeutique physiologique, de la physio-
thérapie de l'avenir.

(1) Gymnastique et rééducation respiratoires. — *Op. citat.*

CHAPITRE XXVIII

VERTIGE NASAL

Définition. — *Une sensation d'instabilité, de déplacement rectiligne ou circulaire, de mouvements objectifs ou subjectifs pouvant aller jusqu'à la chute*, telle est la définition qui a été donnée par Weill (1) du vertige, en général.

Eh bien, ce syndrome qu'on a signalé maintes fois dans les affections de l'estomac (Blondeau et Trousseau), de l'oreille (Ménière), du larynx (Féréol, Krishaber, Charcot) et du cervelet, existe aussi dans les maladies du nez.

Bien que non décrit dans les traités de rhinologie, son existence en tant qu'entité morbide n'est pas contestable et les recherches de ces dernières années ont assuré au *vertige nasal* une place à part dans le cadre nosologique de notre spécialité.

Historique. — Il a été mentionné pour la première fois par Michel (de Cologne) qui, dans son *Traité des maladies des fosses nasales*, publié en 1876, signale la production d'accès vertigineux consécutifs à une exploration de la pituitaire avec le stylet.

En 1883, Hack (de Fribourg) relate quatre observations de vertige nasal, dont deux fort intéressantes (2).

Deux années plus tard. le professeur Massei, dans une leçon sur cette affection, explique son origine réflexe et montre le rôle étiologique des lésions inflammatoires chroniques de la muqueuse.

(1) Thèse d'agrégation, 1886.
(2) *Berliner med. Wochenschrift*, 1883.

En 1886, Hering, dans un mémoire sur les névroses réflexes d'origine nasale, rapporte que « sur trois observations de vertige causé par l'hypertrophie des cornets moyens, deux cas furent guéris par l'ablation de la partie antérieure des cornets ».

L'année suivante Joal, du Mont-Dore, s'inspirant des rares travaux parus sur ce sujet, consacre au vertige nasal une excellente étude où se révèle l'observateur consciencieux et qui constitue une mise au point très documentée de l'état actuel de la question.

L'auteur y relate neuf observations inédites : quatre lui sont personnelles et les cinq autres lui ont été communiquées par Fauvel, Cadier et Ruault.

En 1901, dans une monographie du plus haut intérêt (2), Joal aborde à nouveau la question des vertiges et, s'appuyant sur de nombreuses observations personnelles, il montre l'influence des odeurs sur leur production et conclut à l'existence d'un *vertige olfactif* qui n'est qu'une modalité du vertige nasal.

Mon maître, A. Castex, dans une communication à la Société parisienne de Rhinologie (8 juillet 1898), rapporte 4 nouveaux cas personnels de cette affection portant ainsi à 14 le nombre des faits connus et conclut à la nécessité d'admettre l'existence d'un vertige *a naso læso*.

Enfin, en 1902, à l'occasion d'un jeune malade atteint de vertige et dont il cite l'observation, Collet se livre à quelques considérations sur la pathogénie de l'affection et sur la différenciation à établir avec les crises d'épilepsie larvée.

Pathogénie. — Tous les auteurs sont unanimes à reconnaître à ce syndrome nasal une origine *réflexe* ; mais le désaccord commence dès qu'il s'agit d'en expliquer la genèse. D'ailleurs, il n'y a là rien qui doive surprendre : le vertige n'est-il pas resté en effet ce qu'il était au temps d'Axenfeld, « une énigme inexpliquée » ? Car, « non seulement on diverge sur les causes des

(1) Mémoire lu au Congrès de Laryngologie et d'Otologie, Paris 1887.
(2) *Vertiges et odeurs*, Rueff édit., 1901.

vertiges les plus connus (stomacal, auriculaire), mais même sur la définition du mot « vertige », comme sur le mécanisme de la sensation d'équilibre (Wundt) (1) ».

Reynolds admet que le vertige est une décharge épileptique sur le cervelet, comme l'accès de délire est une décharge sur la zone psychique.

« D'autres supposent un trouble nerveux, indéfini du cervelet, analogue à celui qui, dans la névrosthénie, entraîne des phénomènes sensoriels ou autres par ses localisations cérébrales ou médullaires. » (Joal.)

D'aucuns défendent l'hypothèse d'une *anémie cérébrale* par de violents éternuements déterminant l'augmentation de la pression intra-thoracique et l'affaissement des oreillettes ou des grosses veines.

D'après Trousseau, le vertige serait le résultat d'une *ischémie cérébrale* d'origine réflexe.

Cette opinion est également admise par Hack lorsqu'il dit :

« Je suis porté à me rattacher à une théorie qui, au moins, a l'avantage de s'appuyer sur des faits absolument semblables observés dans d'autres organes. Dans des circonstances que nous connaissons, on voit se produire sur la peau de la face une dilatation des vaisseaux avec œdème consécutif qui disparaît avec la plus grande rapidité. On peut admettre que, dans les mêmes conditions, il se produise sur des parties circonscrites du cerveau une dilatation vasculaire suivie d'œdème par action réflexe d'origine nasale. Il y a, bien entendu, cette différence que chaque épanchement rapide de liquide dans la substance cérébrale est limité par l'enveloppe inextensible du cerveau et amène bien plus rapidement une anémie capillaire que lorsqu'il s'agit des tissus inextensibles de la face. »

Joal accepte cette interprétation. D'après lui, cette ischémie cérébrale, d'ordre réflexe, est sous la dépendance de l'innervation vaso motrice, « ce qui ne saurait nous surprendre, car nous savons que le ganglion sphéno-palatin reçoit de nombreux filets du grand sympathique ».

(1) A. CASTEX, *loc. cit.*

Quant à la voie suivie par l'excitation centripète, elle est invariable : elle gagne le cervelet et le bulbe par l'intermédiaire de la deuxième branche du trijumeau et les filets du grand sympathique. (Joal.) « Nous savons, dit cet auteur, que la racine supérieure du trijumeau gagne le cervelet par le pédoncule supérieur, que la racine inférieure est bulbaire et passe au milieu de centres intéressés au mécanisme du vertige, tels que le noyau interne du nerf labyrinthique, l'olive supérieure, les fibres du corps restiforme, etc. Dans le voisinage, se trouvent également les noyaux du glosso-pharyngien et du pneumogastrique ; de là, la concomitance des nausées, vomissements, syncopes, cardialgies, aphonies, toux, asthme... »

Cette transmission de l'excitation périphérique aux centres bulbaires par la branche moyenne du trijumeau nous paraît être l'hypothèse la plus vraisemblable; toutefois le phénomène du vertige, pour se produire, nécessite l'intervention d'un autre facteur : l'*irritabilité* toute spéciale du trijumeau, excitabilité qui serait favorisée par les congestions de la muqueuse nasale qu'il innerve et par l'*éréthisme nerveux* général du sujet.

Etiologie. — Les conditions étiologiques qui président à la genèse du vertige nasal sont fort nombreuses et, pour en simplifier l'étude, nous envisagerons successivement les causes *déterminantes* et les causes *prédisposantes*.

1. CAUSES DÉTERMINANTES. — Elles sont *intra-nasales* ou *extra-nasales*.

Causes intra-nasales. — Parmi celles-ci nous signalerons :

a) Tous les *processus inflammatoires et les lésions* dont la muqueuse est le siège : coryzas aigus et chroniques (Gagnon, Joal, Massei), asthme des foins (Joal), rhinites hypertrophiques (Fauvel, Hack, Massei, Hering, Ruault, Joal, Castex), polypes muqueux (Gennaro, Lacroix, Joal), corps étrangers (Castex), synéchies intranasales (Moll), séquestres syphilitiques (Bonnier), fracture des os propres (Castex) ;

b) Toutes les *irritations* de la muqueuse qui, en déterminant une fluxion active à son niveau, viennent souvent ajouter leur action à celle de l'inflammation.

Ainsi agissent certaines poussières et certaines vapeurs caustiques, le tabac à priser, le pollen des graminées et les substances fortement odorantes. Dans une monographie des plus intéressantes, Joal (1) démontre, en effet, avec de nombreuses observations à l'appui, le rôle important des parfums dans la genèse du vertige.

A son avis, l'existence d'un *vertige olfactif* est incontestable et d'ailleurs elle est tellement vraie qu'elle a frappé depuis longtemps certains observateurs qui, maintes fois, y ont fait allusion.

Valmont de Bomare (*Dictionnaire d'histoire naturelle*) écrit que « les parties subtiles et odorantes de la bétoine fleurie sont si vives que les jardiniers et autres gens arrachant cette plante deviennent ivres et chancelants comme s'ils avaient bu du vin ».

Lesser (*Théologie des insectes*) dit à propos des cantharides que « l'odeur de ces insectes donne des vertiges à ceux qui restent longtemps exposés à leur influence ».

Hiley (*The Lancet*, 1841) nous apprend « qu'un botaniste nommé Ehret fut pris de vertiges en dessinant l'œnanthe safranée, qu'il fut obligé, à différentes reprises, d'interrompre son travail et d'aller respirer l'air frais du dehors pour faire disparaître ces troubles ».

... Mandl (*Hygiène de la voix*) note que « des migraines, des nausées, des vertiges, des éblouissements ont été constatés chez les femmes nerveuses séjournant dans une chambre remplie de fleurs ».

... Enfin, Bonnier, dans sa remarquable monographie sur « le Vertige » (1894), écrit :

« Certains parfums, comme ceux des composées en particulier, dont les fleurs échauffées par le soleil exercent sur certaines personnes une griserie plus ou moins profonde, peuvent provoquer, selon l'intensité et selon les spécialités individuelles, soit de la lourdeur de tête, soit une demi-pamoison caractérisée par une sensation

(1) JOAL, *Vertiges et odeurs* (J. Rueff édit., 1901).

d'élargissement, d'éblouissement olfactif, d'épanouisse-
ment intérieur de tout l'être, dont l'aboutissant est le
vertige (1). »

En dehors de ces citations et à l'appui de son opinion, Joal rapporte de nombreux faits personnels où
il démontre l'influence, dans la production du vertige
olfactif, des odeurs les plus variées : « Les accidents sont
occasionnés, dit-il, par les parfums les plus suaves, aussi
bien que par les exhalaisons les plus désagréables.
Nous avons vu le vertige produit par les senteurs de la
rose, du lilas, de l'héliotrope, du jasmin, de la jacinthe,
du mimosa ; d'autres sujets incriminaient le musc,
l'ambre gris, la civette, le patchouli, les extraits et bou-
quets composés par les parfumeurs. »

Cette extrême variabilité ne peut s'expliquer que par
l'existence d'une *idiosyncrasie olfactive*. D'ailleurs, n'en
est-il pas de l'olfaction comme de toutes les impressions sensorielles où l'élément subjectif joue un rôle
prépondérant ?

Avec Joal, nous pensons que ces troubles vertigineux,
d'origine sensorielle, doivent être attribués non pas à
une intoxication des centres par les essences hydro-car-
burées qui se dégagent des fleurs, mais à une irritation
bulbaire de nature essentiellement *réflexe*. En somme,
c'est la même pathogénie que pour le vertige nasal dont
le vertige olfactif n'est qu'une modalité.

Enfin, ne terminons pas cet exposé étiologique sans
signaler l'influence sur le vertige des irritations de la
muqueuse par les *cautérisations nasales* avec le galvano-
cautère, par le contact prolongé du stylet explorateur
et par l'emploi, dans les irrigations naso-pharyngiennes,
de certaines solutions médicamenteuses.

Causes extra-nasales. — La fluxion vaso-motrice de
la pituitaire peut être déterminée par un excitant pathologique situé en dehors des fosses nasales. C'est en
somme un phénomène réflexe qui en appelle un autre.
Ainsi agissent les catarrhes pharyngiens, l'hypertrophie
adénoïdienne (Guye, d'Amsterdam), certaines lésions
éloignées : affections gastro-intestinales ou hépatiques,

(1) *Idem, Op. cit.*

maladies de l'appareil génito-urinaire, et les interventions sur les organes génitaux (castration chez l'homme, ovariotomie).

II. Causes prédisposantes. — Elles sont pour la plupart d'ordre *général*. La prédisposition du sujet est un fait indéniable. N'ont de vertige que les individus présentant une *idiosyncrasie* particulière souvent héréditaire, ce sont presque toujours des *névropathes* ou des *neuro-arthritiques* appartenant à la grande famille des rhumatisants et des goutteux.

L'arthritisme n'est-il pas, en effet, la diathèse par excellence des poussées congestives, des fluxions locales, qui ont une part si prépondérante dans la genèse de ce syndrome?

Symptômes. — Le vertige nasal ne présente aucun caractère particulier permettant de le différencier des autres formes de vertige.

Précédé parfois d'éternuement et d'une sensation de pesanteur dans la tête, il peut survenir brusquement, rappelant, par sa soudaineté, l'ictus laryngé.

Dans sa forme légère, il se traduit par de la *céphalée* frontale ou occipitale, bientôt suivie d'*éblouissement* et d'un état *nauséeux* pouvant aller jusqu'au vomissement. Le facies est *pâle* et inondé de sueurs et les *troubles de l'équilibre* sont suffisamment marqués pour obliger le malade à prendre un point d'appui sur les objets qui l'environnent.

Dans les formes plus accusées, les symptômes précédents s'exaspèrent, la céphalalgie est plus intense et les *vomissements* se répètent. Le sujet a la sensation du vide, il voit les objets *tourner* autour de lui et son *instabilité* est devenue telle qu'elle peut entraîner sa chute.

Un malade de Joal avait la sensation que son lit étai emporté dans l'espace; un autre, également cité par lui, dut rester couché plusieurs jours pendant toute la durée de l'accès vertigineux.

D'après cet auteur, le vertige nasal prend le plus souvent la forme *giratoire*. « Les malades voient les objets tourner autour d'eux, ou bien ils se sentent emportés dans un mouvement circulaire. Lorsque l'individu est debout, ses jambes vacillent et fléchissent, il éprouve un sentiment de défaillance ; il est obligé de s'asseoir ou de s'appuyer sur les objets environnants pour ne pas tomber : parfois même il y a chute... »

Pendant l'accès, la *pâleur* du visage est extrême ; en même temps qu'une légère oppression, on constate une certaine mollesse du pouls qui est notablement *ralenti*.

Malgré la tendance syncopale, le sujet *ne perd pas connaissance* et ne présente pas de résolution musculaire.

La crise vertigineuse est généralement suivie d'une sensation de lassitude extrême et d'un abattement moral qui, à la longue, peut conduire le malade à l' *hypochondrie*.

Examen rhinoscopique. — Lorsqu'elle peut être pratiquée au moment de l'accès vertigineux, l'endoscopie nasale renseigne sur la nature de la lésion qui a provoqué la crise. Elle permet de constater que ce sont généralement les lésions de peu de gravité qui sont le point de départ du réflexe. Dans la majorité des cas, on observe les signes objectifs d'un coryza vaso-moteur qui se traduit par une *vascularisation* extrême de la pituitaire et par une tuméfaction ou plutôt par une véritable *érection* du tissu caverneux des cornets et de la cloison.

L'exploration avec le stylet révèle une *hyperexcitabilité* notable de la muqueuse plus marquée dans certaines zones, dont le siège varie suivant les sujets, et c'est précisément la constatation de cet éréthisme pituitaire qui, dans la pathogénie du vertige, a servi de base à la théorie réflexe.

Diagnostic. — Le vertige devant être tout d'abord reconnu, on le différenciera des syndromes cérébraux qui, comme lui, se traduisent par un début rapide avec phénomènes céphaliques et chute du malade.

On reconnaîtra la *congestion cérébrale* aux commémoratifs, à une céphalée violente, avec injection de la face et des yeux, aux battements des carotides et des temporales, à l'apparition, dans les formes graves, de phénomènes *apoplectiformes* avec troubles psychiques très accusés, et surtout à la coexistence fréquente de lésions du système nerveux central (sclérose en plaques, paralysie générale progressive, scléroses descendantes du mésocéphale, etc.).

On distinguera *l'ictus apoplectique* consécutif aux lésions organiques de l'encéphale, à son début foudroyant, à la perte complète du sentiment, à la résolution musculaire et à la coexistence d'une hémiplégie ; — *l'ictus laryngé*, à une sensation de brûlure au niveau du larynx et aux secousses de toux sèche, sorte d'aura brusquement suivie de chute avec perte de connaissance. Dans cette variété d'ictus, la face est ordinairement cyanosée ; les membres sont le plus souvent en résolution ; mais il se produit assez fréquemment quelques convulsions générales ou partielles. La durée de l'attaque est de quelques secondes ; après quoi, brusquement « comme par enchantement », le malade reprend connaissance, se relève et tout est fini. Tels sont du moins les caractères de l'ictus laryngé tabétique qui a été décrit par Charcot.

Certaines formes *d'épilepsie larvée* pourraient à la rigueur prêter à la confusion. On les distinguera à la brusquerie des accidents, à la perte de connaissance suivie de la chute du malade qui se relève ensuite épuisé et inconscient de ce qui s'est passé.

Le vertige, une fois reconnu, il reste à en établir la nature.

La différenciation avec les autres formes de vertige (stomacal, ab aure lœsa, cérébelleux, neurasthénique) est très délicate, en raison de la similitude des symptômes.

Pour établir l'origine nasale du vertige, on s'appuiera sur la coexistence d'une rhinopathie et sur la constatation aussitôt avant l'accès de phénomènes réflexes à point de départ pituitaire (éternuement, picotement intra-nasal, hypersécrétion de la muqueuse, enchifrènement, injection des conjonctives, larmoiement, etc.).

Enfin, dans certains cas embarrassants, une intervention nasale couronnée de succès démontrera la source du réflexe : *Naturam morborum ostendunt curationes.*

Evolution. Pronostic. — La durée du vertige nasal est indéterminée. Elle oscille entre quelques minutes et plusieurs heures ; quelquefois même elle se prolonge pendant plusieurs jours consécutifs. Il procède par *crises* qui sont séparées par des intervalles de repos plus ou moins longs et qui alternent parfois avec des attaques d'asthme. Certains malades ont plusieurs accès dans la même journée, chez d'autres, au contraire, ceux-ci ne surviennent que tous les deux ou trois mois et quelquefois davantage. Ces crises vertigineuses coïncident généralement avec des fluxions vaso-motrices au niveau de la membrane de Schneider.

Elles peuvent survenir indifféremment à toute heure de la journée, « il semble cependant que le vertige paraît de préférence le matin, au réveil, alors que les mucosités accumulées dans le nez pendant la nuit augmentent les phénomènes de compression et d'irritation » (Joal), et aussi en raison de la congestion de la muqueuse pituitaire résultant d'un décubitus dorsal prolongé.

Le *pronostic* est généralement *bénin*, l'affection ayant une tendance à rétrocéder spontanément ou à disparaître du fait même de l'aggravation des lésions nasales.

Traitement. — 1° *De l'accès.* — Souvent on préviendra le vertige en pulvérisant dans les fosses nasales une solution de *chlorhydrate de cocaïne* au 1/20e, mais on recommandera au malade d'user le moins possible de cet anesthésique, afin de ne pas en faire un adepte de la cocaïnomanie nasale si fréquemment observée dans ces formes de névropathie

Je me suis bien trouvé, dans plusieurs cas de vertige rencontré chez des malades atteints de coryza hypertrophique, des pulvérisations intra-nasales de la solution de *cocaïne-adrénaline* :

Chlorhydrate de cocaïne . . . 1 gramme
Solution d'adrénaline à 1/2000 . 20 —

Au moment de la crise, on fera étendre le malade dans une pièce obscure et silencieuse ; on prescrira, dans les formes sérieuses, des inhalations d'éther, de *nitrite d'amyle* ou de *bromure d'éthyle* et, dans l'intervalle des accès, on administrera, toutes les trois heures, une cuillerée à soupe de cette préparation employée avec succès contre le vertige naupathique (mal de mer) (Weill) :

Chloralamide . . . . . .) ââ 2 grammes
Bromure de potassium . . .)
Eau chloroformée. . . . . 10 —
Teinture de zestes d'oranges. 15 —
Eau distillée . . . . . . 180 —

2° Le traitement *curatif* doit être *local* et *général*.

Local, il s'adressera à la *cause* qui a provoqué le vertige nasal.

Contre les congestions de la muqueuse, on emploiera des applications de *pommades* astringentes mentholées et des *fumigations* à base de menthol plusieurs fois répétées dans la journée.

Au besoin, on *cautérisera* avec le galvano-cautère les cornets hypertrophiés, on *réséquera* les épaississements du septum et on *extirpera* avec le pince ou le serrenœud les dégénérescences myxomateuses.

La médication *générale*, avons-nous dit, doit avoir une part égale dans la thérapeutique de l'affection.

La diathèse *neuro-arthritique* sera l'objet d'un traitement persévérant.

On modérera l'éréthisme nerveux par l'emploi des *antispasmodiques* tels que *bromures* et *valérianates de zinc* ou *d'ammoniaque*.

Aux uricémiques on prescrira l'usage des *alcalins* et aux lithiasiques les sels de *lithine*.

On conseillera également l'*hydrothérapie*, le *massage* et une *cure de repos* au grand air.

Enfin, une saison passée au Mont-Dore, à la Bourboule, à Royat, à Saint-Gervais ou à Néris est souvent le complément indispensable du traitement.

CHAPITRE XXIX

HYPOCHONDRIE NASALE

Avant de clore ce travail, nous avons cru devoir attirer l'attention sur un état psychopathique particulier, qui se présente assez fréquemment à l'observation des rhinologues : nous voulons parler de l'*hypochondrie* d'origine nasale (Duplay, Joal).

Bien que ce syndrome psychique ne soit pas mentionné dans les traités classiques, nous avons jugé utile, en raison de l'intérêt qui s'y rattache, de lui consacrer une étude spéciale.

Comme les autres manifestations névropathiques d'origine nasale, l'hypochondrie ne présente ici aucun caractère particulier à sa localisation, nous la retrouvons avec sa physionomie clinique habituelle, son origine seule permet de la différencier.

Ce sont, en effet, les mêmes troubles mentaux, le même délire triste portant sur la santé physique et morale.

Ce sont les mêmes modifications de la sensibilité, qui peut être exaltée, pervertie, diminuée ou abolie, de la motricité ou de la volition ; enfin, nous retrouvons là les mêmes phénomènes parétiques, inhibitoires, impulsifs ou spasmodiques.

Comme les autres variétés d'hypochondrie, la forme nasale est caractérisée par une réaction psychique exagérée, disproportionnée avec le degré des lésions obser-

36

vées. Le malade se préoccupe, s'inquiète, s'alarme à l'occasion des moindres sensations nasales au point que les perceptions normales sont altérées.

C'est moins une hyperesthésie véritable, une hyper-acuité de l'odorat, qu'une *dysesthésie*, une *hyper-algésie* souvent liée à un léger degré d'*obtusion* sen-sorielle.

En réalité, c'est surtout dans leur élaboration céré-brale que les sensations s'altèrent et se transforment : les images intérieures modifiées, déformées ou oblitérées, par suite d'un état maladif des zones psychiques de l'écorce cérébrale, ne sont plus adéquates à leurs exci-tants normaux, et les impressions, même régulièrement transmises, ne produisent plus que des sensations alar-mantes par leur étrangeté (parosmie).

Dans certains cas, on assiste à un véritable *état vésa-nique* lorsque des phénomènes hyperesthésiques et hal-lucinatoires persistants survivent aux accès anxieux, c'est une véritable *déséquilibration psychique* comme j'ai eu l'occasion de l'observer chez deux de mes ma-lades dont les lésions nasales étaient à peine appa-rentes.

Mon maître, le professeur Duplay, me racontait tout dernièrement encore l'histoire d'un de ses malades qui présentait ce désordre mental. La préoccupation d'une affection nasale purement imaginaire avait atteint chez ce malade un degré tel, qu'elle avait déterminé chez lui un véritable état vésanique l'ayant obligé à renoncer entièrement à ses travaux habituels.

Etiologie. — Si toutes les affections nasales, lors-qu'elles se prolongent, sont susceptibles d'engendrer, à un moment donné, l'hypochondrie, elles ne le sont ce-pendant pas toutes au même degré.

Nous rappellerons la fréquence relativement grande de ce trouble cérébral dans l'*hydrorrhée nasale*, dans les *catarrhes chroniques* de la muqueuse, dans l'*ozène atrophique*, dans les *dégénérescences myxomateuses*, dans les névroses d'origine nasale et notamment dans l'*anosmie*, la *parosmie* et le *vertige* nasal (Joal).

Il est difficile d'établir par quel mécanisme les lésions de la pituitaire sont capables d'engendrer l'hypochondrie, et la pathogénie de ce syndrome cérébral reste encore à l'état d'énigme.

Nous ne rappellerons que pour mémoire l'opinion de certains auteurs qui avaient cru devoir attribuer ces troubles psychopathiques à la propagation de l'inflammation de la pituitaire aux enveloppes du cerveau par l'intermédiaire des gaines périneurales d'Axel Key et de Retzius. Aujourd'hui, cette théorie a vécu et ceux qui la défendaient (Hack) l'ont complètement abandonnée, pour adopter l'hypothèse beaucoup plus plausible de l'*action réflexe*.

Toutefois, si le mécanisme qui préside à la genèse de ces troubles psychiques nous échappe, il est un fait acquis, indiscutable, c'est la *prédisposition* créée par certains états névropathiques.

L'hypochondrie nasale, en effet, ne frappe pas indifféremment tous les individus, elle n'apparaît *secondairement* que chez les sujets affectés de ces troubles nerveux vagues, auxquels on a donné les noms de névralgie générale, de névropathie protéiforme et qui sont décrits aujourd'hui, avec plus de précision, sous le nom significatif de *neurasthénie*.

Traitement. — Il comporte deux indications principales :

1° *Traitement général*. — Les considérations étiologiques sur lesquelles nous nous sommes étendu permettent de conclure à la nécessité d'un traitement général sans lequel les réactions nerveuses perverties pourraient se continuer indéfiniment même en l'absence des lésions causales.

On s'attachera donc à modérer l'état névropathique du malade par le *repos*, l'*isolement*, la *suralimentation*, l'*hydrothérapie* et la *cure de montagne*, à une altitude modérée.

On luttera contre la dépression générale par l'usage de la strychnine, par la médication arsenicale et la sérothérapie.

2° *Traitement local*. — Il consiste dans la cure des *lésions nasales* qui ont provoqué les accidents.

A leur défaut, on recherchera les zones *hyperesthésiques* de la muqueuse qui seront cautérisées avec le cautère galvanique.

Enfin si, en dépit des troubles locaux qu'éprouve le malade, on ne juge pas utile d'intervenir, on prescrira une médication nasale anodine, dont l'effet psychique donne parfois des résultats inespérés.

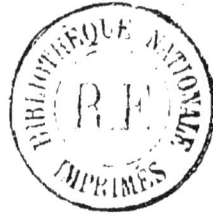

FIN

TABLE DES MATIÈRES

MALADIES DU NEZ

PREMIÈRE PARTIE

TROISIÈME PARTIE

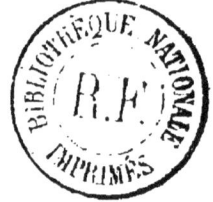

TABLE ALPHABÉTIQUE

A

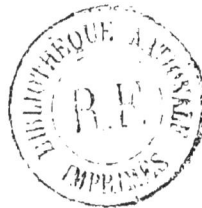

22-9-04. — Tours, imprimerie E. ARRAULT et Cⁱᵉ.

ERRATA

Lisez :

Page   9 : Chlorhydrate *d'ammoniaque*, au lieu de chlorhydrate d'ammoniac.

— 339 : Hérédo-*syphilis*, au lieu de Hérédo-syphylis (V. légende de la figure 132).

— 341 : Que la syphilis, au lieu de que celle de la syphilis.

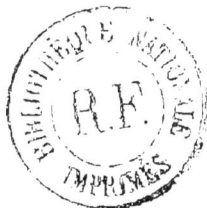

www.ingramcontent.com/pod-product-compliance
Lightning Source LLC
Chambersburg PA
CBHW031445210326
41599CB00016B/2116